U0198720

Unfolding Peri-Implantitis
种植体周炎的全面解析
Diagnosis | Prevention| Management
种植体周炎的全面解析
预防、诊断和治疗

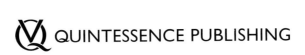

QUINTESSENCE PUBLISHING

Berlin | Chicago | Tokyo
Barcelona | London | Milan | Mexico City | Paris | Prague | Seoul | Warsaw
Beijing | Istanbul | Sao Paulo | Zagreb

Unfolding Peri-Implantitis

种植体周炎的全面解析

Diagnosis | Prevention | Management

预防、诊断和治疗

（西）阿尔贝托·蒙耶（Alberto Monje）
（美）王鸿烈（Hom-Lay Wang） 主编

徐淑兰　闫福华　赖红昌　葛少华　满　毅　主译

北方联合出版传媒（集团）股份有限公司
辽宁科学技术出版社

图文编辑

杨 帆 刘 娜 张 浩 刘玉卿 肖 艳 刘 菲 康 鹤 王静雅 纪凤薇 杨 洋

©2024，辽宁科学技术出版社。
著作权合同登记号：06-2023第139号。

图书在版编目（CIP）数据

种植体周炎的全面解析：预防、诊断和治疗 /（西）阿尔贝托·蒙耶（Alberto Monje），（美）王鸿烈（Hom-Lay Wang）主编；徐淑兰等主译. —沈阳：辽宁科学技术出版社，2024.4
ISBN 978-7-5591-3427-1

Ⅰ.①种… Ⅱ.①阿…②王…③徐… Ⅲ.①种植牙—牙周炎—预防（卫生）②种植牙—牙周炎—诊疗 Ⅳ.①R781.4

中国国家版本馆CIP数据核字（2024）第000776号

出版发行：辽宁科学技术出版社
　　　　　（地址：沈阳市和平区十一纬路25号　邮编：110003）
印 刷 者：凸版艺彩（东莞）印刷有限公司
经 销 者：各地新华书店
幅面尺寸：210mm×285mm
印　　张：48
插　　页：4
字　　数：960千字
出版时间：2024年4月第1版
印刷时间：2024年4月第1次印刷
出 品 人：陈　刚
责任编辑：殷　欣
封面设计：袁　舒
版式设计：袁　舒
责任校对：李　霞

书　　号：ISBN 978-7-5591-3427-1
定　　价：998.00元

投稿热线：024-23280336
邮购热线：024-23280336
E-mail:cyclonechen@126.com
http://www.lnkj.com.cn

中文版序 FOREWORD

欣闻本书已完成中文翻译出版，倍感激动和高兴！能使更多中国同仁汲取书中营养，这也是我最开心的事！

本书不仅是我多年来对口腔种植医学领域的探索和研究，也是我与诸位口腔种植领域专家多年来在种植体周炎防治方面的所见所闻、经验积累和深刻理解，更是我对口腔种植学领域的诚挚奉献。

在此，我衷心感谢为本书的中文翻译付出心血的每一位团队成员，他们的辛勤努力使得本书得以跨越语言的障碍，呈现在更多渴望知识的读者眼前。感谢世界骨结合学会中国分会（AOC）的支持。

无论您是资深的从业者，还是初涉口腔医学领域的医学生，我都希望本书能够为您带来思考和启发，成为您在学术道路上的得力助手。

我谨向您表示最诚挚的问候和感谢！

王鸿烈
2023年11月

前言 PREFACE

《种植体周炎的全面解析：预防、诊断和治疗》的出版是为了给种植临床医生提供参考。基于Brånemark提出骨结合的概念，种植体成为了替代天然牙的治疗方案之一。如果种植手术由具有丰富临床经验的口腔医生在无菌条件下进行，那么大多数病例都可以形成骨结合。对于年轻、中年无牙颌患者，种植修复是一种疗效可预测性的治疗方案。没有人预料到口腔种植会取得积极的治疗效果并受到患者的接受和追随。

治疗方案从牙列缺失，到牙列缺损，再到单颗缺失牙的修复。患者的满意度从聚焦于美学的需求，延伸到修复体边缘的龈下设计。患者有两种类型，第一类患者是年轻的患者，他们对炎症没有易感性，通常仅缺失一颗天然牙。第二类患者是易受炎症影响的牙周病患者。目前普遍认为，种植体周炎的病因不是单一的，也没有统一的治疗方法。本书就是基于现有的种植体周炎诊断工具，对疾病的理解提出见解与解析。

显然，疾病最好的治疗方式是通过早期诊断。此时，当种植体周病处于种植体周黏膜炎时，非手术方式可有效阻断疾病进一步进展。然而发展成种植体周炎时，其预后往往取决于种植体的支持骨。种植体周病的治疗效果取决于患者、外科医生和口腔保健医生的努力。尤其对于那些炎症易感人群，我们必须制订一个详尽的维护计划，治疗周期约3个月。

本书的编者邀请了外科、修复领域的专家，分享他们从疾病预防到再生的策略。手术并发症影响着医生决定是否保存牙齿或植入种植体。种植体的位置是至关重要的，植入的方式也需要获得患者的认可。患者的满意程度会因后牙与美观区域而有很大不同。因此，有时候你可以想尽办法保住种植体，尽管这不一定符合患者的最佳利益。

一个准备充分的临床医生可以根据以往的经验以及当下推崇的治疗理念做出决策。本书提供目前关于种植体周炎的解决策略，为实现患者的最终治疗目标提供参考。我建议每位口腔种植的术者都应该拥有本书，我相信它围绕种植体周炎的管理，提出了妥善的解决策略。

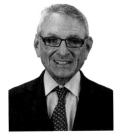

Myron Nevins, DDS
Clinical professor of Periodontology,
Harvard School of Dental Medicine, USA
Past President of the American Academy of
Periodontology
Former director and chairman of the American Board of
Periodontology
Editor of the International Journal of Periodontics &
Restorative Dentistry

主译简介 TRANSLATORS

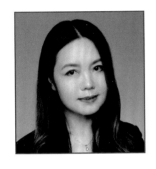

徐淑兰

主任医师，教授，博士研究生导师，博士后合作导师，南方医科大学口腔医院（广东省口腔医院）副院长。中华口腔医学会第六届口腔种植专业委员会副主任委员，广东省医学教育协会口腔种植学专业委员会主任委员，广东省医师协会口腔医师分会副主任委员，广东省口腔医学会口腔种植专业委员会副主任委员，广东省临床医学学会牙种植学专业委员会副主任委员，教育部学位中心评审专家，江西省科技项目评审专家，贵州省科技项目评审专家，四川省科技项目评审专家，广东省干部保健专家，广东省医学会医学鉴定专家库成员，广州市医学会医疗事故技术鉴定专家库成员，广东省口腔医学会第四届理事会理事，亚太区口腔种植协会常务理事，欧洲骨结合学会（EAO）会员。《Clinical Implant Dentistry and Related Research》中文版特邀编委，《The International Journal of Oral & Maxillofacial Implants》中文版编委，《中国口腔种植学杂志》副主编，《口腔疾病防治》副主编，《实用医学杂志》审稿专家。在《Materials Today Bio》《Journal of Clinical Periodontology》《Dental Materials》等国内外专业期刊发表学术论文138篇，其中SCI收录40篇。主持和完成国家卫生部与省部级基金项目10项，主要参与国家自然科学基金项目、国家"十一五"攻关项目和省部级基金项目8项，主持广东省教育厅临床教学基地教学改革研究项目1项。主译和参编专著9部。指导博士研究生、硕士研究生和培养进修生80多名。

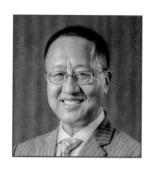

闫福华

教授，博士研究生导师，南京大学医学院附属口腔医院副院长。中华口腔医学会第七届牙周病学专业委员会主任委员，中国医师协会口腔医师分会第五届副会长。国务院政府特殊津贴专家。"十三五"及"十四五"规划教材《牙周病学》第5版副主编、第6版主编。主持省部级及以上科研项目18项（其中国家自然科学基金项目8项），参与"十四五"国家科技重点研发项目1项。在国内外专业期刊发表学术论文300余篇。主编（译、审）学术专著28部。获教育部科学技术进步奖二等奖1项，江苏省医学新技术引进一等奖2项，中华口腔医学会科技奖二等奖1项，福建省科学技术进步奖二等奖1项。培养毕业博士29名、硕士58名。作为合作导师指导博士后出站2名。现正指导博士后6名、在读博士研究生6名、硕士研究生6名。

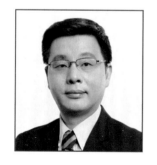

赖红昌

主任医师，教授，博士研究生导师，上海交通大学医学院附属第九人民医院口腔种植科主任，国家口腔医学临床研究中心副主任。中华口腔医学会口腔种植专业委员会主任委员，中国口腔医师协会种植医师工作委员会副主任委员。上海市领军人才。《Clinical Implant Dentistry and Related Research》副主编，《The International Journal of Oral Implantology》（原《European Journal of Oral Implantology》）副主编，《Clinical Oral Implants Research》中文版主编，《Clinical Oral Implants Research》《Journal of Prosthodontics》等权威中英文杂志编委。

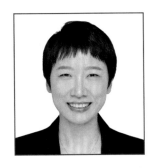

葛少华

主任医师，教授，博士研究生导师，山东大学口腔医（学）院院长，泰山学者特聘专家，宝钢基金优秀教师，国务院政府特殊津贴专家，口腔生物材料与组织再生山东省工程研究中心和山东省口腔疾病临床医学研究中心主任。中华口腔医学会常务理事，中华口腔医学会牙周病学专业委员会副主任委员和口腔生物医学专业委员会常务委员，国家临床重点专科学术带头人。"十四五"规划教材《牙周病学》第6版副主编，《BMEMat》等4本期刊副主编，《Periodontology 2000》等4本SCI期刊编委。研究方向为牙周组织再生。主持国家自然科学基金项目6项和省部级项目12项。获山东省优秀教学成果奖二等奖2项，山东省科学技术进步奖二等奖1项和山东省医学科技奖一等奖1项。发表SCI论文90余篇，主编论著4部，牵头或参与制订规范、指南和共识5项。

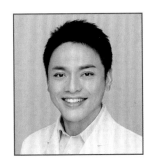

满　毅

教授，博士研究生导师；四川大学华西口腔医院种植科主任，种植教研室主任。中华口腔医学会口腔种植专业委员会副主任委员，全国卫生产业企业管理协会数字化口腔产业分会副会长，四川省口腔医学会口腔种植专业委员会主任委员。国际骨再生基金（Osteology Foundation）中国区执行委员会（NOG China）会长，国际口腔种植学会（International Team for Implantology，ITI）中国分会候任主席，国际牙医师学院专家组成员（ICD fellow），国际口腔种植学会专家组成员（ITI fellow），国际种植牙专科医师学会专家组成员（ICOI diplomate）。主持多项国际级、国家级、省部级课题。《Clinical Implant Dentistry and Related Research》中文版副主编，《Implant Dentistry》编辑审查委员会委员。发表临床论文和科研论文60余篇。主编、参编学术专著12部。

译者名单 CONTRIBUTORS

主　译

徐淑兰（南方医科大学口腔医院）

闫福华（南京大学医学院附属口腔医院）

赖红昌（上海交通大学医学院附属第九人民医院）

葛少华（山东大学口腔医院）

满　毅（四川大学华西口腔医院）

副主译

李　安（南方医科大学口腔医院）

杨　烁（南方医科大学口腔医院）

戴静桃（南方医科大学口腔医院）

李　平（广州医科大学附属口腔医院）

杜　密（山东大学口腔医院）

邓　珂（香港大学牙医学院）

卢洪叶（浙江大学医学院附属口腔医院）

胥一尘（四川大学华西口腔医院）

译　者（按姓名首字笔画为序）

丁如愿（南京大学医学院附属口腔医院）

兰　晶（山东大学口腔医院）

朱培君（南方医科大学口腔医院）

刘　洋（南方医科大学口腔医院）

刘　倩（浙江大学医学院附属口腔医院）

刘　敏（上海交通大学医学院附属第九人民医院）

杨　虎（山东大学口腔医院）

张圣锛（山东大学口腔医院）

陆江月（南京大学医学院附属口腔医院）

林志辉（四川大学华西口腔医院）

黄翔雨（南方医科大学口腔医院）

崔　迪（南京大学医学院附属口腔医院）

程　远（南京大学医学院附属口腔医院）

谢　利（四川大学华西口腔医院）

主编简介 EDITORS

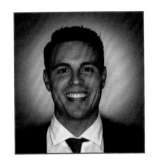

阿尔贝托·蒙耶（Alberto Monje）, DDS, MS, PhD

美国密歇根大学牙周病学和口腔医学系牙周病学硕士学位，获美国牙周病学会认证。获2016—2017年度瑞士伯尔尼大学ITI奖学金。西班牙格拉纳达大学牙槽外科博士学位。CICOM牙周病诊所专门从事牙周病学和种植牙医学的私人执业。加泰罗尼亚国际大学巴塞罗那分校牙周病学系副教授，密歇根大学安娜堡分校牙周病学和口腔医学系助理临床教授，瑞士伯尔尼大学牙周病学系客座教授。

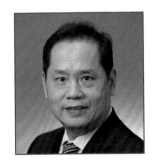

王鸿烈（Hom-Lay Wang）, DDS, MS, PhD

中国台湾台北医学院获DDS学位，美国俄亥俄州克利夫兰的凯斯西储大学获MSD学位，日本广岛大学获PhD学位。目前担任美国骨结合学会（AO）主席。美国牙周病理学委员会专家组成员、前主席和董事，美国牙医学院院士，美国骨结合学会专家组成员、前董事，国际口腔种植学院（ICOI）专家组成员和前主席，以及美国中西部牙周病学会前主席。获许多国际奖项和荣誉。自1995年以来，一直在美国密歇根大学担任牙周病学研究生课程的教授和主任。

致谢 ACKNOWLEDGEMENTS

在此，向我的家人表达我最深切的感谢，感谢你们对我的理解和鼓励。本书的创作离不开父母的启发、妻子的理解和女儿Miranda的笑容，谢谢你们默默无闻的付出。

借此，向我尊敬的导师王鸿烈致敬，致敬他的敬业、活力以及奉献精神。您一直是我和所有学生的灵感来源。感谢您一直都在，我的导师。

——**阿尔贝托·蒙耶**（**Alberto Monje**）

本书的顺利完成离不开所有工作人员的支持与努力。

首先，要感谢我的共同主编Alberto Monje，感谢你对本书的贡献，致我们的友谊。

其次，要感谢我的研究合作者、导师、学生、密歇根大学的员工和牙周病学主任对我无条件的支持。

最后，我想把本书献给我去世的双亲。没有他们对我的教育、对我无私的爱和奉献，本书将不可能完成。

——**王鸿烈**（**Hom-Lay Wang**）

编者名单 LIST OF AUTHORS

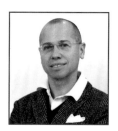

Roberto Abundo, MD, DDS

Scientific Director of the Continuing Education Course in Periodontal Plastic Surgery at Humanitas University in Rozzano, Italy

Private practice limited to Periodontal and Implant Surgery at SICOR, Italy

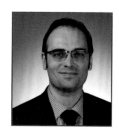

Gustavo Avila-Ortiz, DDS, MS, PhD

Phillip A. Lainson Professor and Chair, Department of Periodontics, University of Iowa College of Dentistry, USA

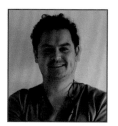

Ettore Amerio, DDS, M. Clin. Dent., MS, PhDc

Postdoctoral Researcher, Department of Periodontology, Universitat Internacional de Catalunya, Spain

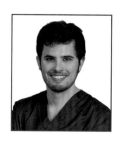

Gonzalo Blasi, DDS, MS

Visiting Professor, Division of Periodontics, Department of Advanced Oral Sciences & Therapeutics, University of Maryland School of Dentistry, USA

Assistant Lecturer, Department of Periodontology, Universitat Internacional de Catalunya, Spain

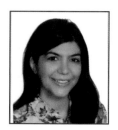

Farah Asa'ad, BDS, MSc, PhD

Postdoctoral Researcher, Department of Biomaterials, Institute of Clinical Sciences. Department of Oral Biochemistry, Institute of Odontology, The Sahlgrenska Academy at University of Gothenburg, Sweden

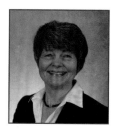

Wenche S. Borgnakke

Adjunct Clinical Assistant Professor of Dentistry, Department of Periodontics and Oral Medicine, The University of Michigan, USA

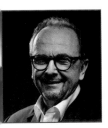

Daniel Buser, DDM, Dr. Med. Dent.

Professor Emeritus, School of Dental Medicine. University of Bern, Switzerland

Center for Implantology Buser & Frei, Bern-Bümpliz, Switzerland

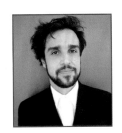

Marcelo Freire, DDS, PhD, DMedSc

Department of Genomic Medicine and Infectious Diseases. J. Craig Venter Institute, USA

Department of Infectious Diseases and Global Health. School of Medicine, University of California, USA

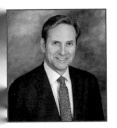

Donald Clem, DDS

Adjunct Professor, University of Texas Health Science Center, San Antonio, USA

Private practice, Fullerton, USA

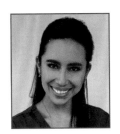

María Elisa Galárraga-Vinueza, DDS, MSc, PhD

Lecturer, Dentistry Faculty, Universidad de las Américas, Ecuador

Research Fellow, Department of Oral Surgery and Implantology, Carolinum, Johann Wolfgang Goethe-University, Germany

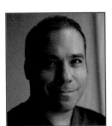

Karim El Kholy, DDS, MSD, DMSc

Lecturer, Harvard University, School of Dental Medicine, USA

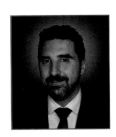

Pablo Galindo-Moreno, DDS, PhD

Adjunct Professor, Oral surgery and Implant Dentistry Department, School of Dentistry, University of Granada, Spain

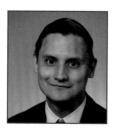

Carlos Garaicoa-Pazmiño, DDS, MS

Assistant Professor, Department of Periodontics, College of Dentistry. University of Iowa, USA

Research Scholar, School of Dentistry, Espíritu Santo University, Ecuador

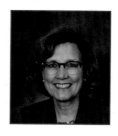

Janet Kinney, RDH, MS

Clinical professor of Dentistry and Director of Dental Hygiene, Department of Periodontics and Oral Medicine, University of Michigan, USA

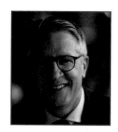

William V. Giannobile, DDS, MS, DMedSc

Dean, Department of Oral Medicine, Infection, and Immunity, Harvard School of Dental Medicine, USA

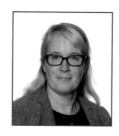

Lena Larsson, PhD

Associate professor, Department of Periodontology. Institute of Odontology, Sahlgrenska Academy at University of Gothenburg, Sweden

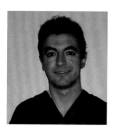

Ángel Insua Brandariz, DDS, MS, PhD

Private practice, La Coruña, Spain

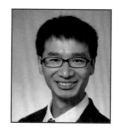

Guo-Hao Lin, DDS, MS

Director of Graduate Periodontal Program, School of Dentistry. University of California San Francisco, USA

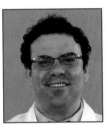

Richard J. Miron, DMD, MSc, PhD, Dr. Med. Dent.

Director of Education, Advanced PRF Education, USA

Department of Periodontology, University of Bern, Switzerland

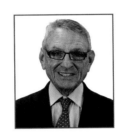

Myron Nevins, DDS

Former Director and Chairman of the American Board of Periodontology

Editor of the International Journal of Periodontics & Restorative Dentistry and Associate

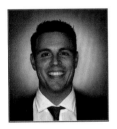

Alberto Monje, DDS, MS, PhD

Director, Division of Periodontology, CICOM, Spain

Assistant Lecturer, Department of Periodontology, Universitat Internacional de Catalunya, Spain

Adjunct Clinical Assistant Professor, Department of Periodontology, University of Michigan, USA

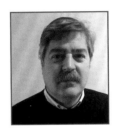

Francisco J. O'Valle Ravassa, MD, PhD

Professor, Department of Pathology, School of Medicine. IBIMER, (CIBM). Ibs. Granada, University of Granada, Spain

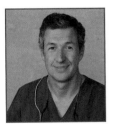

José Nart, DDS, PhD

Chairman and Program Director, Department of Periodontology, Universitat Internacional de Catalunya, Barcelona

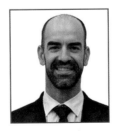

Miguel Padial-Molina, DDS, PhD

Adjunct Professor, Department of Oral Surgery and Implant Dentistry, University of Granada, Spain

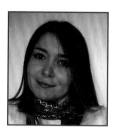

Mia Rakic, DDS, PhD

Senior Research Fellow, Faculty of Dentistry, ETEP (Etiology and Therapy of Periodontal Diseases), Research Group, Universidad Complutense de Madrid, Spain

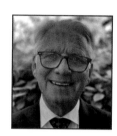

Stefan Renvert, DDS, Dr. Odont.

Professor, Department of Oral Sciences. Kristianstad University, Sweden
Blekinge Institute of Technology, Sweden

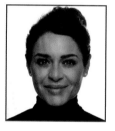

Ausra Ramanauskaite, DDS, Dr. Med.Dent., PhD

Professor, Department of Oral Surgery and Implantology, Johann Wolfgang Goethe-Universität Frankfurt, Germany

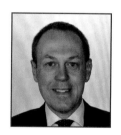

Giovanni E. Salvi, Prof. Dr. Med. Dent.

Vice Chairman and Graduate Program Director, Department of Periodontology, School of Dental Medicine, University of Bern, Switzerland

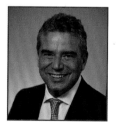

Giulio Rasperini, DDS, MS

Associate Professor, Department of Biomedical, Surgical and dental sciences, University of Milan, Italy
Adjunct Professor, Department of Periodontics and Oral Medicine, University of Michigan, USA

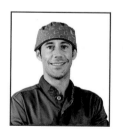

Ignacio Sanz Sánchez, DDS, MDS, PhD

Associated Professor in Periodontics, ETEP (Etiology and Therapy of Periodontal and Peri-Implant Diseases). Research Group, University Complutense de Madrid, Spain

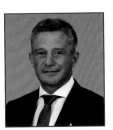

Markus Schlee, DDS

Private practice, Forchheim, Germany

Assistant Lecturer, Goethe
University, Germany

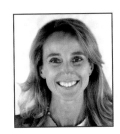

Martina Stefanini, DDS, PhD

Researcher, School of Dentistry,
Department of Biomedical and Neuromotor
Sciences, University of Bologna, Italy

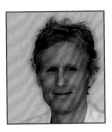

Frank Schwarz, Prof. Dr. Med. Dent.

Professor and Chair, Department of Oral
Surgery and Implantology, Johann Wolfgang
Goethe-Universität Frankfurt, Germany

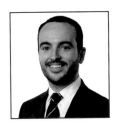

**Fernando Suárez-López
del Amo, DDS, MS**

Private practice, Madrid, Spain

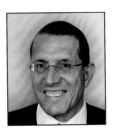

**Anton Sculean, DMD, Dr.
Med. Dent., MS, PhD**

Professor and Chair, Department
of Periodontics, University
of Berne, Switzerland

Executive Director of the School of Dental
Medicine, University of Berne, Switzerland

Editor-in-Chief of Periodontology 2000

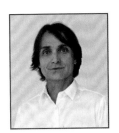

Istvan A. Urban, DMD, MD, PhD

Adjunct Associate Professor, Department
of Periodontics and Oral Medicine,
University of Michigan, USA

Assistant Professor, Department
of Periodontology, University
of Szeged, Hungary

Director, Urban Regeneration
Institute, Hungary

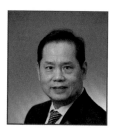

Hom-Lay Wang, DDS, MSD, PhD

Professor and Director of Graduate
Periodontics, Department of
Periodontics and Oral Medicine,
University of Michigan, USA

Former Director and Chair,
American Board of Periodontology
and Dental Implant Surgery

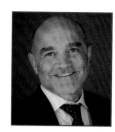

Giovanni Zucchelli, DDS, PhD

Professor and Head, Periodontics,
Department of Biomedical and Neuromotor
Sciences, University of Bologna, Italy

Visiting Professor, Department of
Periodontics and Oral Medicine. School
of Dentistry, University of Michigan, USA

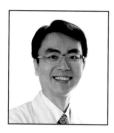

Shih-Cheng Wen, DDS, MS

Director and Assistant Professor,
College of Oral Medicine, Taipei
Medical University, Taiwan

目录 INDEX

扫一扫即可浏览
参考文献

第1章

Alberto Monje, William V. Giannobile, Hom-Lay Wang

种植体周炎发生和发展相关问题的全面解析

UNFOLDING THE INITIATION AND PROGRESSION OF PERI-IMPLANTITIS: THE SCOPE OF THE PROBLEM

摘要

在过去几十年里，现代种植牙作为修复牙列缺损/缺失患者的治疗方法而广受欢迎。种植牙极大地提升了生活质量，尤其是存在咀嚼功能障碍或严重美学问题的患者，因此种植牙被视为是一项革命性的突破。然而，临床医生和患者往往忽略了义齿修复后可能出现的并发症问题。事实上，生物学并发症是种植体失败的主要原因，我们对引起患者进行性种植体周感染和/或种植体部位软硬组织受损的各种因素了解不足是其主要原因之一。此外，对种植体周病缺乏共识，进而导致误诊以及忽视。

本章学习目标

- 评价种植体周病相关术语的演变及其造成诊断和预防的不一致性

- 认识到种植体周炎是一种由菌斑生物膜导致进行性骨丧失的感染性疾病

- 分析与种植体周黏膜炎和种植体周炎相关的发病机制

- 阐述种植体周炎的流行病学

- 评估诱发种植体周病的位点特异性危险因素

1. 引言：回顾现代口腔种植学的发展历程

面容，乃天命之记录、生命之刻画、心灵之映射。物种进化赋予了人类和谐的容貌轮廓，能够通过非语言交流来表达情绪状态。例如通过收缩一组肌肉（颧小肌、眼轮匝肌或上唇提肌）表现欢愉或快乐。同时，嘴唇围绕牙齿和邻近组织构成的框架，对美学外观起着关键的作用。牙齿缺失可能会对个人和社交层面的成功产生障碍。

由于牙齿在美学、发音和咀嚼功能中的重要性，自古埃及人（公元前2500年）以来，人类一直试图填补因缺牙造成的牙列间隙。然而，直到20世纪，缺失牙修复并未基于循证医学保证可预期的治疗效果。现代种植牙诞生于20世纪70年代，主要由Per-Ingvar Brånemark和André Schroeder两位先驱引领学科发展。自种植体诞生初期，就在设计上不断地优化和改良。事实上，过去30年的科学研究大多专注于研究种植成功与种植体存留率。其中，种植成功的最初标准包括：（1）种植体不存在松动或者其周围没有透射影；（2）无活动性的感染或疼痛；（3）初期骨改建＜1.5mm；（4）进行性骨丧失速度＜0.2mm/年[1]。几年后，来自瑞士伯尔尼的研究团队对上述标准进行了细微的修改[2-3]（图1～图4）。

种植体表面的改性可以促进并加快骨结合，其外形轮廓的改良有利于在复杂病例中提高初期稳定性，进而实现可预期的治疗效果。从新千年伊始，种植牙的发展使其快速广泛地应用于修复患者的牙列缺损[4]。因此，牙周炎患者也被认为是种植治疗的适应对象，并将种植牙视为第三副牙列。

在过去的40年中，临床医生很少关注到种植牙的生物学并发症（图5）。然而，这种日益普遍的并发症在科学界受到了越来越多的关注，其主要特点是种植体周支持骨的快速吸收，并严重影响到种植体的功能和美学。

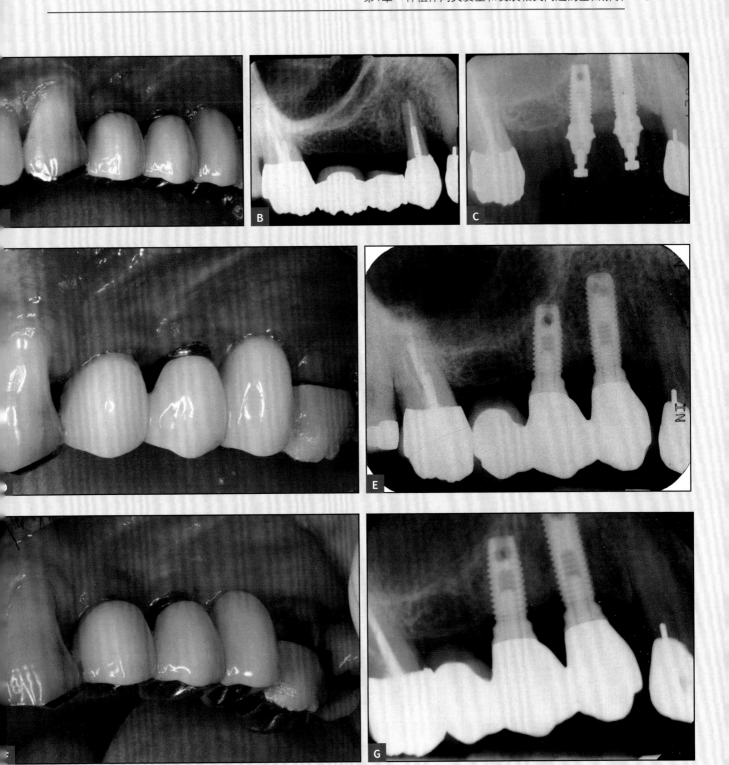

图1（A~G）　种植治疗修复牙列缺损。A~C.外连接种植体植入初期；D，E.20年后随访，软硬组织保持稳定；F，G.30年后随访，软硬组织保持稳定。

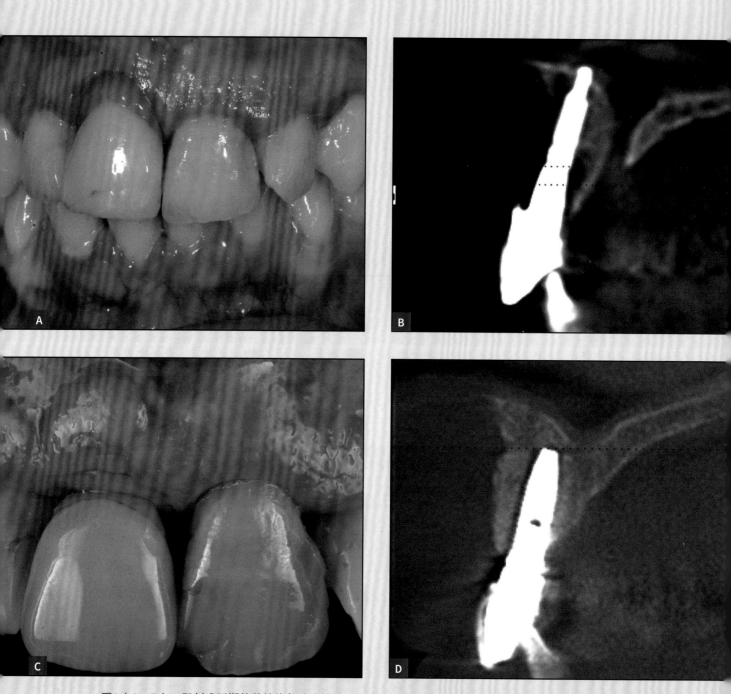

图2（A～D） 即刻或延期的种植修复治疗策略均能有效恢复美观和功能。图示利用骨块移植修复因种植体错位引起的骨缺损，10年后随访，软硬组织保持稳定。

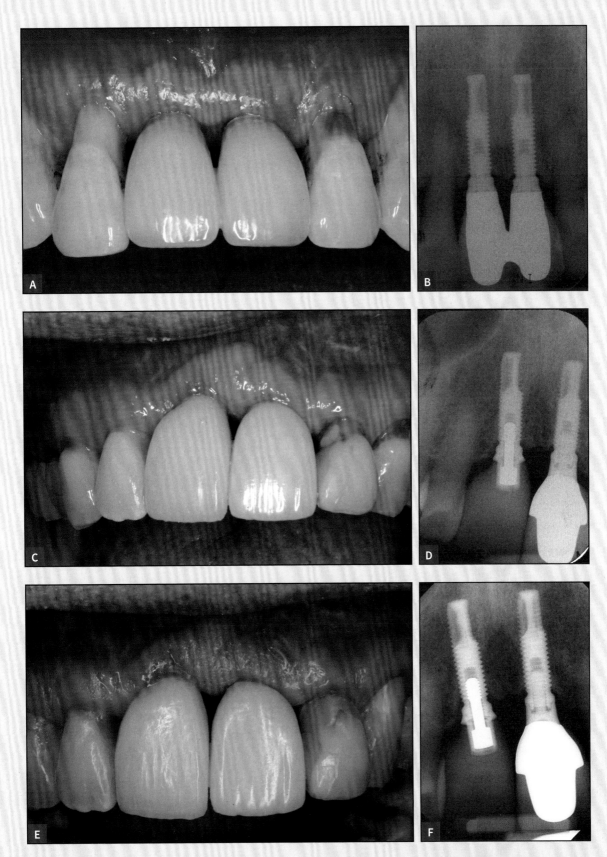

图3（A~F）　种植体周炎的软硬组织稳定必须基于长期纵向的随访结果。图示影像和临床稳定在随访5年时（A，B）、随访15年时（C，D）以及随访30年时（E，F）。

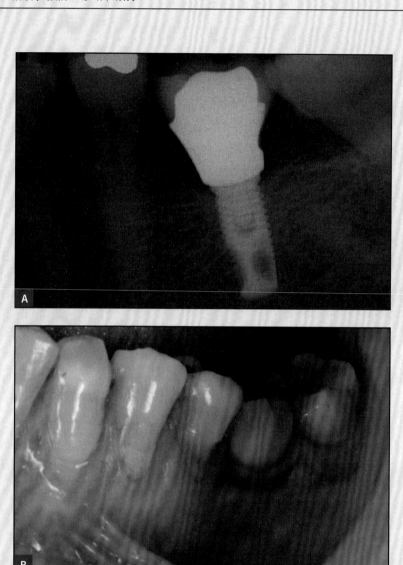

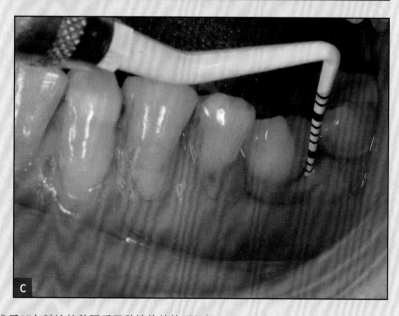

图4（A~C）　术后25年随访的单颗后牙种植体的软硬组织。

2. 种植体周炎的既往定义

多年来，用于定义种植体周组织局部的急性或慢性炎症的术语发生了重大变化（表1）。

表1　种植体周炎的诊断时间点和疾病定义的演变过程

作者（年份）	诊断时间点	疾病定义
Levignac（1965）[5]	任何时间点	软组织炎症并累及硬组织
Mombelli等（1987）[6]	任何时间点	与慢性牙周炎相似临床特征的感染性疾病
Lang等（1994）[7]	任何时间点	种植体周在功能上出现不可逆的炎性破坏反应，导致支持骨的丧失
Lindhe等（2008）[8]	任何时间点	炎性疾病伴随着支持骨的丧失
Sanz和Chapple（2012）[9]	早期骨改建后（>5个月）	在缺乏基线记录的情况下，种植体植入并完成骨改建后，出现距预期边缘骨水平超过2mm的垂直吸收
Renvert等（2013）[10]	早期骨改建后	早期骨改建之后，出现与种植体周支持骨吸收相关的炎症反应
Albrektsson等（2014）[11]	任何时间点	口腔种植体周的边缘骨丧失是由异物反应失衡造成的，而非感染过程引起的
Schwarz等（2018）[12]	生理性骨改建后	炎性破坏反应伴进行性骨丧失（±5mm误差）
Renvert等（2018）[13]	生理性骨改建后（义齿修复12个月后）	在缺乏基线记录的情况下，种植体植入并完成骨改建后，出现距预期边缘骨水平超过3mm的垂直吸收

建议种植体周炎的诊断须结合临床和影像检查方法，以评估种植体周组织的进行性破坏。为此，需要在初期骨改建后记录基线参数，包括口内X线片、探诊深度（probing depth，PD）和其他临床指标，如探诊出血（bleeding on probing，BOP）或黏膜红肿。

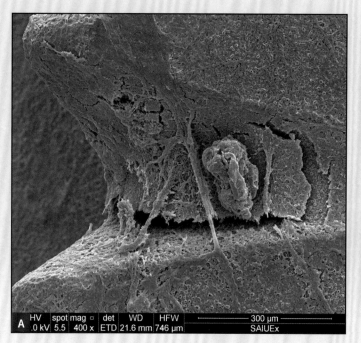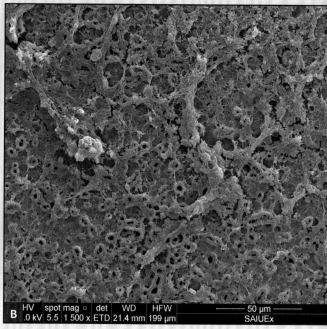

图5（A，B）　因种植体周炎拔除种植体的扫描电镜图。图示种植体表面的网状结构，由肉芽组织和细菌碎片组成。

在诊断种植体周炎时，建议考虑以下因素[13]。

■ 边缘骨丧失（marginal bone loss，MBL）的报告应超过0.5mm测量误差的阈值

■ 应使用牙长轴平行技术，并通过对比两个时间点的骨水平，来确定影像的边缘骨丧失

■ 基线影像资料应在修复重建后12个月内采集完成

■ CBCT也可用于诊断种植体周炎。但考虑到患者过度暴露射线的潜在隐患，需遵循"最低合理可行"（as low as reasonably achievable，ALARA）原则

■ 在缺乏基线记录的情况下，出现炎症症状，包括深种植体周袋（PD≥6mm）和明显的探诊出血，并伴有大于3mm的骨吸收（图6~图9）

■ 当没有基线记录，没有临床炎症的边缘骨丧失不一定是由感染造成的

■ 如果在上部修复体使用初始的12个月，发生2mm以上的边缘骨丧失，应视其为病理性边缘骨丧失

■ 种植体周健康可存在于周围组织受损的种植体

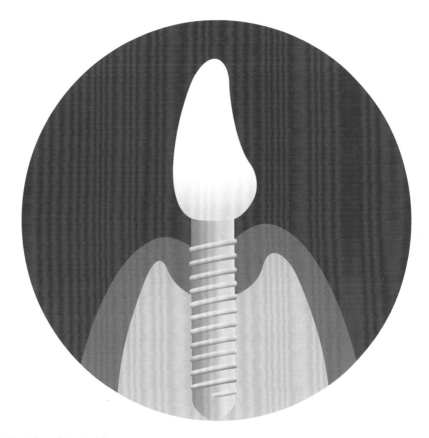

图6　种植体周炎伴随炎症和组织破坏。

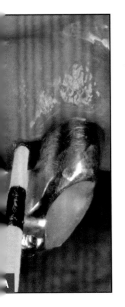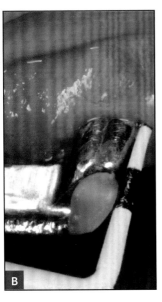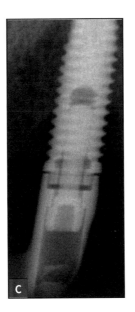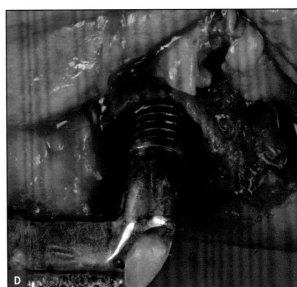

图7（A~D）　基于临床和影像学表现诊断种植体周炎（A~C），通常与术中骨缺损结果一致（D）。

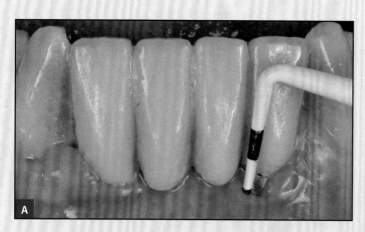
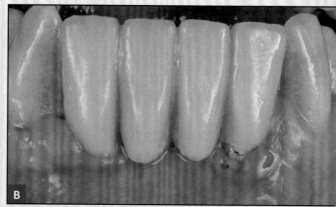

图8（A，B）   临床上可用牙周探针作为诊断工具，精准监测种植体周状况。此外，明显的探诊出血和/或溢脓都是疾病的临床表现。

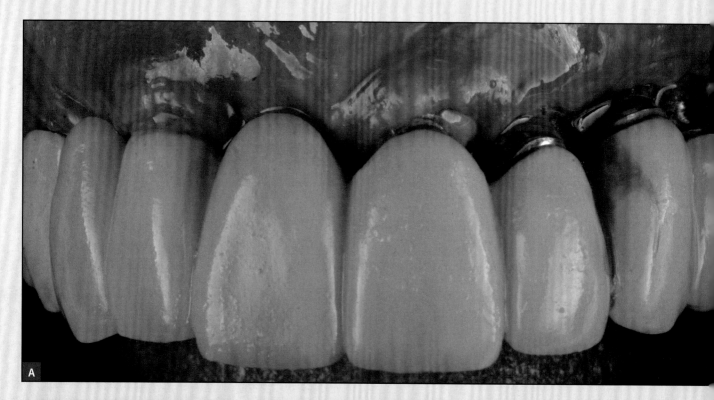
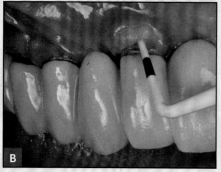
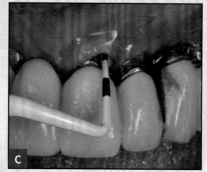
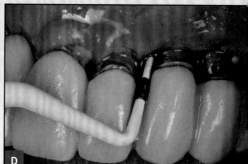

图9（A~D）   感染与炎症的临床表现包括明显的探诊出血和/或溢脓，提示种植体周组织疾病。

3. 初期愈合过程中影响骨改建的因素

可能影响种植体周早期骨改建程度的因素如下：

- 由于植入扭矩过高或种植窝洞预备不足，引起的手术创伤[14]
- 种植体植入过浅（位于牙槽嵴顶之上）
- 术后感染
- 失败的同期引导骨再生（guided bone regeneration，GBR）
- 种植体植入位点处牙槽骨骨量不足（详见第5章）
- 种植体位于骨弓轮廓以外或植入位点骨量不足（详见第6章）
- 特发性原因（详见第22章）

4. 种植体周炎被视为感染性疾病

炎症是由促炎脂质介质、细胞因子和趋化因子介导的复杂反应之一（图10和图11）。这些炎症标志物被模式识别受体（pattern recognition receptors，PRRs）早期识别，这一过程对固有免疫系统的功能至关重要。炎症过程中主要发生4件事：

1. 扩张血管。
2. 血管通透性增加。
3. 渗出。
4. 血管淤积。

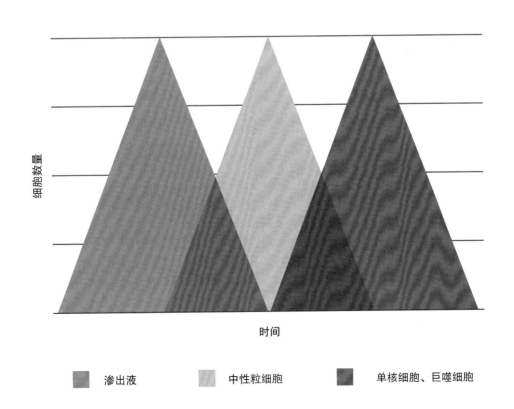

| 渗出液 | 中性粒细胞 | 单核细胞、巨噬细胞 |

图10　根据炎症的不同阶段，细胞数量随之变化。

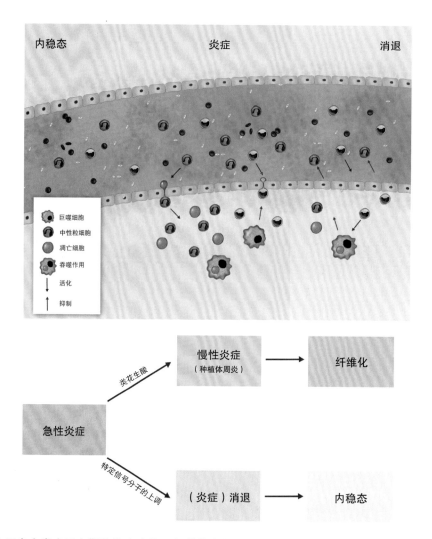

图11 种植体周炎在炎症反应期的发生事件，与其他自行消退的炎症反应相比，其中特异性介质（包括脂氧素、消退素、保护素和噬消素）调控炎症消退和维持稳态。在种植体周炎中，炎症介质（肿瘤坏死因子、白介素–1、白介素–6、组胺、前列腺素）引起白细胞慢性浸润，导致进行性骨丧失。（参照Freire和Van Dyke[15]）

Page和Schroeder描述了炎性牙周病的发病机制如下[16]：

1. 牙周健康：中性多形核白细胞（polymorphonuclear neutrophils，PMNs）和淋巴细胞呈现正常形态。

2. 病损初始（亚临床牙龈炎，2～4天）：PMNs向结合上皮和牙龈沟的迁移增多。

3. 病损早期（临床牙龈炎，4～7天）：淋巴细胞占总浸润量的75%。

4. 病损形成（重度牙龈炎，2～3周）：病变以浆细胞为主。

5. 病损进展（牙周炎，3周以上）：病变以浆细胞为主。

与之相应，实验研究中种植体周病变相较于天然牙的牙周病变的炎症反应更为明显。最近研究表明，由于种植体周炎的疾病进展更快，种植体周炎与牙周炎病变相比，病变表现出明显的巨噬细胞（M1）极化[17]。

5. 种植体周黏膜炎的发病机制

如前所述，种植体周黏膜炎的发病机制相关实验结果表明，与天然牙相比，种植体周黏膜表现出比牙周组织更严重的临床和免疫反应（表2）。

表2　实验性种植体周黏膜炎与实验性牙龈炎的比较研究结果

作者（年份）	研究模型	限制口腔卫生	结果	消退
Salvi等（2012）[18]	人	21天	种植体： ↑ GI ↑ CF ↑ MMP-8 = IL-1β	>3周
			天然牙： ↓ GI ↓ CF ↓ MMP-8 = IL-1β	>3周
Meyer等（2017）[19]	人（>70岁）	21天	种植体： ↑ GI ↓ PI ↓ IL-1β ↓ TNF-α ↓ IFN-γ ↑ IL-8	3周
			天然牙： ↓ GI ↑ PI ↑ IL-1β ↑ TNF-α ↑ IFN-γ ↓ IL-8	3周

GI：牙龈指数；CF：龈沟液；MMP-8：基质金属蛋白酶8；IL：白介素；PI：菌斑指数；TNF-α：肿瘤坏死因子-α；IFN-γ：干扰素-γ。

研究总结

黏膜炎的临床试验表明，种植体周组织炎症相比于天然牙炎症，呈现出更明显的临床和免疫反应。此外，种植体周黏膜的炎症消退所需的愈合时间比牙龈炎更长。

6. 种植体周炎的发病机制

种植体周炎的组织病理学特征同样有别于牙周炎的病理改变。表3显示了种植体和天然牙在丝线结扎的动物模型及患者样本中的组织学与临床特征。表4总结了牙周炎和种植体周炎在宿主反应方面的差异。关于种植体周炎免疫表型特征的具体信息，详见第4章。

表3　实验性和自然形成的种植体周炎及牙周炎的组织学与临床特征

作者（年份）	研究模型	限制口腔卫生	疾病定义	组织学结果	临床发现
Lindhe等（1992）[20]	犬/丝线结扎诱导种植体周炎	6周	NR	种植体： BL：3.2mm GM-BC：3.87mm GM-aICT：3.70mm GM-aJE：1.42mm aICT-BC：0.17mm % Leu：1.6% ICT：总计827.4	↑ 破坏快 延伸至骨髓
			NR	天然牙： BL：1.1mm GM-BC：2.91mm GM-aICT：1.80mm GM-aJE：1.60mm aICT-BC：1.11mm % Leu：3.2% ICT：总计688	↓ 破坏慢 未延伸至骨髓
Carcuac等（2013）[21]	犬/丝线结扎诱导种植体周炎（铣削 vs 改性的种植体表面）	6个月	NR	种植体： BL：0.02～1.34mm GM/PM-aPE： 3.59～5.01mm aICT-B：0.27～0.09mm cICT-aICT： 4.02～5.25mm ICT区：2.43～3.47mm²	↑ 破坏快 ↑ 种植体表面影响 ↑ 铣削表面破坏
			NR	天然牙： BL：0.00mm GM/PM-aPE：2.59mm aICT-B：1.32mm cICT-aICT：1.83mm ICT区：0.60mm²	↓ 破坏慢

（续表）

作者（年份）	研究模型	限制口腔卫生	疾病定义	组织学结果	临床发现
Carcuac和 Berglundh （2014）[22]	人	—	>50% BL	种植体： CD3：6.87% CD20：3.10% CD138：13.24% CD68：3.68% MPO：10.90% 血管单元：8.58% ICT区：3.48mm²	NR
			CP	天然牙： CD3：7.82% CD20：4.97% CD138：8.96% CD68：2.13% MPO：4.28% 血管单元：2.31% ICT区：1.49mm²	NR
Galindo-Moreno 等（2017）[23]	人	—	>3mm BL	种植体： 中性粒细胞：7.8% 淋巴细胞：25.2% 浆细胞：54% 巨噬细胞：12.1%	NR
			CP	天然牙： 中性粒细胞：12.16% 淋巴细胞：39.4% 浆细胞：35.4% 巨噬细胞：13.2%	
Fretwurst等 （2020）[17]	人	—	进行性 BL+BOP	种植体： CD68：14.92% M1：7.06% M2：7.56%	NR
		—	Ⅲ/Ⅳ期重度牙周炎	天然牙： CD68：8.01% M1：1.64% M2：4.907%	

NR：未报告；BL：骨丧失；GM/PM：牙龈/种植体周黏膜边缘；BC：骨嵴的最冠状延伸；aPE：袋内上皮的根尖止点；aJE：结合上皮的根尖止点；cICT：浸润结缔组织的冠方止点；aICT：浸润结缔组织的根尖止点；Leu：白细胞；ICT：浸润结缔组织；aICT-B：离种植体/牙齿最近的骨边缘位置；MPO：髓过氧化物酶；CP：慢性牙周炎。

研究总结

动物实验证实，种植体周炎的破坏程度远高于牙周炎。同样，与牙周炎患者样本相比，种植体周炎的样本中浆细胞的丰度更高。临床研究表明，种植体周炎的病损程度是牙周炎的2倍。种植体周炎的发生和发展是由免疫组织病理学上的差异造成的（图12～图15和表4）。

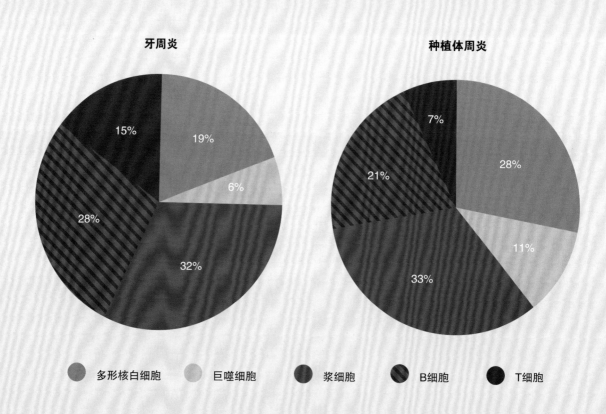

图12 饼状图显示牙周炎与种植体周炎体内细胞数目的差异。（参照Carcuac和Berglundh[22]）

表4　牙周炎与种植体周炎在宿主反应方面的差异

生物标志物	牙周炎[16,24]	种植体周炎[20,22-23,25]
IL-6	+	++
IL-8	+	++
TNF-α	+	++
浆细胞（CD138-）	++	+++
淋巴细胞（CD3-、CD19+）	++	+++
PMNs	++	+++
MMPs	++	+++

IL：白介素；TNF-α：肿瘤坏死因子-α；PMNs：多形核白细胞；MMPs：基质金属蛋白酶。

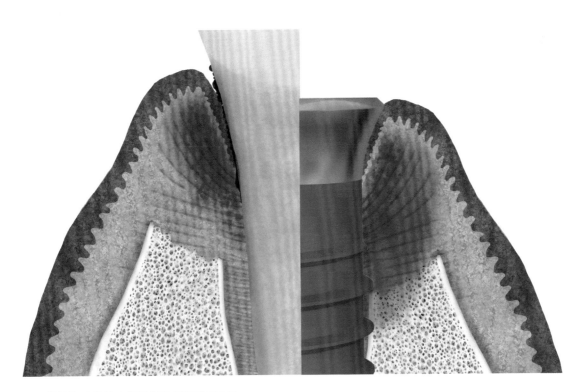

图13　种植体周炎的病损程度是牙周炎的2倍。

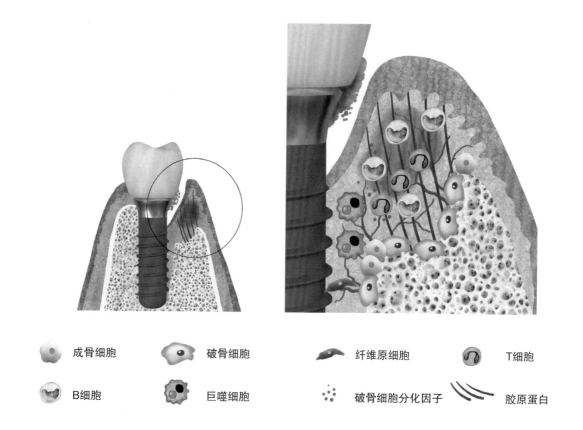

成骨细胞　　　　　破骨细胞　　　　　纤维原细胞　　　　T细胞

B细胞　　　　　　巨噬细胞　　　　　破骨细胞分化因子　　　胶原蛋白

图14　示意图显示种植体周炎位点的宿主反应，其中嵌入生物膜内的致病菌会引起炎症反应，导致进行性种植体周炎的骨质破坏。

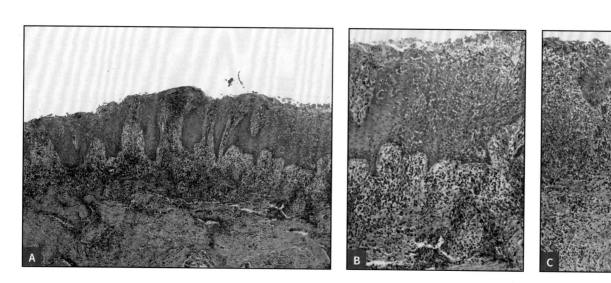

图15（A~C）　上皮和固有层的炎性浸润。图示固有层的淋巴细胞/单核细胞和浆细胞炎性浸润，以及上皮下粒细胞。RANKL：核因子–B配体的受体激活剂（组织学图片由Francisco O'Valle教授提供）。Movat五色染色。放大倍数：A. 4x；B. 10x；C. 10x。

7. 疾病的发生和发展

和牙周炎一样，种植体周炎是一种不可逆的疾病[26]。尽管相关的临床数据较为有限，现有研究表明，种植体周炎在疾病的发生和发展与牙周炎存在显著差异，主要包括以下方面：

■ 种植体周炎的患病率与种植体负荷时间相关。种植体使用年限越长，发生种植体周炎的风险越大[27]

■ 疾病的发生通常在种植体负荷3年内[28]

■ 疾病的发生与局部的诱发因素相关（详见第7章）

■ 种植体周炎表现出一种非线性加速的进行性破坏过程[28-29]（图16）

■ 种植体表面特性等加速因素可能会改变进展的速度（详见第9章）

这意味着在疾病早期阶段进行及时和准确的诊断，有助于对种植体周炎的病程做出精准的预判和有效的管理。因此，定期对种植体周的临床指标进行监测，对预防疾病进展和促进稳定至关重要[30]。

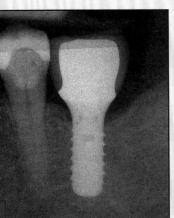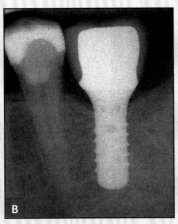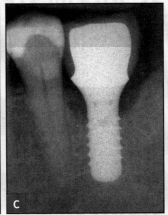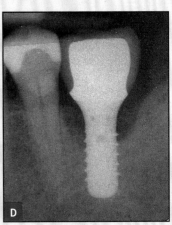

图16（A～D）　种植体周炎以非线性加速的方式发展。2006年的初始影像照片（A），随后是2007年（B）、2009年（C）和2010年（D）拍摄的影像照片。（图片由Giovanni E. Salvi教授提供）

8. 种植体周炎的临床特征

　　由于牙周组织和种植体周组织之间的解剖特征不同，种植体周病的临床诊断一直存在争议（图17和图18；表5）。尽管如此，种植体周炎本质上是一种炎性疾病，而炎症的4个常见临床特征包括红、肿、热、痛，并伴随进行性骨丧失。这些临床特征有助于准确地诊断种植体周炎。

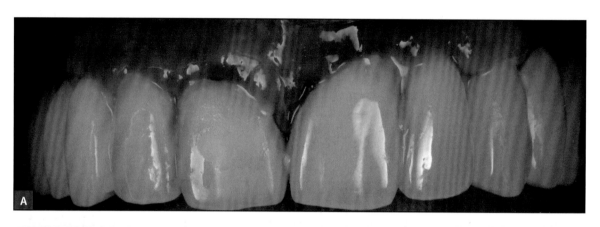

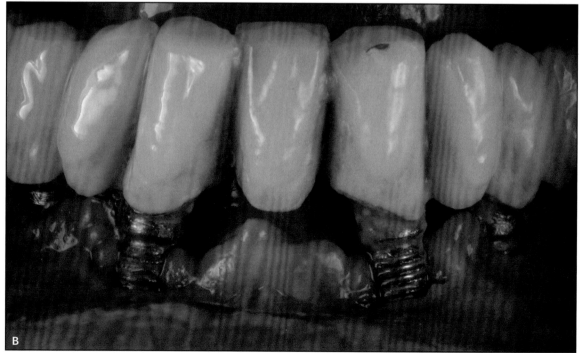

图17（A，B）　种植体周炎通常是由局部因素诱发的，比如影响口腔卫生的不良修复体。

表5 牙周组织和种植体周组织的解剖学特征差异

临床特征	天然牙	种植牙
附着/结合方式	牙周组织（牙骨质、牙槽骨、牙周韧带）	骨结合或功能性骨固连
结合上皮	基底层（透明层、致密层）和半桥粒	半桥粒
结缔组织纤维方向	垂直和倾斜	平行和环绕
血管分布	+++	++
胶原	+	+++
成纤维细胞的供给	+++	+

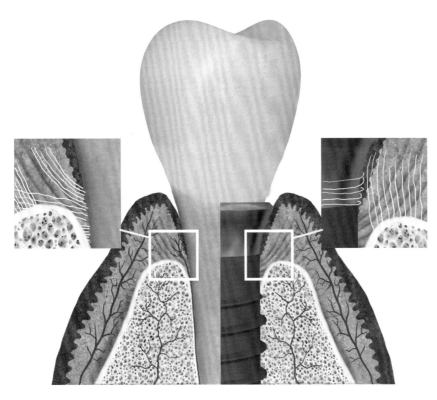

图18 牙周组织和种植体周组织之间的差异特征。图示纤维的方向。

牙周组织和种植体周组织之间的差异特征可能会进一步影响诊断工具的诊断准确性，尤其是探诊深度方面。关于监测种植牙健康状况诊断工具的更多详细信息，详见第2章。

9. 种植体周炎的后遗症

种植体周炎如果未及时接受治疗，会引发以下的临床后遗症（图19～图21）：

■ 大面积的水平向和垂直向骨缺损

■ 垂直向和水平向的软组织缺损

■ 残存的软硬组织量过少，影响种植牙的再次植入

■ 美学问题

■ 上颌后牙区的种植体周炎引发上颌窦炎

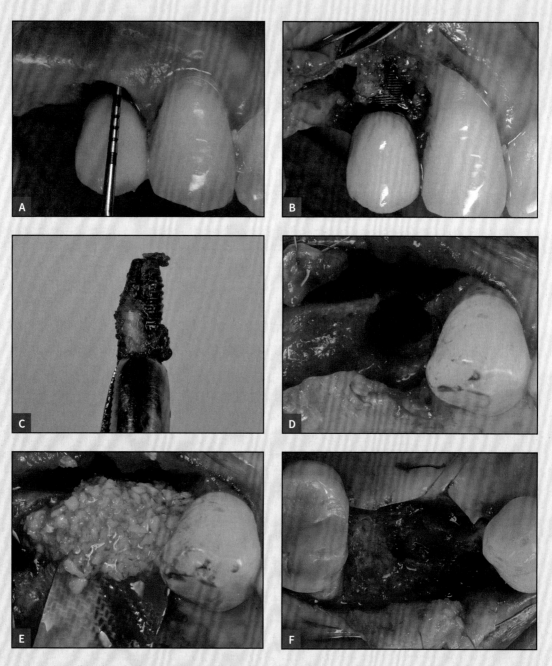

图19（A～F）　种植体周炎引起的骨受损通常需要进行重建处理并分期植入种植体。本病例所示，种植体拔除的同时进行引导骨再生。

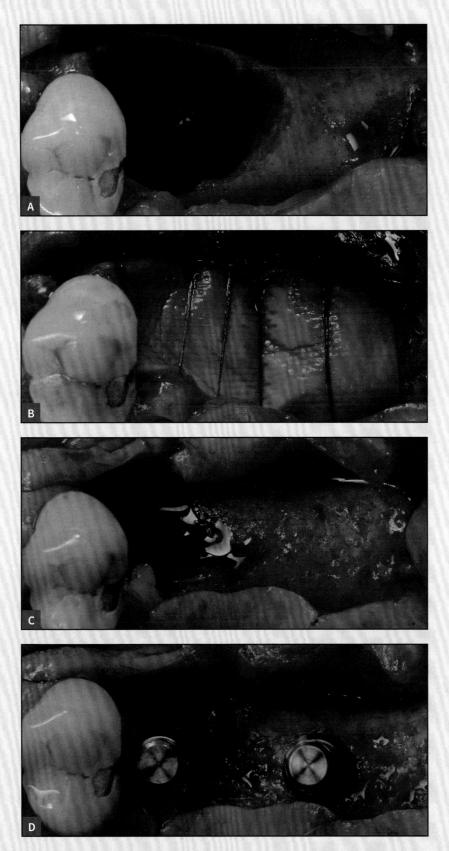

图20（A~D） 种植体周炎造成的骨缺损区域进行二次种植修复前，需要进行牙槽骨重建。本病例所示，通过骨替代材料和屏障膜进行引导骨再生，提升种植位点的骨量。

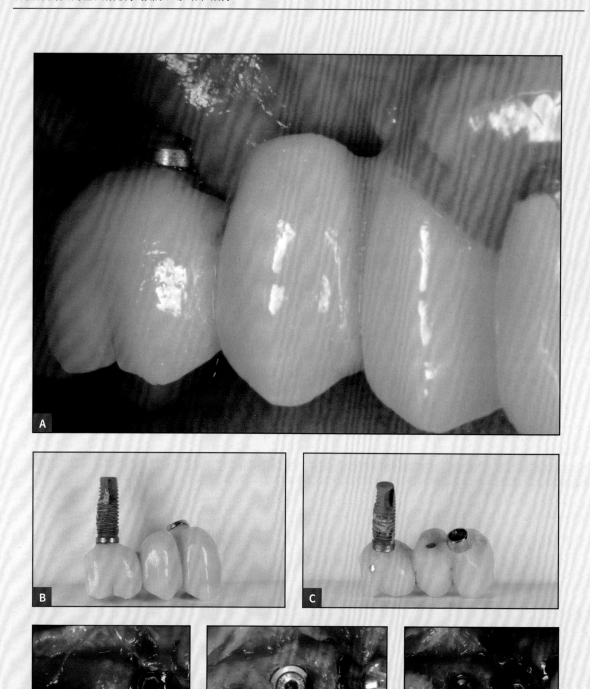

图21（A~F）　由于种植体周炎造成的严重垂直向和水平向骨缺损，在种植失败的位点进行口腔修复颇具挑战性。在这种情况下，短种植体是最为合适的治疗选择。

此外，由于医患沟通不佳，患者在转诊进行种植牙治疗时，往往会抱有不切实际的过高期望[31]。事实上，大约75%的患者并没有意识到种植体周病的存在。因此，种植体周炎的后遗症可能会导致患者的失望和不满，以及不愿接受种植牙修复治疗[32]。

10. 种植体周炎的患病率

已发表的种植体周炎患病率资料，来自不同的环境和地域（表6）。报告的患病率因使用的疾病定义不同而存在很大差异。Derks等研究发现，种植体周炎的患病率随着骨吸收的截断值增高而减少：45%（>0.5mm）、26.9%（>1mm）、14.5%（>2mm）、10.1%（>3mm）和5.9%（>4mm）[33]。与之相应的是，两项荟萃分析汇集了种植体周炎的流行病学研究数据，显示患者水平的患病率范围分别为1%~47%和12.5%~36.5%[34-35]。当种植体周炎的疾病定义标准统一后，因定义不一致造成的患病率偏差的问题迎刃而解。Lee等研究表明，患者水平的种植体周炎患病率为19.8%[27]。最近，Rakic等采用第八届欧洲牙周病学研讨会第四工作组提出的疾病定义进行报告，研究显示种植体周炎的患病率在患者水平为12.8%[36]。

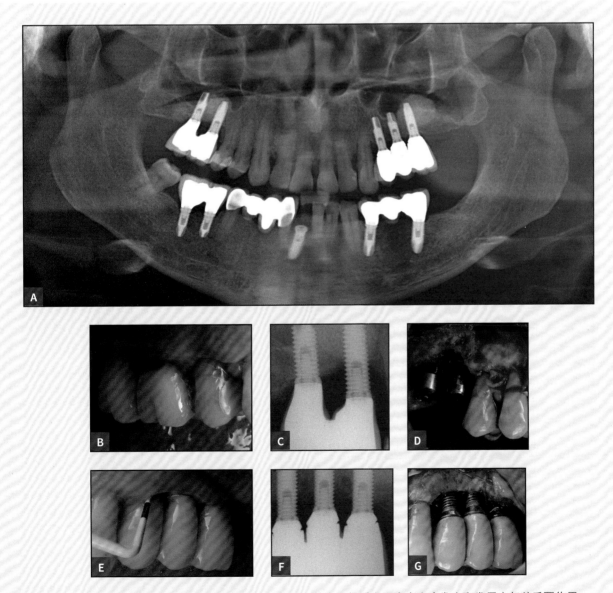

图22（A~G）　种植体周炎表现出位点特异性的特征，其中局部诱发因素在疾病发生和发展中起着重要作用。

与种植体周炎发生相关的一个重要临床特征是位点特异性模式（图22～图26）。与牙周炎的进展模式相比，种植体周炎并不会累及口内所有的种植体。这意味着在患者水平的患病率可能高估了种植体周炎的患病率。这强调了局部诱发因素在种植体周炎发生和发展中的作用。有关局部混杂因素的详细信息，详见第9章。

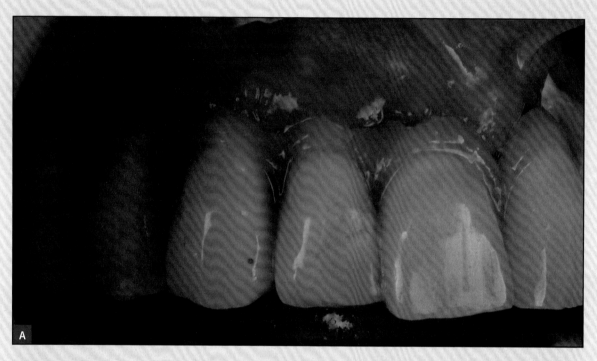

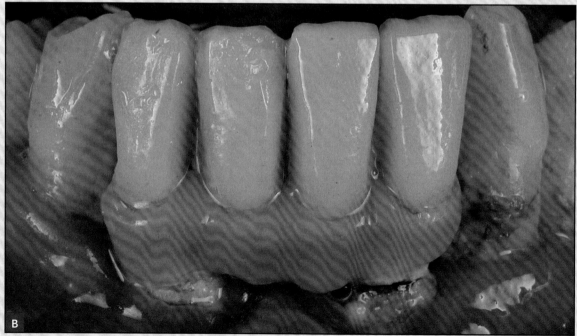

图23（A，B）　了解种植体周炎位点特异性的关键要素是确定影响维持口腔卫生的局部诱发因素和致病因素，例如修复体设计不当和缺乏角化黏膜。

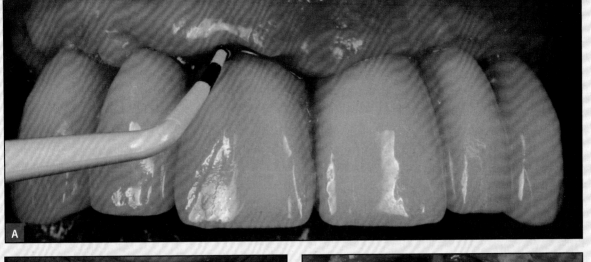

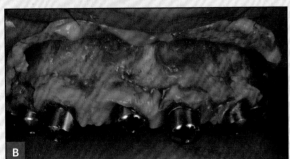
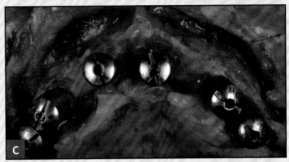

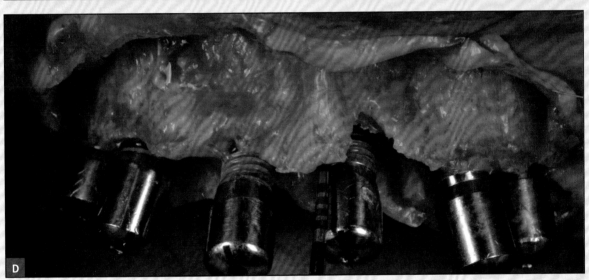

图24（A～D）　种植体周炎易受多种因素影响，例如种植体位置和修复体设计不当，以及种植体表面特性会加快种植体周炎的发生和发展。

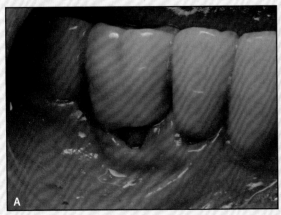
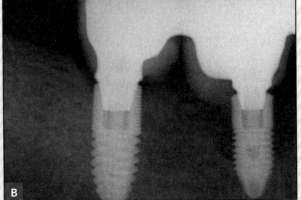

图25（A，B）　修复体设计不当可能使植入部位易受细菌污染，继而引起炎症的发生。

表6　种植体周炎在患者和种植体水平的流行病学研究

作者（年份）	研究设计	随访期限（年）	样本量（患者/种植体）	混杂因素	疾病定义	患病率 患者水平（%）	患病率 种植体水平（%）
Astrand等（2004）[37]	前瞻性队列研究	3	28/150	25%吸烟者 29%牙周炎	MBL + SUP	NR	5
Buser等（2012）[38]	回顾性队列研究	10	303/511	NR	NR	1.5	NR
Cecchinato等（2014）[39]	前瞻性队列研究	10	133/407	25%吸烟者 41%牙周炎	PD > 6mm + BOP + MBL > 0.5mm	12	5
Costa等（2012）[40]	前瞻性队列研究	5	212/NR	NR	PD > 5mm + BOP/SUP + MBL	31.2	NR
Daubert等（2015）[41]	横断面研究	1	96/225	NR	PD≥4mm + BOP/SUP + MBL≥2mm	26	16
Derks等（2016）[33]	回顾性队列研究	9	588/2277	20.6%吸烟者 2.4%糖尿病 24%牙周炎	BOP/SUP + MBL > 0.5mm	45	24.9
Ferreira等（2006）[42]	横断面研究	5	212/578	19.3%牙周炎	PD > 5mm + BOP + MBL	24	13
Fransson等（2005）[43]	回顾性队列研究	5~20	662/3413	NR	MBL > 3mm	27	8
Jemt等（2015）[44]	回顾性队列研究	8	292/1294	NR	MBL > 3mm	1.2	NR
Koldsland等（2010）[45]	横断面研究	8.4	109/372	NR	PD > 4mm + BOP/SUP + MBL≥3mm	11~47	5~37
Konstantinidis等（2015）[46]	横断面研究	5.5	186/597	11.8%吸烟者 8.6%受控的糖尿病 20.4%牙周炎	PD > 4mm + BOP + MBL > 2mm	12.9	6.2

（续表）

作者（年份）	研究设计	随访期限（年）	样本量（患者/种植体）	混杂因素	疾病定义	患病率 患者水平（%）	患病率 种植体水平（%）
Marrone等（2013）[47]	横断面研究	5~18	103/266	20%吸烟者 54%牙周炎	PD + BOP + MBL	37	23
Máximo等（2008）[48]	前瞻性队列研究	—	113/374	19%吸烟者	PD>4mm + BOP/SUP + MBL≥3mm	12	7
Monje等（2017）[49]	横断面研究	3.8	115/206	—	MBL>2mm + BOP + 发红	4.5~26.3	2.4~19
Rinke等（2011）[50]	回顾性队列研究	2~11	89/NR	19%吸烟者 72%牙周炎	PD>4mm + BOP/SUP + MBL	11	NR
Rinke等（2015）[51]	回顾性队列研究	7	65/112	22%吸烟者 66%牙周炎	PD≥5mm + BOP +SUP + MBL≥3.5mm	9.2	NR
Rodrigo等（2018）[52]	横断面研究	5	272/474	28%吸烟者 49%牙周炎	MBL>2mm + BOP + 发红	24	20
Roos-Jansåker等（2006）[53]	回顾性队列研究	9~14	218/999	26%吸烟者	BOP/SUP + MBL≥3mm	16	7
Simonis等（2010）[54]	回顾性队列研究	10~16	55/131	16%吸烟者 26%牙周炎	PD>4mm + BOP + MBL≥2.5mm/≥3mm	NR	16.9
Vignoletti等（2019）[55]	横断面研究	4.7	237/831	9.3%吸烟者 54%FMPS>25%	MBL>2mm + BOP + 发红	35	17.1
Wahlström等（2010）[56]	随机临床试验	5	112/304	NR	PD>5mm + BOP/SUP +MBL>5mm	4	NR

SUP: 溢脓; NR: 未报告; BOP: 探诊出血; MBL: 边缘骨吸收; FMPS: 全口菌斑指数; PD: 探诊深度。

研究总结

由于现有研究中所使用的疾病定义不一致，导致种植体周炎的患病率存在显著差异。整体而言，在接受种植修复的患者中，大约20%的患者会发生种植体周炎。患者水平的种植体周炎患病率通常高于种植体水平的种植体周炎患病率。

11. 结束语

种植体周炎作为一种慢性炎症，会在初期骨改建之后出现因感染导致的进行性骨丧失。尽管种植体周黏膜炎的发病机制与牙龈炎相似，但种植体周炎的发病机制与牙周炎存在显著的不同。患者水平的患病率通常会高估种植体周炎的发生率。总之，这些发现强调了局部诱发因素在种植体周炎发生和发展中的作用。

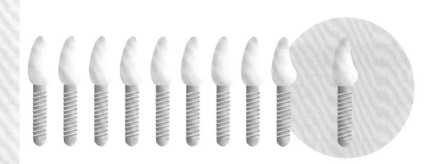 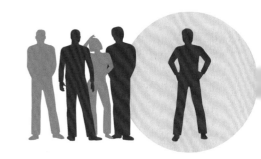

图26   种植体周炎是一种位点特异性疾病，其特征是患者水平的患病率是种植体水平的2倍左右。

第2章

Alberto Monje, Giovanni E. Salvi

种植体周病的诊断与监测

DIAGNOSIS AND MONITORING OF PERI-IMPLANT CONDITIONS

摘要

种植体周组织与天然牙周组织在形态上有显著不同。种植体周平行或环形纤维以及较弱的半桥粒附着方式与临床诊断密切相关。临床医生通常利用牙周探诊深度监测种植体周组织健康情况以推测种植体周软组织屏障受损，诱发炎症并导致骨吸收。种植体周组织形态特征使得探诊得到的结果往往缺乏可靠性。与此同时，探诊出血或溢脓等炎症的临床指标在诊断种植体周炎时，一直是颇具争议的话题。需要注意的是，种植体的位置、修复体的设计或探诊力度等内在因素可能会影响诊断的准确性。因此，本章的目的是阐明用以监测种植体状况的主要诊断工具的现况。

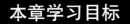

本章学习目标

- 评价探诊袋深监测种植体周状况的诊断准确性

- 确定影响探诊准确性的因素

- 阐述用以检测种植体周状况的黏膜、出血和溢脓指数

- 评估黏膜指数用来识别进行性骨丧失的可信度

- 提出用于分析种植体周炎缺损形态和严重程度的分类

1. 引言

　　炎症是一个源于拉丁语"inflammatio"的术语，意思是"点亮"。事实上，炎症是机体发现刺激物而产生的一种重要的保护机制。公元1世纪的古罗马医学家Cornelius Celsus指出炎症的4种症状（红、肿、热、痛）。在19世纪，主要由Robert Koch和Louis Pasteur引领人们认识到微生物或病原菌在急性炎症反应中的作用。

　　2017年国际牙周病和种植体周病分类大会对种植体周病进行了确定的定义[1]。种植体周黏膜炎定义为种植体周软组织有炎症病变，但周围无骨吸收[2]。种植体周黏膜炎的临床症状表现为探诊出血、红肿和溢脓。此外，种植体周炎定义为种植体周软组织炎症（即种植体周黏膜炎）伴持续进展的种植体周骨丧失[3]。因此，无论是种植体周黏膜炎还是种植体周炎在临床上都表现为炎症病变（图1～图4和表1）。

　　传统的临床和影像学检查方法能够准确地诊断牙周炎。然而，由于天然牙和种植体周组织之间存在显著的差异，直接套用这些检查方法来诊断种植体周炎一直是充满争议的话题。本章节旨在阐明如何准确地诊断种植体周病。

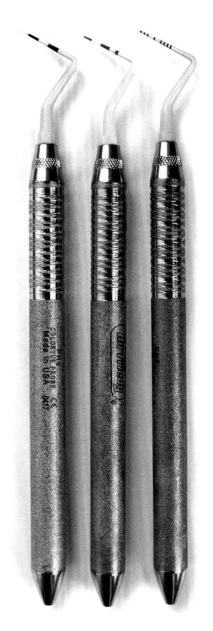

图1　不同的用于监测种植体周病的探针。

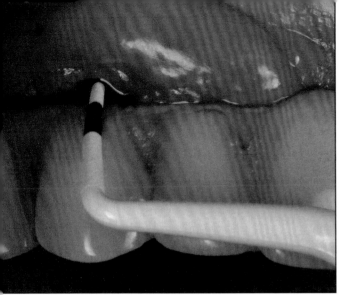
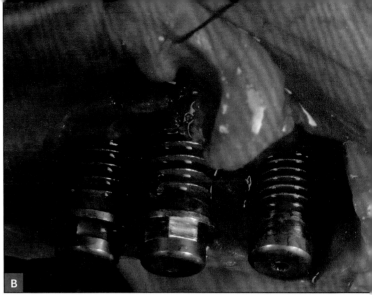
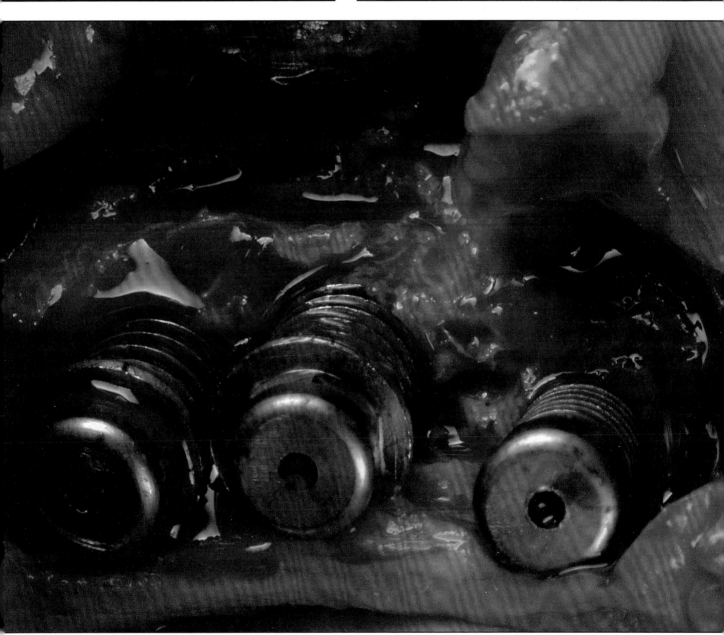

图2（A~C） 种植体周探诊深度增加（A）伴有大量的出血和肿胀（B，C）是种植体周病变的常见临床特征。

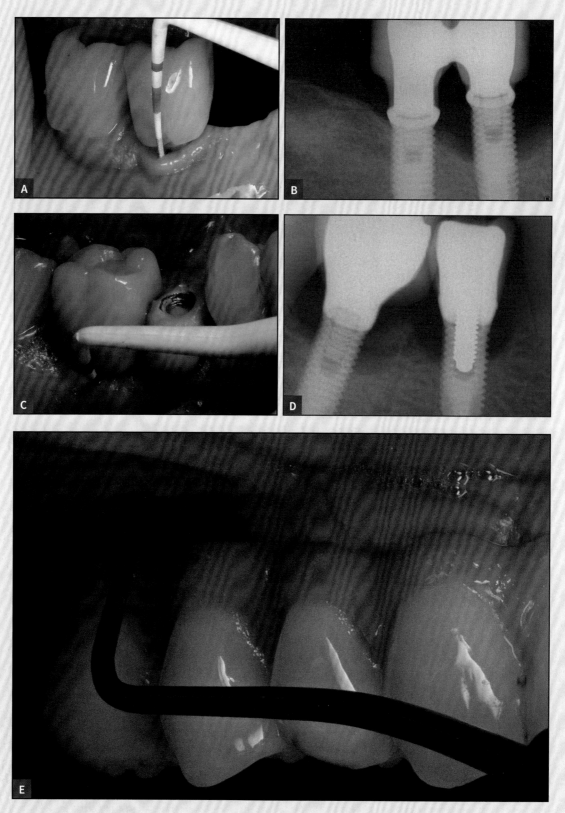

图3（A~E）　修复体的设计经常影响种植体周探诊的准确性。这种情况下，探诊结果往往无法复现，而较低的准确性导致假阴性的检查结果。

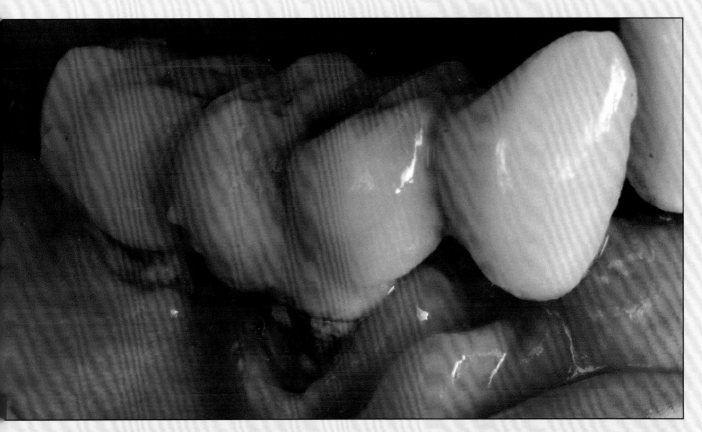

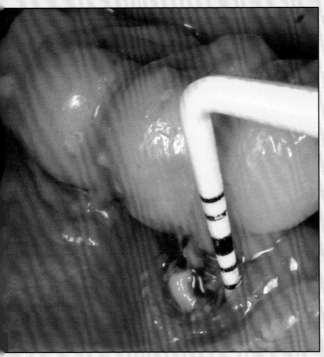

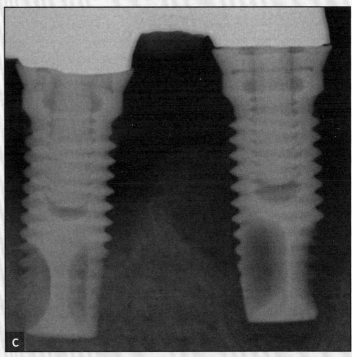

图4（A~C） A，B. 对种植体周组织的红肿、菌斑堆积和牙龈退缩等临床特征进行评估，通常可以准确诊断种植体周炎；C. 种植体周探诊应结合影像学的边缘骨丧失来验证诊断结果。

表1 文献中定义种植体周炎的临床参数

作者（年份）	研究设计	样本量（患者/种植体）	种植体周炎的定义					
			临床检查参数				影像学参数	
			探诊出血	溢脓*	探诊深度>3mm	探诊深度>5mm	进行性骨丧失	阈值
Canullo等（2015）[4]	横断面研究	56/125	X	X	X		>3mm	
Casado等（2013）[5]	横断面研究	215/754	X	X			≥1mm	
Cecchinato等（2013）[6]	回顾性队列研究	133/407	X	X	X		>0.5mm	
Costa等（2012）[7]	回顾性队列研究	80/212	X	X		X	>0.5mm	
Daubert等（2015）[8]	横断面研究	96/225	X	X	X			≥2mm
Derks等（2016）[9]	回顾性队列研究	588/225	X	X			>0.5mm	
Dierens等（2012）[10]	回顾性队列研究	50/59	X	X				≥3个阈值
Fischer等（2012）[11]	前瞻性队列研究	23/137	X	X				>4mm
Gatti等（2008）[12]	前瞻性队列研究	62/227	X	X		X		>2mm
French等（2019）[13]	回顾性队列研究	2060/4591	X	X				≥1mm
Gotfredsen（2012）[14]	前瞻性队列研究	19/19	X	X				>2mm
Karoussis等（2003）[15]	前瞻性队列研究	53/112	X	X			>0.5mm	

（续表）

作者（年份）	研究设计	样本量（患者/种植体）	种植体周炎的定义					
			临床检查参数				影像学参数	
			探诊出血	溢脓*	探诊深度>3mm	探诊深度>5mm	进行性骨丧失	阈值
Marrone等（2013）[16]	横断面研究	103/266	×	×	×			>2mm
Máximo等（2008）[17]	前瞻性队列研究	113/374	×	×	×			≥3个阈值
Mir-Mari等（2012）[18]	横断面研究	245/964	×	×				≥2个阈值
Monje等（2018）[19]	横断面研究	141/262	×	×		×		≥2mm
Rinke等（2015）[20]	回顾性队列研究	65/112	×	×		×		≥3.5mm
Rodrigo等（2018）[21]	横断面研究	272/474	×	×				≥2mm
Ross-Jansåker等（2006）[22]	回顾性队列研究	218/999	×	×			≥3个阈值	
Rutar等（2001）[23]	回顾性队列研究	45/64	×	×	×		>0.5mm	
Simonis等（2010）[24]	回顾性队列研究	55/131	×	×	×			≥2.5mm（≥3个阈值）
Wahlström等（2010）[25]	随机临床试验	112/304	×	×		×		≥5mm

* 伴或不伴有探诊出血。

2. 诊断和监测种植体周病的关键考虑因素

在谈及诊断的准确性之前，最重要的是要考虑用以监测种植牙的主要诊断工具所具备的优势和局限：

■ 种植体周的探诊不会对种植体周炎软组织的密封造成不可逆的损伤，探诊后的5~7天内便可通过建立结合上皮而愈合[26]（图5）

■ 经证明，临床参数能准确地诊断和监测种植体周状况[19,27-29]

■ 种植体三维位置会影响临床参数的准确性和可重复性

■ 探诊出血（BOP）尽管对种植体周组织受损并不敏感，但它与 > 4mm的探诊深度（PD）密切相关[30]

■ 应对探诊力度和探针尺寸标准化，以提高诊断效度。探针针尖的压力应为120Ncm^2，以减少BOP的假阳性结果[31]

■ 临床医生倾向于使用高于120Ncm^{2}的2~3倍的探诊力度，从而增加了BOP假阳性结果的风险[32]

■ 对于吸烟患者，BOP对探查组织病损的敏感性较低

■ 并非所有的种植体周炎位点都会发生探诊溢脓（SUP）（出现概率为种植体水平的20%~30%）[33-34]

■ SUP的出现和严重程度与PD和边缘骨丧失（MBL）密切相关

■ 种植体周病的诊断应该基于纵向数据（即需在修复义齿完成的12个月内，采集基线的临床和影像检查参数）[35]

■ 塑料制成的探针有助于解决由于修复体造成的难以探查的问题（如过于膨大的修复体轮廓）

■ 在不确定的情况下，应取下修复体以进行更准确的诊断

■ 最终的诊断应结合临床和影像学特征

■ 鉴于种植体周炎并不局限于近远中邻间位点，使用CBCT诊断种植体周炎有助于进一步评估舌腭侧和唇颊侧的骨

■ CBCT在检测种植体周/骨内或开窗缺损方面具有明显的优势，但在探查开裂型缺损方面效果欠佳[36]（图6和图7）

■ 实时超声在监测种植体周病方面表现出色，而且不用担心种植体周的电离辐射和图像伪影对影像资料的影响[37]（图8）

第0天　　　　　　　　第1天　　　　　　　　第3天　　　　　　　　第7天

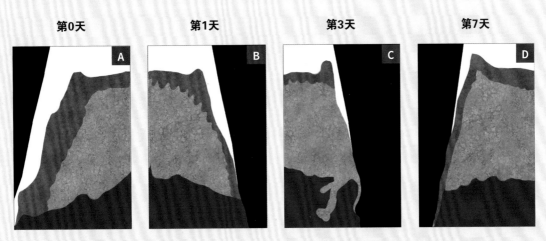

图5（A～D）　种植体周探诊后的组织愈合。图示上皮细胞适应的长度随着时间增长，并在第5天完成愈合。（组织学图像由Etter等提供[26]）

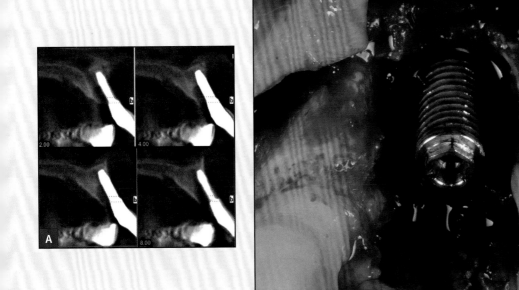

图6（A，B）　CBCT有助于诊断种植体周炎，尤其是唇颊侧和舌腭侧。此外，CBCT也是管理疾病决策过程中的重要工具。

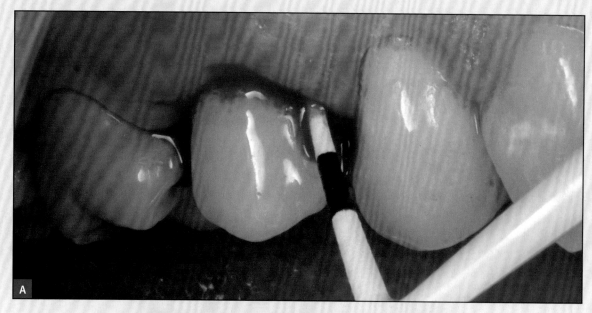

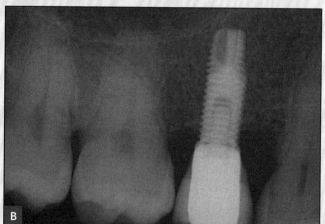

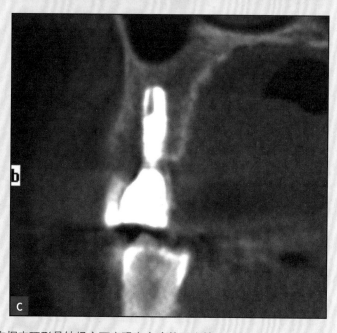

图7（A~C）   CBCT在探查环形骨缺损方面表现出高度的可靠性。

超声横断面　　　　　　　CBCT横断面　　　　　　翻瓣后的颊侧面

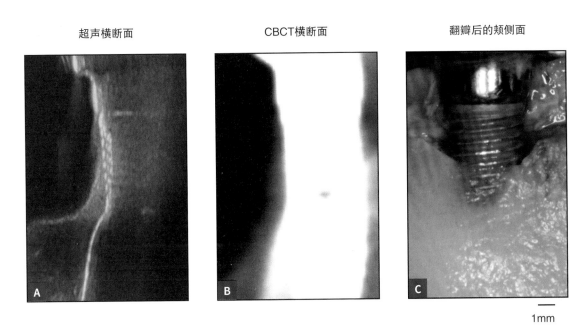

1mm

图8（A～C）　超声图像能准确地反映种植体周组织，可以避免种植体周的电离辐射或图像伪影。（经Chan等许可转载[37]）

3. 天然牙和种植体的探针穿透深度

根据不同的健康程度，天然牙周的PD和种植体周的PD存在显著差异。在健康的情况下，Ericsson和Lindhe发现天然牙周围牙龈组织对探诊的抵抗力要强于种植体周软组织。因此，探针穿透的深度在种植体要远超于天然牙[38]。Lang等研究了探诊监测种植体周炎的准确性。组织学结果表明，探针可以确定结缔组织黏附水平，健康组的平均误差为−0.05mm，黏膜炎组的平均误差为−0.02mm。探针穿透深度随着炎症程度的增加而增加，在种植体周炎组中，探针超过结缔组织水平0.52mm（平均组织学探测深度：3.8mm）[39]。Schøu等观察到，与天然牙相比，即使是轻微的边缘炎症也可能引起种植体周的探针穿透深度增加。研究表明，探诊种植体周黏膜炎与种植体周炎种植体的平均差异仅为0.5mm，而探诊牙龈炎与牙周炎牙齿的范围为0.5～1.5mm[40]。在一项丝线结扎诱导种植体周炎的动物犬实验中，随着炎症反应引起骨吸收，PD逐渐增加[41]。

4. 探诊深度的准确性

残存牙周袋的深浅反映了牙周组织破坏的程度。事实上，牙周治疗后出现PD≥6mm是患牙丧失的危险因素[42]。相似地，种植体周探诊对监测种植体周状况十分重要（图9）。PD在监测种植牙方面的准确性一直都备受争议。有研究证据表明，种植体周探诊的准确性具有高特异性但低敏感性[19]，特别是与牙周探诊相比（图10~图12和表2）。为了正确理解使用PD监测种植体周状况，必须考虑以下方面：

- PD与骨吸收和疾病进展密切相关[33,41]
- 无论健康或疾病如何，PD通常与种植体的冠根位置相关
- 如果不取下上部修复体，PD的准确性会受到影响[43]
- 取下修复体后，PD与骨吸收高度相关（约60%准确性）[43]
- 大约30%的种植位点都无法进行准确的探诊[44]

表2　根据探测组织和条件的探针穿透水平

	天然牙周组织	种植体周组织
健康	结合上皮的根向1/3	上皮屏障根向1/3至结缔组织的冠向1/3
牙龈炎/种植体周黏膜炎	结合上皮的根向1/3	结缔组织的冠向2/3
牙周炎/种植体周炎	结缔组织的冠向2/3	牙槽嵴的根向1/3

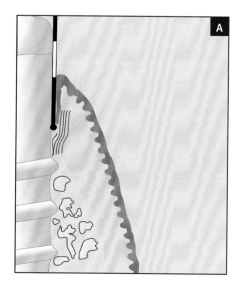
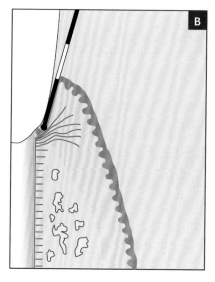

图9（A，B）　种植体周（A）和牙周（B）探诊受邻近组织结构中纤维方向的影响。

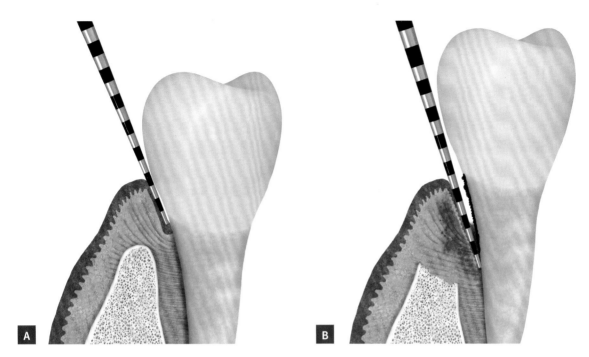

图10（A，B） 与种植牙相比，探诊天然牙能更好地复现疾病的状况和严重程度。

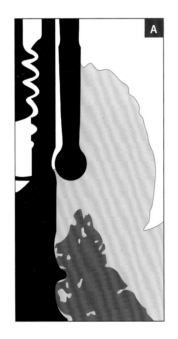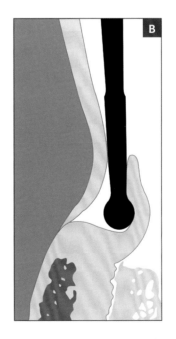

图11（A，B） 健康种植体周组织的探针穿透（A）通常与天然牙周围的探针穿透（B）非常相似。（组织学图像由Schøu等提供[40]）

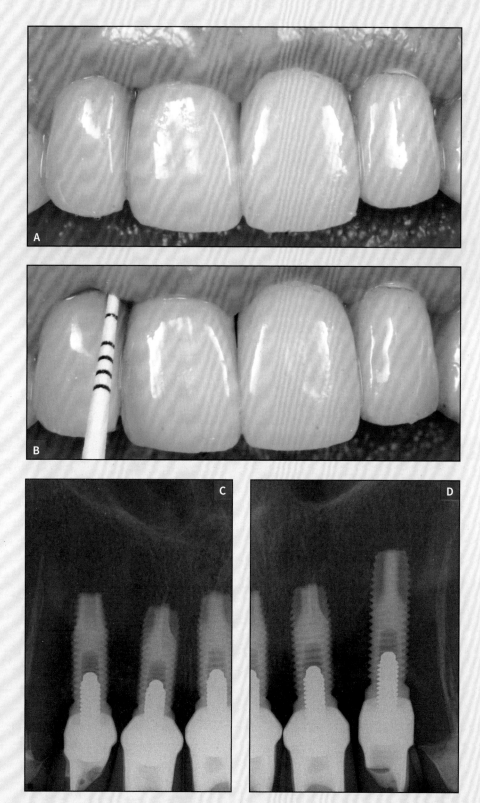

图12（A~D）   A~C. 种植体周探诊时的红肿和出血有助于准确诊断种植体周炎。尽管如此，即使在轻微的种植体周炎中，探针穿透力也会显著增加；D. 应使用放射学评估来明确诊断。

5. 探诊准确性的影响因素

诸多局部因素可能会影响探诊深度的准确性，尤其是与种植体位置和修复体设计相关的因素。考虑到这些因素对准确性的影响，提倡尽量取下修复体，以避免由于种植体周组织创伤，而导致水平探查或BOP的假阴性结果（图13）。表3列出了与探诊准确性相关的局部因素以及提高PD精度的方法。

表3　与探诊准确性相关的局部因素以及提高PD精度的方法

局部因素	插图	解决方法
种植体的舌腭侧		取下修复体
修复体穿龈轮廓不佳		取下修复体
复合式义齿修复		取下修复体
患者不适		使用麻醉
刚性（金属）探针		使用塑料探针
软组织移位		报告PD时，将黏膜边缘视为软组织最顶端水平

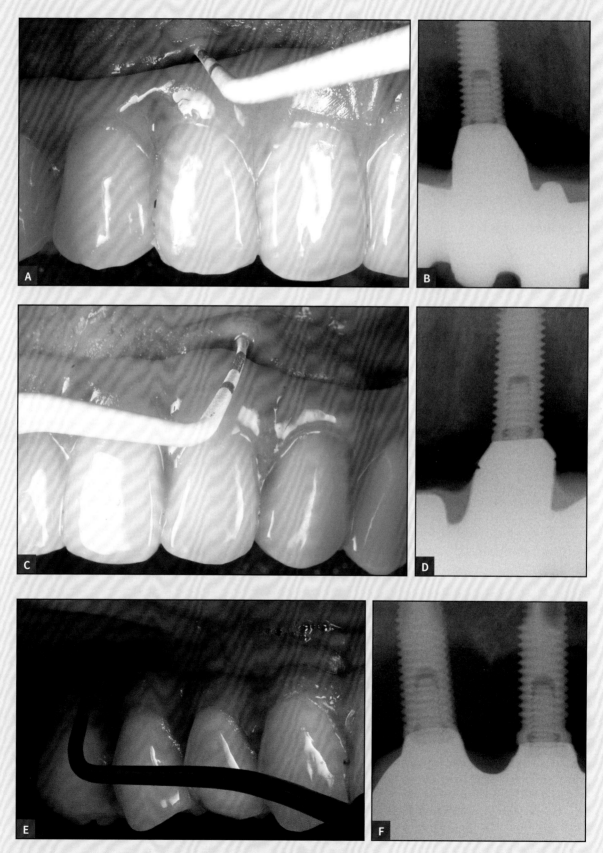

图13（A～F）　复合式义齿修复等修复体设计通常会导致错误的探诊结果，并会干扰种植体周炎的准确诊断。

6. 监测种植体周炎的临床参数

目前就能否使用诊断牙周病的临床参数来监测种植体周组织一直存在争论。探诊存在的几个缺点需要引起注意。比如，PD的检查结果与探诊方向、角度和力度息息相关，而这些因素都受到了修复体设计的影响。如前所述，建议探针尖端的穿透力应控制在120Ncm^2，以最大限度地减少BOP的假阳性结果[31]。具体来说，0.4mm工作尖的探针（Marquis）控制在15N，0.5mm工作尖的探针（UNC）控制在23N，0.6mm工作尖的探针（塑料）控制在34N。近期研究报道，大多数临床医生探测的力度是120Ncm^{2}的2～3倍，结果增加了种植体BOP假阳性的可能[32]。此外，探针尖端穿透深度也会对探诊准确性造成影响。因此，考虑到种植体周较弱的半桥粒连接，建议采用轻度探诊（0.15～0.2N）[31]。

此外，种植体周和牙周组织不同，临床参数的可重复性也不同。Ericsson和Lindhe在一项犬类研究中报告指出，探诊加深伴有

BOP不一定反映疾病，健康的种植体周也会出现这种体征[38]。Cecchinato等研究报道，80%的种植体出现BOP，但其中只有14%出现骨吸收[45]。同样，Fransson等表明，BOP发生在90%以上没有进行性骨丧失的种植体中[29]。一项系统评价指出，BOP阳性种植体被诊断为种植体周炎的概率为24.1%[46]。因此，这些研究的结果表明，BOP是监测种植体周状况的良好临床指标，但值得注意的是，BOP在诊断种植体周炎方面的假阳性率相当高。

由于BOP的假阳性仍然是一个问题，因此探诊的尖端与力度必须严格控制在120Ncm^2，并采用具有丰富和延伸度且非二分法的临床指标。种植体可能更容易出现BOP的假阳性结果；因此，二分法变量限制了诊断潜力[31]。事实上，目前现有诊断种植体周炎临床指数的一致性很差，只有52%的检查者对种植体周炎的诊断结果是一致的[47]。文献中存在的问题是种植体周炎的既往数据使用二分法评分［BOP（+）vs BOP（－）］[48]。

建议在监测种植体周状况时，报告以下种植体周参数和指数。

1. PD：以毫米为单位记录从黏膜边缘到袋底的距离。根据种植体周状况，PD可分为较深（疾病）或较浅（健康）。

■ 理想：<6mm

■ 不理想：≥6mm

然而，应该强调的是，出于美学原因放置在上颌前牙区的种植体或牙槽嵴下种植体在没有疾病的情况下，可以探查到较深的PD（即≥6mm）。

2. BOP：根据探诊时出血与否及其范围和严重程度进行打分。

值得注意的是，BOP反映了可能存在种植体周部位底部的炎症。相反，其他指标则反映了种植体周软组织边缘的炎症。图14～图16和表4～表6根据指数评分列出了出血的描述。

表4　改良龈沟出血指数（mSBI）[49]

分数	临床表现
0	无出血
1	出血点
2	少量出血（停留在龈沟内）
3	大量出血

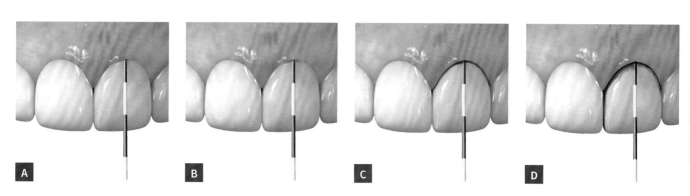

图14（A～D）　改良龈沟出血评分系统：A. 0分；B. 1分；C. 2分；D. 3分。

表5　出血时间指数（BTI）[50]

分数	临床表现
0	第二次探诊后15秒内无出血（即总时间30秒）
1	第二次探诊后6~15秒内出血
2	第一次探诊后11~15秒或第二次探诊后5秒内出血
3	第一次探诊后10秒内出血
4	自发出血

表6　种植体周黏膜指数（IMI）[51]

分数	临床表现
0	无出血
1	少量，单点出血
2	中量，多点出血
3	大量，多点出血
4	溢脓

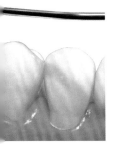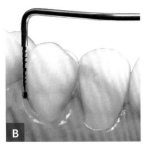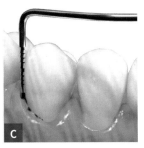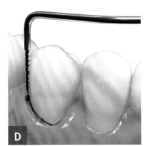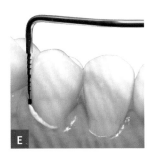

图15（A~E）　大量出血是疾病的征兆，也是诊断种植体周炎的必要条件。溢脓常发生在重度种植体周炎，并与牙龈出血有关。根据IMI，0分和1分（A，B）符合健康状况，而2~4分（C~E）符合黏膜炎或种植体周炎。

3.黏膜泛红：疾病导致颜色和质地的变化

（表7和表8）。

表7　改良牙龈指数（mGI）[52]

分数	炎症程度	颜色变化	质地变化	龈边缘变化	龈乳头变化	自发出血	溃疡
0	无	无	无	无	无	无	无
1	轻度	轻度	轻度	无	无	无	无
2	轻度	轻度	轻度	轻度	轻度	无	无
3	中度	泛红	水肿/光亮	肥大	肥大	无	无
4	重度	明显泛红	水肿	肥大	肥大	是	是

表8　种植体周黏膜组织指数[53]

分数	组织状况	临床表现
0	正常黏膜	没有明显异常
1	轻度炎症	轻微的泛红和水肿
2	中度炎症	泛红、水肿和光亮
3	重度炎症	明显泛红、水肿、溃疡，以自发出血为例

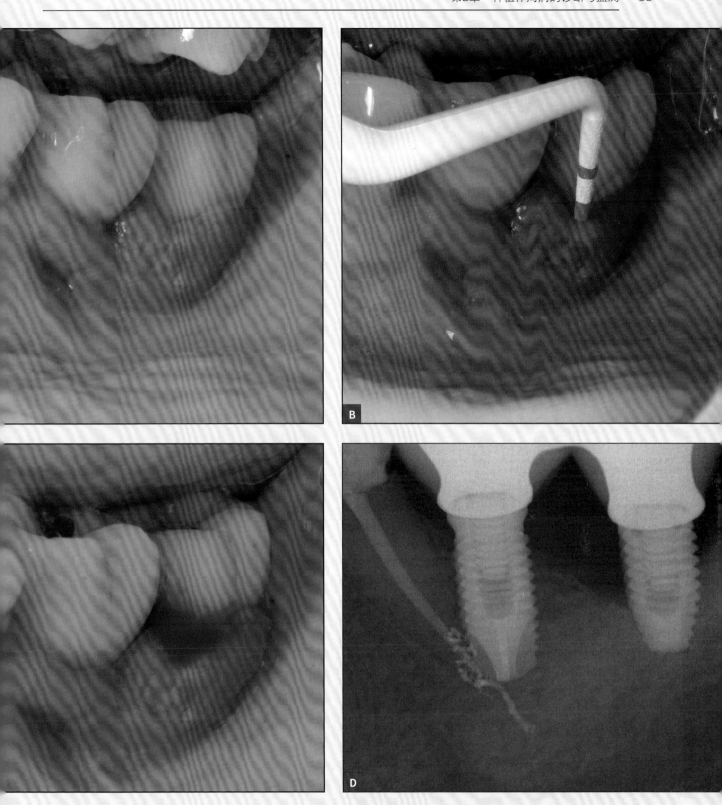

图16（A～D） BOP和黏膜炎症的准确性取决于是否出现大量出血和溃疡。

4. SUP：根据探诊溢脓或自发溢脓的有（1）
无（0）进行二分法评分（表9）。

表9   溢脓分级指数（SGI）：此新分类旨在根据探诊后的溢脓程度和时间对溢脓进行分级[34]
（图17和图18）

等级	溢脓	程度	探诊后时间
0	–	无	无
1	+	点状	探诊后15秒以下
2	+	线状/水滴状	探诊后15秒以上
3	+	线状/水滴状	触诊后自发

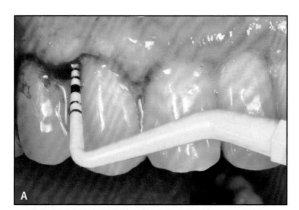

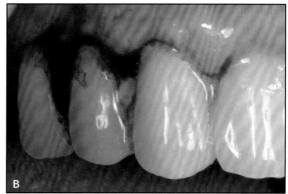

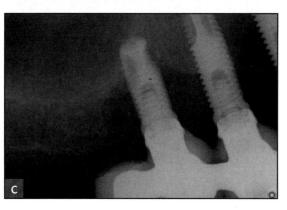

图17（A~C）   对溢脓进行分级有助于准确诊断种植体周炎。在重度种植体周炎中，经常出现探诊后即刻溢脓或自发溢脓。

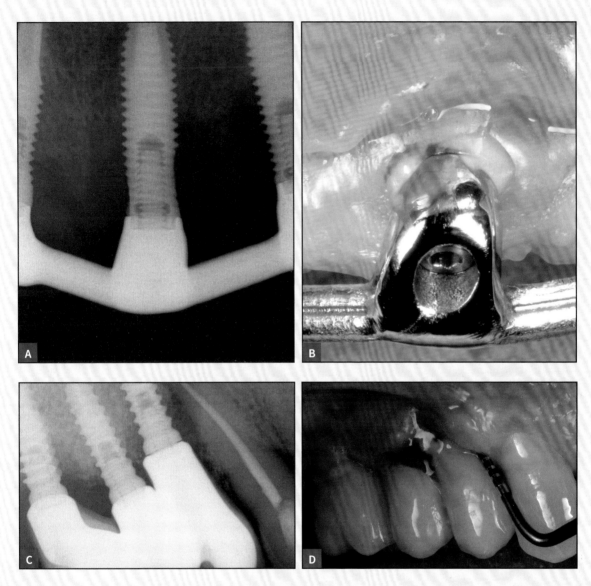

图18（A~D） 2~3级的溢脓常与预后不佳甚至治疗无望相关。

5.菌斑：存在于种植体、基台、修复体周围 （表10）。
 的生物膜及牙石和/或过多粘接剂及其范围

表10   改良菌斑指数（mPI）[49]

分数	临床表现
0	无菌斑
1	探针滑过牙面，探及菌斑
2	肉眼可见的菌斑
3	大量的软垢

6.角化黏膜（keratinized mucosa，KM）：
 从游离龈边缘到膜龈联合的距离，记录距
 近、中、远颊连线的最短距离（mm）。如
 果不清楚，可以使用卢戈氏碘液对黏膜进

行染色，以更好地辨别膜龈边缘。

■ 足够：≥2mm

■ 不足/少量：＜2mm

■ 缺乏：0mm（图19～图22）

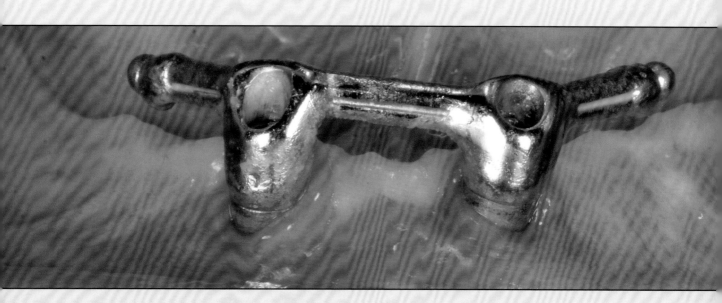

图19 缺乏KM通常会引起刷牙时的不适和明显的炎症。

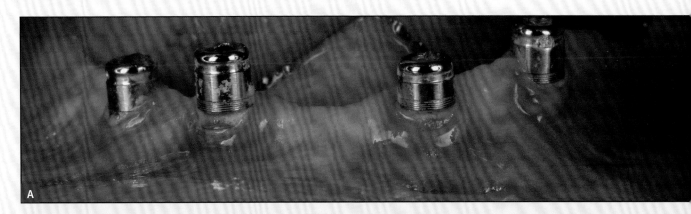

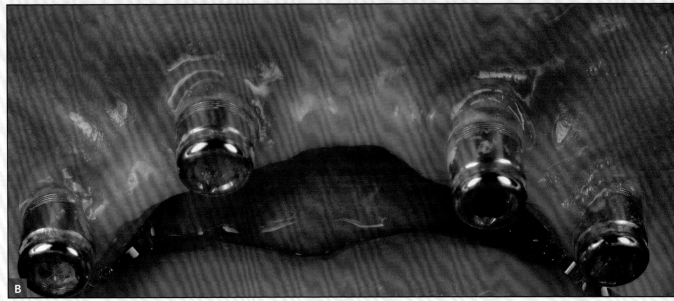

图20（A，B） 由于刷牙过程中的不适，KM的缺乏通常会诱发种植体周的骨吸收。

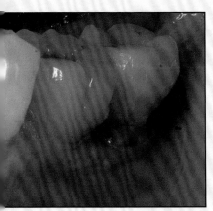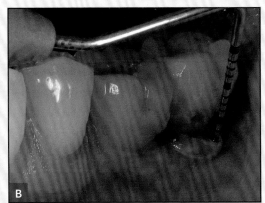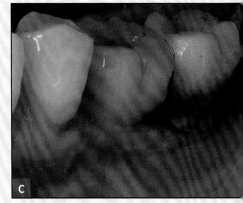

图21（A~C） KM缺乏更常见于下颌后牙区，并且与前庭沟较浅、深牙周袋和菌斑堆积导致的探诊大量出血相关。

7. 附着黏膜（attached mucosa，AM）：坚韧且有弹性的KM被定义为附着黏膜。

■ 理想：≥1mm

■ 不理想：＜1mm

8. 前庭沟深度（vestibular depth，VD）：当用双侧开口器牵开时，从黏膜边缘到颊黏膜皱襞最大凹陷点的距离[54]。

■ 充足：≥4mm

■ 不足：＜4mm

9. 黏膜退缩（mucosal recession，MR）：

从种植体–基台连接处到黏膜边缘稳定标记的距离（以毫米为单位）。如果黏膜边缘由于肿胀而在冠状方向超过种植体–基台连接，则MR为阳性（＋）；如果由于种植体植入位置不佳或存在支持组织破坏，边缘位于种植体–基台连接的根方，则MR为阴性（－）。

图23为基于临床检查和影像学参数的种植体周状况纵向诊断的流程。表11总结了用于诊断种植体周炎所涉及的临床参数/变量的诊断准确性[71]。

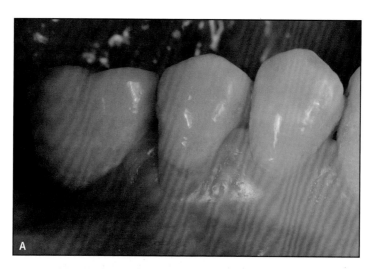

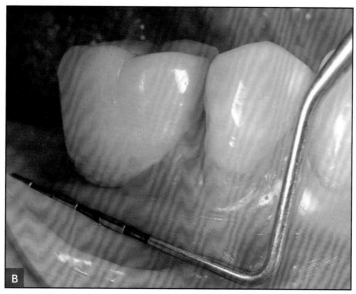

图22（A，B）　浅VD与缺乏KM有关，可能会妨碍家庭口腔卫生措施。

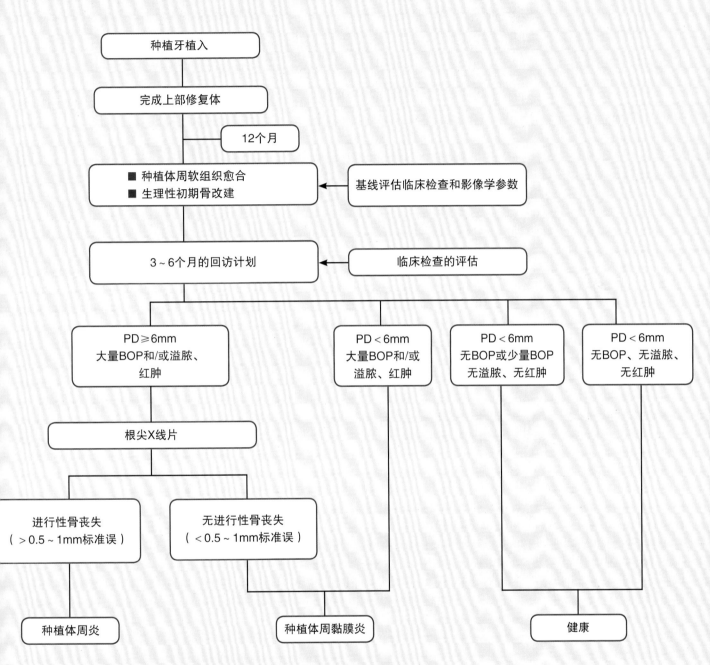

图23　基于临床检查和影像学参数的种植体周状况纵向诊断的流程。

表11　诊断种植体周炎所涉及的临床参数/变量的诊断准确性

诊断试验	插图	敏感性	特异性
探诊出血——轻度或点状出血		+	+++
探诊出血——大量或线状出血		++	+++
溢脓		++	+++
探诊深度		++	+++
红肿		++	+++
黏膜退缩		+	+

7. 根据种植体周炎的严重程度/范围对疾病分级

一般认为病损范围没有超过50%的种植体周炎仍有治疗的必要。反之，如果骨吸收超过50%，就建议拔除种植体。事实上，治疗效果很大程度上取决于疾病的严重程度/范围[55]（图24~图26）。而治疗的方式则取决于种植体周组织缺损的形态。为了帮助临床医生管理种植体周炎，已经提出了几种基于种植体周炎缺损严重程度/范围的分类（表12）。

表12 基于种植体周炎缺损严重程度/范围的分类

作者（年份）	分级	影像学的骨吸收	探诊深度	探诊出血/溢脓
Froum和Rosen（2012）[56]	早期	＜种植体长度的25%	≥4mm	+/+
	中期	种植体长度的25%～50%	≥6mm	+/+
	晚期	＞种植体长度的50%	≥8mm	+/+
Decker等（2015）[57]	早期	＜种植体长度的25%	≥4mm	+/+
	中期	种植体长度的25%～50%	≥6mm	+/+
	晚期	＞种植体长度的50%	≥8mm	+/+
Derks等（2016）[9]	轻度	＞0.5mm	NR	+/+
	中/重度	＞2mm	NR	+/+
Lin等（2017）[58]	早期	＜种植体长度的25%	NR	+/+
	中期	种植体长度的25%～50%	NR	+/+
	晚期	＞种植体长度的50%	NR	+/+
Tallarico等（2018）[59]	轻度	2mm	≥4mm，≤6mm	+/+
	中度	＜种植体长度的50%	≥4mm，≤6mm	+/+
	重度	＞种植体长度的50%	＞6mm	+/+
Matarazzo等（2018）[60]	轻/中度	≥2mm	≥5mm	+/+
	重度	≥3mm	≥5mm	+/+
Monje等（2019）[61]	轻度	3～4mm/＜种植体长度的25%	≥6mm	+/+
	中度	4～5mm/≥25%～50%的种植体长度	≥6mm	+/+
	重度	＞6mm/≥种植体长度的50%	≥6mm	+/+

NR：未报告。

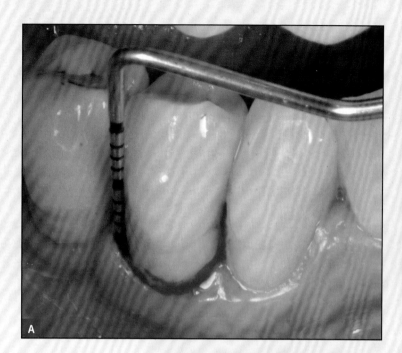

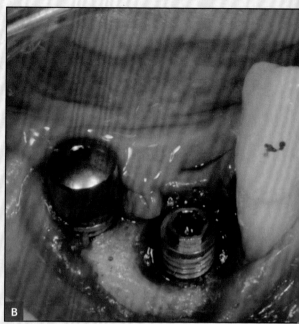

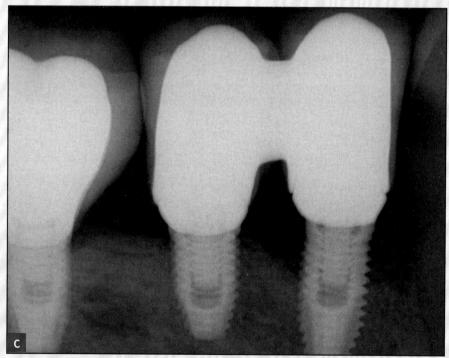

图24（A～C） 中度种植体周炎骨缺损的特征是＞25%～50%的骨丧失。

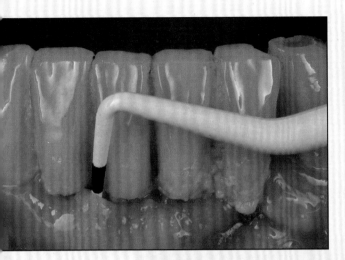
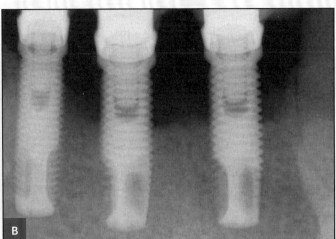
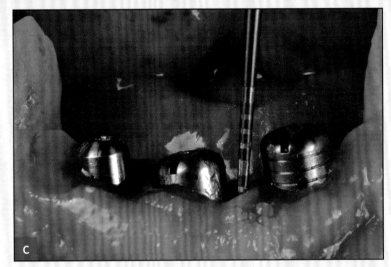
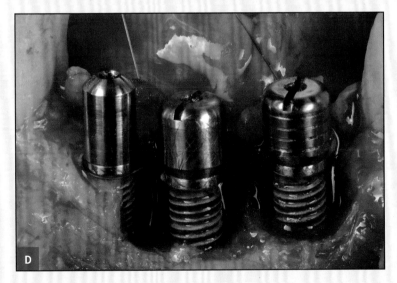

图25（A～D）　中度种植体周炎的骨缺损通常需要通过手术治疗来控制。

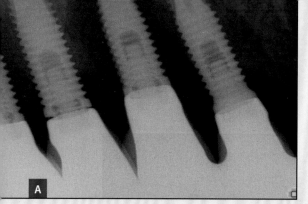
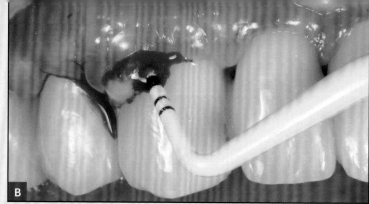
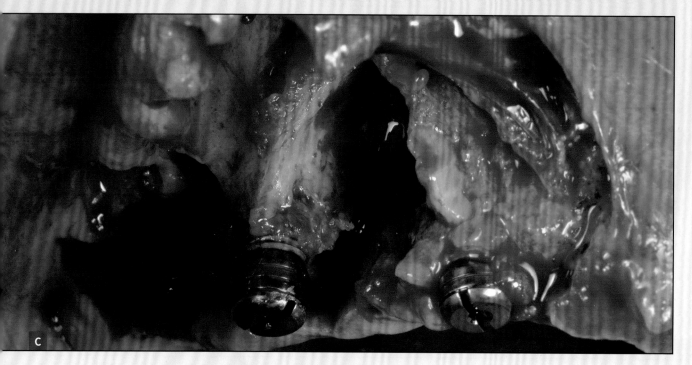

图26（A~C） 在重度种植体周炎中，预后的结果往往令人担忧。

8. 种植体周炎骨缺损的形态学特征和频率分布

种植体周缺损形态以及其他特征在治疗和管理种植体周炎的决策过程中起着关键作用。一般而言，缺损骨壁包绕种植体的病例更合适采用骨再生性治疗，而种植体周没有骨壁环抱的情况则推荐骨切除性治疗。

鉴于缺损形态特征在治疗计划和治疗方式选择中的重要性，建议术前绘制出骨缺损的形态图。口内X线平片在日常实践中很常见。不过，它仅限于两个平面，叠加可能会掩盖种植体周的边缘骨水平[62]，特别是在评估颊/舌侧骨板[63]。相反，CBCT能克服这些限制，因为它生成的3D图像有助于评估颊舌侧皮质骨板和正交平面[64-65]。因此，有人建议CBCT图像胜过二维射线照相技术，如根尖周射线照片[66-67]。表13显示了根据形态学的种植体周炎骨缺损形态的分类和频率（图27~图35和表6）。

表13 种植体周炎骨缺损形态的分类和频率

作者（年份）	研究模型	诊断方法	分类	特征	频率
Schwarz等（2007）[68]	丝线结扎诱导/犬	术中检查	Ⅰa	骨开裂	5.4%
			Ⅰb	三壁骨缺损（凹坑状）	15.8%
			Ⅰc	三壁骨缺损（环形）	13.3%
			Ⅰd	二壁骨缺损	10.2%
			Ⅰe	环形骨缺损	55.3%
			Ⅱ	牙槽嵴顶上骨缺损（水平）	NR
Serino等（2013）[69]	自然发生/人	术中检查	NS	环形骨缺损	66%
			NS	颊侧骨缺损	34%
García–García等（2016）[43]	自然发生/人	术中检查	Ⅰa	骨开裂	4.4%
			Ⅰb	三壁骨缺损（凹坑状）	0
			Ⅰc	三壁骨缺损（环形）	26.1%
			Ⅰd	二壁骨缺损	17.4%
			Ⅰe	环形骨缺损	32.6%
			Ⅱ	牙槽嵴上骨缺损（水平）	87%
			Ⅱ（复合型）	牙槽嵴内骨缺损+牙槽嵴上骨缺损	87.4%
Madi等（2014）[70]	丝线结扎诱导/犬	术中检查	Ⅰ	环形（骨下缺损）	66.5%
			Ⅱ	环形+骨上缺损	25%
			Ⅲ	环形+骨上缺损+颊侧骨缺损	12.5%
Monje等（2019）[61]	自然发生/人	CBCT	Ⅰa	颊侧骨开裂	16.5%
			Ⅰb	二壁至三壁骨缺损	55.1%
			Ⅰc	环形骨缺损	3.2%
			Ⅱ	水平型骨上缺损	1.9%
			Ⅲa	颊侧骨开裂+水平型骨吸收	4.4%
			Ⅲb	二壁至三壁骨缺损+水平型骨吸收	13.9%
			Ⅲc	环形骨缺损+水平型骨吸收	5.1%

NS：未分类；NR：未报告。

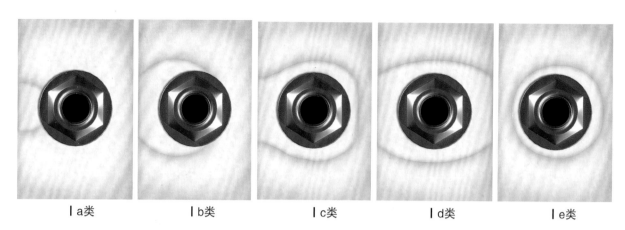

Ia类　　　Ib类　　　Ic类　　　Id类　　　Ie类

图27 Schwarz等对种植体周炎骨下缺损分类的示意图[68]。

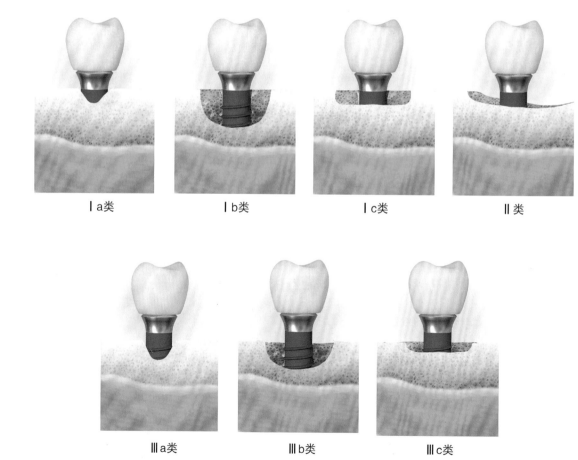

Ia类　　　Ib类　　　Ic类　　　II类

IIIa类　　　IIIb类　　　IIIc类

图28 Monje等对种植体周炎骨缺损分类的示意图[61]。

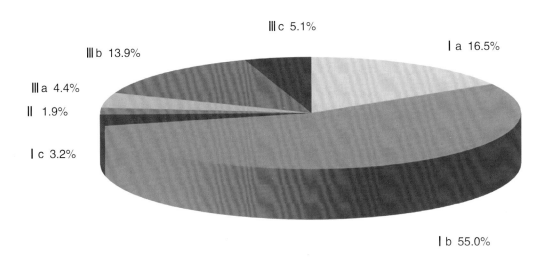

图29　Monje等分析种植体周炎缺损形态的频率分布[61]。

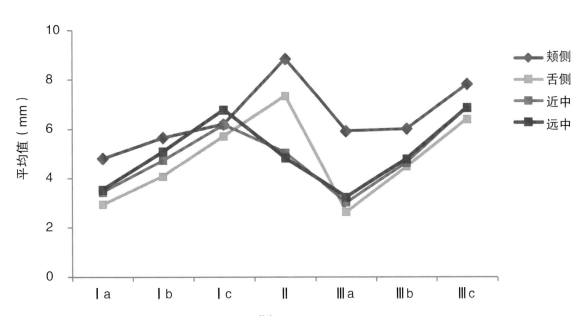

图30　Monje等分析根据部位的种植体周骨吸收[61]。图示无论缺损形态如何，颊侧骨吸收通常更严重。

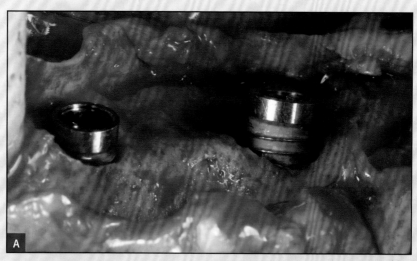

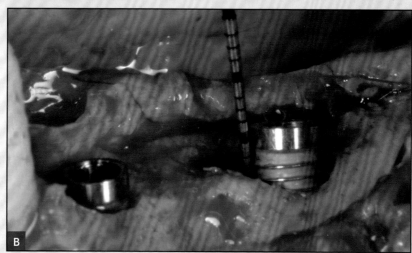

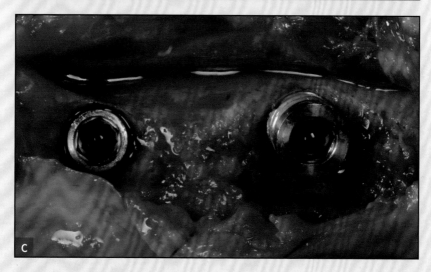

图31（A~C）   种植体周炎导致种植体远中颊侧的骨吸收（根据Monje等的Ⅰb类[61]）。

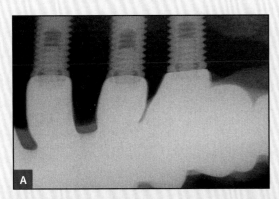
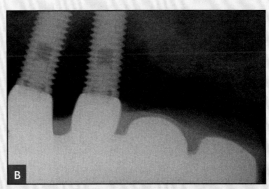

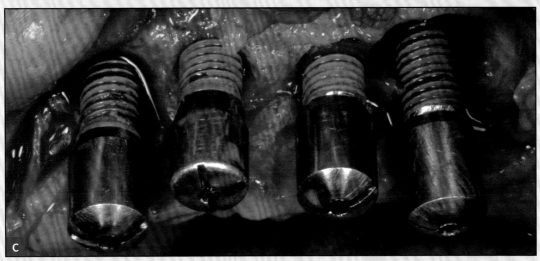

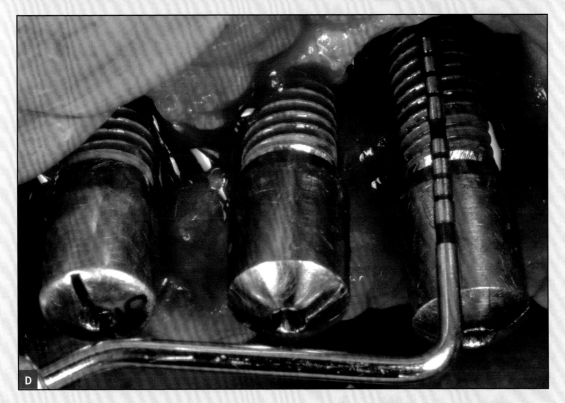

图32（A～D）　根据Monje等提出的缺损形态，在种植体远中表现为Ⅱ类骨缺损和Ⅲc类骨缺损。

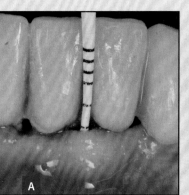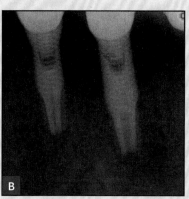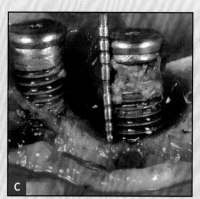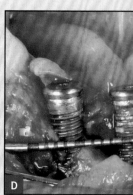

图33（A~D）　与单颗种植体周的缺损相比，多颗相邻的种植体发生种植体周炎时，骨下缺损通常较少。

最近，已经证明牙槽嵴的颊舌向宽度可以解释缺损形态。因此，种植体植入位点牙槽嵴较宽时，继发种植体周炎时往往会出现四壁骨缺损（环形）；而植入位点牙槽嵴较窄时，种植体周更容易出现二壁至三壁骨缺损[70]。

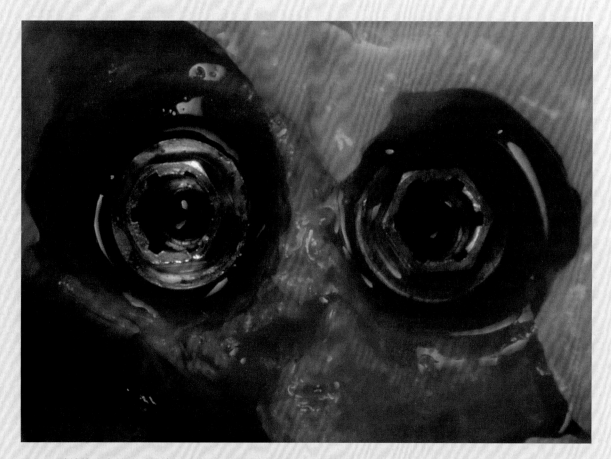

图34　种植体周炎的环形骨缺损通常见于牙槽嵴较宽的种植位点。

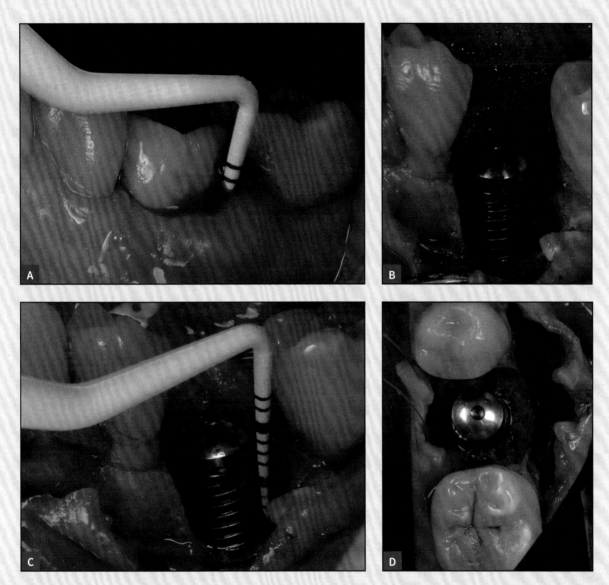

图35（A~D）　单颗种植体的种植体周炎骨缺损表现出中度骨吸收以及颊侧的大量缺失（根据Monje等的Ⅰb类[61]）。舌侧、近中和远中骨壁部分包绕种植体。

9. 结束语

本章涵盖了多个有助于临床准确诊断种植体周状况的关键信息。种植牙的常规临床评估（包括探诊和视诊检查）可准确诊断种植体周病。但最终诊断应基于影像学检查结果进行确认，即进行性骨丧失（＞0.5~1mm，标准误差）。通过纵向观察临床和影像学参数的变化，能显著提高诊断的准确性。值得注意的是，探诊深度联合探诊出血、红肿和/或溢脓作为临床指标，能准确甄别种植体周健康或疾病。然而，单点的探诊出血在诊断种植体周病的可靠性较低。因此，探诊出血与否的二分法检查结果往往会招致假阴性的结果。种植体周炎引起的骨缺损常见的类型是骨下缺损和颊侧骨吸收。

第3章

Mia Rakic

体外诊断方法在监测种植体周组织健康状况中的应用

IN VITRO DIAGNOSTICS IN MONITORING PERI-IMPLANT CONDITIONS

摘要

种植体周组织的生物学特异性增加了种植体周病的复杂性，也让常规的临床指标难以满足诊断的需求。精准医疗中的体外诊断是管理多因素疾病的金标准。因此，牙周和种植体周病的新分类首次提出，疾病诊断和预后评估不限于临床检查指标，也可以结合生物标志物以提高其准确性。遗憾的是，迄今还没有用于诊断种植体周病的可靠的生物标志物。本章详细阐述了种植学中的生物标志物研究策略、研究现状以及在精准种植学中的应用前景。

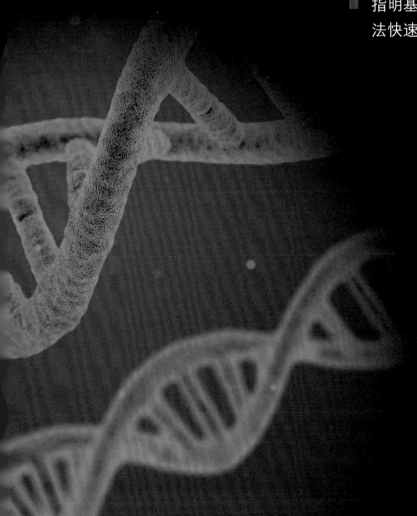

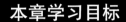

本章学习目标

- 阐明体外诊断在监测种植体周健康状况中的合理性和基本原理

- 评估基于生物标志物诊断方法的准确性

- 通过鉴定种植体周病的生物靶标来探究其发病机制

- 针对特定临床需求、诊断样本和分析方法对不同生物标志物的选择

- 指明基于生物标志物的种植体诊断方法快速实施的未来方向

1. 引言

精准医学是现代医学建立的基本原则。由于传统的临床治疗无法提供高标准的医疗保健，以满足当前对高质量医疗实践的需求，20世纪以来"一刀切"的二元体系正逐渐被取代。因此，高标准的医疗保健被定义为：针对特定风险/病理因素建立的患者管理策略，以提供有效的预防、早期疾病诊断和靶向治疗，从而实现最佳治疗效果。这些目标的制订是基于致病机制的复杂性，这种病因学与人体多因素病因学密切相关，并且遵循动态平衡的原则，即其中一个因素的变化会引起多个独立因素的连锁反应变化[1-2]。

此外，所有机体病理生理过程都受到局部、全身和环境等多因素的影响。显然，传统的线性疾病模式没有考虑如此多的因素，也无法为正确的临床决策提供可靠的诊断信息。因此，生物标志物辅助临床决策的概念应运而生，这也是精准医学的主要目标[3]。除了传统的临床体征和症状外，生物标志物诊断方法基于潜在的分子模式和风险/加重因素对特定患者进行分析，以实现完全满足患者需求的高度准确的临床决策[3]。精准医疗的推动力包括体外诊断（in vitro diagnostics，

IVD）和机器学习算法[4-5]。IVD是指对人体生物标本进行的体外检测[6]，用于实时提供生物过程中客观可检测的信息，而机器学习算法则可以高度准确地识别一组关键诊断参数，并将它们各自应用到可解释的临床决策指南中。因此，虽然传统的临床技术依赖于主观假设，但IVD使用客观可检测的生物学指标对患者进行高精度的分析，这是个性化治疗和成功管理疾病的首要条件。这种方法可以通过预防疾病发生和避免过度治疗来降低医疗成本。

精准医学专注于未满足的诊断需求，旨在利用生物标志物改进疾病预防和治疗程序的制订与时机[7]。这一概念的提出得益于基础研究、生物信息学和临床中的大量突破性研究，精准医学代表了科学与临床实践的交汇点，在研究进展中带来的革命性变化。IVD受到严格的监管[8]，从发现生物标志物到实现诊断标准化的过程是颇具挑战性的[9]。该流程可以总结如下：通过基础研究绘制发病模式图以确定候选标志物，在临床试验中进一步验证这些标志物，并使用机器学习算法与临床和既定参数一起处理，以将关键参数整合到高度准确的数据中，最终用于临床决策的诊断模型[4]。

2. 精准种植学

种植牙由于其出色的仿生性能，成为修复缺失牙的金标准。然而，牙周韧带（periodontal ligament，PDL）的缺乏、牙槽骨与种植体的骨结合以及微生物的侵入是造成复杂的种植体周生物学并发症的主要因素。种植体周病是种植牙最常见的并发症，由于患病率不断升高并缺乏可靠的治疗方案，这一棘手的临床问题日益严重[10-11]。鉴于复杂的生物学、尚未阐明的病理学以及多因素的影响，种植体周病的管理（包括早期诊断、治疗计划到后期监测）完全符合精准医学的应用范畴。因此，牙周和种植体周病的新分类首次扩展了临床评估的范围，并建议使用生物标志物帮助疾病的准确诊断和预后，这是实现精准医学的第一步[12-13]。精准医学方法还有助于更好地了解疾病模式、确定治疗目标以及改善治疗策略。如前所述，虽然应用生物标志物进行诊断在临床上需求巨大，但开发用于诊断的生物标志物以及在种植学中实现精准医学的相关进展仍处于起步阶段，这是一个漫长而具有挑战性的过程。

3. 诊断种植体周病的挑战：精准诊断和治疗的需求难以满足

牙周组织的功能组织学：牙周膜和牙骨质的缺乏所造成的影响

牙周膜韧带和牙骨质复合体使牙齿能够在强大的咀嚼力下固定在牙槽骨中且具有一定的可让性，同时表现出多重功能（图1）。

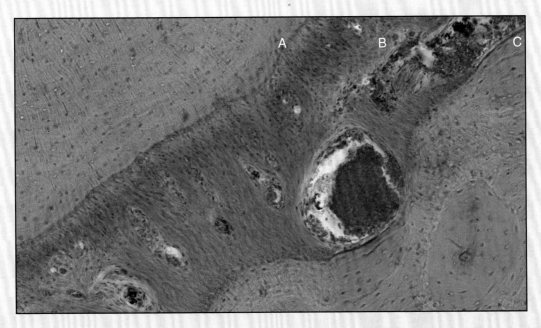

图1（A~C）　牙周的复杂性。脱钙牙齿的横切面展示牙根、牙骨质（A），牙周膜的根尖部分带有来自牙槽组的根尖纤维（B）、牙槽骨（C）。Movat五色染色。

PDL是一种特殊的具有代谢活性的结缔组织，它将牙齿、牙龈和牙槽骨连接成一个功能单元，同时为它们提供支持、营养、神经支配、保护以及修复和再生的来源。PDL的特定功能是通过本体感受调节分散强大的生物机械力并传导到咀嚼器官；PDL的内在作用是维持牙周复合体的完整性并保护牙周组织免受强大的生物机械力和微生物入侵，这些功能的发挥主要依靠牙周纤维网。牙周纤维以垂直方向固定在牙骨质和牙槽骨（组织学上称为束状骨）的粗糙微孔表面，而插入端钙化以加强Sharpey纤维的附着。细胞外基质的组成成分中70%是水，以实现生物机械力的流体动力学分散。同时，高含量的糖胺聚糖、蛋白聚糖和糖蛋白增强了胶原蛋白网络，有助于纤维定向并促进细胞与纤维的连接。

PDL是一种复杂且具有多重功能的高度细胞化组织，包含5组细胞，即成纤维细胞、成骨细胞、破骨细胞、成牙骨质细胞以及Malassez上皮细胞。在其组织学特征中，PDL具有丰富的血管网络，由直径较大（约20μm）的开窗型毛细血管组成，而身体其他结缔组织中存在较小的连续型毛细血管[14]。牙周毛细血管丛与局部血管丛相通，以实现牙齿和牙周组织的良好营养供应、氧合作用和代谢稳态。此外，这种脉管系统结构能够在感染性损伤的早期反应中产生有效的血管反应和生物信号。PDL还具有广泛的神经网络，由4种神经纤维类型组成，可提供感觉和自主神经支配。最丰富的是无髓鞘的C纤维，它们与痛觉受体协同作用，对疼痛感知起重要作用；机械感受器中的Ruffini小体位于顶端区域，能够感知外部作用力，而交感神经纤维则负责支配血管的收缩。

考虑到PDL结构和生物学的复杂性，很明显缺乏PDL会显著影响种植体周组织的生物学特性，因为牙周组织生理过程依赖于牙周纤维网络的组织学特性。

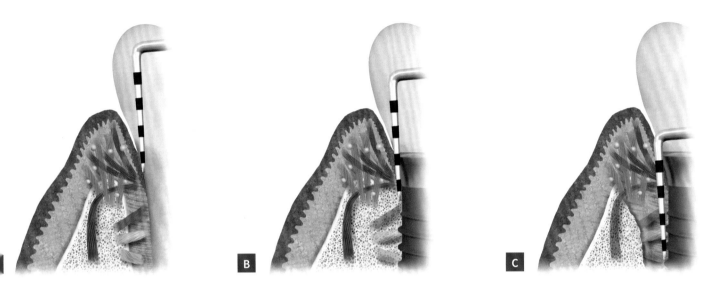

图2（A~C） 缺乏PDL（A）会改变种植体临床检查的准确性（B），同时在种植体周炎（C）中导致形成凹坑状骨缺损。

从生物学的角度来看，缺乏PDL会导致种植体周组织的营养和再生能力下降，使它们更容易出现并发症。事实上，缺乏胶原蛋白网络会降低抵抗感染的屏障能力，并通过产生的凹坑状骨缺损促进疾病进展。此外，由于氧合作用减少和宿主细胞再生减少，血管形成减少可能会加剧炎症的发生和发展，而免疫细胞减少可能导致宿主对致病菌的反应延迟和减弱。尽管种植牙周围存在骨感知现象[15]，但PDL的缺失导致神经纤维和痛觉感受器的大量减少，这也导致了种植体周病的进展过程不易被发现[16]。此外，Ruffini小体的减少和PDL的缺乏增加了种植体周组织对生物机械力创伤的敏感性（图2）。

临床参数的局限性和分子诊断工具的要求

　　尽管牙种植体具有高度精细的仿生效果，但由于牙周膜和牙骨质的缺乏以及种植体本身具有各种微观与宏观设计特征，临床上对种植体进行诊断除了常规的牙周指标，还需要考虑更多的因素。牙周纤维网络的缺乏使得种植体周组织的弹性降低，从而影响探诊深度（probing depth，PD）的可重复性。此外，纤维网络的缺乏导致种植体周组织的脆性增加，影响了BOP的准确性，进而增加了假阳性结果的风险。PDL的缺乏还干扰了骨水平的临床和影像学评估，影响诊断的准确性。此外，市场上种类繁多的种植体和基台设计使得种植体周骨参数的标准化变得复杂[17]（图3）。

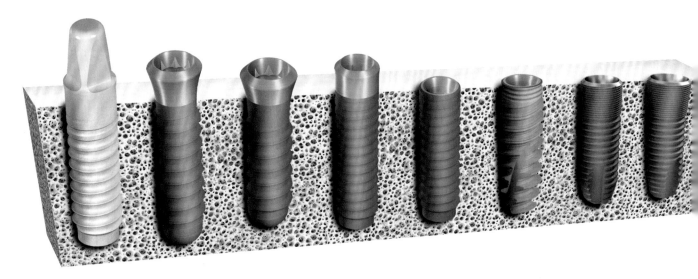

图3　种植体设计的多样性。

　　最后，种植体部位的术前解剖条件以及不同的手术方案都会影响种植体周的骨轮廓。此外，所有上述因素同时促进了种植体周病的进展。简言之，粗糙的种植体表面有利于细菌生物膜的附着。同时，倾斜和水平牙周纤维的缺乏促进了感染性和炎性浸润向根尖迁移，从而促进了生物膜的加速成熟和相关的侵袭性厌氧菌群的增多。一般来说，牙周纤维的缺乏会导致疾病的快速进展和特征性的凹坑状骨缺损的产生。尤其令人担忧的是，因为拔牙造成的大约90%的神经缺失，会导致种植体周病的无症状进展。因此，就种植体周病理学而言，PDL的缺乏意味着：

■ 由于组织弹性下降，探诊出血和探诊牙周袋深度的诊断准确性与可重复性降低

■ 由于骨重塑，骨水平评估的可重复性降低

■ 促进生物膜和病理过程的根向进展

■ 由于拔牙后感觉神经减少，表现为无症状病程

■ 凹坑状骨缺损

　　由于这些原因，种植体诊断必须对正在进行的种植体周状况和存在的危险因素进行早期精确诊断。这种对早期诊断的坚持是基于这样一个事实，即由于患病率增加和缺乏可靠治疗方案，目前认为种植体周病是种植学中日益严重的问题[10-11]。因此，管理种植牙患者的主要目标仍然是预防健康患者的疾病发生和早期治疗。最近评估诊断能力的研究表明，种植体临床参数能够揭示处于发展阶段的种植体周黏膜炎和种植体周炎[18-19]。然而，临床参数无法提供有关种植体周黏膜炎向种植体周炎转变的准确信息[19-20]。同样，已经证明临床参数无法提供

有关种植体治疗的早期反应性和患者对治疗方案的依从性的准确信息[21]。因此，临床参数的主要限制是无法提供关于种植体周组织早期变化的准确诊断信息，而这是改善种植体周病管理的首要条件。

　　关于患者种植体周病风险的评估，临床和病史评分可以提供一些相关信息。然而，最近牙周和种植研究的结果表明，具有特定免疫表型的患者感染和发展为重症的风险显著升高，因此非常需要预测标志物来进行适当的筛查和治疗调整，以监测有风险的患者，这种诊断信息只能依赖于分子诊断方法。

　　鉴于种植体临床参数的诊断局限性，对分子诊断工具的主要要求是：

■ 种植体周病的风险预测

■ 种植体周黏膜炎转化为种植体周炎的早期诊断

■ 疾病分期和分级

■ 疾病进程和进展模式的精准预测

■ 早期评估患者对治疗的反应

4. 种植体周病的发病机制和精准诊断的靶点

生物标志物的基本定义是"作为正常生物过程、致病过程或对治疗干预的药理反应的指标进行客观检测和评估的特征"[22]。实际上，生物标志物是指在体外检测的目标生物过程中所提取的调控因子，其检测水平能够实时客观地反映正在进行的生物过程/效应。细胞和组织合成与释放的活性生物物质，作为响应局部和表观遗传因素而调节的遗传控制机制的结果，通过复杂的细胞间通信调节人体中的过程（图4）。得益于生物医学的巨大进

步，我们现在可以在体外检测体内生物过程的每个组成部分，从遗传水平到蛋白质的产生和相关的功能发挥。这些检测方法让生物标志物成为非常重要的诊断参数。

种植体周病是由感染引起的种植体周组织慢性炎性疾病（详见第1章）[13]。尽管种植体周病的主要致病菌源自牙周负担和/或病理微环境（牙周受损牙齿的拔牙位点、牙周袋和软组织微环境），但与牙周炎相比，种植体周感染的情况有所不同[23]。主要区别在于机会致病菌的影响更大，约占种植体周炎菌群的50%[24]。

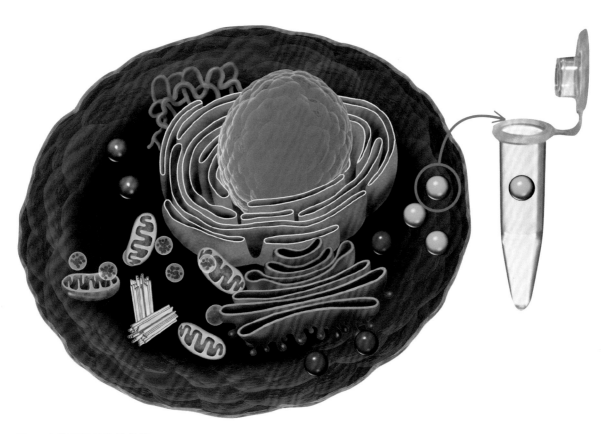

图4　生物因子的体外检测。

此外，在诸多机会致病菌中，侵袭性院内感染病原菌的检出率很高，例如金黄色葡萄球菌、粪肠球菌和铜绿假单胞菌[25-27]，这些病原体是众所周知的具有强大免疫诱导潜力的强耐药细菌。因此，这些病原体的存在被认为是导致种植体周病变更具侵袭性的潜在原因。种植体周病和牙周病具有相同的致病机制，即引发由微生物失调引起的非消退性炎症反应。然而，种植体周炎中的这种炎症特征在临床上表现为更具破坏性的快速进展性疾病[28-29]。简而言之，从种植体植入的那一刻起，到由于种植体表面菌斑的积累、过大的生物机械力、上部结构微动或粘接剂残留引起的机械刺激而导致局部免疫系统崩溃的那一刻，牙周病原体一直潜伏在种植体周组织中，而最常见的是多因素累积效应。

一旦建立了初始炎症，嗜炎性牙周致病菌就会作为局部免疫反应的增强剂，提供有利于病原体过度生长和抑制免疫反应的机体微环境，进而转化为失调的病原生态系统[30]。如前所述，与种植体周感染相关的病原体具有嗜炎特性[31]，这意味着这些细菌能够有效地抵抗免疫机制，同时利用炎症促进其正常生长，从而导致引起有害宿主反应的非消退性炎症。在临床表现上，堆积在种植体表面和黏膜边缘的菌斑生物膜驱动的初始炎症反应表现为引起种植体周黏膜炎的软组织炎症。在此阶段，以位于屏障上皮细胞中的中性粒细胞为首，以粒细胞白细胞的急性炎性浸润为主，并与细菌生物膜接触，同时通过完整的上皮下结缔组织浸润到邻近牙槽骨[32-33]。

这个阶段很容易通过急性炎症的临床特征来识别，包括软组织泛红、肿胀、BOP阳性和菌斑指数升高，而没有骨丧失的放射学表现。然而，细菌生物膜在未经治疗的种植体周黏膜炎中的存在会导致宿主反应的持续进展[34]，导致炎症介质达到临界浓度，从而引发炎性破骨细胞生成和相关的种植体周炎发生[35]。种植体周黏膜炎向种植体周炎的转化在临床上尚不清楚[36]，无法使用临床参数进行准确的诊断。鉴于种植体周炎的非线性、进行性和无症状过程[29]，早期疾病检测仍然至关重要。

在种植体周炎中，炎性浸润到达牙槽骨，而急性浸润变为以浆细胞为主的慢性淋巴细胞-单核细胞浸润[37]。经确定，种植体周炎病变比牙周炎病变表现出更具有侵袭性[28]；除了病损范围更大，种植体周炎的病变还表现出新血管形成，淋巴细胞、浆细胞和多形核细胞密度较高，具有高度表达的促炎因子和促破骨细胞因子（图5）。

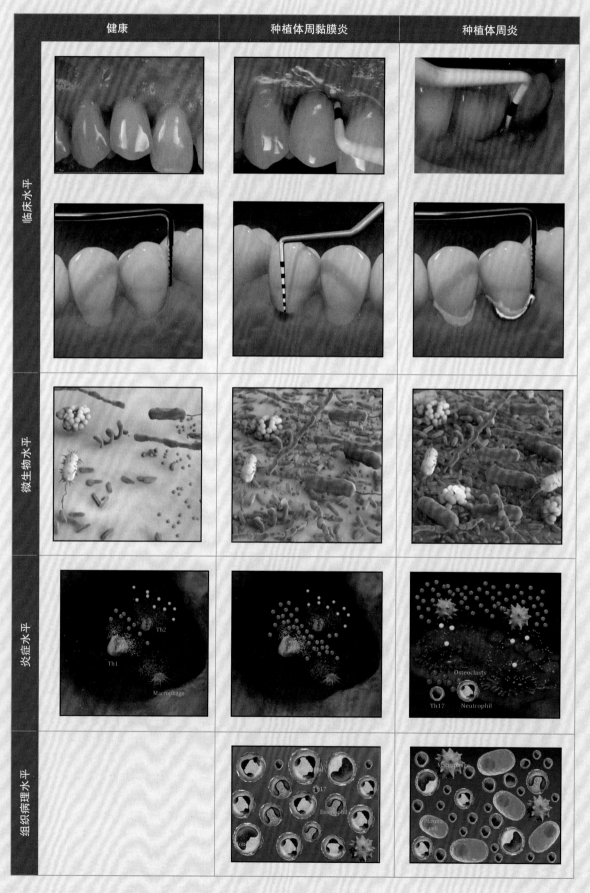

图5 种植体周病在临床、微生物学、炎症和组织病理学水平的发病机制。

鉴于种植体周病的发病模式，生物标志物的诊断目标是：

- 鉴定在种植体周感染中引起宿主过度反应的遗传特征
- 关键致病菌的鉴定和定量
- 评估种植体周微生物群落组成特征及相关变化
- 定量促炎细胞因子及抗炎因子的相对比率
- 量化骨标志物
- 种植体周病变的组织病理学特征
- 炎症、促吸收和促再生标志物在种植体周病变中的表达

5. 监测种植牙的生物标志物

种植学中生物标志物的分类

种植学中的生物标志物可以根据所需的诊断信息及其生物学类型进行分类。生物标志物分类遵循临床策略，以提供不同临床阶段所需的诊断信息。

然而，生物标志物策略中最关键的部分是选择生物靶标来回答特定的临床问题。第一步仍然是绘制与疾病临床阶段相关的发病过程（图6）。

种植学中生物标志物的分类

基于诊断疾病的信息

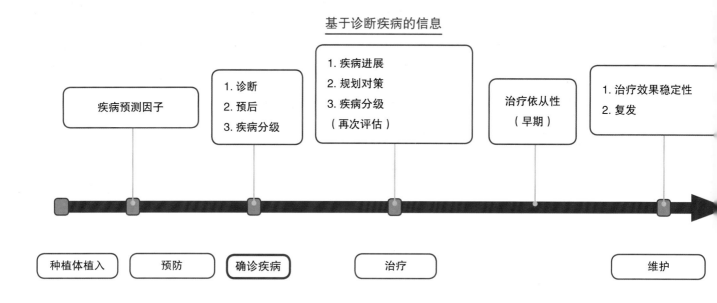

基于生物标志物的类型

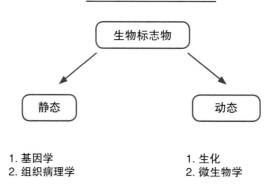

图6　种植学中生物标志物分类的概述。

种植学中的生物标志物可分为4组：

- 在预防阶段，预测健康个体疾病发生的标志物
- 在诊断阶段，诊断种植体周病发生的标志物
- 在治疗阶段，预判疾病进展、阶段和分级的标志物
- 在维护阶段，评估患者对治疗方案的反应、治疗结果的稳定性以及疾病复发的可能性的标志物和替代终点

预测性生物标志物是一组在疾病发生前用于识别危险因素和估计患者总体风险的标志物，用于精确调整筛查方案，适时修改危险因素以实现最佳疾病预防。为此，通常使用不随时间变化的静态标记，通常由遗传特征表示。预后标记与预测标记相似，因为它们不随时间变化；反过来，当疾病已经开始时，检测它们以估计疾病特征、阶段和等级，这对于准确预测进展模式和对不同治疗方案的反应是必不可少的。因此，预后标志物的作用是指导临床医生制订治疗计划，调整加重因素以尽量减少疾病并发症，选择合适的治疗方案，并建立可持续治疗结果的维持方案。

诊断标志物包括一系列的分子生物学指标，可揭示疾病发作、疾病活动和相关进展。鉴于此，通常使用能够捕获组织代谢早期变化的快速反应生化和微生物标记，而组织病理学标记并不常规用于种植体周病的诊断。

种植体诊断中的诊断样本和分析方法

诊断样本的选择是根据对疾病具有高度特异性的生物样品进行的，提供最高的浓度以供标志物的检测。IVD在种植学中的显著优势是诊断样本通过微创操作便可轻松获得。表1列出了最常见的诊断样本。

龈下菌斑作为直接诊断样本很容易获取，可以使用标准化的甲基纤维素滤纸条或较大尖端尺寸（＞30号）的通用牙髓纸尖来收集[38-39]，为评估微生物特征和相关变化提供理想的样本（图7）。

表1　种植学中体外诊断的诊断样本

诊断样本	分析类型
龈下菌斑	微生物标志物
种植体周龈沟液	生化标志物
软组织活检[*] 骨组织活检[*]	组织病理标志物
颊拭子	遗传标志物

[*]所有样本均在常规手术治疗期间采集。

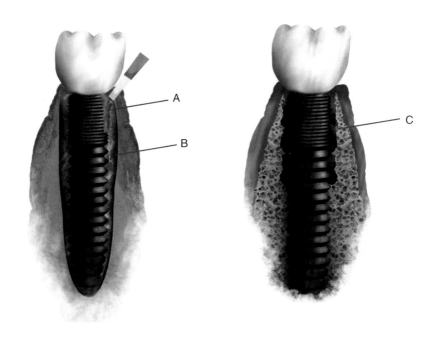

图7（A，B）　种植学中最常用的诊断样本：A. 龈下菌斑；B. 种植体周龈沟液；C. 软组织活检。

种植体周龈沟液（PICF）是一种毛细血管液，经渗透梯度通过血清渗出进入种植体周龈沟中，在病理条件下，转化为炎症渗出液。PICF位于种植体表面、牙槽骨和种植体周软组织之间的密闭毛细血管空间中，包含：

■ 局部组织脱落细胞

■ 宿主细胞

■ 微生物

■ 正在进行的组织过程和相关生物活性分子（如酶、细胞因子、生长因子、免疫球蛋白、类花生酸、氧化物质）的调控因子

■ 组织破坏的产物

因此，PICF是一种珍贵的诊断样本，在质量上与活组织检查相等，并且对正在进行的种植体周健康状况具有实时定性和定量评估的作用。PICF的收集方法以过滤技术[40]和时间采样方法[41]为代表，该方法使用标准化的预切甲基纤维素滤纸条或使用通用牙髓纸尖在30秒内采集的样本。生物标志物的浓度可以使用抗体检测每毫升PICF的生物标志物浓度来表示[42]，或表示为每个位点和每30秒的总生物标志物浓度[19]。尽管天然牙龈沟液的流量增多已被认为是牙龈炎症和相关严重程度的临床指标[43]，但关于PICF流量的研究结果仍然存在争议[44]。由于该参数没有实际临床意义，故此处不详细说明。

软组织活检在种植学中不像在其他医学分支中那样普遍使用；然而，它们的适应证仍然相似，即对病理状况进行生物学特征描述，以实现准确的疾病分期、分级和预后。因此，种植体周炎常规手术过程中采集的炎症组织样本可用于研究，以更好地了解疾病模式并确定相关的候选标志物和治疗目标[36-37]。

同样，骨组织活检不是常规临床样本采集方案，但为种植体研究提供了重要信息，包括：

■ 更好地了解与骨丧失相关的炎症模式

■ 评估骨结构和轮廓作为预测因子

■ 估计实验性和标准化骨替代物与膜的再生/修复能力[45]

在种植体植入前使用环钻在围术期收集骨组织并活检，不会引起任何额外的术后并发症，使该标本适合并有望用于临床诊断（图8）。

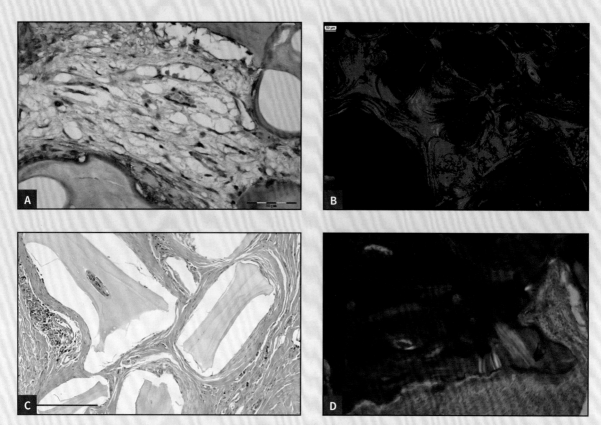

图8（A～D）　A.炎性破骨细胞生成（IHC染色）；B.骨结构（天狼星红染色）；C.骨替代物的吸收状态和相关骨质量（戈德纳染色）；D.新骨形成（戈德纳染色）。

生物标志物在种植精准诊断中的应用

　　鉴于种植体周病的发病模式，种植学中的生物标志物策略侧重于种植体周黏膜炎中细菌生物膜中的非消退性炎症反应。种植体周黏膜炎的进展会触发与种植体周炎发生相关的炎性破骨细胞生成，以及与治疗反应相应的拮抗过程。此外，更具破坏性和进行性病程的重度种植体周病更为重要。目前认为，具有特定微生物特征和免疫表型的患者更容易发生与过度炎症反应相关的种植体周病，并随后形成更具破坏性、进展更快的疾病模式。因此，重点应放在识别特定的易感性标志物上，这些标志物能够识别出处于种植体周病发生风险中的患者。为满足这些特定的诊断要求，种植学中通常使用的生物标志物包括：

■ 微生物标志物
■ 生化标志物
■ 组织病理标志物
■ 遗传标志物

微生物标志物

微生物标志物有望检测关键致病菌的数量变化和局部微生物群落的组成变化。由于与种植体周炎相关的致病菌在种植体周黏膜炎中的丰度较低，因此致病菌载量的变化用于揭示健康和疾病并跟踪种植体周炎的发作[46]。此外，细菌负荷会随着疾病的进展以及治疗过程或治疗后发生变化。测序方法能很好地表征种植体周微生物群落和局部失调菌群的组成，这不仅对诊断很有意义，而且对易患种植体周炎患者的预后也很有意义。

如上所述，由于复杂的测序及分析方法的开发，牙周和种植体周感染的传统观点发生了彻底的改变。然而，研究人员仍在努力鉴别种植体周病特有的致病菌和微生物特征。目前已建立了一些候选的标志物[23,38]。牙龈卟啉单胞菌作为种植体周炎的关键致病菌之一，能够诱导牙龈细胞因子产生和种植体周骨丧失相关的转变[47]。经证明，与种植体周黏膜炎相比，牙龈卟啉单胞菌和红色复合菌在种植体周炎中的发生率更高[48]。与健康种植体相比，种植体周炎中福赛坦氏菌、牙龈卟啉单胞菌、索氏密螺旋体、金黄色葡萄球菌、中间链球菌、轻型链球菌和流感嗜血杆菌的浓度高4倍[26]。

两项对种植体周炎进行了全面的微生物分析的研究显示，发现福赛坦氏菌/金黄色葡萄球菌[26]和微小微单胞菌[38]是种植体周炎的高度准确预测因子。此外，这些细菌群作为评估治疗结果的替代终点表现出良好的特性[39,49]。关于微生物标志物的预后价值，据报道，高水平的牙龈卟啉单胞菌、中间普氏菌和伴放线聚集杆菌增加了维护治疗患者进一步附着丧失的风险，而螺旋体的计数可能与疾病进展相关[50]。

表2列出了微生物学评估的常用诊断技术，按时间顺序从经典方法到复杂的方法排序，这些复杂方法的开发是为了改进先前方法的局限性。微生物培养代表了一种识别目标致病菌和相关抗菌谱的基本技术[52]。然而，与种植体周感染相关的厌氧菌这一类难养细菌需要复杂的营养培养基和无氧条件，这大大增加了使用培养技术进行诊断的难度。此外，该技术难以对细菌负荷进行量化。由于这些原因，DNA-DNA杂交技术和RT-PCR方法取代了培养技术，成为更准确的诊断方法，具有更高的检测频率和更低的假阴性诊断，并能够提供细菌负荷的定量信息[53-55]。

这两种方法在种植体周病的诊断以及治疗结果的评估中都表现出优越的诊断特性[27,56-58]。在临床应用方面，考虑到分析特性和实验室支持要求，RT-PCR方法由于其出色的准确性、灵敏性和捕获治疗反应的细菌负荷变化，似乎是最适合临床诊断使用的检测方案。目前，有一项基于此原理的诊断测试面向市场，该诊断工具能可靠地评估种植体周感染（GUIDOR perio-implant diagnostic test, Sunstar）[38]。

表2　种植学中微生物标志物评估的常用分析方法

分析方法	方法原理	临床应用
细菌培养	鉴定并相对定量特异性抗生素敏感性的微生物	抗生素给药的抗菌谱
DNA–DNA杂交技术	单膜负荷大量DNA探针（地高辛标记的全基因组探针或基于16SrRNA的寡核苷酸探针直接与碱性磷酸酶结合）[51]	用于诊断、预后和治疗评估的目标微生物的鉴定与定量
逆转录聚酶链反应（RT–PCR）	通过检测特定的DNA成分来鉴定和定量微生物。利用细菌斑块样本与体液样本（如种植体周渗出液）进行多重分析和微生物学评估	用于诊断、预后和治疗评估的目标微生物或一组微生物的鉴定与定量

生化标志物

　　生化标志物是在体液中检测的快速响应的可溶性标志物，旨在提供当下病程和随时间发生的相关变化的早期精确信息。在种植体周病缺乏适当的诊断方案和可预测的治疗方案的情况下，生化标志物可以满足临床实践和科学研究的大部分诊断需求。微生物标志物侧重于因果方面，而生化标志物则以结果为导向，包括种植体周炎及相关的破坏性过程、相关的毒副产物和抗炎性因子修复/再

生过程。

　　种植体周炎症的生化标志物并不是主要用于揭示炎症的存在，使用标准临床参数很容易诊断出炎症；生化标志物旨在提供分辨炎症反应分型的信息。由于炎症是一种多效性过程，也是病理和再生过程的基础，因此准确分辨正在进行的炎症过程十分重要。此外，辅助性T细胞（T–helper）Th1、Th2和Th17的变化水平影响了组织破坏的严重程度。简而言之，巨噬细胞的极化响应了不同

的刺激，并将炎症反应的过程确定为M1或M2的反应。M1是一种典型的由感染引起的促炎反应，随后通过分泌高浓度的促炎细胞因子以及增加活性氧（reactive oxygen species, ROS）和诱导型一氧化氮合酶（inducible nitric oxide synthase, iNOS）的释放来增强杀菌活性。反过来，M2是由Th2细胞因子介导的抗炎反应，存在于炎症和伤口愈合的消退阶段。

在过度和长期炎症的情况下，可能会发生细胞因子风暴，这是指免疫细胞和相应细胞因子的过度产生。这个过程之后可以是M1细胞的凋亡或相应的复极化为M2反应，以防止过度的组织破坏[59-60]。最后，Th17反应可以被认为是在长期和持续感染中激活的促炎反应的增强剂。它通过强烈刺激中性粒细胞的产生和募集来促进致病菌清除[1]。在临床上这种长期感染与过度炎症反应有关，白介素（interleukin, IL）-17通常用作炎性骨丧失及其在牙周病学和种植学中严重程度的特异性标志物[61-63]。

骨水平及其相关的破骨/成骨过程是管理种植患者的核心所在。因此，能准确反映骨水平变化的诊断信息在种植学中尤为重要。骨转换标志物（bone turnover marker, BTM）是一类骨改建的调控分子。骨稳态依赖于骨形成和吸收过程之间的平衡交换。由于能在可临床探查到的骨丧失之前实时提供骨吸收率的准确信息，BTM被视为临床诊断中动态且快速响应的重要指标。用于评估种植体周骨丧失的骨标志物通常包括一类破骨细胞调节细胞因子，如核因子-κB受体激

活蛋白配体（receptor activator of nuclear factor-kappa B ligand, RANKL）、骨保护素（osteoprotegerin OPG）、组织蛋白酶K和硬化蛋白，以及I型胶原蛋白破坏的副产物，如I型胶原吡啶交联终肽（pyridinoline cross-linked carboxyterminal telopeptide of Type I Collagen, ICTP）[42,64-65]。

破骨细胞调节细胞因子与破骨细胞生成的早期阶段有关。因此，选择它们来检测骨吸收的发生以及种植体周黏膜炎向种植体周炎的转化[19]。此外，破骨细胞调节剂的浓度、骨丧失副产物及其随时间的变化用于评估骨质破坏的程度、种植体周病的严重程度以及治疗反应。如前所述，骨骼是一种新陈代谢极为活跃的组织，会发生永久性变化，并且易受许多因素影响，例如激素变化、全身状况等。因此，目前认为促进骨吸收的标志物应与拮抗骨吸收的标志物一起评估，二者的比率能为正在进行的骨组织病理过程提供更全面和更准确的诊断信息[66-67]。

关于软组织退化，由于软组织在临床上可以准确诊断，因此不常用软组织标志物进行诊断；然而，软组织标志物可用于评估总体疾病严重程度。基质金属蛋白酶（matrix metalloproteinases, MMP），特别是MMP-8，是种植体周软组织退化最常检测的标志物[68-70]。

特定生化标志物的选择和相关的分析方法（表3）取决于预期的临床或研究用途。在这种情况下，通过评估细胞因子进行炎症分析可以更好地了解病理背景，确定治疗

目标，并精确评估实验性治疗或药物作用效果。为此，使用了多标记分析技术，例如Luminex平台和流式细胞术，以及各种"组学"方法，例如用于全面分析的蛋白质组学和代谢组学。

组学研究的另一种可能性是识别预测性生物标志物谱，但这仍有待以后的研究确定。反过来，由于种植体周炎症在临床上很容易被发现，特定的软组织破坏和骨转换标志物可以提供软组织与硬组织破坏程度、炎性骨丧失的发生、治疗相关的恢复过程以及治疗结果预测的信息，适用于临床决策[63,72]。

表3 种植体诊断中生化标志物检测的分析方法

分析方法	描述	生化标志物	临床应用
配体结合分析	通过抗原/抗体反应，特异性识别和定量目标标志物		
酶联免疫吸附测定（ELISA）	使用基于酶的放大检测能力检测抗体–靶抗原复合物[42]	■ 炎症介质 ■ 可溶性受体 ■ 酶 ■ 促骨生成和促骨吸收因子 ■ 生长因子 ■ 组织破坏的副产物 ■ 微生物和相关副产物	■ 鉴定和量化炎症的强度以及[]治疗而产生的相应变化 ■ 鉴定和量化炎性破骨细胞生[]以及因治疗而产生的相应变化
Luminex（研发系统）	基于磁珠的免疫测定，使用包被特定抗体的荧光标记的磁珠，并且能识别多个标志物[63]		
流式细胞仪	检测荧光标记抗体产生的荧光强度，检测与特定细胞相关分子结合的蛋白质或配体，并且能识别多个标志物[71]		

组织病理标志物

组织病理标志物是疾病分级不可或缺的工具，因为病理指标独立于组织和相关诊断样本，且被严格定义和具有普遍可解释性，因此它们可作为所有其他诊断指标的参考点。考虑到种植体周组织对软组织和硬组织破坏的敏感性与高度易感性，种植体组织病理学评估最合适的诊断样本是种植体周肉芽组织样本。由于肉芽组织是改变的炎症组织，具有局部病理过程的所有特征，因此评估该组织可以提供有关主要炎症反应、相关破坏模式和刺激因素的具体信息。

为了回答特定的诊断问题，使用了不同的组织学技术，并且经常将这些技术结合起来以提供更精确的信息。在苏木精和伊红（HE）染色的石蜡切片中进行常规组织病理学评估，这些石蜡切片首先用于揭示疾病的病理过程（图9）。种植体周病变通常是慢性炎性病变，但有时会表现出亚急性病程，随后引起更严重的组织破坏。此外，新生血管的水平以及不同细胞类型的比例表明了病变的病理特征。这种常规的组织病理学评估可以辅以免疫组织学评估，通过检测和量化特定标志物的表达来更详细地描述疾病生物学。在种植体周炎的评估中，通常使用M1和M2标志物来表征炎症反应，并结合特定的破骨细胞标志物。骨样本的病理检查在临床实践中较少见，但在研究中更为常见，而骨样本可用于评估骨结构、骨再生水平和骨替代物再吸收。为此，经常使用特异性染色及其他能够可视化特定细节和参数的技术（表4）。

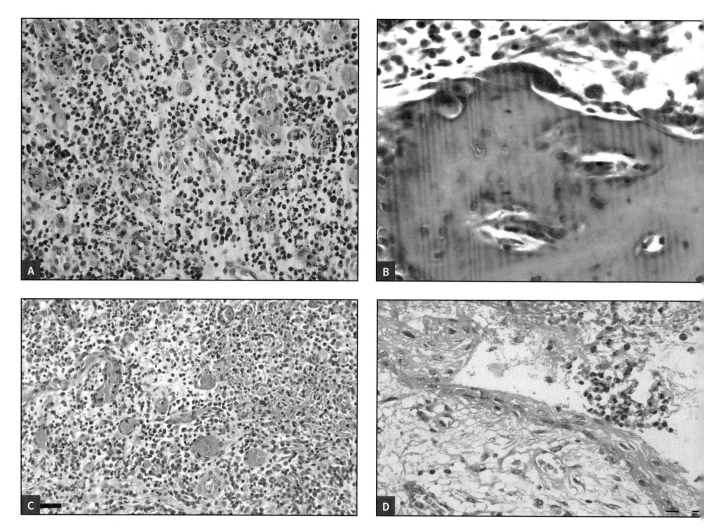

图9（A~D）　种植体周炎手术治疗期间收集的软组织活检显示：A. 慢性炎性浸润；B. 内衬破骨细胞的残余骨碎片（标尺=100μm）；C. 新血管形成；D. 中性粒细胞趋化性（标尺=50μm）。HE染色。放大倍数：40x。

表4　用于种植体周活检组织病理学评估的分析方法

分析方法	描述	临床应用
HE染色	用酸性伊红染料进行常规染色，将细胞质和细胞外基质染成亮粉色，与用苏木精染成深蓝色的细胞核形成最佳对比	基于特定细胞类型、结构或细菌的存在来表征炎性浸润及其扩散
特异性染色	3种或多种染色剂的组合，可特异性结合并染色特定组织结构、元素或使用HE染色无法识别的微生物	病理或愈合过程中特定细胞/组织成分和区域的可视化，以及与治疗相关的特征（如类骨质和新形成的骨骼）
免疫染色	通过结合靶抗原的抗体对细胞/组织元素进行染色，使用特异性染色沉淀的抗体–抗原复合物的染料进行可视化	选择性地识别特定抗原（蛋白质），从而对当前细胞类型和正在进行的组织过程进行定性和定量分析
免疫组织化学（IHC）	组织样本中特定免疫标志物的染色，使用显色酶沉淀物［例如3,3′二氨基联苯胺（DAB）］和光学显微镜观察	
免疫荧光（IF）	一种特殊类型的IHC，使用荧光染料在荧光显微镜下观察抗体结合	

遗传标志物

遗传标志物能够识别出种植体周炎和/或重度疾病的高易感性患者。为此，最常用的标志物是单核苷酸多态性（SNP），代表DNA单碱基对成分的变化，决定宿主对外部环境（如感染）的反应。SNP的可变效应通常在疾病中表现为过度反应或保护性表型[44,73]。启动子区的多态性影响蛋白质合成中的转录水平以及蛋白质本身的功能稳定性。因此，主要假设是具有特定SNP的患者可能对细菌感染产生过度反应，表现为产生过量的促炎介质（细胞因子、酶、自由基）和严重组织破坏。在这种情况下，种植学的遗传学研究主要集中在编码宿主反应元件的基因启动子区域中的SNP，例如免疫受体和以细胞因子和酶为代表的调节分子[74]。

种植学中有很多关于遗传标志物的研究；本章将只详细阐述那些具有良好诊断特性的。白细胞分化抗原（cluster of differentiation）CD14作为Toll样受体的共同受体，是识别牙周致病菌和其他与种植体周炎相关的革兰阴性菌的第一道免疫防御[73]。刺激CD14能够引起核因子-Kappa B（NF-κB）的激活和随后促炎介质合成的上调[75]。因此，该受体直接调节炎症反应和相关脂多糖（lipopolysaccharide，LPS）诱导骨吸收的过程。一项研究表明，与CT携带者相比，具有CD14-159中CC基因型的患者种植体周炎的风险增加了5倍，并且表现出显著更高的RANKL浓度和RANKL/OPG的比值[73]。该研究也表明，携带肿瘤坏死因子（tumor necrosis factor，TNF）-α-308 AG基因型的患者表现出患种植体周炎的高风险。然而，缺乏关于多态性携带者疾病进展的前瞻性研究报告。因此，这些多态性的预后价值仍未确定。与CD14类似，IL-1β在LPS介导的骨吸收中起着重要作用[76]，是种植学中研究最多的细胞因子之一。IL-1基因的多态性最初被提议作为种植体周炎的候选预测因子。然而，进一步的研究报告了有争议的发现，表明这种遗传标志物不能被认为是预测种植体周炎的可靠指标[77]。鉴定具有高诊断敏感性和特异性的SNP极具挑战性，因为这些遗传变异不是像突变这样的明确病理决定因素，这一点经常被误解。实际上，SNP极易受到许多因素的影响；最常见的缺点之一是种族间的不稳定性。TNF-α-308 AG基因型的例子很好地说明了这一点，它被证明与高加索人群的种植体周炎高度相关，而中国人群则没有显著关联[73,78]。因此，尽管许多研究旨在识别种植体周炎特有的SNP，但大多是关联性的研究，并且没有尝试验证SNP用于分子诊断的可行性。然而，短期随访、异质性研究设计以及缺乏对不同种族人群的SNP验证在已发表的研究中很常见，这些也是种植学中缺乏标准化遗传标记的主要原因。因此，设计严谨的具有大样本量和长期随访的前瞻性研究对于验证SNP用于种植学诊断是十分必要的。

6. 最新生物标志物及其在精准种植学领域中的应用趋势

临床种植学面临的问题是种植体周病的患病率持续上升，但缺乏有效的治疗方案。临床种植学正面临着关注的越来越多的临床问题，即种植体周病的患病率不断增加，并且缺乏行之有效的治疗方案，在治疗后的第1年，疾病的复发率达到50%～100%。同时，每年全世界植入约500万颗种植体，估计每年增长50万颗。因此，尽早治疗种植体周病和制订预测性治疗方案是种植学的首要任务。如前所述，这个日益严重的临床问题与复杂的种植体周生物学和多因素疾病病因学密切相关，迫切需要在精准种植学方面取得进展。生物标志物已被推荐用于种植体周病的治疗计划和预后的临床实践[79]，以及用于开发治疗种植体周软硬组织缺损的再生治疗的临床研究[80]。最后，欧洲牙周病学联合会（EFP）与美国牙周病学会（AAP）提出的牙周和种植体周状况新分类[12]首次推荐生物标志物评估作为分级标准[81]。遗憾的是，生物标志物仍然停留在共识和提议的阶段，因为在牙周病学和种植学中尚未有用于诊断的标准化生物标志物。主要原因是大多数在种植学中进行的生物标志物研究只是观察性研究，而缺少验证研究。生物标志物验证研究需要遵循严格的设计规范，特别是对于每个生物标志物子组别应根据其特定定义进行验证[22,82-83]。医学研究中生物标志物验证过程缓慢的一些常见原因是：

- 不合适的生物标志物研究设计：候选标志物选择不当来回答特定诊断问题、临床策略不充分以及缺乏结合常规统计方法和高级预测算法的特定数据管理
- 缺乏标本采集和储存标准（分析前的变异性）
- 生物标志物检测不精确（分析中的变异性）
- 数据解读和报告的问题（分析后的变异性）

种植学中最初的生物标志物研究主要集中在PICF中目标牙周致病菌和个体炎症标志物的检测，并且未能找到具有良好诊断灵敏性和特异性的标志物[23,84-85]。

先进的分析技术让大家对微生物特征有了新的认识，种植体周微生物群落的多样性比以前认为的要多得多。主要牙周病原菌与机会致病菌一起评估可以作为区分健康与疾病、疾病进展和对所进行治疗的反应性的关键诊断参数，为分析微生物群落变化提供更具体的诊断信息。鉴于此，联合宏基因组学和宏转录组学方法与培养组学（专门适用于全面评估难养厌氧菌的新方法[86]），将有助于鉴定高度特异性的微生物标志物，以准确诊断和预测种植体周感染。对于分析方法的选择，主要要求是能够检测微生物标志物的变化；因此，定量RT-PCR将是可供选择

的方法，而基于组学的定量方法正处于开发阶段。

关于生化标志物，如上所述，与最近研究中调查的靶向骨标志物相比[19,64-65,87]，早期针对单个炎性细胞因子的研究没有筛选出可靠的候选诊断标志物[84]。主要是由于细胞因子的多效性和可塑性，它们在调节组织的复杂过程中表达不同的功能。因此，用于诊断目的的细胞因子检测应依赖于对来自调节性T淋巴细胞不同Th亚群的一组促炎和抗炎标志物的评估。在临床应用方面，由于使用标准临床检查可以快速准确地揭示种植体周炎症，因此无须验证炎性细胞因子来诊断种植体周病。事实上，评估炎症标志物可以提供有关治疗效果的早期信息，特别是残存的炎症是否与病理起源有关或与愈合过程有关。通过检测Th1、Th2和Th17细胞因子的比例来估计巨噬细胞极化和促炎/抗炎的炎症发展方向[88-89]。鉴定高度特异性细胞因子的分析方法是蛋白质组学，能够评估范围广泛的蛋白质谱。最后，由于骨水平变化是整个口腔种植学的核心，因此没有比直接检测骨标志物更准确的方法来实时评估正在进行的成骨/破骨过程。骨标志物的诊断能力是在所有研究的标志物中最具前景的，并且用于种植学诊断的骨标志物的验证也处于最领先的地步。BTM是一种快速响应的分子标志物，能够反映骨质和骨量的实时变化，帮助临床医生在临床/放射学表现出现之前了解骨的状态，这在种植体周炎的管理中具有重要意义。因此，骨丧失标志物的检测能够识别种植体周黏膜炎向种植体周炎的早期转化，早期评估患者对治疗的反应，以及早期诊断在维护中可能复发的情况[19]。骨标志物包括破骨细胞和成骨细胞的蛋白质调节因子以及骨改建过程的相关副产物。代谢组学是有助于识别新骨标志物的高级组学方法，特别是骨质破坏相关的副产物，用于实时评估骨水平随时间的变化或对治疗的反应。

如前所述，目前有许多组织病理学研究正在探究疾病分级和相关预后的组织病理标志物。病理学分级标准基于疾病侵袭性和相关的病理进展模式。种植体周炎病理进展模式的标志物可以是炎性浸润的特定成分和特定免疫标志物的表达。可以通过多重分析的方法鉴定种植学中组织病理标志物，例如免疫荧光、荧光原位杂交（fluorescence in situ hybridization，FISH）和多重连接依赖的探针扩增技术（multiplex PCR-based ligation-dependent probe amplification，MLPA）。此外，钛颗粒（titanium particles，TP）的促炎作用是种植学中一个有趣的问题[36]。最近的一项体外研究表明，在常规表面去污过程中释放的TP能够引发强烈的免疫和溶骨反应，而另一项大鼠模型研究表明，TP对暴露于牙龈卟啉单胞菌LPS的牙龈和骨具有促炎作用[90-91]（表5）。由于TP对种植体周炎炎症状态和相关骨破坏的影响尚未明确，因此目前对与金属相接触的软组织活检分析引起了极大的关注，而这最常使用背向散射扫描电镜（scanning electron microscopy，SEM）结合能量色散X射线光谱法（energy dispersive x-ray spectrometry，EDS）来完成（图10）。

表5　有望推进种植学生物标志物研究的分析方法

标志物类型	分析方法	原理	潜在应用
微生物标志物	宏基因组学	■ 微生物组内整个微生物基因组内容的鸟枪法随机测序[92]	鉴定高度特异性的致病菌/致病菌群，作为区分种植体周病预测、诊断或预后的标志物
	宏转录组学	■ RNA测序可区分微生物群落的活性菌和非活性菌，以及它们随时间或对环境条件的响应而发生的各自变化。目前最有前景的方法是二代测序（RNAseq），它检测已知的转录靶点并从序列数据中发现以前未知的转录本和转录本变体[93]	深入了解微生物的特征，特别是在对不同治疗的反应以及药效学标志物和抗感染治疗靶点的相关鉴定方面
	培养组学	■ 微生物组筛选，特别适用于全面评估厌氧菌等难养微生物[86]	了解厌氧菌的疾病特性及其在局部感染中的作用，可以更好地辨别种植体周感染可能的微生物标志物，并识别出关键的致病菌

（续表）

标志物类型	分析方法	原理	潜在应用
生化标志物	蛋白质组学	■ 基于蛋白质编码基因表达评估的生物样本蛋白质含量的大规模分析[94-95] ■ 基质辅助激光解析电离（MALDI）-飞行时间质谱（TOFMS）和液相色谱与串联质谱联用[96]	全面评估并识别特定的蛋白质特征以及识别候选生物标志物和治疗靶标
	代谢组学	■ 鉴定、定量分析细胞生化过程中的所有代谢物，包括基因转录、mRNA翻译、蛋白质合成和代谢酶反应[97] ■ 毛细管电泳（CE） ■ TOFMS ■ CE/TOFMS	鉴定骨破坏的副产物，以实时评估骨水平随时间的变化或对治疗的反应
病理标志物	多标记组织学技术	■ 免疫荧光 ■ FISH ■ MLPA	高度敏感的多标记技术能够表征疾病的严重程度，以便建立分级标准和预后标志物
遗传标志物	小RNA（miRNA）	■ 小的非编码RNA分子通过抑制mRNA翻译的起始或通过诱导mRNA分子降解的译中蛋白质合成的负转录后调节因子[98-99] ■ RT-PCR/定量PCR ■ 微阵列杂交 ■ 二代RNA测序	鉴定种植体周炎的诊断和/或预后候选标志物

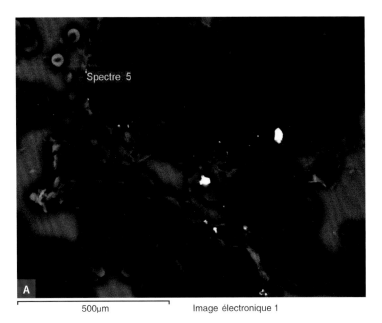

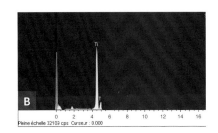

图10（A，B） 使用SEM（A）鉴定并使用EDS（B）确认的种植体周炎患者的软组织活检中存在钛颗粒。

表5列出了有望推进生物标志物研究及其转化为临床种植学的重要分析方法。

对于综合分析方法的需求以及诊断技术的不断发展，已经成为探究种植体周病的多因素病因和种植体周复杂调控机制的关键所在。因此，评估一组标志物是获得精确诊断信息的必要步骤。事实上，临床决策需要的是一组诊断工具而不是单个标志物，并使用高精度的机器学习算法交叉大数据集分析技术，以识别关键的致病因子[4]。除了常规统计方法外，还需要复杂的算法对生物标志物进行准确的验证，这些算法能够高精度地对海量的参数进行横截面分析。此外，有必要利用算法对标志物的诊断能力进行精确评估，包括准确性、精确性、灵敏性、特异性和各自的诊断范围。遗憾的是，只有最近的种植学研究使用这些方法评估了诊断标志物[19,100-101]。也有人提出，由于缺乏用于日常临床决策的易于解释的诊断工具包，精准医学在临床实践中的应用还存在一定差距。决策树是医学中使用最多的数据挖掘工具，因为它们易于解释且准确性水平与熟悉的机器学习模型相似[4]。使用决策树和预测模型的种植学生物标志物研究仍然很少[19,38,63]。尽管如此，结合使用统计方法和先进的算法仍然是生物标志物研究取得进展和临床种植学临床应用的主要先决条件。

7. 结束语

在种植牙患者的管理中，最优临床策略的实施必须应用生物标志物支持的诊断方法。生物标志物在临床实践的快速应用需要通过一系列的生物靶标研究，包括识别候选标志物，使用全面的分析技术和先进的数据挖掘方法，然后在严谨设计的临床研究中进行分析和临床验证。

第4章

**Pablo Galindo-Moreno, Miguel Padial-Molina,
Francisco J. O'Valle Ravassa**

种植体周炎的形态学和表型特征

MORPHOLOGIC AND PHENOTYPICAL CHARACTERISTICS OF PERI-IMPLANTITIS

摘要

牙周病和种植体周病在病因学和临床表现方面存在诸多共同点。然而，关键的结构差异决定了其形态学和表型特征的根本区别。这些特征可能会影响临床表现及其对治疗的潜在反应，因此有必要研究引起这些特征差异的关键要素。迄今为止，文献中就这一问题尚无共识。种植系统、修复体以及种植体在口腔中的位置都是疾病发生和发展的影响因素；然而，这些都没有得到详细的分析与深入的研究。本章旨在叙述种植体周炎的形态学和表型特征的研究现况，以利于更好地理解疾病。

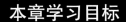

本章学习目标

- 评估健康牙周组织和种植体周组织之间的结构差异

- 明确引起种植体周组织炎症反应的病因

- 描述牙周病和种植体周病之间的形态学差异

- 描述牙周病和种植体周病之间的免疫表型差异

- 认识到难以清晰界定疾病组织学特征的原因

1. 引言

　　牙周病和种植体周病皆为炎性疾病，通常被描述为具有共同发病机制和特征的相似病理过程[1]。第一，两种疾病具有相似的病因，如病原微生物[2]。因此，治疗效果也应该是相同的。第二，两种疾病具有相似的疾病过程。二者都是由龈沟周围的炎症反应引起的，以黏膜炎或牙龈炎的形式，逐渐发展并影响软组织下的骨，最终形成种植体周炎或牙周炎。第三，两种疾病具有共同的危险因素；事实上，患者的牙周病病史会增加种植体周病的易感性[3]。然而，两种疾病间存在一个重要的区别：疾病的进展模式是显著不同的，种植体周病比牙周病进展更迅速。多篇系统性综述表明，牙周病病史与种植体周炎（以边缘骨丧失为评估标准）的风险相关性在侵袭性牙周炎中更高[4-6]，其中宿主免疫反应相较于微生物的致病性起到更为决定性的作用。

　　疾病进展模式差异的主要原因可能是牙周组织和种植体周组织之间的显著差异（表1）。这些结构上的差异是解释稳态和疾病发病机制差异的关键。因此，牙周病和种植体周病应该被认定为具有不同危险因素、病因、起始、进展和治疗的两种疾病。这些明显的组织间解剖学与功能上的差异，导致了不同疾病状态下微生物群的差异[7]。事实上，天然牙与种植体不论是否受到疾病的影响，也不论二者是否比邻，天然牙与种植体的微生物群明显不同：在超过85%的患者中，牙与种植体的微生物种类只有8%相同[8]。有趣的是，Cecchinato等发现边缘骨丧失在天然牙与邻近种植体中是相互独立的[9]，不受邻近的影响[10-11]。最近的研究也发现，在未控制的牙周病患者中，天然牙和种植体边缘骨丧失的进展是独立的[12]。

　　天然牙和种植体之间一个关键的区别在于种植体与修复体间存在间隙，这可以解释二者在微生物群和疾病进展中差异。正如Piattelli等[13]所证实的，这一间隙的存在是诱使其周围炎症的关键区域。平台转移或更高的穿黏膜基台等设计可使此间隙远离骨，降低种植体周组织的炎症，从而减少边缘骨丧失[14-21]。

　　基于这些发现可认为，由于牙周组织和种植体周组织解剖结构和潜能的不同，二者对炎症的反应也必然不同，这意味着炎症过程的组织学特征也将不同。

表1　牙周组织与种植体周组织之间的结构差异

牙周组织	种植体周组织
牙骨质	金属种植体表面
牙周膜	骨–种植体接触面
牙槽骨硬骨板	
—	种植体–修复体间隙
牙龈纤维	环形纤维
结合上皮	上皮粘连
龈沟	种植体周龈沟
丰富的血供和神经支配	缺乏独立血管化

2．种植体周炎与牙周炎的组织学特征

如果牙周组织和种植体周组织具有结构差异，被不同的微生物定植，且富含不同的生物标志物和促炎抗炎细胞因子，那么与疾病起始、建立和进展相关的细胞也必然不同，且以不同的方式行使作用。

事实上，Berglundh等在2011年建立了欧洲牙周病学会共识[22]。该共识指出，虽然牙周病和种植体周病在临床表现上可能存在相似之处，但二者可在结构上存在显著的差异。表2总结了种植体周炎的形态学特征并与牙周炎进行了比较。

表2　种植体周炎与牙周炎形态学特征比较

作者（年份）	患者/种植体数量	疾病定义	负荷时间	种植系统	结果
Sanz等（1991）[23]	6名PI患者	PD>3mm, BOP+, 无种植体松动（动度<+9）, MBL>3mm, 种植体周透射影	至少1年	Brånemark	SE: 增殖，棘层增生，乳头瘤样增生；细胞间隙扩张；单核、多形核细胞迁移 ICT占CT的65.5% ICT: 单核细胞、浆细胞为主，PMN少，血管扩张
Cornelini等（2001）[24]	10名PI患者	PD>5mm, BOP+, 溢脓, 肿胀, RBL	至少1年	ITI种植体	ICT: 淋巴细胞和浆细胞，少量中性粒细胞
Gualini和Berglundh（2003）[25]	6名PI患者	溢脓, BOP+, 无松动, 放射线照片中连续性MBL	5～11年	Brånemark	PE溃疡形成
Bullon等（2004）[26]	5名CP患者	PD=6mm的位点	NA	NA	多层角化不全OE 朗格汉斯细胞、未成熟树突状细胞、局灶性含铁血黄素、B淋巴细胞、T细胞（T细胞居多）、巨噬细胞、浆细胞类似于ICT 肉芽组织
	5名PI患者/5颗种植体	PD>5mm, BOP+, 肿胀, 菌斑指数2, RBL	数月	NR	多层角化不全OE 朗格汉斯细胞、未成熟树突状细胞、部分形成溃疡的JE 薄，非角化，局灶性含铁血黄素、B淋巴细胞、T细胞（T细胞居多）、巨噬细胞、浆细胞类似于ICT 肉芽组织
Berglundh等（2004）[27]	6名PI患者/12颗种植体	溢脓, 肿胀和/或瘘管, 进展性RBL, 松动	4～21年	Brånemark	PE: 上皮钉突顶端变细，溃疡形成，边缘部分有大量胶原纤维 ICT: 几乎占据整个CT区并达到PE顶端, 但ICT的中心部分胶原纤维很少或不存在，大血管单元很少，有大量浆细胞和PMN 淋巴细胞、浆细胞及小血管

（续表）

作者（年份）	患者/种植体数量	疾病定义	负荷时间	种植系统	结果
Carcuac和Berglundh（2014）[28]	40名CP患者	骨丧失≥50%和≥4颗牙 PD≥7mm且BOP+	NA	NA	病损位于CT区一个明确的隔区内，被一个朝向袋向的PE及一个非ICT区的侧面和顶端隔开
	40名PI患者	≥1颗种植体周骨丧失≥3mm和种植体周 PD≥7mm且BOP+和/或溢脓	2~10年	未指定	ICT占据了CT的很大比例，邻近PE形成，且延伸到PE顶端，不被非ICT区包绕 更大的ICT区
Konermann等（2016）[29]	2名HG患者	NA	NA	NA	NA
	2名HPI患者				
	21名PI患者	BOP，PD>4mm，附着损失水平>3mm	1~60个月	未指定	在宽OE和薄PE下，大量浆细胞浸润，部分溃疡形成，血管薄，但壁增厚且血管周透明样变性；骨破坏频繁
Galindo-Moreno等（2017）[30]	15名CP患者	≥4颗牙≥1个位点 PD≥4.0mm和CA丧失≥3.0mm，BOP	NA	NA	相似的非溃疡形成前庭上皮，固有层CT面积缩小，有大量单核/巨噬细胞，中重度淋巴细胞，但浆细胞较少，主要邻近PE 更多细菌菌落
	15名PI患者	PD>5.0mm，BOP，RBL>3.0mm	≥1年	种植体类型未指定，螺钉固位冠	非溃疡形成前庭上皮，固有层CT面积缩小，中重度淋巴细胞，以浆细胞炎性浸润为主，有大量单核/巨噬细胞，但中性粒细胞较少，主要邻近PE 仅有1例邻近PE有多核细胞 炎性浸润更严重，浆细胞比例显著增高

（续表）

作者（年份）	患者/种植体数量	疾病定义	负荷时间	种植系统	结果
Karatas等（2020）[31]	15名HG患者	NA	NA	NA	牙周健康者中成纤维细胞密度显著升高，其次是PIM、牙周炎和PI
	15名CP患者	Ⅲ期B级牙周炎			
	15名PMI患者	种植体周病共识2017	NR	NR	牙周炎和PI中炎性细胞密度相似
	15名PI患者				
Galárraga-Vinueza等（2020）[32]	4名患者/5颗种植体	BOP有或无溢脓，PD≥6mm和RBL≥30mm	（12±6）年	机械加工的种植体支持螺钉固定的单冠	骨细胞陷窝，相似的骨细胞染色征象，无活细胞；相似的慢性炎性浸润，1个表现为破骨细胞活跃、3个不活跃的骨嵴表面和1个活跃和1个不活跃的骨形成 两样本均为混合性骨；余留骨主要为皮质骨，血管通道少，陈旧松质骨压实的迹象；频繁的继发性骨和逆转线

BOP: 探诊出血；CA: 临床附着；CP: 慢性牙周炎；CT: 结缔组织；HG: 健康牙龈；HPI: 健康种植体周黏膜；ICT: 浸润性结缔组织；JE: 结合上皮；MBL: 边缘骨丢失；NA: 不适用；NR: 未报告；OE: 口腔上皮；PE: 袋内上皮；PI: 种植体周炎；PIM: 种植体周黏膜炎；PMN: 多形核中性粒细胞；PD: 探诊深度；RBL: 放射性骨丢失；SE: 沟内上皮。

研究总结

有限的临床研究证据表明，种植体周炎的病损形态学特征不明确，且与牙周炎病变相比，具有更多的浸润性结缔组织。此外，在种植体周炎位点的骨支持组织似乎主要是皮质骨，具有陈旧松质骨压实的迹象。

总之，两种疾病可以通过一些关键的组织病理学参数进行形态学区分：

- 牙周炎和种植体周炎均在袋内上皮侧存在大面积浸润性结缔组织（ICT）
- 相较牙周炎，种植体周炎的ICT浸润更深
- 尽管在两种疾病中均发现浆细胞和淋巴细胞，但种植体周炎病损中巨噬细胞和嗜中性粒细胞的相对比例更高。后者通常位于远离种植体周炎的袋内
- 种植体周炎的袋内上皮通常缺如，导致ICT暴露于袋内

然而，一项由3名独立病理学专家参与分析的研究发现，牙周炎和种植体周炎中炎症细胞的百分比与分布相似。检查者本身和检查者之间在盲法活检时，对两种疾病的鉴别一致性很差，这证实上述标准并非完全有效[30]。基于此，可得出结论，仅依据形态学特征不能真正区分牙周炎和种植体周炎（图1~图4）。

3. 种植体周炎与牙周炎的免疫表型特征

为正确认识两种疾病之间的差异，结构和形态学差异往往伴随着免疫表型分析，包括免疫组织化学（IHC）技术或类似技术。表3总结了描述种植体周炎自身免疫表型特征以及与牙周炎相比的相关证据。IHC标志物的缩略词见表4。

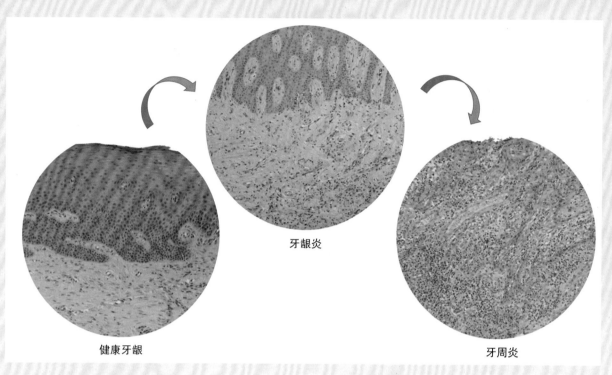

图1　健康牙龈、牙龈炎和牙周炎病损的组织学特征（HE染色）。放大倍数：10x。

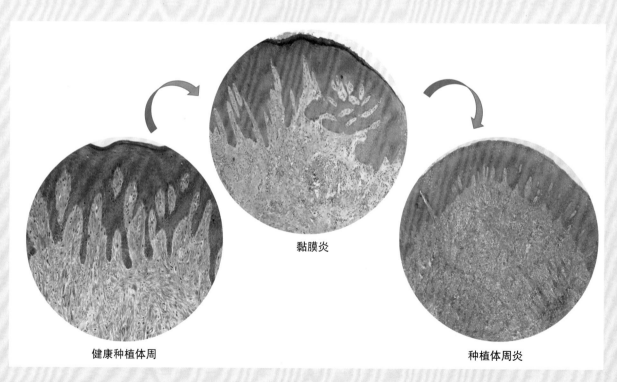

图2　健康种植体周、黏膜炎和种植体周炎病损的组织学特征（Movat五色染色）。放大倍数：10x。

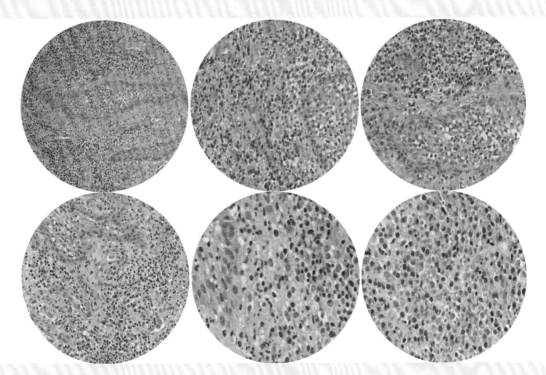

图3 重度慢性牙周炎的代表性显微图片。提示固有层炎性浸润中浆细胞占主导地位，沟内上皮中的中性粒细胞胞吐作用占主导（HE染色）。放大倍数：4～20x。

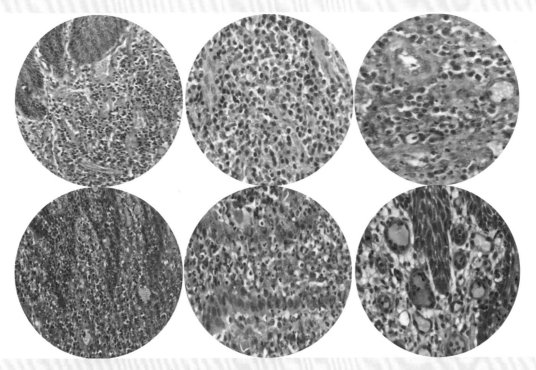

图4 重度种植体周炎活检与慢性牙周炎活检中相似形态学特征的代表性显微图片（HE染色）。上行：牙周炎；下行：种植体周炎。放大倍数：10x。

表3　种植体周炎与牙周炎免疫表型特征比较

作者（年份）	患者/种植体数量	疾病定义	负荷时间	种植系统	IHC标志物	结果
Cornelini等[24]（2001）	10名PI患者	PD>5mm，BOP+，溢脓，肿胀，RBL	1年	ITI种植体	VEGF、MVD	所有血管、大部分淋巴细胞及中性粒细胞均为VEGF阳性
Gualini和Berglundh[25]（2003）	6名PI患者	溢脓，BOP+，无松动，放射线照片中连续MBL	5～11年	Brånemark	CD3、CD4、CD8、CD19、弹性蛋白酶	PE侧：弹性蛋白酶阳性细胞 ICT：B细胞（CD19+）和弹性蛋白酶阳性细胞占大比例；B细胞数量超过T细胞（CD3：10%；CD4：8%；CD8：6%；CD19：13%；弹性蛋白酶：4%）
Bullon等[26]（2004）	5名AG患者	PD=6mm	NA	NA	凝血因子Ⅷ、VEGF及癌基因蛋白bcl2和p53	相似的bcl2和p53
	5名PI患者	PD>5mm，BOP+，肿胀，菌斑指数2，RBL	数月	未指定		相似的bcl2和p53 多层角化不良OE：CD1a和CD34表达较少，VEGF和bcl2表达较多 更多的CD34、凝血因子Ⅷ和VEGF
Konttinen等[33]（2006）	10名HG患者	NA	NA	NA	TNF-α、IL-1α、IL-6、PDGF-A、TGF-α	NA
	10名CP患者	NR	NA	NA		NA
	10名PI患者	咀嚼疼痛、种植体松动、垂直骨吸收	NR	NR		IL-1α和IL-6百分比较高，TNF-α百分比较低异物巨细胞
Carcuac和Berglundh[28]（2014）	40名重度CP患者	骨丧失≥50%，PD≥7mm且BOP≥4颗牙	NA	NA	CD3、CD20、CD34、CD68、CD138、MPO	ICT内CD3、CD20和血管单元更多
	40名PI患者	≥1颗种植体MBL≥3mm且PD≥7mm，BOP和/或溢脓	2～10年	未指定		ICT侧CD138、CD68、MPO和血管单元更多

（续表）

作者（年份）	患者/种植体数量	疾病定义	负荷时间	种植系统	IHC标志物	结果
Konermann等（2016）[29]	2名HG患者	NA	NA	NA	TRAP、CD3、RANKL、RANK、OPG、TNF-α	RANKL主要分布于上皮基底上层
	2名HPI患者	NA				NR
	21名PI患者	BOP, PD>4mm, 附着水平损失>3mm	60个月	NR		少数TRAP+多核细胞位于吸收空隙中 CD3+细胞密集或松散堆积，OPG、TNF-α强表达 相似的RANK染色但位置不同，主要在PI的上皮下固有层 RANKL主要在PI浸润的单核细胞中 更高的RANK与更快的种植体早失相关；更重的炎症和在吸烟者中CD3+更高
Galindo-Moreno等（2017）[30]	15名CP患者	≥4颗牙≥1个位点 PD≥4.0mm和CA丧失≥3.0mm, BOP	NA	NA	CD34、CD38、CD45、CD68、MPO	仅PE中的CD38和CD34有统计学差异
	15名PI患者	PD>5.0mm, BOP, RBL>3.0mm	≥1年	种植体类型未指定；螺钉固位冠		
Karatas等（2020）[31]	15名HG患者	NA	NA	NA	HIF-1α、PH、MMP-8、TIMP-1、COX-2、iNOS	HIF-1α: HG<PIM<CP<PI PH: CP<PI<PIM<HG TIMP-1: HG<CP<PI<PIM MMP-8、COX-2、iNOS: HG<PIM<CP<PI
	15名CP患者	III期B级牙周炎	NA	NA		
	15名PIM患者	种植体周病共识2017	NR	NR		
	15名PI患者					
Fretwurst等（2020）[34]	7名CP患者	III期或IV期牙周炎	NA	NA	CD68、iNOS、CD206	更少的巨噬细胞和更少的极化 M2数量高于M1
	7名PI患者	BOP和/或溢脓，骨嵴水平的改变伴或不伴PD加深	NR	NR		M1（iNOS+，代表急性期）和M2（CD206，代表消退期）巨噬细胞比例平衡

AG: 侵袭性牙周炎; CP: 慢性牙周炎; HG: 健康牙龈; HPI: 健康种植体周黏膜; ICT: 浸润性结缔组织; MBL: 边缘骨丧失; MVD: 微血管密度; NA: 不适用; NR: 未报告; OE: 口腔上皮; PE: 袋内上皮; PI: 种植体周炎; PIM: 种植体周黏膜炎; PD: 探诊深度; BOP: 探诊出血; CA: 临床附着; RBL: 放射性骨丧失。

研究总结

　　有限的临床研究证据表明，与牙周炎相比，种植体周炎表现为以中性粒细胞和浆细胞为主的更为急性的炎症过程。此外，与牙周炎病损相比，种植体周炎病损以具有M1极化特征的巨噬细胞为主（图5）。

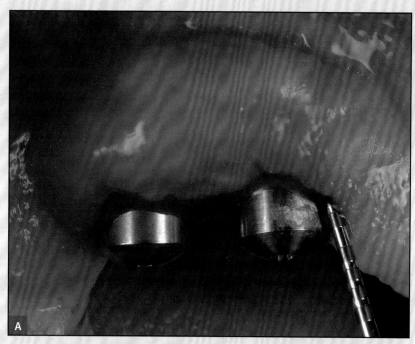

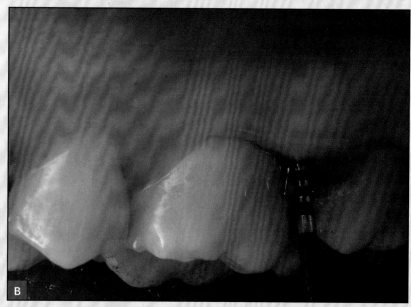

图5（A，B）　与牙周炎病损相比，种植体周炎病损表现出更具侵略性的炎症过程。这通常会导致更严重的骨丧失和患病种植体的不良预后。

表4 不同研究中使用的免疫组化标志物[35]

标志物	定义/意义
CD1a	介导自身或微生物的非肽抗原向T细胞呈递
CD3	介导细胞毒性T细胞（CD8+）和辅助性T细胞（CD4+）活化的特异性细胞表面受体
CD4	介导辅助性T细胞、单核细胞、巨噬细胞和树突状细胞活化的表面糖蛋白
CD8	作为细胞毒性T细胞、自然杀伤细胞、皮质胸腺细胞和树突状细胞共同受体的跨膜糖蛋白
CD19	前B细胞和除血浆及树突状细胞外的所有B细胞的跨膜蛋白，调节其发育、激活和分化
CD20	与CD19相似，但更具特异性，只存在于从幼稚到成熟的真正B细胞上
CD34	跨膜磷酸糖蛋白，表达于血管的多种类型细胞中
CD38	白细胞表面糖蛋白，调节细胞活化、增殖和黏附
CD45	跨膜蛋白对调节T细胞和B细胞抗原受体信号传导至关重要
CD68	在单核细胞及循环和组织巨噬细胞中表达，在吞噬活性中起作用
CD138	特别在浆细胞和前B细胞中表达，与细胞黏附有关；也称为粘接蛋白聚糖
CD206	在单核细胞、巨噬细胞和朗格汉斯细胞中表达，促进内吞作用
COX-2	前列腺素-内过氧化物合酶2参与花生四烯酸向前列腺素H2的转化，介导感染和炎症反应
Elastase	干扰弹性蛋白水解，弹性蛋白是结缔组织机械性能的重要决定因素
Factor Ⅷ	凝血因子，也称为抗血友病因子，在内皮细胞中产生
HIF-1α	缺氧诱导因子-1α；作为对缺氧适应性反应的转录调节因子，激活包括VEGF在内的许多基因的转录以增加氧气输送
IL-1α	白介素-1α；由活化的巨噬细胞产生，以刺激B细胞成熟和增殖

（续表）

标志物	定义/意义
IL-6	白介素-6；急性期反应的诱导因子，即B细胞分化的激活，且影响T细胞和造血祖细胞
iNOS	诱导型一氧化氮合酶；产生介导巨噬细胞杀菌作用的一氧化氮
MMP-8	基质金属蛋白酶-8或嗜中性粒细胞胶原酶；降解Ⅰ型、Ⅱ型和Ⅲ型胶原纤维
MPO	髓过氧化物酶；在PMN中表达，起抗菌作用
bcl2	通过控制线粒体膜通透性来调节细胞凋亡
p53	诱导生长停滞或凋亡并抑制细胞分裂
OPG	骨保护素或肿瘤坏死因子受体家族11B；RANKL的诱导受体，抑制破骨细胞活化
PDGF-A	血小板衍生生长因子-A；调节细胞增殖和迁移，在伤口愈合中起作用
PH	脯氨酰羟化酶；降解HIF-1α
RANK	核因子-κB受体活化因子或肿瘤坏死因子受体家族11A；对破骨细胞生成至关重要
RANKL	核因子-κB受体活化因子配体或肿瘤坏死因子配体家族11；对破骨细胞的分化和活化及树突状细胞刺激幼稚T细胞增殖的能力至关重要
TGF-α	转化生长因子-α；有丝分裂诱导因子
TIMP-1	金属蛋白酶抑制剂-1；灭活金属蛋白酶
TNF-α	肿瘤坏死因子-α；主要由巨噬细胞分泌，诱导细胞凋亡，损害调节性T细胞
TRAP	抗酒石酸酸性磷酸酶；在活化的破骨细胞中高表达
VEGF	血管内皮生长因子；刺激血管形成

总之，可以通过免疫表型的差异对种植体周炎病损与牙周炎进行区分：

■ B细胞和多核细胞更多
■ 血管形成较少
■ 组织急性炎症和缺氧指标较高

然而，这些结果尚未得到其他类似方法研究的验证[30]。同样，即使使用免疫表型特征，检查者本身和检查者之间的诊断一致性也很低。因此，必须分析其他关键参数，以便正确地表征和阐明疾病的发病机制。

4. 种植体周炎形态学和表型特征的临床意义

这些发现的临床意义在于，可以评估由于生物膜介导的炎症过程而导致边缘骨丧失的种植牙的预后（图6）。然而，如前所述，难以建立明确的诊断标准并描述该疾病的发病机制和疾病自然病程。差异的存在可能是由不同研究中样本特征、疾病进展程度及发病时间等方面的不同而引起的。近年来，种植体或基台的钛颗粒释放正在被研究，其可能是有害组织反应的潜在诱导因素[36-41]。与后者相关的是，未来在分析种植体周病的发病机制时，必须考虑不同的种植体系统、宏观和微观设计、修复体连接及合金等。此外，尽管缺牙的位置不同存在差异，但我们通常使用相同类型的种植体。由于种植体因植入位置的不同，其软组织黏膜、咬合力和口腔卫生维护都完全不同，故这一方面也应给予深入的探究。

5. 结束语

种植体周病损与牙周炎病损相比，表现出不同的形态学和表型特征。尤其是与牙炎病损相比，种植体周炎病损的范围往往更大，炎性细胞浸润更多，也更接近骨嵴，并且其中浆细胞和破骨细胞的比例更大。此外，与牙周炎病损相比，种植体周炎病损的巨噬细胞数量更多，且表现出明显的巨噬细胞M1极化特征。这些差异特征可能有助于理解种植体周炎与牙周炎疾病进展的不同模式。

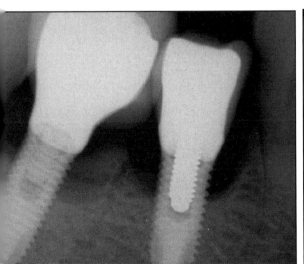
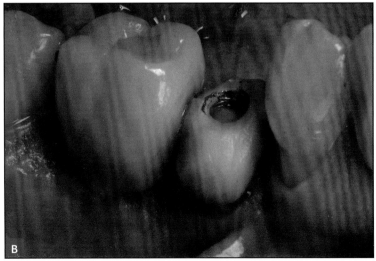

图6（A，B）　种植体周炎的病损范围通常更大，炎性细胞浸润更多，更接近骨嵴。

第5章

Alberto Monje, Gustavo Avila-Ortiz

种植体周理想的三维软组织量

CRITICAL PERI-IMPLANT SOFT TISSUE DIMENSIONS IN
HEALTH AND DISEASE

摘要

近年来，种植体周软组织的表型特征（包括角化组织宽度、黏膜厚度和嵴顶上软组织高度）对种植体周治疗结果和维持种植体周健康的影响一直是颇具争议的话题。角化黏膜不足常与口腔卫生维护中的不适相关联。因此，角化黏膜量不足可能使患者因生物膜聚集而导致更高的局部炎症风险。研究表明，种植体周黏膜厚度对种植体周软硬组织的美学效果和稳定具有重要意义。此外，近来有研究证实了嵴顶上软组织高度的重要性，表明无论是在种植体植入的早期愈合阶段还是在功能负荷之后，嵴顶上软组织高度在很大程度上影响种植体周的骨改建。

本章学习目标

- 明确种植体周表型的软组织成分
- 辨别种植体周黏膜的主要结构和生物学特征
- 评估角化黏膜宽度的临床意义
- 评估黏膜厚度的临床意义
- 深入了解嵴顶上软组织高度对维持种植体周组织健康和美学的意义

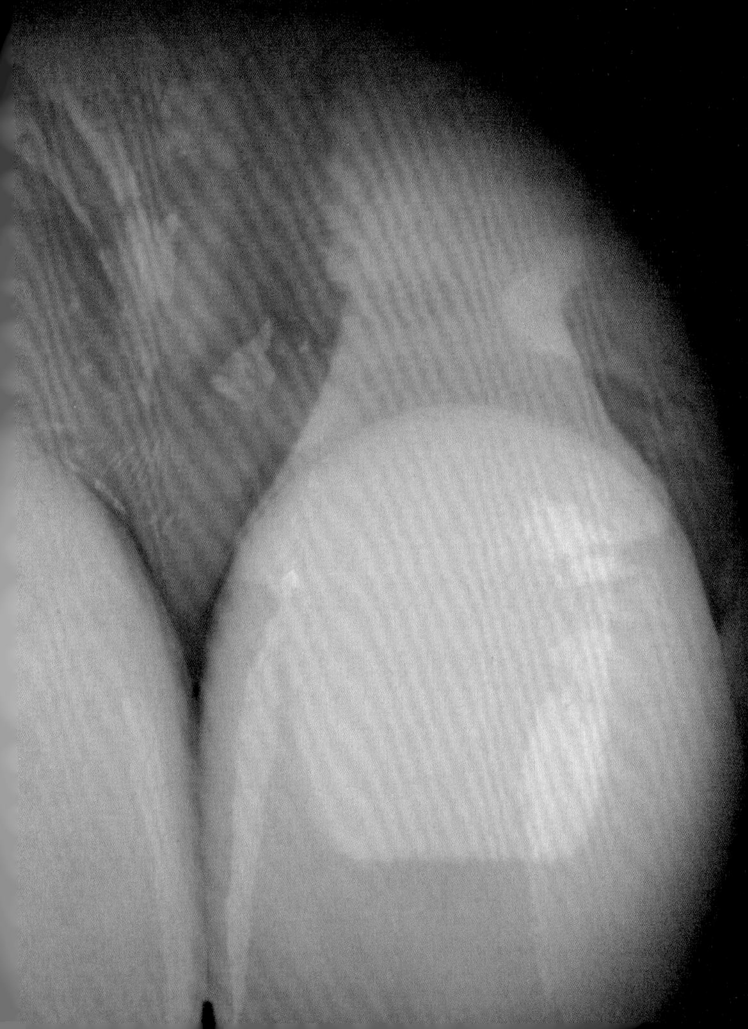

1. 引言

　　多年来，软组织特性对牙周健康的重要性一直是具有争议的话题。在20世纪70年代和80年代，就"是否需要附着龈才能充分维持牙周健康状态"这一问题，临床和临床前证据不一[1-4]。现在，人们普遍认为菲薄可移动的龈缘会加剧菌斑附着，这通常会引起局部炎症反应[5]，也是导致组织退缩的一个诱因[6-7]。因此，足够厚度（即 > 1mm）的附着龈是必要的[8]（图1）。

初诊

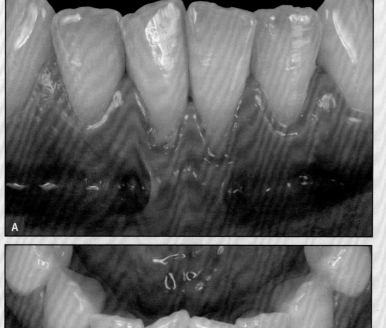

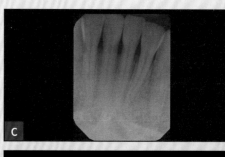

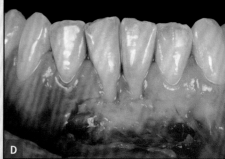

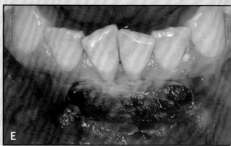

图1（A～N） 角化龈不足可以通过基于使用自体游离龈移植的增量手术来治疗。3年随访可见角化组织宽度和牙龈厚度增加，且局部炎症减少。

3年

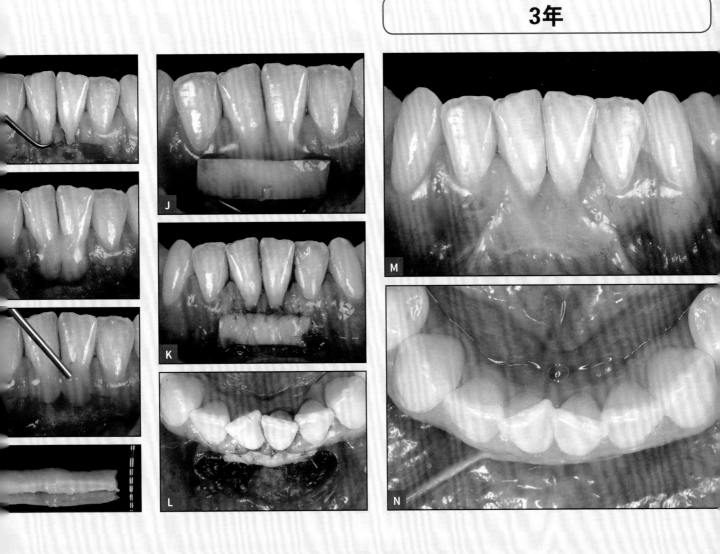

同样，软组织特征对种植体周健康的重要性也一直是学术探讨和临床研究的热点。种植体周软组织不仅是抵御机械损伤和细菌定植的保护屏障[9]，而且在很大程度上影响种植修复体的美学效果[10]（图2）。

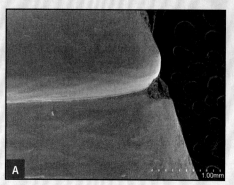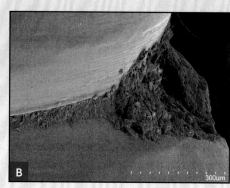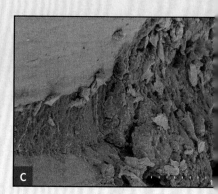

图2（A~C） 扫描电镜（SEM）图显示了在种植体基台界面处堆积的碎屑。

因此，种植体周黏膜的形貌特征在种植体周治疗的结果和保护种植体周的健康方面发挥着关键作用。虽然历史上的关注焦点一直是最低限度的角化组织带是否对维持牙周健康是必要的[11-13]，但最近人们对种植义齿周软组织的其他表型特征的相关性进行了研究，并展开了激烈的讨论。

美国牙周病学会（AAP）关于牙周和种植体周表型修饰的最佳证据共识（best evidence consensus，BEC）中，首次全面描述了种植体周表型及其组成部分[14]。种植体周表型被定义为围绕和支持骨结合种植体组织的尺寸、形态和解剖特征。种植体周表型由软组织部分（包括种植体周角化组织宽度、黏膜厚度和嵴顶上软组织高度），骨性部分仅以种植体周骨厚度为特征。

本章后续部分将讨论种植体周软组织表型中每个因素的相关性。

2. 种植体周黏膜

在讨论种植体周软组织表型的每个元素之前，首先回顾种植体周黏膜的主要生物学和结构特征（图3）。

种植体周黏膜实际上是适应种植体及其修复部件存在的口腔黏膜。临床前研究表明，种植体周黏膜主要由覆盖不同厚度结缔组织基质的上皮组成[15-16]（图4）。

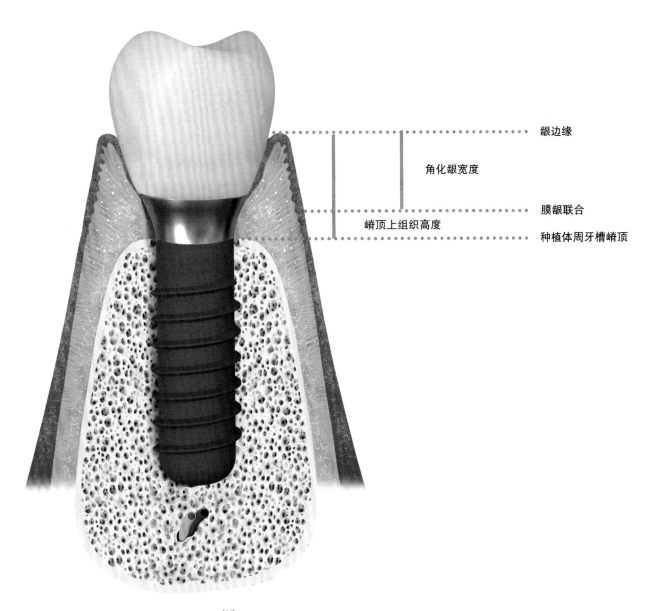

龈边缘

角化龈宽度

膜龈联合

嵴顶上组织高度

种植体周牙槽嵴顶

图3　种植体周表型的软组织结构示意图[14]。

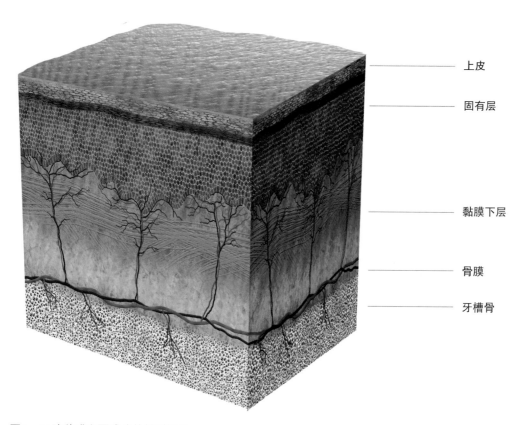

上皮

固有层

黏膜下层

骨膜

牙槽骨

图4　口腔黏膜主要成分的排列结构。

上皮衬里由复层鳞状上皮组成，与牙龈组织中的鳞状上皮无明显区别，基底膜将其与下面的结缔组织分隔。种植体周黏膜中可能存在3种类型的上皮：口腔上皮、龈沟上皮和结合上皮。

口腔上皮面向口腔。根据其特征，种植体周黏膜可能是非角化或角化的（图5）。

非角化黏膜包含3层：
■ 生发层或基底层
■ 棘层（棘细胞层）
■ 颗粒层（颗粒细胞层）

角化黏膜包含4个上皮层：
■ 生发层或基底层
■ 棘层（棘细胞层）
■ 颗粒层（颗粒细胞层）
■ 角质层（角化层）

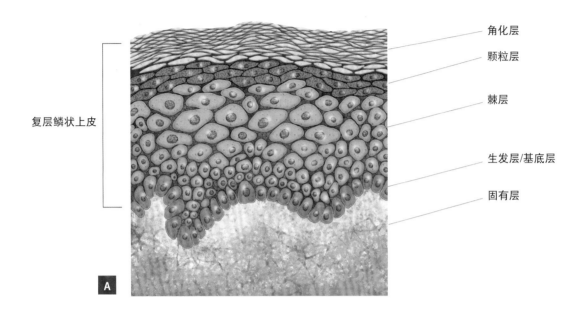

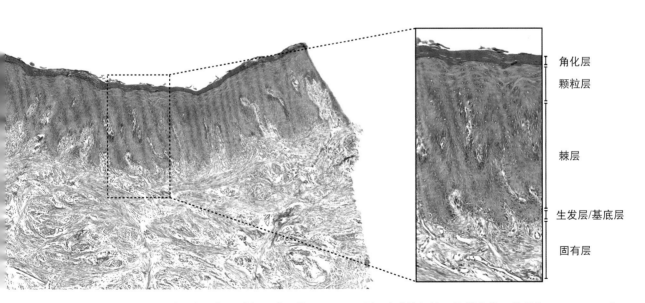

图5（A，B） A. 口腔黏膜角化复层鳞状上皮层的图示；B. 腭部黏膜获得的人体样本的显微照片。Masson三色染色。放大倍数：200x。

　　角化是由于颗粒层中的角质细胞分化形成角质层而产生的，包括正角化（不存在细胞核）或不全角化（在一些表层角质形成细胞中可以观察到的细胞核）。

　　种植体周角化黏膜本质上是咀嚼黏膜（图6）；与非角化黏膜相比，它们的其他相关方面和主要差异见表1。

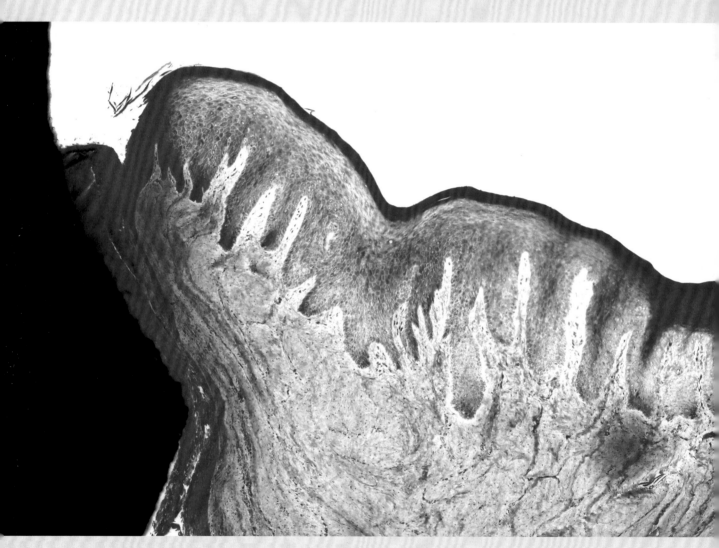

图6　种植体周角化黏膜的特征是存在上皮角质层（由Peter Schüpbach博士进行组织学处理）。Sanderson的RBS（快速骨染色）和酸性品红复染。放大倍数：40x。

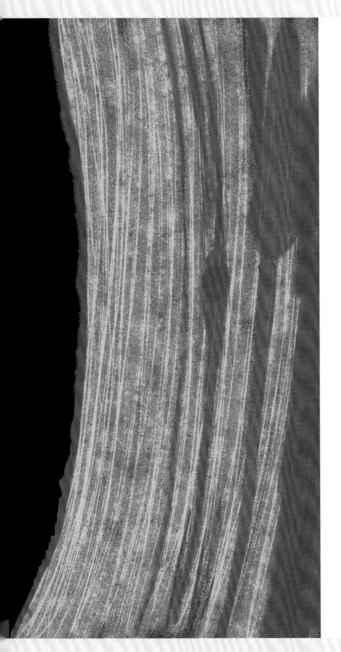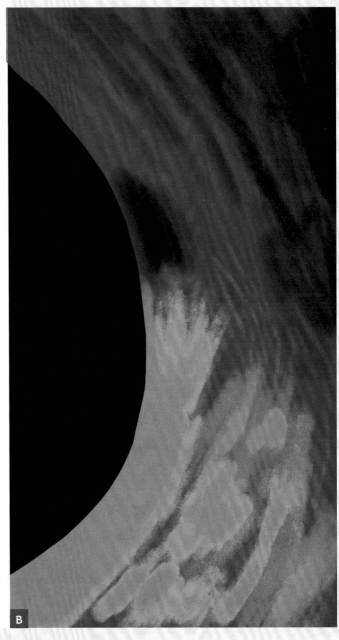

图7（A，B）　种植体周胶原纤维呈环形排列。请注意，在靠近种植体穿龈部分的组织中，结缔组织是纤维化程度高和无血管的，类似于瘢痕组织。（组织学图像由Buser等提供[17]）

表1　种植体周角化黏膜和非角化黏膜主要区别特征和临床意义

特征	角化黏膜	非角化黏膜	临床意义
角化	+	−	有利于采取适当的卫生措施
与穿龈部分紧密贴合	+ （含有较少的弹性纤维）	− （含有较多的弹性纤维）	防止细菌定植
促炎特征[18–19]	−	+	促进疾病发生且不利于恢复

　　种植系统穿龈部分周围的黏膜表面由3种不同的结构组成（在冠根方向）：龈沟上皮、结合上皮和嵴顶上结缔组织（图7~图9）。

图8（A，B）　种植体周生理性骨改建后的嵴顶上结缔组织。种植体周发生骨改建以建立嵴顶上软组织厚度。（组织学图像由Berglundh等提供[16]）

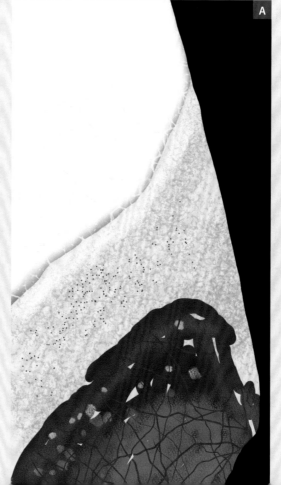
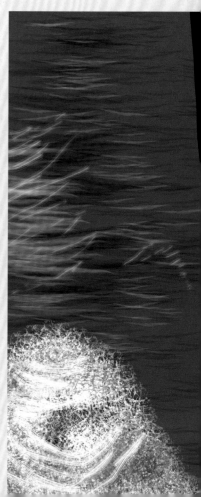

完整的种植体周黏膜屏障的形成和改建对于维持健康至关重要。这种种植体周黏膜屏障是在伤口愈合过程或对穿龈部件的适应性反应完成后形成的，具体取决于治疗阶段（如比较在种植体上安装愈合基台或者全冠修复体）。临床前研究表明，在进行涉及愈合基台放置的手术部位，结合上皮在1~2周完全形成，结缔组织内的胶原纤维在4~6周时形成[16]。

从结构上看，种植体周的结合上皮与天然牙周的结合上皮即使不完全相同，也是非常相似的。已有研究证明，种植体周连接上皮通过半桥粒附着于穿龈部件的表面[20]。种植体周的结缔组织富含胶原纤维，血管分布较少，与穿龈部件紧密结合，在种植体周骨和健康口腔环境之间提供紧密的屏障[21]。然而，胶原纤维不会插入种植体和修复体表面，而是排列在一个复杂的网络中，该网络主要以两种不同的模式进行组织：纵向平行和环形/半环形[15,17]。

这些特征对观测种植体周组织状况的临床评估的诊断准确性有重大影响（详见第2章）。

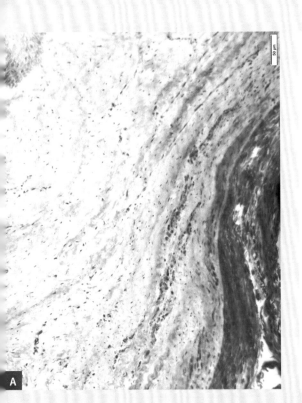
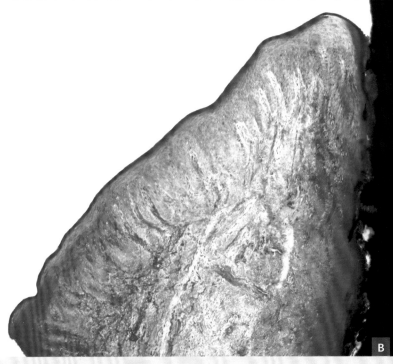

图9（A，B） 种植体周嵴顶上结缔组织的胶原纤维束主要以纵向平行和环形/半环形排列在穿黏膜基台周围。（由Peter Schüpbach博士进行组织学处理）。Sanderson的RBS（快速骨染色）和酸性品红复染。放大倍数：200x、40x。

3. 角化黏膜宽度对种植体周健康的意义

种植体周角化黏膜宽度（keratinized mucosa width，KMW）为膜龈联合到种植体颈部角化黏膜边缘的长度[14]。

早期临床发现表明，角化黏膜不足与不理想的种植体状态无关[22]。然而，最近的证据表明，≥2mm的角化黏膜宽度与较低的菌斑指数、改良牙龈指数以及较少的黏膜退缩和附着丧失有关[13,23]。此外，种植体部位的颊侧角化黏膜可防止边缘骨丧失和刷牙时的不适[24]（图10）。

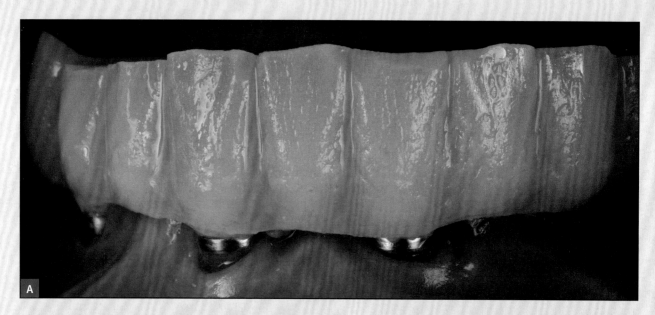

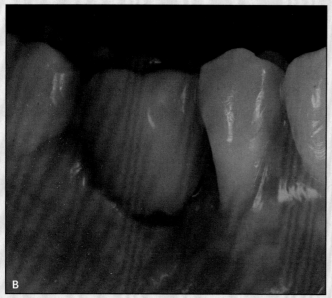
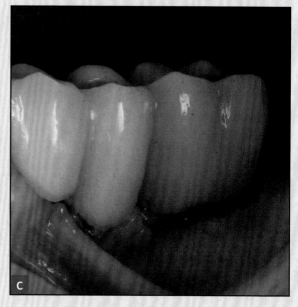

图10（A~C） 临床情况显示种植体周部位缺少或缺失角化黏膜，与边缘组织炎症和/或退缩相关。（修复由Carmen Vaz博士和Pilar Deza博士完成）

更具体地说，从多个角度来看，种植体颊侧周围存在角化黏膜均是有益的，如下所述。

黏膜封闭

如上所述，种植体周软组织封闭的建立对于维持健康至关重要。健康的角化黏膜通常表现出对穿龈部件形态高度一致且紧密贴合，这与可移动的、松散式包绕的非角化黏膜形成鲜明对比，后者有利于细菌定植到种植体周的间隙中（图11）。

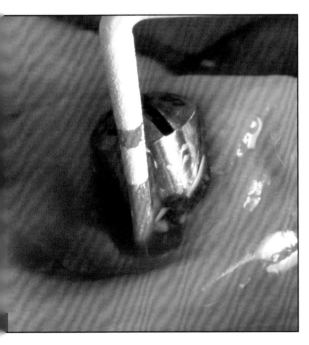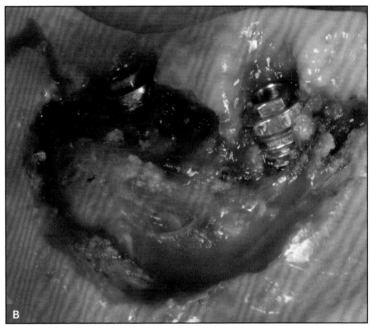

图11（A，B）　A. 角化黏膜不足与菌斑生物膜聚积和局部炎症反应有关；B. 翻瓣后发现存在种植体周边缘骨丧失。

刷牙舒适度

种植体周非角化黏膜对机械损伤的抵抗力较低，因此与刷牙不适有关，这会加剧菌斑的堆积和炎症反应的发生[25]（图12和图13）。

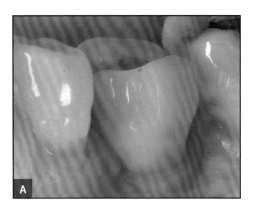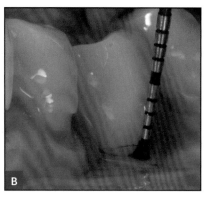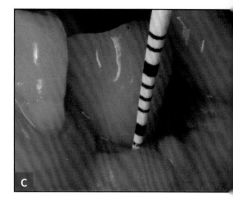

图12（A~C）　在进行口腔卫生措施时，角化龈宽度不足的部位和前庭深度较浅的部位通常与出现不适感有关。这些不利的临床情况可以通过软组织增量手术（例如角化龈移植）进行改善，以增加角化黏膜宽度并加深前庭沟。

促炎特性

研究表明，KMW与种植体周龈沟液中前列腺素E$_2$（prostaglandin E$_2$，PGE$_2$）[19]和肿瘤坏死因子-α（tumor-necrosis factor α，TNF-α）的表达呈负相关[26]。这些发现可以解释为什么在治疗后，与牙龈炎部位的愈合相比，实验性种植体周黏膜炎的消退通常需要更长的时间，并且临床结果的不一致性更高[18]。

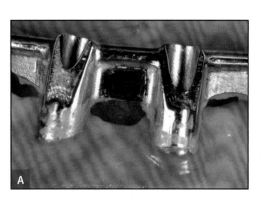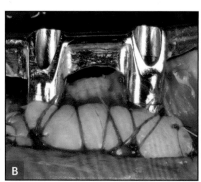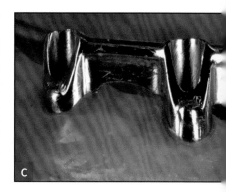

图13（A~C）　A. 种植体周缺乏角化黏膜的位点对菌斑堆积产生强烈的炎症反应；B，C. 软组织增量（例如游离自体移植物）有助于炎症的控制。

临床指标

与角化组织相比，非角化的种植体周黏膜含有更高比例的弹性纤维。因此，它更易碎并且更松散地包绕穿龈部件。这可能导致黏膜退缩的风险增加[24]（图14）。此外，缺乏角化黏膜与溢脓[27]、探诊深度增加[28]和探诊出血有关[29]。这些改变在下颌后部更为普遍[30]。

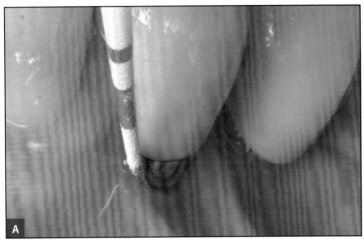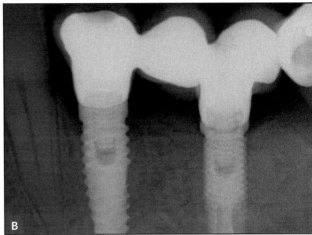

图14（A，B）　虽然缺乏角化黏膜不一定会导致牙龈退缩和边缘骨丧失，但与KMW足够（＞2mm）的部位相比，此类事件的风险更高。

前庭深度

前庭深度浅（＜4mm）通常与KMW不足有关。该特征的临床相关性与患者进行适当口腔卫生措施的能力，及其对种植体周健康的影响有关[31]（图15）。

总之，颊侧有足够宽度（＞2mm）的角化附着黏膜对种植体周的临床、影像学和免疫学参数有积极影响。与维护治疗中的依从性良好的患者相比，在对依从性不稳定和不依从的患者的研究结果进行分析时，角化黏膜作为一种保护特征的相关性则变得更加明显（表2）。

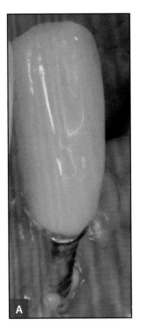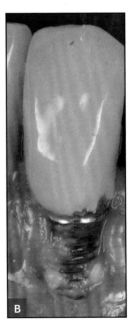

图15（A，B）　前庭深度浅常伴有种植体周缺乏角化黏膜。这可能导致菌斑生物膜积聚、种植体周炎症和黏膜畸形的发展。

表2 种植体周健康KMW临床意义相关研究

作者（年份）	研究类型	观察时间	患者/种植体数量	支持维护	颊侧KMW临界值（mm）	种植体	平均牙龈指数	平均探诊深度	平均菌斑指数	平均退缩（mm）	评论
Wennström等(1994)[22]	前瞻性研究	5~10年	39/171	RC	<2	63	NR	NR	NR	NR	■ 未报告GI、PD和PI数据的均值，但以%值的方式呈现 ■ 作者发现黏膜和角化龈都不会影响种植体周的状况
					≥2	108	NR	NR	NR	NR	
Kim等(2009)[32]	回顾性研究	13个月（平均）	100/276	NR	<2	90	0.44	2.62	0.74	0.72	■ 存在或不存在角化龈的GI、PI和PD没有显示出统计学上的差异 ■ KM缺损组的Rec和MBL显著增加
					≥2	186	0.38	2.84	0.74	0.32	
Boynueğri等(2013)[26]	前瞻性研究	12个月	15/36（保留覆盖义齿的种植体包括在分析中）	NR	<2	17	0.5	NR	0.2	NR	■ 与KMW不足相关的种植体的GI和PI值显著更高 ■ 在KMW不足的部位，TNF-α的总合在12个月后显著增加
					≥2	19	0	NR	0	NR	

（续表）

作者（年份）	研究类型	观察时间	患者/种植体数量	支持维护	颊侧KMW临界值（mm）	种植体	临床指标				评论
							平均牙龈指数	平均探诊深度	平均菌斑指数	平均退缩（mm）	
Romanos等[33]（2015）	回顾性研究	6.4年	118/320（更换平台的牙科种植体）	42 RC/76 EC	<2	199	NR	NR	0.7	0.2	■ 相比于窄KM，≥2mmKM与更小的mSBI、PI和更少的Rec显著相关
					≥2	121	NR	NR	0.4	0.06	
Roccuzzo等[29]（2016）	前瞻性研究	10年	98	68%非KM RC	0	42	NR	2.7	NR	2.08	■ KT缺乏与菌斑堆积增加、牙龈退缩发生率增加，以及额外手术和/或抗生素治疗的位点显著相关
					≥1	86	NR	3.1	NR	0.16	
Bonino等[34]（2018）	前瞻性研究	6个月	238/216颗种植体有黏膜炎，46颗种植体有种植体周炎	RC	0	15	NR	NR	NR	NR	■ 种植体周无KM的患者对美学的满意度更低 ■ 缺乏KM与刷牙不适有关 ■ 3个月后，缺乏KM的种植体软组织退缩更明显，但6个月后并非如此
					≥1	13	NR	NR	NR	NR	

（续表）

作者 （年份）	研究类型	观察时间	患者/种植体数量	支持维护	颊侧KMW临界值（mm）	种植体	临床指标				评论
							平均牙龈指数	平均探诊深度	平均菌斑指数	平均退缩（mm）	
Perussolo等[24]（2018）	前瞻性研究	4年	54/202	RC	≥2	112	NR	2.7	0.54	NR	■ KMW不足的位点边缘骨丧失更多 ■ KMW＜2mm的组中，51.4%患者报告了刷牙不适
					＜2	90	NR	2.7	0.91	NR	
Monje等[28]（2019）	横断面研究	NA	37/66	EC	≥2	40	NR	3.6	0.2	NR	■ 与KM≥2mm相比，除溢脓指标外，KMW＜2mm的位点临床和影像学指标都更差 ■ 如果KMW≥2.5mm，患者报告无刷牙不适感
					＜2	26	NR	4.8	1	NR	
Lim等[35]（2019）	前瞻性研究	5年	87/87	RC	NR	NR	NR	NR	NR	NR	■ 基线期和3年后PD、BOP、PI和MBL不佳与颊侧KMW的相关性弱

（续表）

作者 （年份）	研究类型	观察时间	患者/种 植体数量	支持维护	颊侧KMW 临界值 （mm）	种植体	临床指标				评论
							平均 牙龈 指数	平均 探诊 深度	平均 菌斑 指数	平均 退缩 （mm）	
Ravidà等[27] （2020）	回顾性研究	52.4个月 （平均）	40/68	RC	≥2	42	NR	5.67	NR	NR	■ KMW < 2mm的位点 与SUP和MBL增加有 关 ■ KM的存在与否不影 响手术治疗后的种植 体周炎结果
					<2	26	NR	5.75	NR	NR	

BOP：探诊出血；EC：不稳定随访者；GI：牙龈指数；KT：角化组织；mSBI：改良龈沟出血指数；MBL：边缘骨丧失；NA：不适用；NR：未报告；PI：菌斑指数；PD：探诊深度；RC：定期随访者；Rec：退缩；SUP：溢脓。

研究总结

颊侧黏膜角化附着龈≥2mm更有利于保持种植体周健康。在更高危险因素（如口腔卫生不佳或依从性不好）的患者中，颊侧黏膜对于预防种植体周炎起关键作用。

4.黏膜厚度对于种植体周健康的意义

种植体周黏膜厚度（mucosal thick-ness，MT）是指种植体周软组织的水平尺寸，其可能是角化或非角化的[14]。MT对于种植治疗美学效果的重要性是有据可查的。已有研究证明，为了避免出现穿黏膜基台的组织透色，需要确保MT的最小值，特别是颈部。大多数相关研究报道，至少2mm的MT才能有效避免软组织透色[36-38]。这对于高位笑线患者美学区种植具有重要意义。

另外，一项关于软组织增量技术对种植体周健康作用的系统性综述表明，厚的种植体周黏膜有利于种植体周边缘骨长期稳定[39]。有限的证据表明，在长期（平均随访时间为7.65年）安装种植体支持式修复体患者中，厚MT与种植体周黏膜退缩的减少有关[40]。

尽管推测MT在种植体存留、防止生物膜堆积，以及随后的炎性疾病等方面具有有利作用，但目前尚未阐明（图16）。

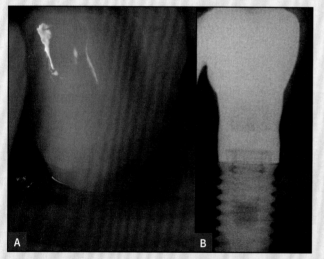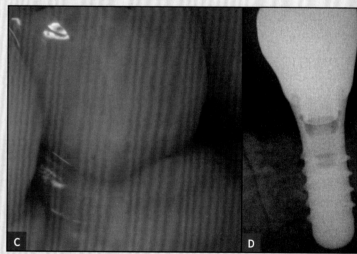

图16（A~D）　与厚的种植体周黏膜（C，D）相比，薄的种植体周黏膜（A，B）通常导致美学效果不佳和边缘骨水平稳定性差。

5. 种植体周嵴顶上组织高度对种植体周健康的意义

种植体周嵴顶上组织高度（supracrestal tissue height，STH）是指包绕种植体从黏膜边缘到牙槽骨顶部软组织垂直向的尺寸[14]（图17）。

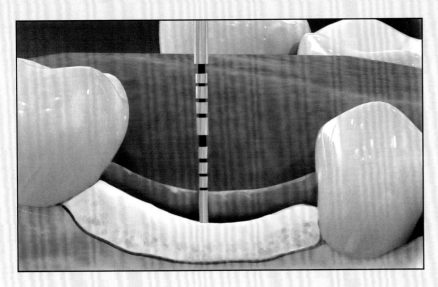

图17　在种植体植入前利用探针测量嵴顶黏膜厚度。

根据目前的证据，从各个角度来看，更厚的种植体周STH是有益的，以下各节将分别叙述。

种植体植入时的生理性骨改建

临床前研究的组织学结果表明，较薄的STH与种植体植入后生理性改建增加（有时称为碟状骨改建）有关，而被较厚的STH包围的种植体周骨水平改变往往很小[41]（图17和图18）。

负荷后的边缘骨水平稳定性

临床研究表明，完成种植体最终修复后，与较薄的STH（＜2mm）的位点相比，较厚的STH（≥2mm）在负荷长达1年后的边缘骨丧失更少[42-44]。

尽管目前可获得的大多数临床证据都表明情况并非如此（表3），但必须提到一项涉及3年随访的前瞻性临床研究得出的结论：基线STH几乎不会影响边缘骨丧失的模式[47]。

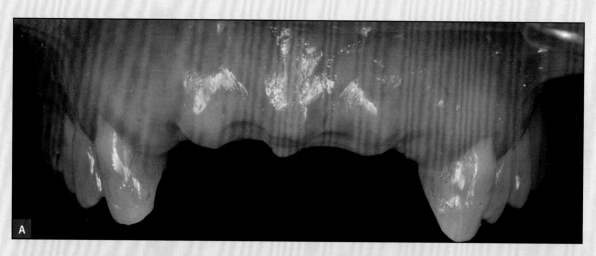

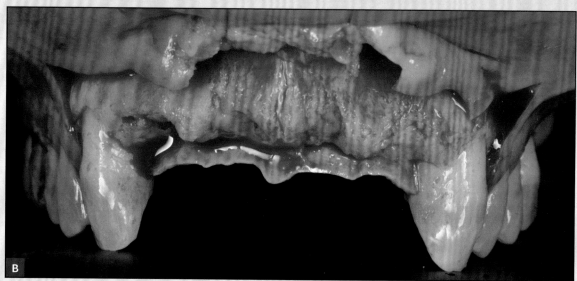

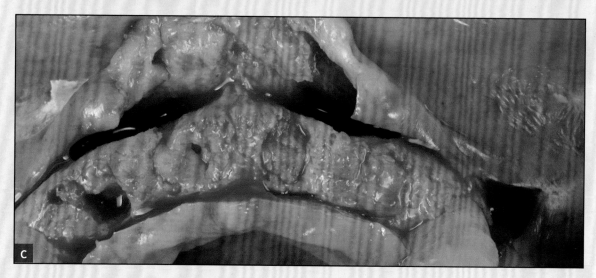

图18（A~J）   早期植入同步骨增量有利于种植长期效果，部分原因是拔牙后牙槽嵴顶部自发的软组织增厚。重建外科手术后3个月随访的软组织高度。

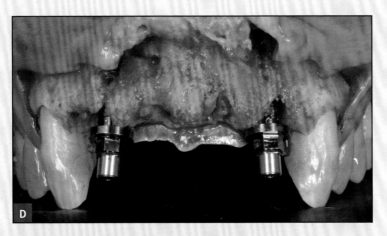

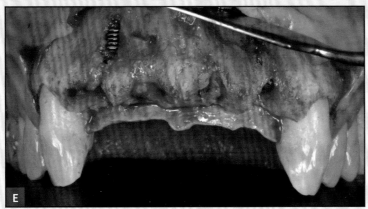

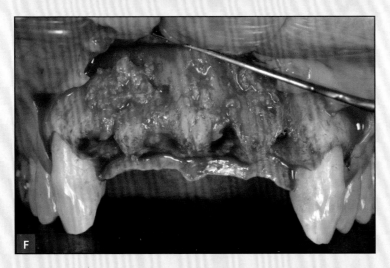

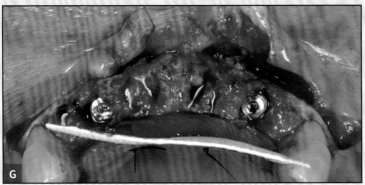

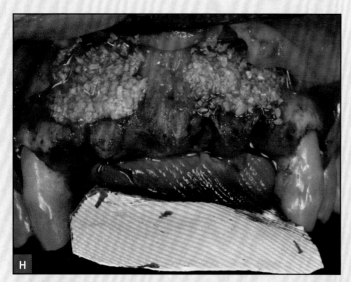

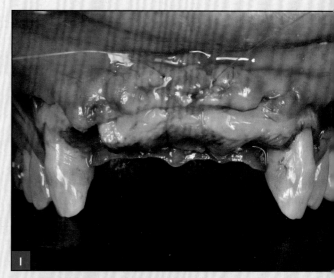

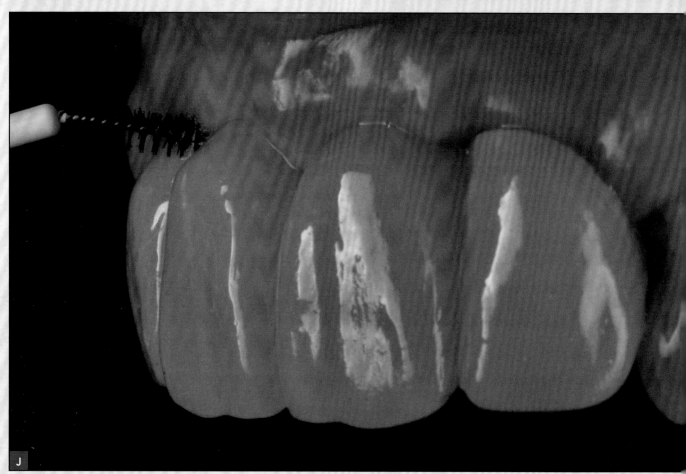

表3　STH对种植体周组织情况影响的临床研究

作者 （年份）	研究设计	观察期限	患者数量	STH	评估方式	最后一次随访时的平均MBL*
Kaminaka等 （2015）[45]	对照研究	12个月	32	薄	CBCT	−1.33
			34	厚		−0.31
Linkevicius等 （2009）[43]	对照研究 （分口）	12个月	23	薄	牙周探诊	−1.8
			23	厚		−0.17
Linkevicius等 （2015）[42]	对照研究	12个月	103	薄	牙周探诊	−1.65
			103	厚		−0.44
Linkevicius等 （2015）[44]	对照研究	12个月	80	薄	牙周探诊	−1.18
			80	厚		−0.22
Puisys和 Linkevicius （2015）[46]	对照研究	12个月	97	薄	牙周探诊	−1.22
			97	厚		−0.22
Canullo等 （2017）[47]†	前瞻性研究	36个月	16	薄	组织学	NR
			10	厚		NR

*这些研究中均未报告探诊出血、探诊深度和菌斑指数。
†Canullo等没有报告MBL的具体值，而是探索了STH和MBL之间的相关性，这在他们的样本中并不显著。
MBL：边缘骨丧失；STH：嵴顶上组织高度；NR：未报告。

研究总结

研究表明，在生理性骨改建过程中，较厚的黏膜更有利；少数学者认为种植体周组织较薄更有利于抵抗疾病。

临床研究显示，健康状态下，种植体周平均STH比牙齿周围更宽，宽度大约为4mm，包括约2mm上皮屏障和约2mm结缔组织[48-49]，然而过量的STH可能弊大于利。根据一项评估STH改善实验性种植体周黏膜炎作用的研究，与STH≤1mm的黏膜隧道位点相比，STH≥3mm的黏膜隧道不利于疾病缓解[50]。然而，尚无临床证据表明一定量的STH与种植体周病发生风险增加直接相关。有关STH与基台高度之间的关系，以及这一相关性作为种植体周软硬组织状态独立因素的意义的数据有限。

总之，为防止种植体植入和负荷后由于建立STH而导致的过度骨吸收，应考虑以下方面：

■ 种植体–基台连接方式：通常内连接与边缘骨丧失减少相关，特别是平台转移的种植系统[51]

■ 使用穿黏膜基台：高度 > 2mm的穿黏膜基台可抑制生理性骨吸收[52]

■ 种植体骨冠状体位置：该因素可能在很大程度上影响生理性种植体周骨改建，特别是如果修复体直接连接到种植体上时。这也适用于"组织水平"种植体，但程度较轻[53]

■ 软组织增量：如前所述，较大的种植体周STH（≥2mm）与负荷后较低的边缘骨丧失相关[43]。因此，应该考虑在缺损部位行软组织增量术

6. 结束语

种植体周黏膜的表型特征可能在很大程度上影响种植体周健康。本章综述了种植体周黏膜的主要特征以及不同表型参数，即种植体周角化黏膜宽度、黏膜厚度和嵴顶上软组织高度等的临床相关性。角化黏膜宽度不足主要与刷牙不适和组织炎症增加有关。薄弱的颊侧黏膜与不良的美学效果和边缘骨丧失的风险增加有关。同样，软组织高度不足会诱发边缘骨改建和黏膜退缩。

第6章

Alberto Monje, Daniel Buser

种植体周理想的三维硬组织量

CRITICAL PERI-IMPLANT HARD TISSUE DIMENSIONS IN
HEALTH AND DISEASE

摘要

与种植体植入有关的软硬组织量变化必须可预测，以防止生物学和美学的并发症。事实上，种植体植入后颊侧骨壁的完整性似乎是预防疾病的关键。有趣的是，种植体周炎症通常以更具侵略性的方式在种植体的颊侧进展。此外，颊侧骨不足常与黏膜退缩有关，从而影响美学效果。因此，考虑到关键的硬组织尺寸，理想的三维种植体放置对于种植体周组织的长期稳定性至关重要。当颊侧骨厚度不足以在术后骨重塑中存留时，为了弥补这一问题，必须考虑同期或分期进行骨增量手术、使用窄径种植体或手术中深种作为解决问题的治疗选择。

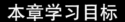

本章学习目标

- 评估与种植体植入相关手术创伤后的骨稳态

- 评估牙槽骨的不同区域

- 检查种植体植入手术后牙槽骨的动态变化

- 根据组织学、临床和影像学数据，回顾关键的颊侧骨厚度概念，以预防在愈合和种植体发挥功能过程中的生物学并发症

- 提出不同的治疗方案，以管理牙槽嵴缺损，并减轻可能导致任何种植体周部位骨结合破坏的尺寸变化

1. 引言

最佳的种植体三维位置是实现长期良好的美学和功能效果的关键因素之一。骨量和骨密度明显地决定了种植体的初期稳定性，最终导致骨结合。较早的一项研究发现，除了需要足够的骨结构来支持种植体外，还需要预测由种植体植入过程中的创伤所引起的尺寸变化[1]。在牙周手术后，牙槽突的软硬组织会发生变化[2-6]。有较多的临床前研究[7-10]和临床研究[11-12]发现了拔牙后牙槽窝的组织改变。这些研究使人们对组织生物学有了更全面的了解，包括认识到束状骨血供中断似乎是术后骨吸收的原因；分解代谢的变化会导致明显的破骨细胞活动，尤其是在拔牙窝的颊侧。当在上颌骨前部植入种植体时，这一点至关重要，因为上颌骨前部的唇侧骨板以薄壁表型为主[8-9,13]（图1）。

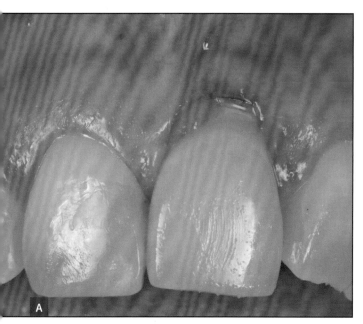
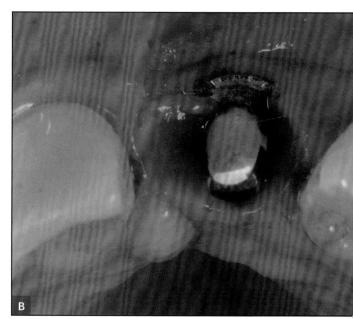

图1（A，B）   种植体植入位置不佳会导致美学和功能问题，这些问题很难用修复体设计掩盖。

另一方面，很大一部分种植体植入在完全或部分无牙颌患者的愈合牙槽嵴中。由于手术创伤和骨膜血供中断，种植体植入时，薄的颊侧骨壁在愈合过程中存在明显骨吸收的风险（图2~图4）。这可能导致在功能负荷之前发生明显的种植体周骨吸收，使种植体微粗糙表面暴露于种植体周龈沟中。这表明了可疑微生物污染是导致一定比例患者出现种植体周感染并随后发生骨吸收的危险因素[14]。因此，当种植体周龈沟将微粗糙的种植体表面暴露于生物膜时，预计组织破坏会更快，且疾病清除效率更低[15]。

本章旨在提供有关硬组织临界尺寸的见解，以实现功能和美学的长期效果。它提供了对种植体植入后种植体周硬组织相关生物事件的透彻理解，以及如何在临界型临床情况下减弱种植体周硬组织的尺寸变化。

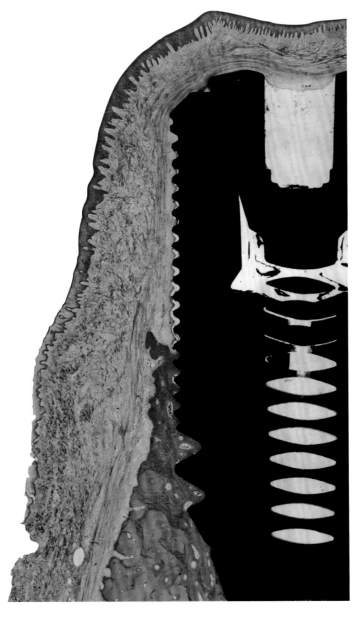

图2　种植体位置不当导致颊侧显著骨吸收的病例的组织学切片。HE染色。放大倍数：40x。

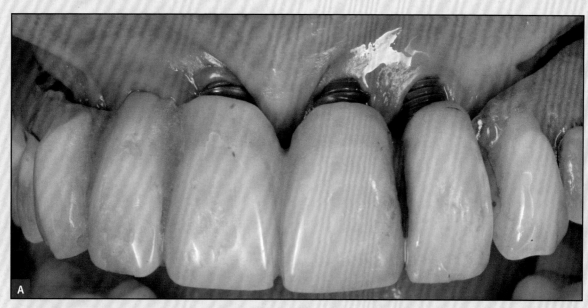

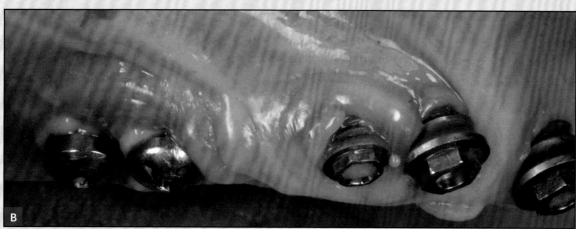

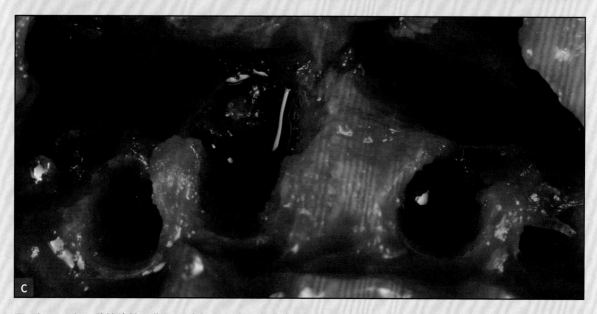

图3（A~C） 种植体植入位置不佳与生理性骨改建过程中骨吸收过多的生物学并发症有关。

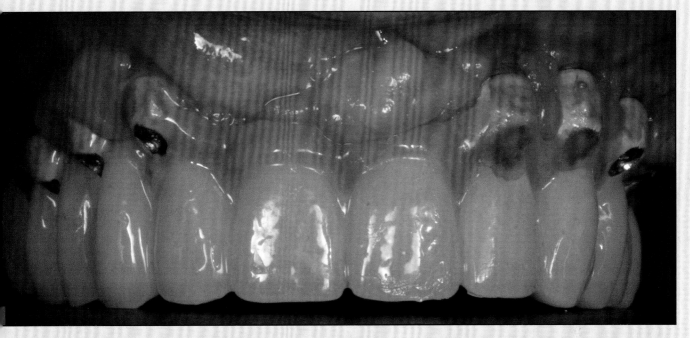

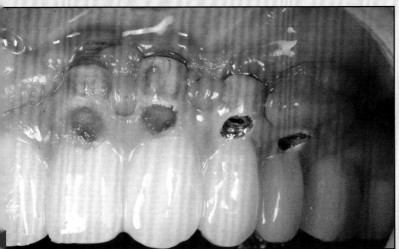

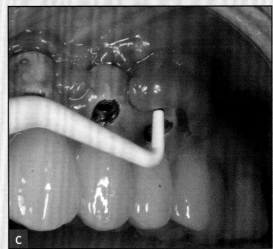

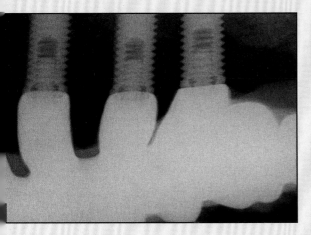

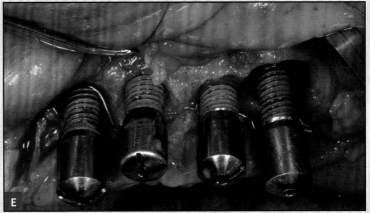

图4（A~E） 与种植体植入位置不当和缺乏清洁通道导致菌斑积聚有关的种植体周炎的临床与影像学表现。

2. 骨结合和骨稳态

骨结合是种植体植入后发生的一系列细胞和分子相互作用的结果。种植体的初期稳定性被认为是获得长期稳定的前提条件。实际上，已经有研究证实初期稳定性与长期稳定性密切相关[16]。

种植体植入后，立即发生一系列精细有序的反应。首先引起免疫炎症反应，随后是血管生成，最终是成骨过程。凝血酶和纤维蛋白原的启动级联生物整合，接着是中性粒细胞、单核细胞和巨噬细胞的参与。这些早期反应预示着一系列细胞因子和生长因子的释放，以刺激基质的沉积[17]。

在基质沉积的过程中，有几种细胞是实现生物稳定性所不可或缺的。骨细胞、成骨细胞和破骨细胞共同扮演着改建骨结构与提高骨质量的关键角色。成骨细胞的功能是支持骨结构和感受机械力。另一方面，破骨细胞在骨吸收和骨稳态中起着关键作用。此外，位于骨表面的骨内膜细胞具备促进其他成骨细胞分化的能力，同时已被证实能够通过基质金属蛋白酶介导表达破骨细胞标志物并消化胶原纤维[18]。因此，这些细胞对维持骨结合和组织破坏过程中骨稳态起着至关重要的作用（图5和图6）。

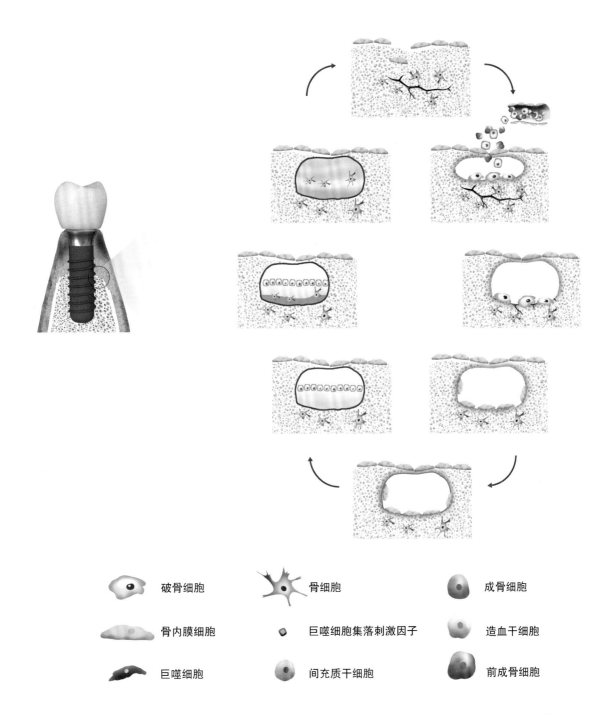

破骨细胞	骨细胞	成骨细胞
骨内膜细胞	巨噬细胞集落刺激因子	造血干细胞
巨噬细胞	间充质干细胞	前成骨细胞

图5 在不考虑最小颊侧骨厚度的情况下，种植体表面污染前的骨改建示意图。骨细胞网络最初受到损伤，随后通过从血液、骨髓腔或骨内膜细胞中补充的成骨细胞和破骨细胞来进行骨改建。随后，破骨细胞清除受损的骨组织，而骨内膜细胞则会清除碎片并分泌纤维胶原蛋白。之后，成骨细胞沉积类骨质填充间隙，形成骨细胞，实现成骨。（插图引用自Seeman[19]）

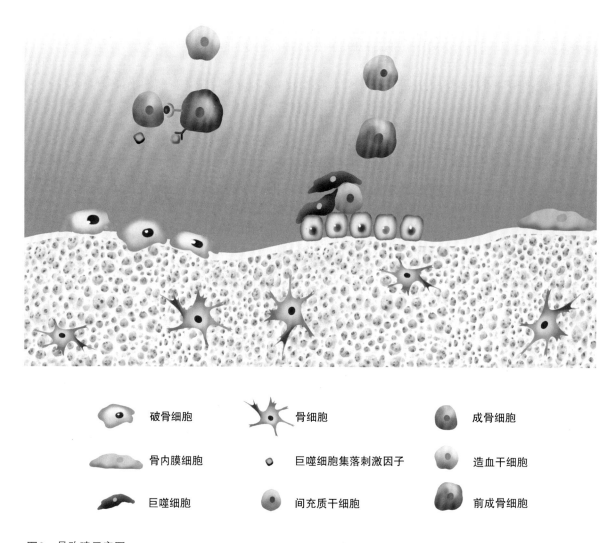

破骨细胞	骨细胞	成骨细胞	
骨内膜细胞	巨噬细胞集落刺激因子	造血干细胞	
巨噬细胞	间充质干细胞	前成骨细胞	

图6 骨改建示意图。

从骨结构和生物学的角度来考虑骨结合的过程是至关重要的（表1）。从结构上来说，骨由两个不同的部分组成。松质骨具有丰富的血流供应，能提供间充质祖细胞，而皮质骨则更为致密，血管含量较少（图7和图8）。不同类型骨的含量以及种植体的植入方式决定了种植体的初期稳定性，并影响骨结合的动态过程。因此，在以皮质骨为主的牙槽骨结构中，种植体具有更高的初期稳定性，可以实现远端成骨，从而在现有骨破坏之前形成新生骨[20]。相比之下，通过低扭矩（insertion torque，IT）植入种植体时，植入后种植体表面立即被骨细胞附着。

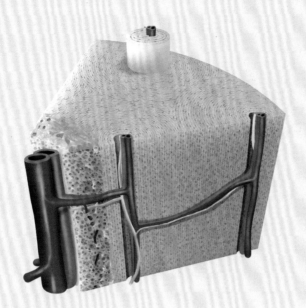

图7 与皮质骨相比，松质骨内的哈弗氏管显著增加。

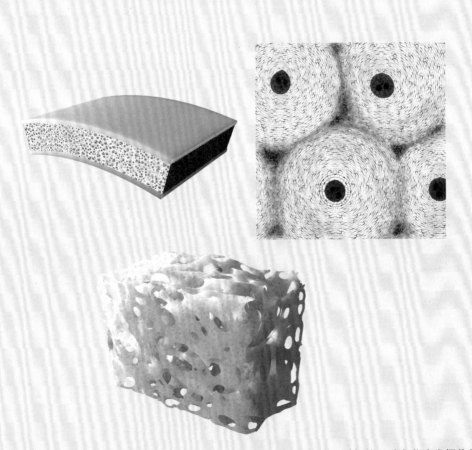

图8 骨的宏观和微观结构在实现种植体初期和后期稳定性以及在种植体植入引起的尺寸变化中发挥作用。

为了充分理解调节骨结合和组织破坏过程中的生物学与分子变化，应基于体外分析来评估骨结构对种植体结局的影响。在这方面，研究分析表明，在高植入扭矩（>50Ncm）下植入种植体会导致植入不充分，引起骨细胞的受损甚至死亡，从而可能影响骨结合过程和骨稳定性[21]。此外，人类皮质骨的骨细胞腔隙密度与微裂纹有关[22]。因此，高IT似乎在细胞水平上对骨稳定性不利。一项荟萃分析也证实了此观点[16]。另外，在颊骨壁较薄的情况下，高IT（>50Ncm）下的种植体比低IT下的种植体更容易出现骨吸收和边缘骨丧失[23]。

采用接触式成骨作为非功能负荷种植体所需的骨结合过程，松质骨可能有利于早期骨愈合和种植体周组织的稳定性。临床研究表明，相较于皮质骨含量较高的种植体，含有较高比例松质骨（>50%~60%）的种植体在负荷3~4年后，其周围骨吸收较少。因此，在这些情况下无须采用高IT，建议使用攻丝来减少微小骨折[24]。

综上所述，在富含松质骨的骨结构中，以较低IT植入种植体能够实现较好的骨结合和骨稳定性。

表1   Lekholm和Zarb骨质分类方法

骨骼类型	插图	描述
I		均匀皮质骨
II		带有骨髓腔的厚皮质骨
III		皮质骨薄，骨小梁致密，强度好
IV		皮质骨非常薄，骨小梁密度低，强度差

3. 临界颊侧骨厚度

种植体美学或生物学并发症导致的种植体失败通常是由于种植体植入位置不当引起的[25]。种植体周炎和美学失败更常见于颊侧。愈合部位植入的种植体必须有足够厚度的颊侧骨，以确保一旦骨愈合阶段完成，种植体就能环绕埋入牙槽骨中。一旦初期骨改建发生，整个微粗糙种植体表面必须形成骨结合[1]。在这些部位，牙槽嵴的外层主要由皮质骨组成，从外部（骨膜）和内部（骨内膜）接受大部分血管血供[26]。而牙槽嵴的中央部分则由松质骨组成，其血供良好。当翻瓣种植时，来自骨膜的血供被中断。此外，将种植体植入预先准备的种植窝洞中时，由于颊侧主要由皮质骨构成，骨内部的血供也会中断。这种内外血供的中断可能导致颊侧骨坏死（图9），此过程称为缺血性坏死[27]，并导致垂直骨吸收，最常见于种植体颊侧。这使得微粗糙的种植体表面细菌侵入和慢性病理改变的发生[28]。

临床研究证实了这一生物学现象[1-3]。一项研究表明，种植体周需要足够骨量，为了保证良好的预后，颊侧骨厚度（buccal bone thickness，BBT）需要 > 1.8mm[1]。Barone 等报道，颊侧骨壁≥1mm时效果更佳[23]。同样，Covani等观察到，在骨量充足的情况下，种植体植入后骨吸收大约为3mm[29]。然而，最近一项研究显示，在有限的颊舌向牙槽骨（≤4.5mm）内植入种植体后，经过3年负荷，可以达到足够的种植体周牙槽嵴高度[30]。需要指出的是，本研究对颊侧骨板开裂的情况，在种植体植入同时进行了软组织移植（表2）。

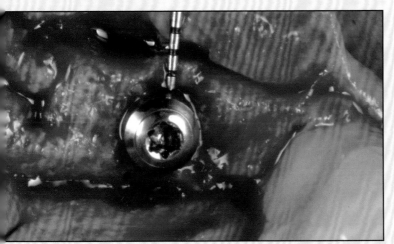
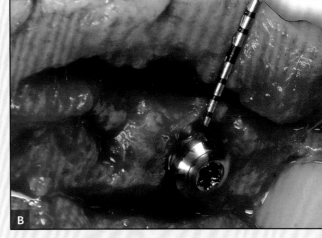

图9（A，B） 种植体周颊侧骨厚度应使用探针进行原位评估。当颊侧骨厚度＜1.5mm，建议同期行引导骨再生。

一项犬的体内形态学研究和临床实验有助于了解种植体植入8周后颊舌侧种植体重塑的动态过程[31]。研究发现，相比于颊侧骨壁（BBT）较薄（＜1.5mm）的情况，当BBT＞1.5mm时，大多数组织形态测量变量表现出更稳定的趋势。此外，在结扎诱导的种植体周炎模型中，将种植体植入在BBT＞1.5mm的情况下，能更好地抵御种植体周炎进展所引起的骨量变化。相反，当种植体距离颊侧边缘＜1.5mm时，种植体周炎症的进展更为严重[31]，更易发生探诊出血、牙龈退缩及溢脓等问题。因此，我们认为BBT≥1.5mm可以更有效地应对种植体植入后的尺寸变化和种植体周炎的进展（图10和图11）。

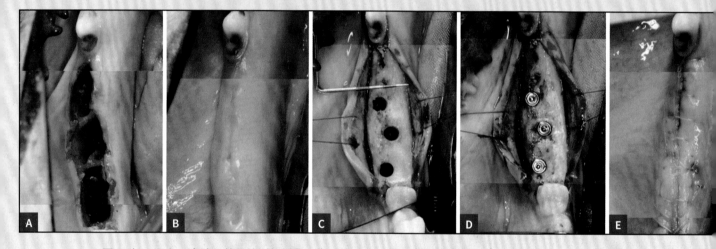

图10（A~E）　实验目的是检测颊侧骨厚度对生理性和病理性骨改建的影响。（经Monje等许可转载[32]）

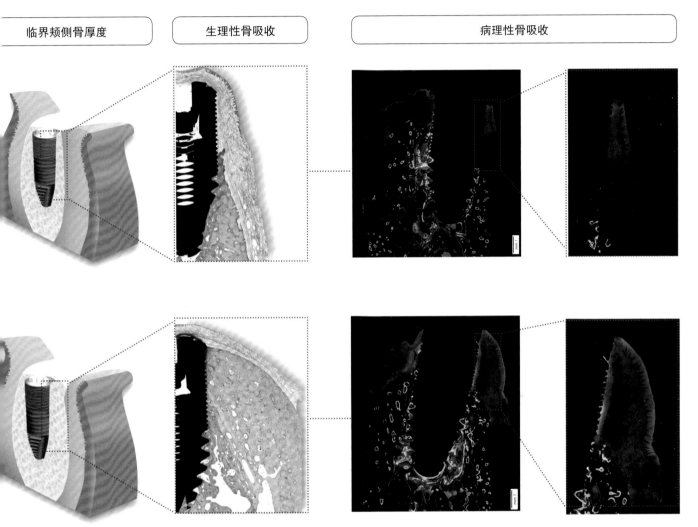

临界颊侧骨厚度	生理性骨吸收	病理性骨吸收

图11 组织学结果表明,在愈合部位植入的种植体BBT充足(≥1.5mm)时,生理性和病理性骨水平保持稳定,而在BBT不足(<1.5mm)的病例中,生理性骨吸收往往是缺血性坏死过程的结果。这会导致更严重的垂直骨丧失,从而引起种植体周病。值得注意的是,种植体颊侧的荧光显示生理性骨重塑后的骨沉积。因此,厚颊骨壁组的骨丧失主要是结扎引起的种植体周炎所致,而薄颊骨壁组的骨丧失主要是由于过度的生理性骨吸收所致。(经Monje等许可转载[32])

表2　关于愈合牙槽嵴中临界骨尺寸的临床和临床前研究

作者（年份）	研究类型	随访时间（月）	例数（种植体）	临界颊侧骨厚度（mm）	种植体存留率（%）	颊侧骨吸收（mm）	软组织改变（mm）	结论
Barone等[33]（2015）	随机临床对照	12	116	≥1mm	NR	0.1	0.7	颊侧骨厚度≥1mm位点软组织退缩较少
				<1mm	NR	0.3	1	
Cardaropoli等[34]（2006）	前瞻性对照研究	12	11	无	100	0.4	0.6	种植体植入后发生骨改建，表现为骨尺寸降低
Covani等[29]（2004）	前瞻性对照研究	12	15	无	100	3BL	无	早期植入，无GBR，周围缺损可临床愈合（6~8周）
Grunder等[35]（2005）	专家意见	无	无	2	无	无	无	为达到种植体理想的审美效果，颊侧骨厚度应该至少2mm
Jung等[36]（2017）	随机临床对照	18	22	0	100	1.7（6个月）	无	骨裂（≤5mm）会导致颊侧更多的垂直骨吸收（6个月）和更多的边缘骨丧失（18个月）
				>0（+GBR）	100	0.1（6个月）	无	

（续表）

作者（年份）	研究类型	随访时间（月）	例数（种植体）	临界颊侧骨厚度（mm）	种植体存留率（%）	颊侧骨吸收（mm）	软组织改变（mm）	结论
Monje等 (2019)[32]	临床前犬类研究	1.5	36	<1.5	100	3~4	无	推荐种植种植位点颊侧骨厚度≥1.5mm，因为颊侧骨厚度＜1.5mm较≥1.5mm更少发生生理和病理性骨吸收
				≥1.5	100	0~0.1	无	
Spray等 (2000)[1]	前瞻性对照研究	3~8	2667	<1.8	93.4	>3	无	颊侧骨吸收与种植体骨结合失败密切相关。当骨厚度达到1.8~2mm，骨吸收显著减少
				≥1.8	97.5	0	无	
Temmerman等 (2015)[30]	前瞻性对照研究	36	100	<4.5（嵴下2mm处BL尺寸）	100	0.7	无	种植体在种植入位点颊侧骨厚度＜4.5mm，可成功种植3年以上。种植体骨裂同期行侧向GBR修复
Yoda等 (2017)[37]	前瞻性控制+有限元分析	12	1	1.5	100	无	无	初始颊侧骨厚度可显著影响机械生物效应，而这决定了骨结合的过程

BL：颊舌向；GBR：引导骨再生；NR：未报告。

研究总结

　　考虑到种植体的长期稳定性在一定程度上取决于牙槽骨的完整性，临床医生应该预见种植体植入后骨量尺寸的变化。因此，BBT≥1.5mm是必要的，因为它可以最大限度地减少生理性和病理性种植体周的骨吸收。在颊侧骨量缺乏或缺损（＜1.5mm）的情况下，生物学和美学并发症的风险将增加。

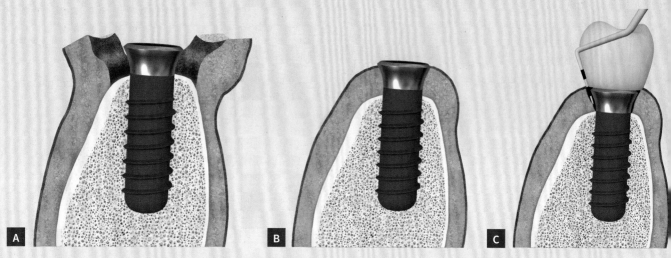

图12（A～C）　种植体植入在＞1.5mm颊侧骨位点中，少量的骨厚度改变，长期稳定性良好，且没有因为粗糙的种植体表面暴露在口腔中而导致骨吸收。

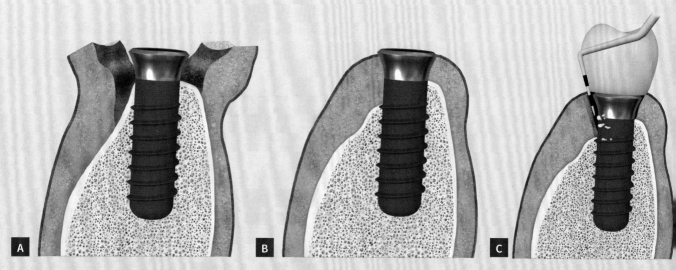

图13（A～C）　种植体植入牙槽嵴中，BBT＜1.5mm，导致明显的骨厚度改变，长期稳定性较差，微粗糙的种植体表面暴露在口腔中而导致骨吸收，进一步引起病理性骨吸收（即种植体周炎）。

临床意义

基于临界BBT的概念，笔者推荐在颊侧骨壁较薄或种植体植入后出现颊侧骨缺损的位点使用GBR。在允许的情况下，首选同期行GBR以减少患者翻瓣手术的次数。然而，这需要满足理想的种植体初期稳定性和二壁骨缺损形态[38]。在颊侧骨壁较薄时，建议用金刚钻修整去除牙槽嵴部分骨，因为在初始愈合过程中破骨细胞作用下这种皮质骨会被吸收，导致垂直高度降低，直至BBT接近1.5mm。随后，可以采用GBR进行局部骨增量来修复缺损。然而，如果由于种植位点骨吸收严重而无法植入种植体，则建议在种植体植入前行骨增量，以确保达到临界颊侧骨厚度（图12~图14）。

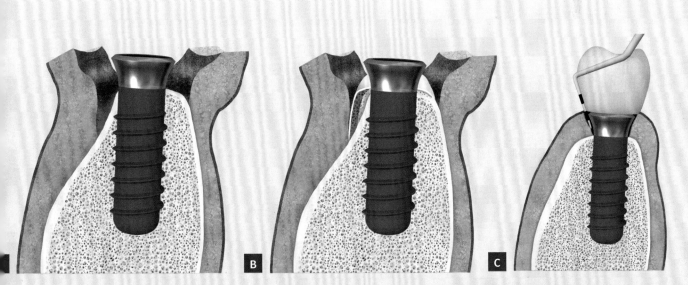

图14（A~C）　种植体植入牙槽嵴中，BBT < 1.5mm，提倡同期行GBR以减少因缺血性坏死过程而发生的骨尺寸变化。

4. 预测拔牙位点骨量改变的策略

如前所述，由于拔牙后骨量改变是受生物学驱动而出现的，因此临床医生需要了解组织生物学，以预测任何可能损害美学效果的潜在风险因素（图15）。

在过去40年中，关于拔牙后种植有3种常见的时间方案，即即刻种植、早期种植和延期种植。在过去15年中，研究明确了种植体植入后美学并发症的危险因素[39]，并制订了选择不同种植时机的标准[40]。关于种植体留存和临床长期稳定性的研究，主要集中在种

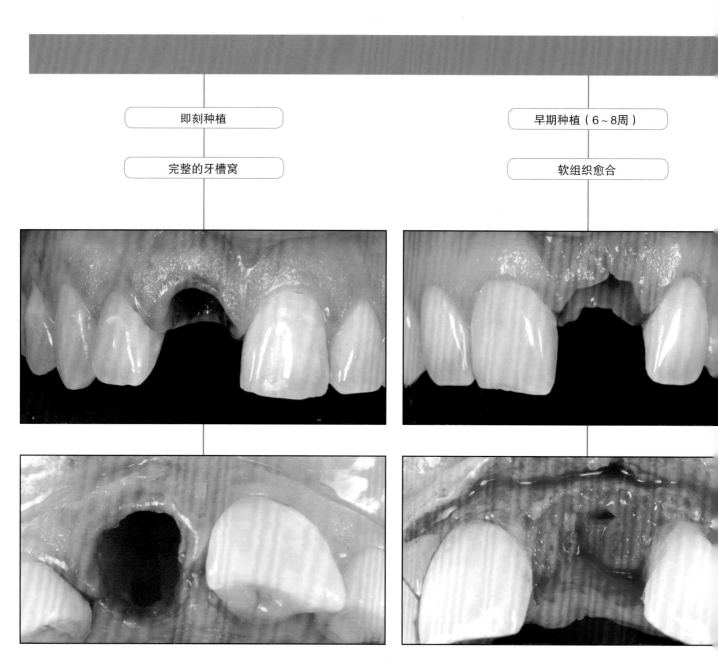

图15　根据拔牙后软硬组织愈合时间选择种植体的植入方案。

植体植入愈合后的牙槽嵴时（延期种植），而缺少对颊舌侧骨量改变及功能和美学危险因素的研究。在术后三维骨量变化方面的研究主要集中在即刻种植。同时，早期种植的软硬组织稳定性也已经得到证实。

科学证据的标准因方案不同而不同。尽管即刻和延期种植方案已被广泛研究，但早期种植的研究较少。然而，长期研究结果表明，早期种植是一种可行的和可预测的手术，可减少术后功能和美学并发症[38]（表3）。

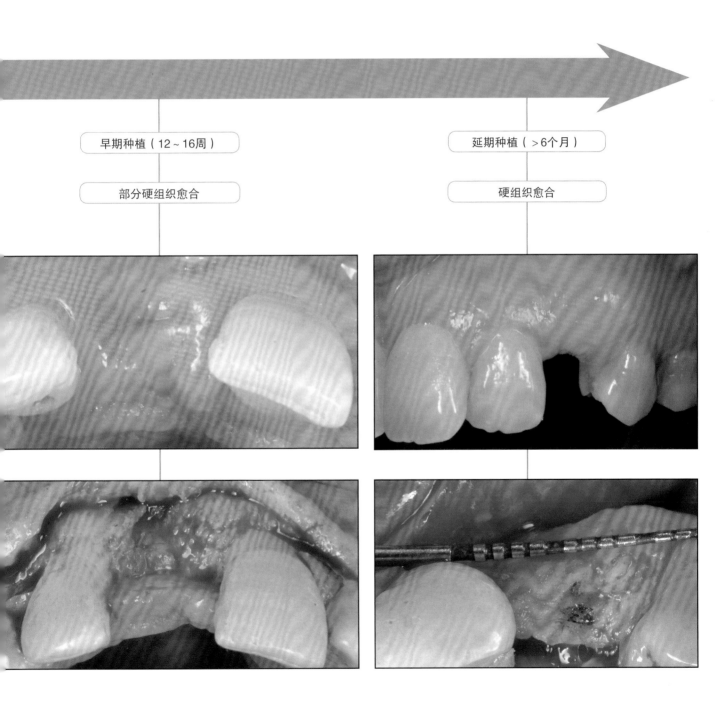

表3 不同种植体植入时机的优缺点、适应证和禁忌证

种植体植入时机	优点	缺点	适应证	部分禁忌证
即刻	■ 结果的即时性 ■ 患者接受度良好 ■ 治疗时间短 ■ 无翻瓣	■ 失败风险较高 ■ 技术敏感性 ■ 需要硬组织增量 ■ 通常需要软组织增量	■ 颊侧骨壁完整（＞1mm） ■ 足量根向骨（＞3mm）	■ 无完整颊侧骨壁 ■ 根向骨不足
早期	■ 可预测性 ■ 可控骨嵴改变 ■ 自发软组织增厚 ■ 编织骨形成	■ 过渡修复体 ■ 翻瓣手术 ■ 同期转瓣	■ 凹坑形骨（U形或V形骨嵴）	■ 垂直骨缺损 ■ 扁平牙槽嵴
延期	■ 可预测性 ■ 位点层状骨形成	■ 需要转瓣（保存牙槽嵴） ■ 治疗周期长 ■ 明显骨吸收	■ 靠近解剖边界的牙槽（上颌窦，下牙槽神经） ■ 活动期牙周炎 ■ 需要戒烟 ■ 临床医生新手/缺乏经验	—

因此，在拔除终末牙列时，为了确定最适合的种植体植入方案，需要考虑以下因素：

■ 硬组织表型：厚颊骨表型＞1mm，拔牙后更容易有软硬组织稳定性[12]

■ 软组织表型：厚龈型（＞1mm）不易发生牙龈退缩[41]

■ 剩余牙槽嵴：对种植体的初期稳定性非常重要，特别是在根尖区和舌/腭侧

■ 活动性感染：不适于即刻种植

5. 愈合牙槽嵴中临界颊侧骨厚度的保存策略

骨量不足时，在理想的位置植入种植体可能会导致临界BBT（≥1.5mm）受到侵犯，我们提出了几种策略（图16）：

■ 植入窄径种植体

■ 植入种植体同期行GBR以减少骨量变化（图17）

■ 通过GBR或其他骨增量措施（如块状骨移植）增宽牙槽嵴后再植入种植体

■ 种植体植入在更根方的位置（牙槽嵴下），直至达到临界BBT

受部分有限元分析结果的影响，种植体的有效性一直是一个有争议的话题。Petrie和Williams的研究报告指出，与标准直径的种植体相比，窄径种植体会导致牙槽嵴应力增加3.5倍。然而，植入短种植体时牙槽嵴应力的增加并不明显，这与临床结果一致[42]。Ortega-Oller等证实，与宽径种植体（直径＞3.3mm）相比，窄径种植体（直径＜3.3mm）的失败风险比为3.9。此外，与上颌相比，下颌种植体的失败风险更高（风险比：4.4）[43]。然而，现代种植体的设计和表面特性的改善，以及对生物力学的更深入理解，使得在控制咬合差异和异常功能习惯的前提下，使用窄径种植体成为解决牙槽嵴水平缺损的可行且有效的方法。Schiegnitz和Al-Nawas最近的研究表明，与标准直径种植体（＞3.5mm）相比，窄径种植体（3.0～3.5mm）的存留率没有明显下降。而3.0～3.3mm种植体更常用于修复间隙有限的前牙区，3.3～3.5mm种植体更常用于后牙区[44]。

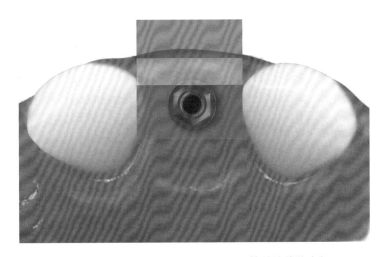

图16 预防牙龈退缩和骨吸收的一个关键因素是根据牙槽骨量来调整种植体的直径。

6. 种植体植入位置相关的生物学并发症

考虑到种植体微粗糙表面的暴露是种植体周炎发生的潜在危险因素，需要进一步确定种植体冠根向的合适位置，以减少生理性骨吸收。这通常发生在植入手术期间种植体平台离骨面太远时。在这些情况下，在获得生物稳定性后，种植体微粗糙表面往往暴露在周围龈沟中，由于暴露的微粗糙表面加剧菌斑附着，因此更容易发生软组织炎症[45]。通过采用混合设计的种植体，可以显著降低这种风险。混合设计的种植体在根方具有微粗糙表面，在颈部区域具有光滑表面。光滑部分位于牙槽嵴区域。强烈建议手术时将微粗糙面与光滑面之间的界面定位在牙槽嵴下（≥1mm），以弥补术后骨吸收。瑞士伯尔尼大学已经应用该技术20余年，使用的是市场上最典型的混合设计的软组织水平种植体。10年来在部分无牙颌患者中种植了500多颗种植体，种植体失败和种植体周炎的发生率为3%，表明该技术具有良好的长期无感染稳定性[46]。另外，放置在非常表面的骨水平种植体需要超过30°的角度穿龈区[47]。这些修复体因素也与种植体周炎的高风险相关（图18~图21）。表4说明了种植体位置对减少生物学并发症的重要性。

表4 预防生物学并发症的关键种植体位置

关键因素	主要原因	建议	关联因素	治疗方案
颊侧骨厚度不足（＜1.5mm）	■ 牙槽嵴宽度不足 ■ 不恰当的手术方案——种植体放置过于偏颊侧	距种植体肩台≥1.5mm	■ 缺乏角化黏膜 ■ 美学失败	■ 同期行引导骨再生 ■ 使用窄径种植体
过于偏根方（距釉牙骨质界≥6mm）	■ 不恰当的手术方案——备洞过深 ■ 种植体稳定性不足	距釉牙骨质界≤6mm	■ 更强的促炎表征	■ 在骨结构不良处行不充分备洞 ■ 使用软组织水平的种植体 ■ 使用较长的穿黏膜基台
过浅（平/高于牙槽嵴顶）	■ 牙槽嵴高度不足 ■ 不恰当的手术方案 ■ 初期稳定性高	牙槽嵴顶下≥1mm（骨水平种植体）	■ 凸形修复体	■ 在致密骨结构处更充分地备洞 ■ 使用骨水平种植体 ■ 使用更短的种植体
种植体之间距离过近（近远中位置）	■ 不恰当的手术方案	距种植体肩台≥3mm	■ 修复体自洁性差	■ 使用更窄径种植体 ■ 采用悬臂设计 ■ 固定义齿修复时考虑减少中间种植体

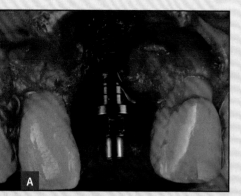
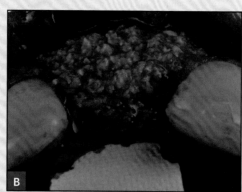
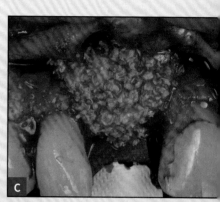

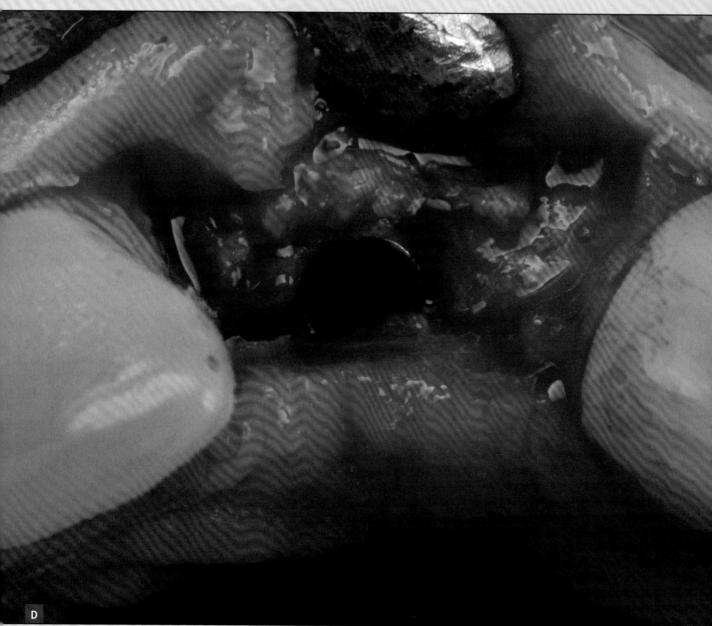

图17（A~D） 在颊侧骨量不足的部位，为了获得可预期的长期疗效，建议行GBR建立临界BBT。

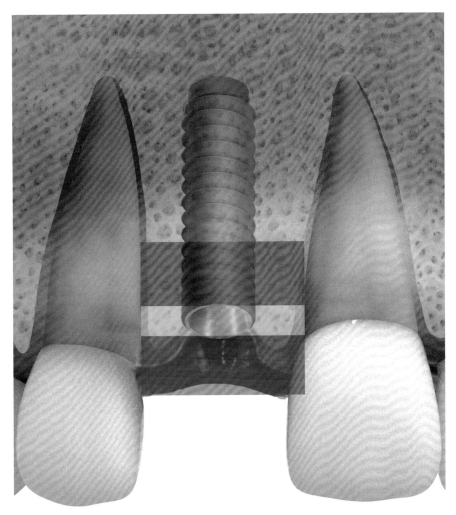

图18　鉴于凸形的穿龈轮廓与种植体周炎相关，正确的种植体冠根向位置对于预防生物学并发症至关重要。

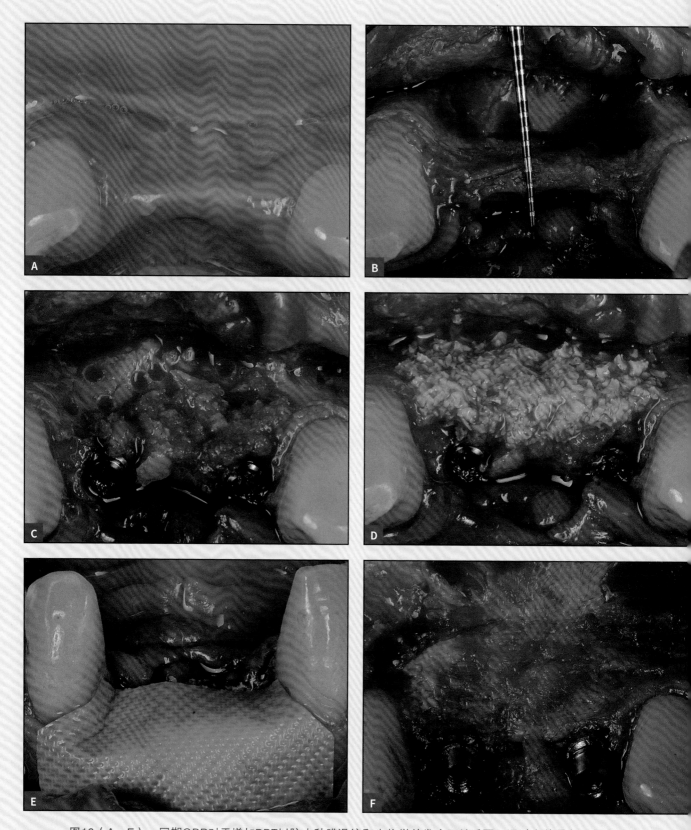

图19（A～F）　同期GBR对于增加BBT以防止黏膜退缩和生物学并发症至关重要。通过自体骨与无机牛骨混合，屏障膜覆盖，GBR 4个月后观察骨量的增加。

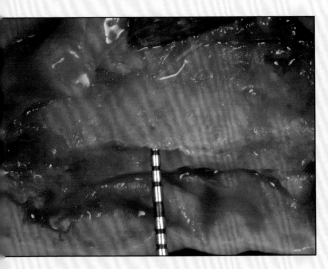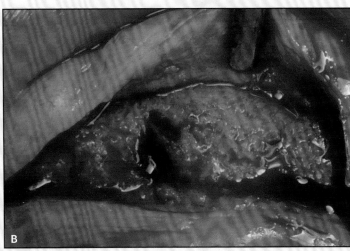

图20（A，B） 在通过可吸收屏障膜进行的GBR不能完全预测的情况下（例如扁平牙槽嵴），使用无移植物的替代方案更合适，例如将种植体放置在略微低于牙槽嵴的位置以达到临界BBT。注意在植入8周后，种植体完全嵌入骨中。

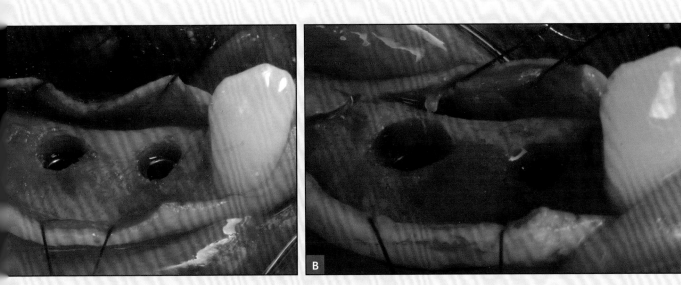

图21（A，B） 尽量缩短种植体长度，使种植体位于牙槽嵴下稍深的位置，以达到临界BBT。注意在植入8周后，种植体嵌入骨中。

病例1（图22A～G）　窄径种植体的可行性依赖于适当的咬合调整，以最大限度地减少生物力学过载。18个月随访时软组织稳定性良好。

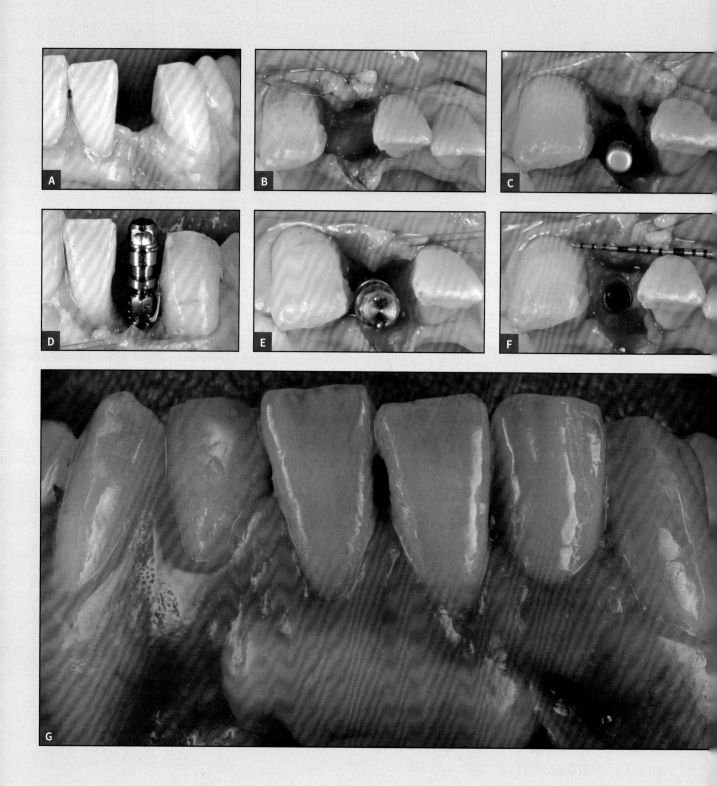

病例2（图23A～D） 由于之前GBR治疗的失败，患者前牙区牙周组织减少，所以选择使用窄径种植体。在该区域，更适合使用窄径种植体，以更好地模拟穿龈轮廓。24个月随访时临床稳定性良好。

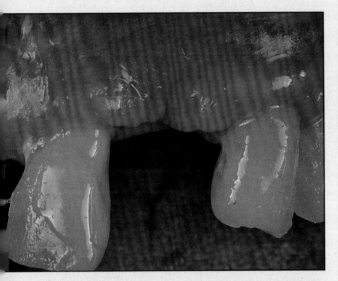

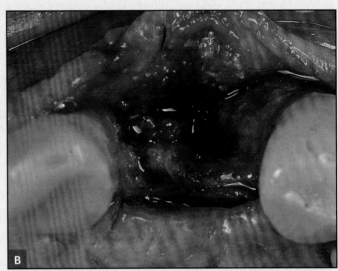

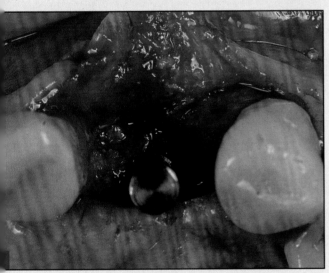

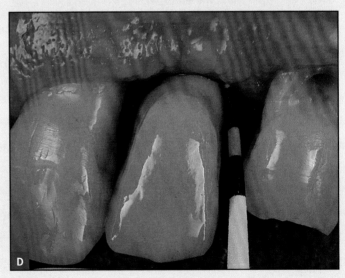

　　病例3（图24A～F）　尖牙和前磨牙根折，使用同种异体骨和胶原膜增宽牙槽嵴后，延期植入种植体。种植体负荷3年后临床稳定性良好。

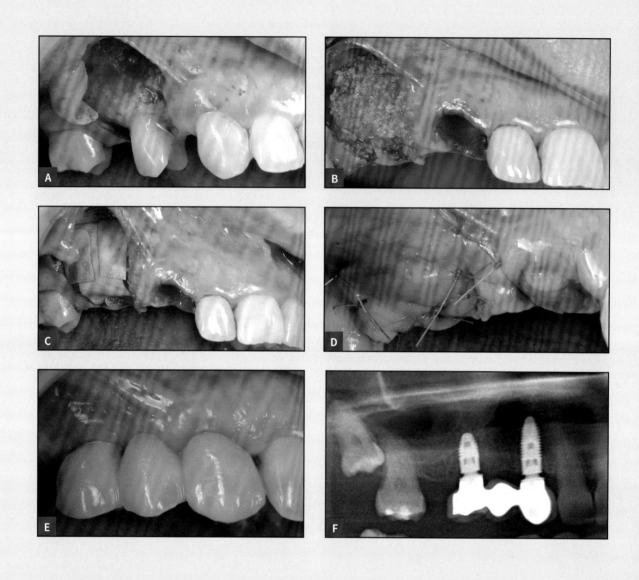

病例4（图25A～J） 早期植入种植体（拔牙后8周）以替换终末牙列。同期行 GBR，将自体骨与无机牛骨混合，胶原膜覆盖，重建美学区轮廓。

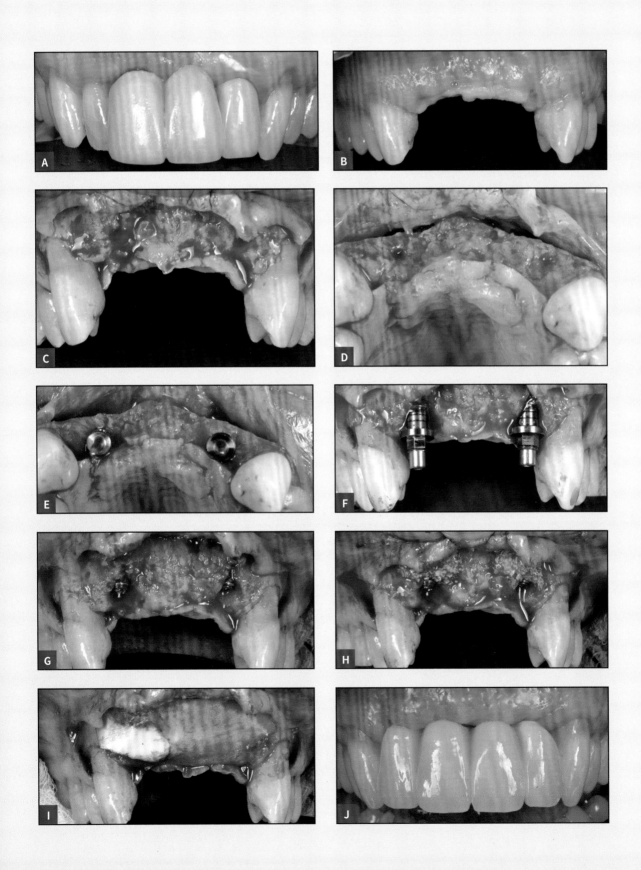

病例5（图26A～H） 对牙周组织减少的患者进行早期种植和同期GBR。在这种情况下，即使牙槽嵴顶部的临界BBT没有被破坏，颊侧骨量也会受损。因此，需进行GBR以防止严重的骨吸收。12个月随访时临床和影像学稳定性良好。

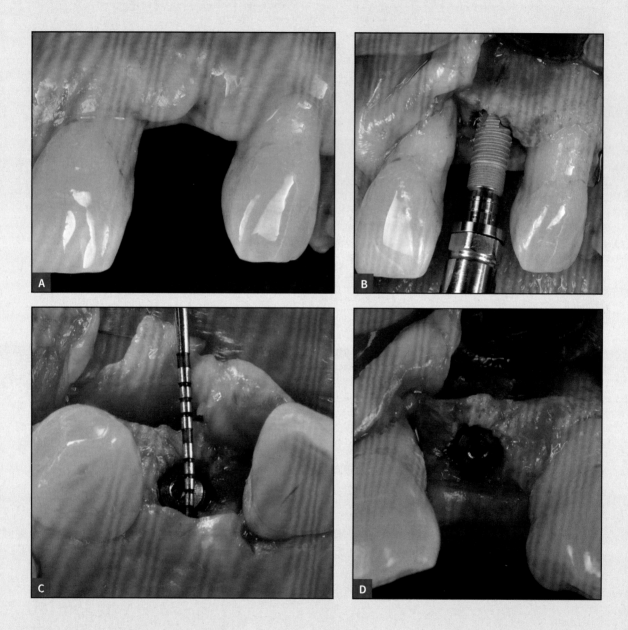

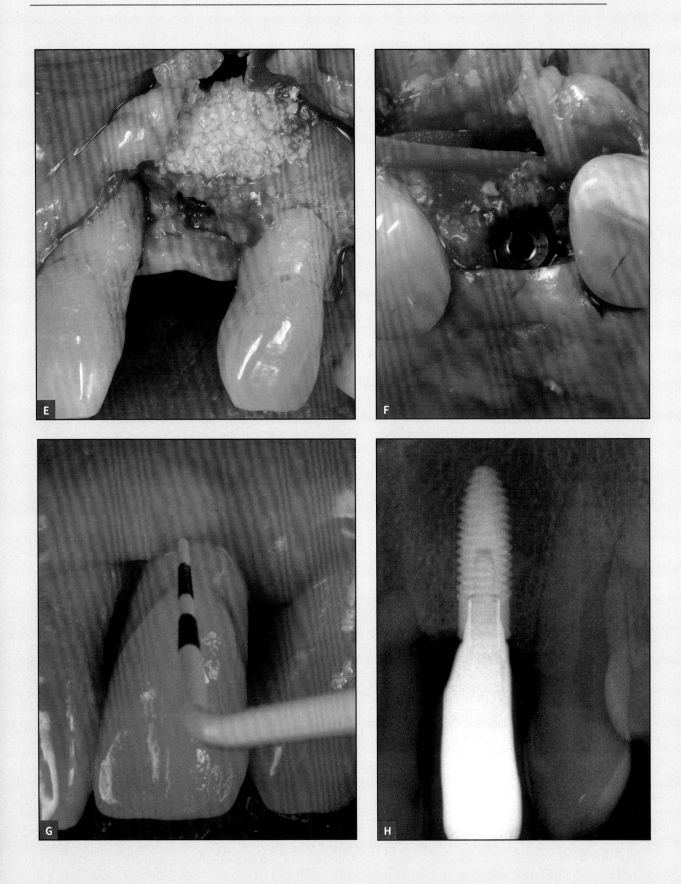

病例6（图27A ~ G）　早期种植和同期GBR以加强颊侧骨壁。在种植体植入后4个月重建临界BBT，12个月随访时软硬组织稳定性良好。

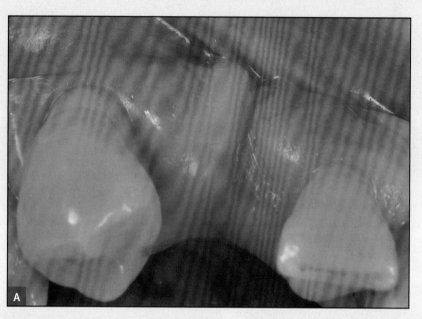

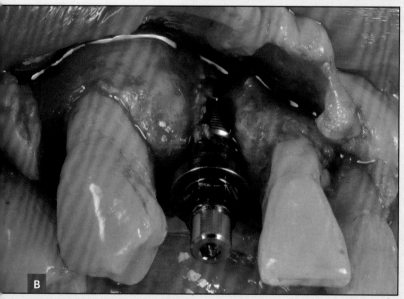

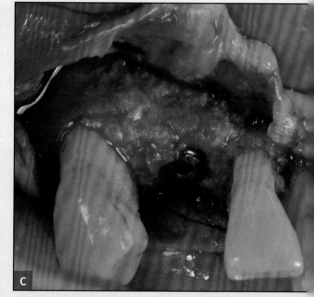

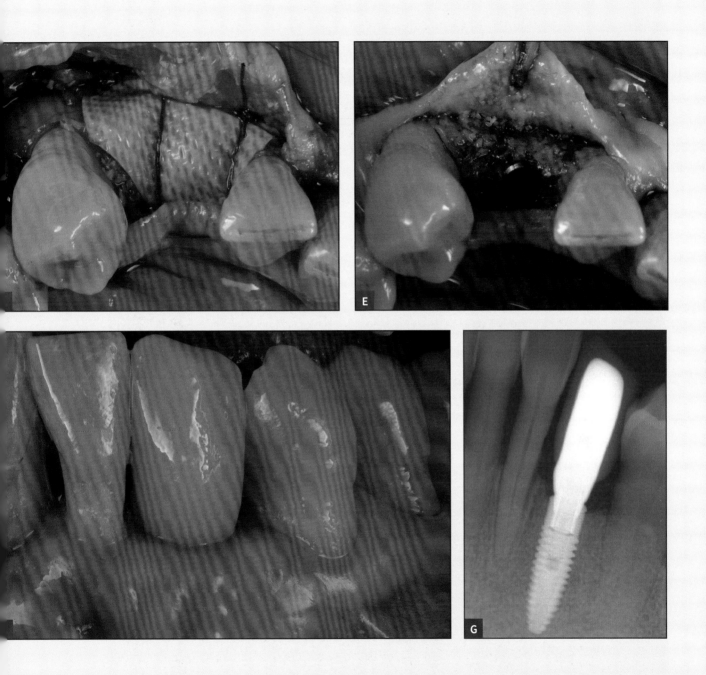

病例7（图28A～H） 种植体早期植入于理想的三维位置，同期进行软硬组织 重建，2年随访时种植体周健康、美学效果良好。

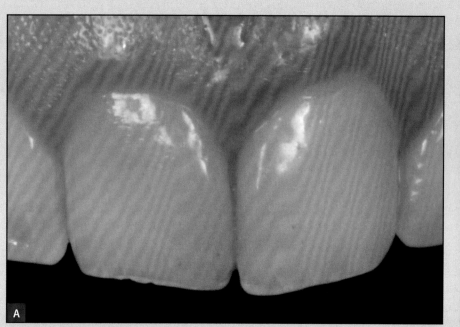

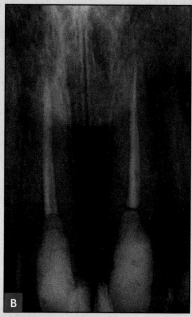

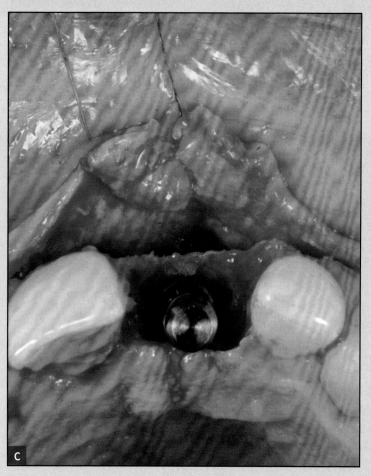

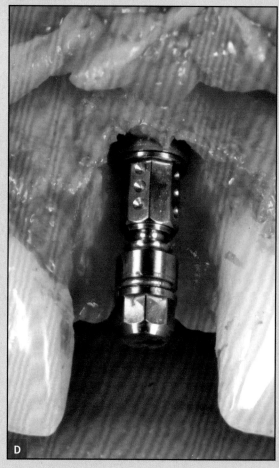

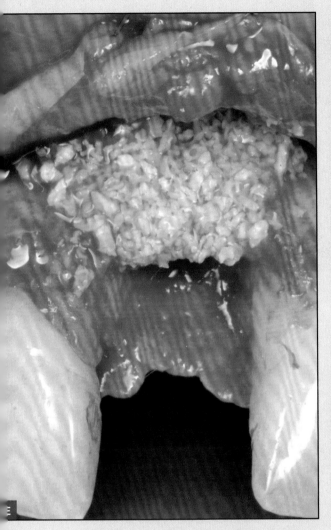

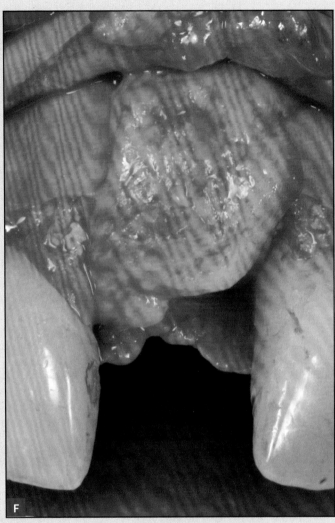

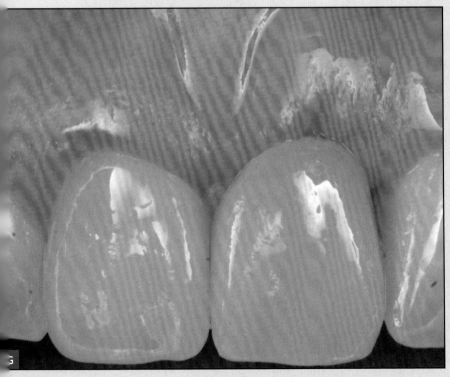

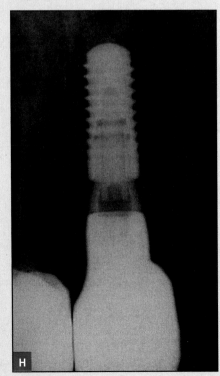

病例8（图29A～O）　在美学区行早期种植和同期GBR的长期临床和影像学随访（12年）。这项随访研究旨在评估骨嵴内适当的植入位置以及使用合适的技术和生物学原理进行骨移植在长期软硬组织稳定性中的作用。

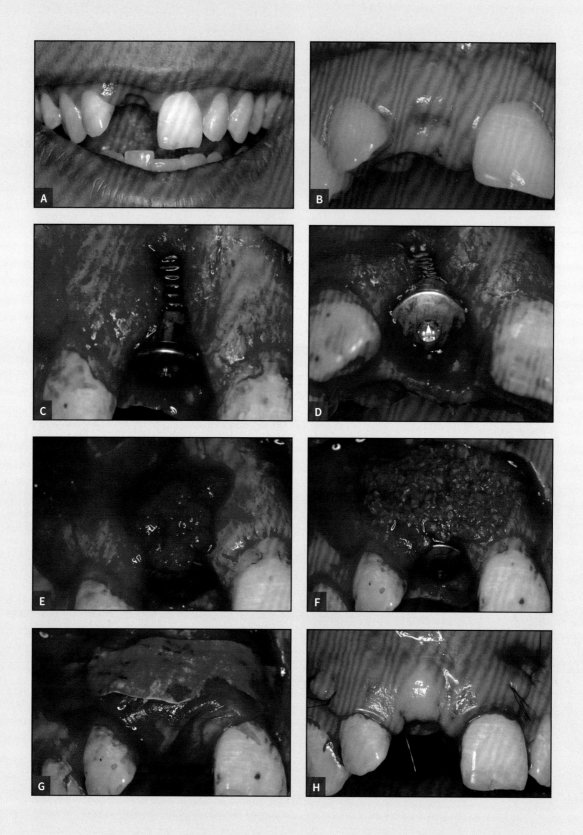

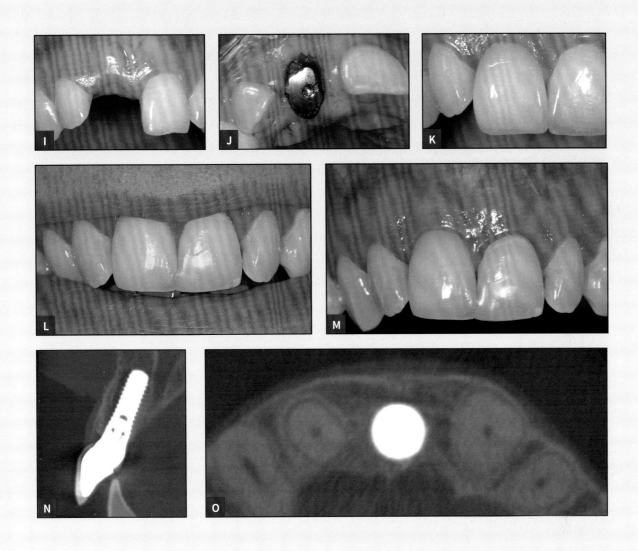

7. 结束语

种植体植入后的骨动力学变化取决于骨骼的宏观系统结构以及钻孔和植入过程中引起的创伤。通常情况下，以皮质骨为主的牙槽嵴会出现更严重的骨吸收，而以松质骨为主的牙槽嵴则更容易实现骨结合。为了减少生理性和病理性骨改建，应保证临界颊侧骨厚度（BBT）至少1.5mm。如果无法确保临界BBT，建议同期进行骨增量来实现种植体初期稳定性，以减少因硬组织尺寸改变而导致的颊侧骨板吸收。只有在有效控制咬合力时，可以采取微创治疗策略，例如使用窄径种植体。

第7章

Alberto Monje, Ángel Insua Brandariz

种植体周炎的局部风险因素：易感因素、诱发因素及促进因素

LOCAL CONFOUNDERS OF PERI-IMPLANTITIS: PREDISPOSING, PRECIPITATING, AND ACCELERATING FACTORS

摘要

种植体周炎是一种慢性炎性局部特异性疾病。一般来讲，局部特异性疾病的特点是与多种局部风险因素有关。这些局部因素不是在疾病的发生和发展中起致病作用，而是促进生物膜介导的炎症反应。因此，我们可以根据其在疾病发生和进展中的作用，将局部风险因素进行分类。易感因素是指将某种特定的（种植体/患者）暴露在感染种植体周炎风险中的因素。如果在诊断和治疗（或不治疗）种植体周炎的过程中，易感因素无法被控制，它会成为一种维持炎症状态的永久性因素。诱发因素可以诱导种植体周炎的发生，促进因素可能会加速疾病的进展。因此找到并处理局部风险因素很重要，可有效预防和控制种植体周炎。

本章学习目标

- 分辨易感因素、诱发因素以及促进因素

- 评估由于手术损伤导致的过量生理性种植体周骨吸收对于种植体长期留存的作用和风险

- 评估与种植体位置、修复设计或软组织特征相关的局部风险因素在种植体周炎中的作用

- 识别局部风险因素，目的是预防种植体周病及状况的发生

- 识别局部风险因素，作为一种有效处理种植体周炎的方法

1. 引言

根据所述病例（详见第1章）中的定义，种植体周炎的流行病学特征具有显著差异。学界对于确定种植体周生理性骨吸收的标准有重大争议。因此，在包含不同疾病定义的荟萃分析中观察到了非特异性的范围。根据一项先前的病例定义，种植体周炎的患病率为18.5%[1]。无论提出怎样的诊断标准，种植体周炎已被证明为一种局部特异性疾病。与表现为广泛牙周支持组织破坏的牙周炎相比，种植体周炎通常是由利于菌斑生物膜堆积的因素引起的，并在易感条件下引发的复杂炎症反应。

强有力的证据表明，个人及专业维护的口腔卫生措施不佳和有牙周病史的患者，种植体周炎的发生风险相应增加[2-3]。然而，在局部特定部位，应关注那些可能导致疾病发生和发展的局部因素。2017年世界研讨会中，领域专家已经明确了将种植体周炎与使无菌斑环境复杂化的因素相关联的证据[4]。

2. 定义易感因素、诱发因素及促进因素

种植体周炎是一种与菌斑相关的病理状态，其特点表现为种植体周骨支持丧失和软组织炎症。因此，种植体周炎与牙周炎有着相似的病因：易感人群的菌斑生物膜。然而与天然牙周围的微生物组成相比，种植体周炎的微生物谱已被证明具有异质性[5]。种植体周炎和牙周炎发生在易感个体上。反过来，易感性又因遗传及表观遗传因素而增加。例如牙周病的主要风险因素（吸烟和高血糖）通过下调骨基质蛋白的基因表达来改变表观遗传；其机制可能通过抑制成骨的特定转录因子或激活破骨细胞生成的某些转录因子，来影响从种植体周黏膜炎到种植体周炎的进展。

因此，识别更容易患病的个体（易感人群）有利于制订预防策略，减少疾病的发生。

获得的数据证实，某些局部因素可能会对疾病的发生和发展产生影响，因为它们会导致菌斑堆积（表1）。从概念上讲，这些因素可以归类为：

1. 易感因素：是指将某种特定的（种植体/患者）暴露在感染种植体周炎风险中的因素。如果在诊断和治疗（或不治疗）种

植体周炎的过程中，易感因素无法被控制，它会成为一种维持炎症状态的永久性因素。

2. 诱发因素：在菌斑可能存在/不存在的情况下，通过诱发炎症在疾病的发生中起作用的因素。

3. 促进因素：一种对疾病发生不起作用，但可能会影响疾病进展的因素。

表1　文献中与种植体周病相关的易感因素、诱发因素和促进因素

	要素	局部风险因素	理论依据
易感因素	软组织初始状态	角化黏膜和附着龈的不足或缺失	刷牙时有更多不适感
		薄龈表型/薄牙槽嵴表型（<2mm）	更多生理性/早期骨吸收
	硬组织初始状态	骨密度高	更多生理性/早期骨吸收
	外科手术阶段	不正确的种植位点	更多颊舌侧或垂直向骨吸收
		过高的植入扭矩	更多生理性/早期骨吸收
	修复阶段	无清洁通道的修复体	菌斑堆积及食物嵌塞
诱发因素	修复阶段	未除净的龈下粘接剂	炎症反应
	维护阶段	未除净的龈下牙线	炎症反应
促进因素	种植体特征	表面粗糙度	有利于菌斑附着及抵御剪切力
		其他	细胞毒性作用

3. 局部因素对发展及有效抑制种植体周炎的重要性

值得重申的是，种植体周炎是一种生物膜介导的炎性疾病。然而，导致菌斑在种植体周软组织（包括种植体颈部和修复体）覆盖部位堆积的因素可能对该疾病的发展起到决定性作用。

因此，为了成功地消除炎症，医生必须在治疗的初始阶段（阶段1）处理这些局部风险因素。否则，同样的炎症会无休止地复发。

由于早期修复体植入或外科手术引起的早期炎症损伤，在这种情况下，医生有必要考虑到种植体周的缺损越大，出现无氧环境的范围越广，越可能会加速该位点在慢性炎症下出现渐进性骨丧失。此外，一项临床研究表明，96%的种植体在18个月时边缘骨丧失（MBL）＞2mm，而在承担咬合功能后6个月时MBL≥0.44mm[6]。因而，早期愈合决定了种植体的长期预后和种植体周生物学并发症的发生（图1）。

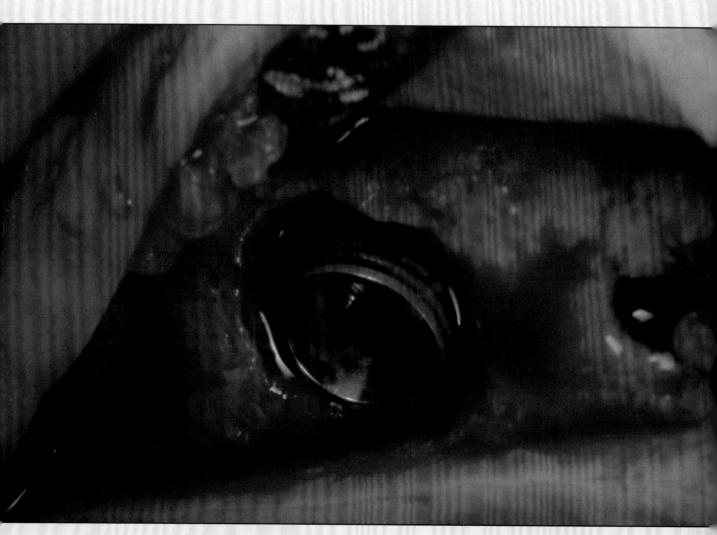

图1   手术创伤后无菌的种植体周骨。

4. 局部风险因素

软组织初始状态

　　种植体周软组织特征的意义在第5章已经详细描述了。根据牙周病学领域的现有文献，附着的角化黏膜（keratinized mucosa, KM）对忽视口腔卫生的患者是有益的；然而，对于口腔卫生措施充分的患者来讲，KM可能不会使之受益。可移动的黏膜有利于菌斑生物膜渗透到缝隙中，导致稳定的炎症状态[7]。

　　人们对种植体周KM的意义进行了更深入的探讨。早期的研究结果表明，缺乏KM与存在KM对于种植体周软组织健康状况具有同等程度的相关性[8]。然而，最近的数据显示，KM > 2mm有助于减少菌斑堆积、牙龈指数下降，减少黏膜退缩以及骨吸收[9]。进一步研究表明，种植体周存在KM对于免疫特征有积极影响。因而，在缺乏KM的情况下，促炎介质如前列腺素E_2水平出现上调[10]（图2和图3）。

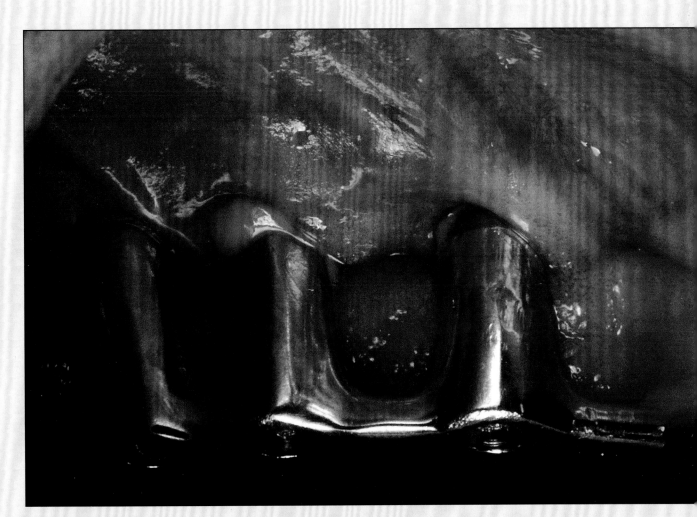

图2　非角化组织的特征是缺乏稳定性。这经常导致沿种植体表面的致病菌定植。

关于这个问题的看法则分成两大"阵营"，这反映在2017年世界研讨会的共识中。然而，最近的数据有助于解决这些分歧。Monje和Blasi阐明了KM在口腔卫生措施差的个体中的重要性，其研究阐明，依从性差的患者（每年少于2次复诊）中，KM < 2mm组患者的所有临床和放射学指标相较于KM≥2mm组均显著增加（P < 0.001）[11]。相反在另一方面，Lim等对符合要求的患者进行的5年回顾性分析中表明，KM的量对种植体周软组织的作用可忽略不计[12]。因此，KM似乎应该被认为是一个局部易感因素，特别对于那些没有参加足够的牙周支持治疗和/或个人口腔卫生维护效率低的患者。

口腔卫生差的患者缺乏KM可被视为种植体周病的易感因素，因为它与严重的牙龈退缩、前庭沟深度下降和更多的菌斑堆积有关，这反过来可能容易发生种植体周炎（图4和图5）。

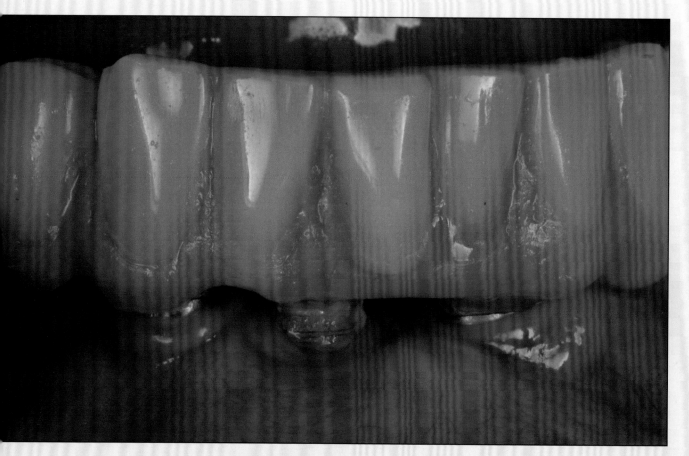

图3　KM的缺失通常与软组织炎症联系起来，其导致菌斑生物膜在种植体表面的附着。

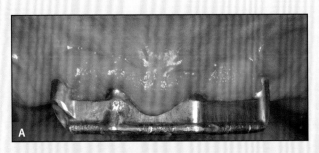
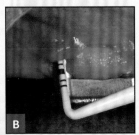
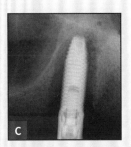
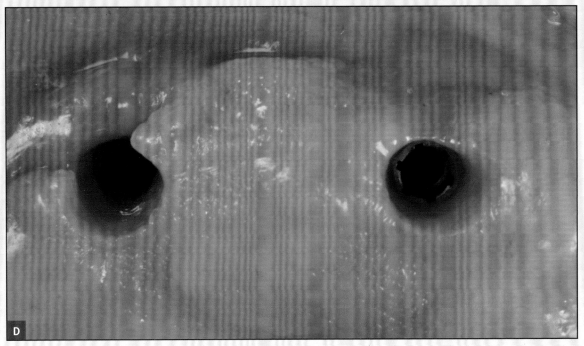

图4（A~D） 游离龈的封闭性不足导致生物膜细菌向根方迁移，这是种植体周炎的一个易感因素。注意种植体周炎的局部特异性。

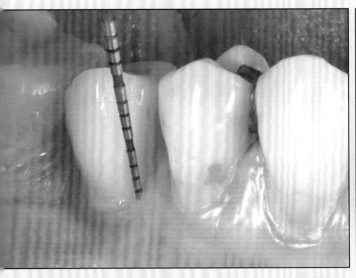
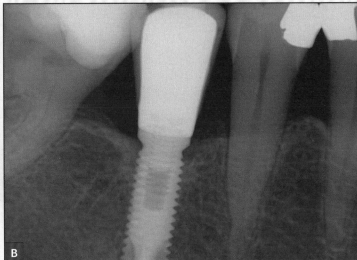

图5（A，B） 一例具有代表性的病例，患者的维护依从性差，个人口腔卫生措施不充分，但临床表现健康，表现在有足够KM的情况下，存在龈上生物膜（A）和稳定的放射骨水平（B）。（经Monje等许可转载[13]）

外科易感因素

在种植手术阶段，众多因素必须统筹协调起来，为整个种植体表面的骨结合创造条件，以尽量减少由于暴露在口腔中而造成的后续感染的风险（图6）。

种植体位置不当是导致种植体周炎的重要原因

微粗糙的种植体表面是菌斑生物膜应对生态竞争形成的理想场所。因此，考虑到种植体周炎的感染特性，任何有可能导致种植体与其表面紧密接触的硬组织分离的因素都可能被进一步认为是种植体周炎的易感因素（图7和表2）。

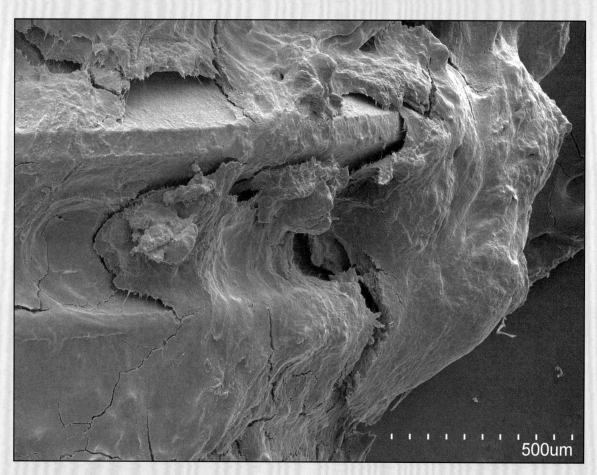

500um

图6　因种植体周炎而失败并拔除的种植体表面。

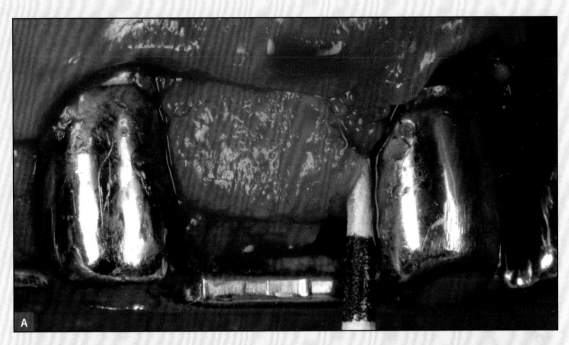

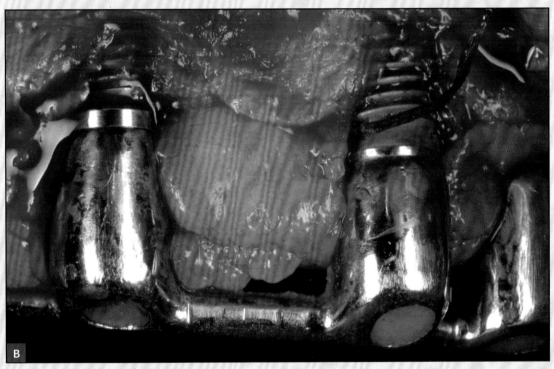

图7（A，B）　唇侧骨板缺失的种植体通常与KM不足有关。软组织愈合的缺失、种植体粗糙表面暴露在龈沟内，这两个易感因素会促进生物膜介导的感染。

　　在2017年世界研讨会关于牙周和种植体周病及条件分类的讨论上[4]，种植体位置不当被认为是与种植体周炎相关的局部因素，因为这些种植体支持的不良修复体通常难以维持口腔卫生。一项回顾性研究将种植体位置不当［比值比（OR）=48］、过度咬合（OR=18.7）、修复问题（OR=3.7）和植骨手术（OR=2.4）与种植体周炎联系起来[14]。

同样，部分专家对文献进行严格评估后认为，超过40%的种植体周炎的病例的种植位点偏颊侧，不同检查者检测结果高度一致（κ=0.81）[15]（图8和图10）。这与一项持续4年的临床研究结果相吻合，该研究显示，颊侧骨板开裂的种植体更倾向于发生种植体周病[16]（图8）。

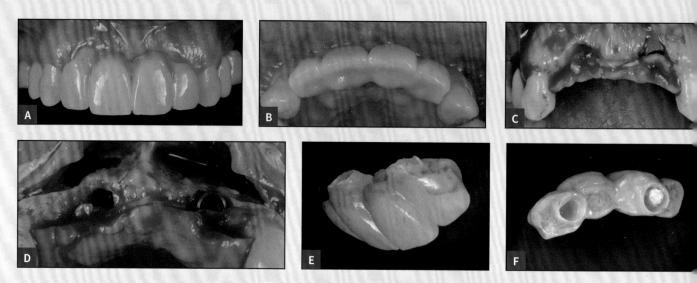

图8（A～F） 种植体植入位置不佳通常会影响修复设计。种植体在美学区的位置不理想，会导致美学上的失败，以及修复体没有足够的清洁通道。

全面掌握骨生物学对于理解种植体位置至关重要（详见第6章），尤其是种植体位置偏颊侧是种植体周炎的易感因素。在愈合的牙槽嵴中，牙槽突的外层是由皮质骨组成的。有研究表明，牙槽嵴顶的皮质骨层大约有1mm厚，下颌骨后部的皮质骨更厚[17-18]。此外，颊侧的皮质骨可能自上而下逐渐增厚，距离牙槽嵴顶3mm、6mm和9mm处，皮质骨厚度约为3.5mm、4.5mm和5.5mm[19]（图9）。

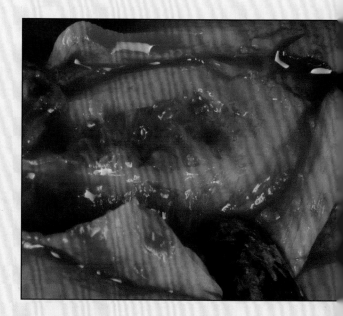

图9 与上颌骨相比，下颌骨的皮质骨层更厚。

皮质骨在外部通过骨膜表面的血管接受血供，在内部则来自骨内膜[20]。当使用翻瓣手术植入种植体时，骨膜的剥离切断了外部骨膜的血供。同样，在内侧，因为种植体的植入也中断了骨内膜的血供。这种现象被称为血管性坏死[21]，最近已在体内得到了证实。因此，1.5mm的颊侧骨厚度是防止明显的生理性颊舌向骨吸收的关键。若颊侧骨板小于此厚度，可能会导致更明显的种植体周炎，因为微粗糙的表面暴露在口腔中，可能导致种植体表面污染和种植体周炎迁延不愈[22]（图10）。

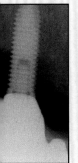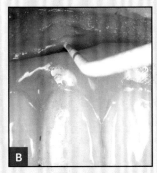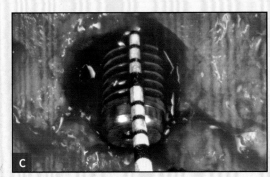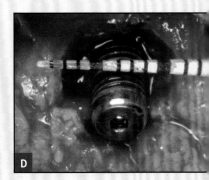

图10（A~D）　由于种植体位置不当（过于偏颊侧）和修复体设计不当而无法采取口腔卫生措施从而导致的种植体周炎。

种植体的冠根向位置也可能决定了种植体周组织的长期稳定性。植入过深的种植体可能有较长的上皮结合，这可导致致病微生物环境的建立，基于此假说，建议将种植体放置在冠根方的安全阈值内。最近的一项回顾性分析验证了这一观点。Kumar等在一项两段式的单颗种植体的研究中证明，种植体放置在距离邻牙釉牙骨质界≥6mm的深度处，更容易发生种植体周炎（OR=8.5）[23]。值得一提的是，这只适用于由骨水平种植体支持的非穿黏膜基台[24]。从这个意义上说，种植体位置太浅可能会导致轮廓过于凸出，而凸出的轮廓又更容易导致食物残渣嵌塞，从而更容易发生感染（图11~图14）。

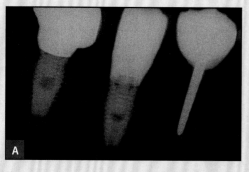
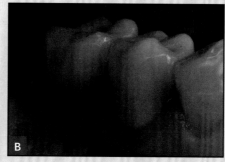
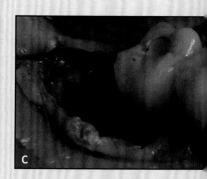

图11（A~C） 种植体植入过浅导致修复体设计过凸，妨碍进行有效的清洁。

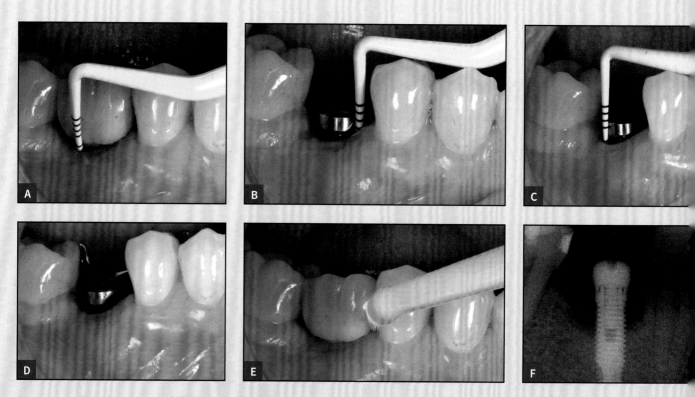

图12（A~F） 过浅的植入位置使该部位容易发生种植体周炎，因为修复体凸出的轮廓阻碍了有效预防生物学并发症工具的进入。

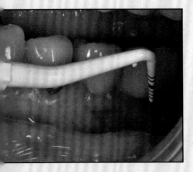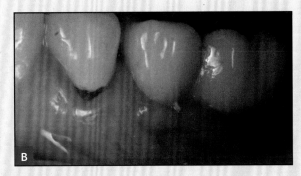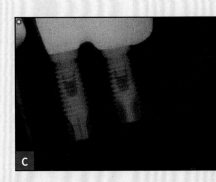

图13（A~C）　由于种植体位置较浅而导致修复体轮廓凸出往往是种植体周炎的一个易感因素。

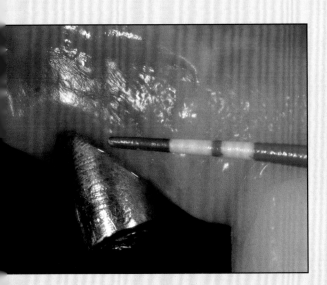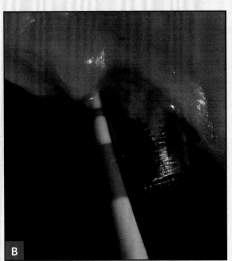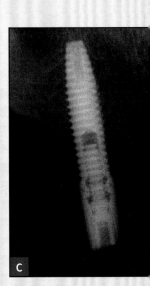

图14（A~C）　种植体放置在邻牙CEJ根端＞6mm处，发生种植体周炎的风险较高。（经Monje等许可转载[13]）

　　种植体近远中向位置是种植体周骨吸收的易感因素，导致种植体周炎的主要因素有以下两个（图15和图16）：

■ 个人采取的口腔卫生措施不充分

■ 如果两颗种植体之间或种植体与相邻牙齿之间没有确保安全距离，则会发生过度的生理性骨改建一般来说，建议种植体之间的距离为3mm[25]。尽管现代口腔种植学的基台设计在不断进步，但种植体间仍须保持安全距离，以避免种植体间皮质骨的缺血性坏死，并有足够的空间便于充分的口腔卫生。

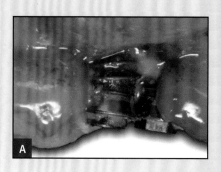
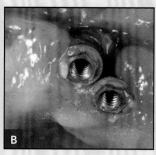
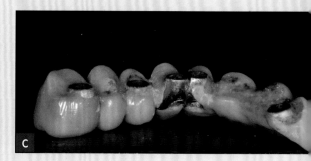

图15（A~C）　相邻种植体放置得太近可能会导致过度的生理性骨吸收，以及加剧菌斑生物膜堆积的不合理修复体设计。

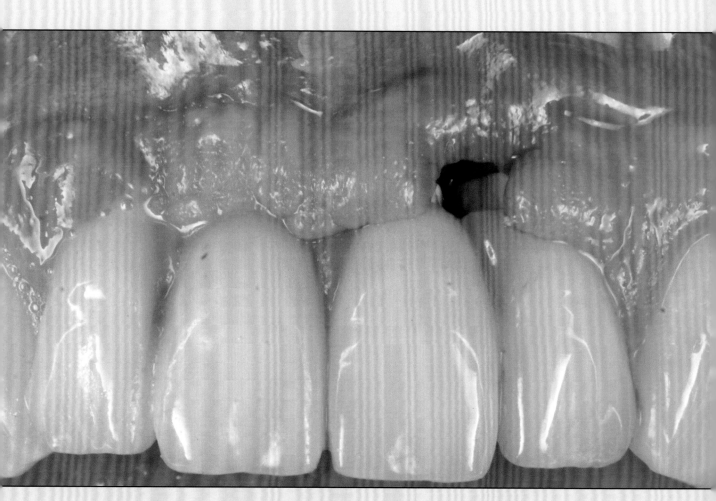

图16　种植体植入得太近会导致过度的生理性骨吸收，长期可能会导致生物学并发症。

表2　影响种植体位置的关键因素及预防种植体周炎的治疗方案

关键因素	主要原因	建议	关联因素	治疗方案
颊侧骨厚度不足（＜1.5mm）	■ 牙槽嵴宽度不足 ■ 不恰当的手术方案——种植体放置过于偏颊侧	距种植体肩台≥1.5mm	■ 缺乏角化黏膜 ■ 美学失败	■ 同期行引导骨再生 ■ 使用窄径种植体
过于偏根方（距釉牙骨质界≥6mm）	■ 不恰当的手术方案——备洞过深 ■ 种植体稳定性不足	距釉牙骨质界≤6mm	■ 更强的促炎表征	■ 在骨结构不良处行不充分备洞 ■ 使用软组织水平的种植体 ■ 使用较长的穿黏膜基台
过浅（平/高于牙槽嵴顶）	■ 牙槽嵴高度不足 ■ 不恰当的手术方案 ■ 初期稳定性高	牙槽嵴顶下≥1mm（骨水平种植体）	■ 凸形修复体	■ 在致密骨结构处更充分地备洞 ■ 使用骨水平种植体 ■ 使用更短的种植体
种植体之间距离过近（近远中位置）	■ 不恰当的手术方案	距种植体肩台≥3mm	■ 修复体自洁性差	■ 使用更窄径种植体 ■ 采用悬臂设计 ■ 固定义齿修复时考虑减少中间种植体

种植体植入扭矩及其与硬组织基质的相互作用

事实证明，在低密度骨中植入种植体很难实现机械稳定性。因此，为了实现足够的初期稳定性，减少早期种植体骨结合的失败[26]，建议根据骨质情况修改备洞方案[27]。已经证明，为了实现较高的初期稳定性而造成过度的骨挤压，导致的牙槽骨吸收可能比传统种植体植入多22%～50%[28-29]，也会使种植体骨结合减少41%[30]。事实上，骨小梁的压缩和致密化可能会破坏骨小梁网络的连通性，降低骨传递咬合力的能力，并导致骨质脆弱，可能无法保证二级稳定性。一项多尺度分析显示，实现更高初期稳定性（＞50Ncm）可能会进一步导致骨细胞损伤和坏死，从而危及骨结合过程[31]。因此，不建议过度采取提高种植体初期稳定性的干预措施，因为这可能导致更多的种植体周骨丧失，从而使种植体在投入使用后容易发生种植体周炎（图17）。

修复体设计的重要性

鉴于菌斑生物膜在种植体周炎的发生和发展中起到病因的作用，可以理解的是，口内的修复体可能会促进生物学并发症的产生（表3）。在这方面，Serino和Strom证明，不考虑部分无牙颌的患者的天然牙的口腔卫生状况，修复设计与种植体支持的修复体周围的菌斑堆积紧密相关。他们证明，绝大多数种植体周无法保持良好的口腔卫生，因此，种植体周炎可归因于日常口腔维护不充分。研究表明，48%的种植体难以维持口腔卫生，出现了种植体周炎（65%的阳性预测

值），而只有4%的易清洁的种植体出现了种植体周炎（82%的阴性预测值）[32]。同样，Monje等表明，在筛选出的332颗种植体周炎的种植体中，大约78%的种植体缺乏足够的方法维护口腔卫生[33]。这是混合型修复体中常见的情况，虽然满足了美学要求，但由于缺乏足够的方法采取口腔卫生措施，种植体周的长期健康受到损害。对于单冠来说，骨水平种植体支持式单冠，穿龈角度超过30°和凸形轮廓（过度收缩）已被证明是与种植体周炎明显相关的因素[34]，这不适用于软组织水平种植体[35]。因此，在设计种植体支持牙冠时，应该避免较大的穿龈角度和凸形轮廓（图18～图25）。在所有情况下，应全面教育和指导患者使用间隙刷[36]。此外，间隙刷的大小和使用技术应根据牙冠的具体情况而定。

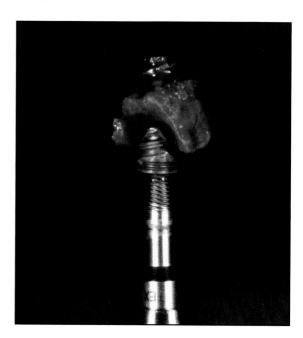

图17　植入下颌骨4个月后取出的种植体。需要注意的是，种植体的大直径设计和高度皮质骨结构导致了过度的骨吸收，延伸到种植体的冠端，并在根尖区域形成骨坏死。冠端严重的骨质吸收可能使种植体容易发生种植体周炎，这是一种生物学并发症。（经Monje等许可转载[13]）

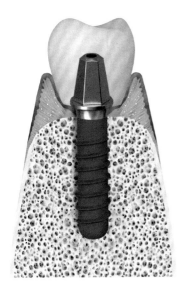 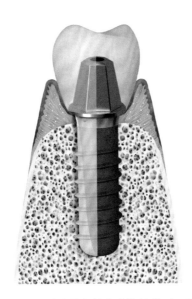 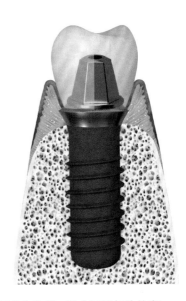

图18　种植体的宏观设计，包括种植体直径，种植体与基台连接的类型，种植体冠根向位置，决定了修复体的穿出轮廓。重点是通过选择合适的种植体直径来模仿天然牙的穿出。（图片由Dixon和London提供[37]）

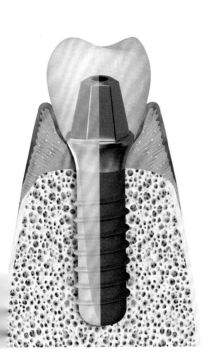 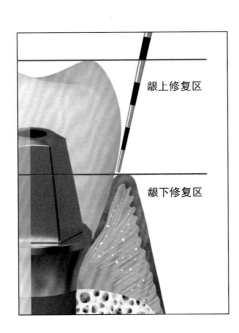 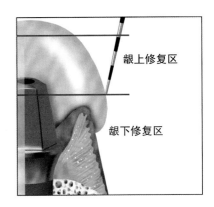 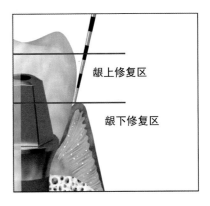

图19　龈上修复区：探针可能发生偏转而导致测量区域不准确。注意，过凸的修复体可能会使探针偏转，并对口腔卫生措施产生负面影响。龈下修复区：由于通过种植体–修复体连接而出现的凸形轮廓或突然变化而导致探查不准确的区域。（图片由Dixon和London提供[37]）

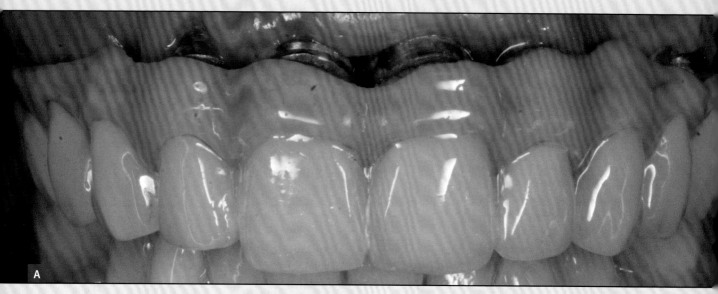

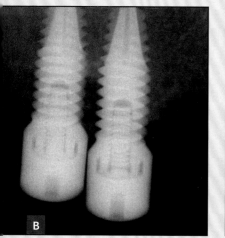
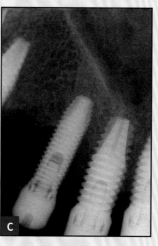
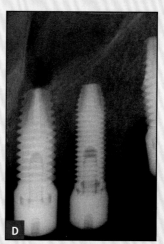
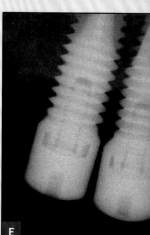

图20（A～E） 混合修复体通常对充分执行口腔卫生措施构成挑战。

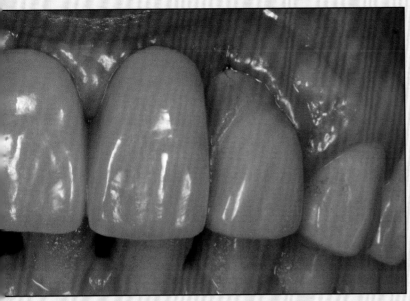
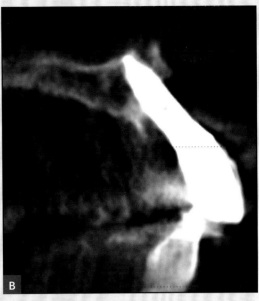

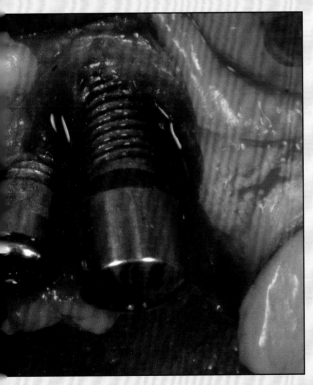
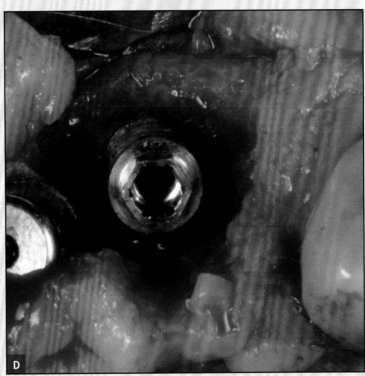

图21（A ~ D） 由于软硬组织的缺损，试图改善粉色美学，往往导致没有足够的空间来有效地清除菌斑生物膜，从而使该部位容易发生种植体周炎。

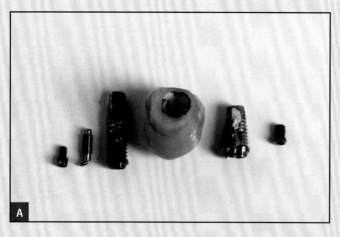

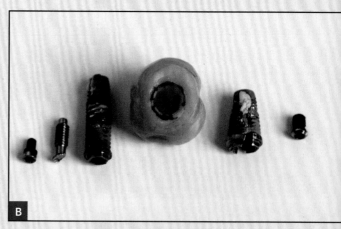

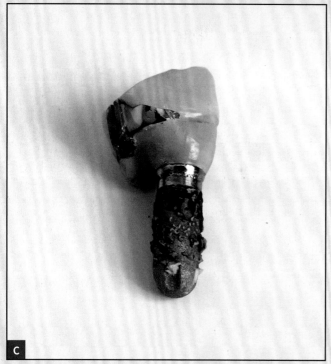

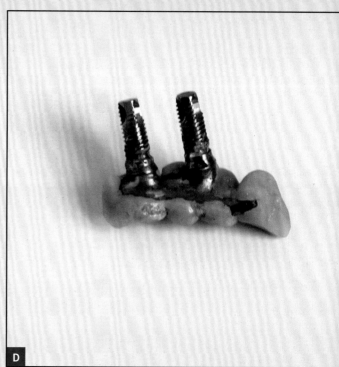

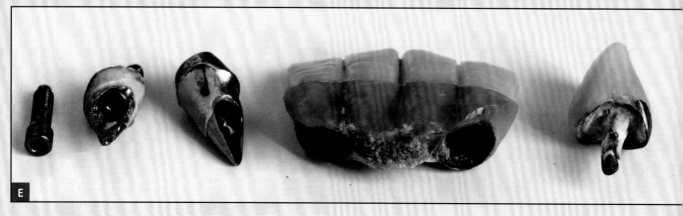

图22（A～E）　图示由于修复体设计不合理引发种植体周炎从而导致种植体失败。

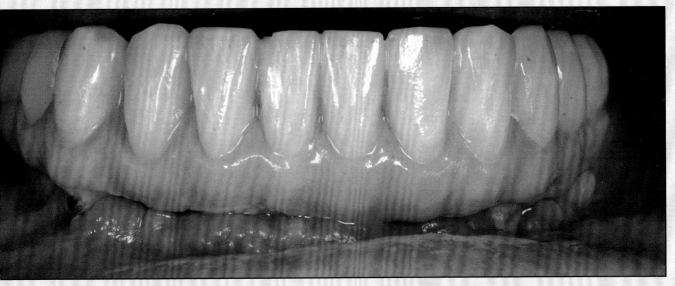

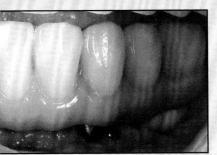
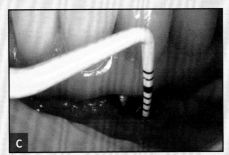
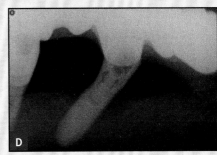

图23（A~D）　种植体支持的混合修复体更依赖种植体的位置。如果应用All-on-4理念设计倾斜种植体，修复体的设计应能获得足够的空间以清除修复体下方的食物残渣和菌斑生物膜。

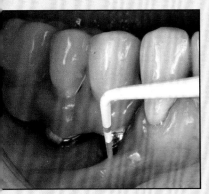
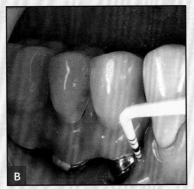
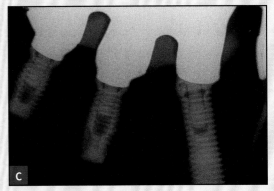

图24（A~C）　与垂直向硬组织和/或软组织缺损有关的混合修复体设计往往缺少维护口腔卫生的空间。

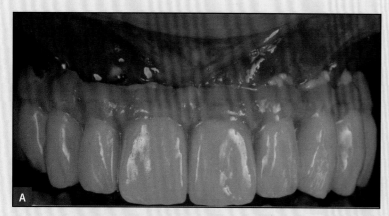
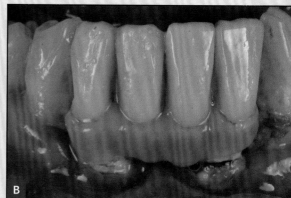

图25（A，B）　生物膜是易感人群发生种植体周炎病因之一。因此，若修复体因卫生条件不足而容易导致菌斑生物膜堆积会影响其远期效果，应避免使用此类修复体。

另一个已被证明影响种植体周炎发展的修复体相关因素是牙冠边缘与骨水平的关系。换句话说，以牙槽骨为基准，牙冠边缘与之距离≤1.5mm，发生种植体周炎的风险增加（OR=2.3）[37]（图26和图27）。因此，为了防止因种植体周炎导致的病理性骨吸收，鼓励使用组织水平种植体或高度＞2mm的穿黏膜基台。

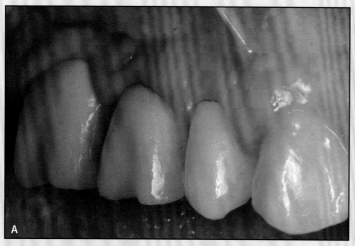
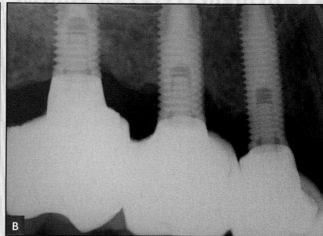

图26（A，B）　修复体冠边缘与基线牙槽骨距离＜1.5mm，发生种植体周炎的风险增加。

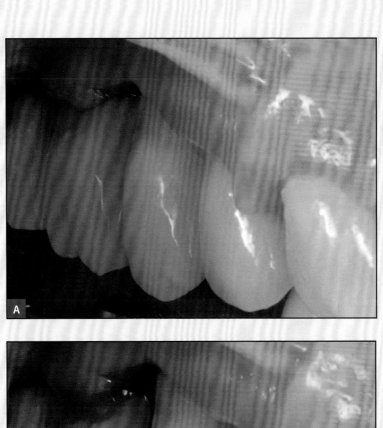

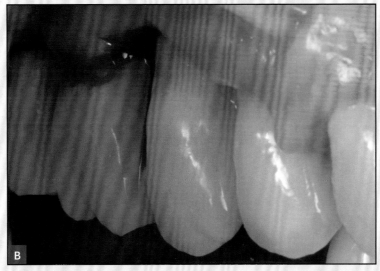

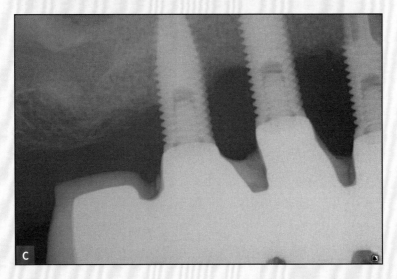

图27（A~C） 修复体冠边缘与基线牙槽骨距离＜1.5mm时，种植体周炎的风险增加。注意骨吸收引起的大量出血。

表3　基合/穿龈轮廓与生物学并发症相关性的临床研究

作者（年份）	风险因素	研究类型	患者/种植体数目	观察周期	临床结果	边缘骨丢失（mm）
Serino 和Ström（2009）[32]	修复体轮廓以及卫生措施可行性	横断面研究	23/109	NR	种植体周炎比例：48%无法清洁的种植体 4%可以清洁的种植体	NR
Göthberg等（2018）[39]	基合类型	平行前瞻性临床研究	44/123（43颗无基台，40颗机械加工基台，40颗表面氧化基台）	5年	探诊深度：无基台：（3.54±0.12）mm 机械加工基台：（2.81±0.1）mm 氧化处理基台：（3.06±0.13）mm	无基台：（2.14±0.17）mm 机械加工基台：（1.61±0.25）mm 氧化处理基台：（2.01±0.22）mm
Hernandez-Marcos等（2018）[40]	基合类型	回顾性队列研究	17/33（18颗种植体颈部平台无基台，15颗牙龈水平基台）	40个月	NR	种植体颈部平台无基台：（0.38±0.52）mm 牙龈水平：（0.07±0.25）mm
Todisco等（2018）[41]	基合类型	随机临床试验	32/128（4颗种植体用于全牙列固定修复）	5年	两组机械并发症发生率相同（3例对1例），无基台组探诊出血显著高于基台组（$P<0.001$）	无基台：0.3mm 有基台：0.3mm
Katafuchi等（2018）[35]	穿龈轮廓	横断面研究	83/168	NR	种植体周炎发生率：凸28.8%，凹16.3%	NR
Toia等（2019）[42]	基合类型	随机临床试验	50/119	1年	探诊出血：无基台组增加，有基台组减少	无基台：0.8mm 有基台：0mm

NR：未报告。

研究总结

颈部凸出的修复体的设计常导致难以清洁。这导致了更多的菌斑积累和炎症反应。因此，这一特点可能会导致种植体周炎。使用跨上皮的基台可以最大限度地减少功能负荷时的生理性骨吸收。然而，罕有支持某种特定类型的基台的临床和放射学数据。

5. 局部诱发因素

文献中描述了诱发种植体周龈沟内炎症的相关局部诱发因素。

残留的龈下粘接剂

虽然螺丝钉固位修复体在临床和影像学结果方面不一定优于粘接固位修复体，但已经证明残留粘接剂的存在对种植体周组织有不利影响（图28~图30和表4）。在一份先前报告中，Wilson证明了残留粘接剂与种植体周病的因果关系，81%的病例发生种植体周炎，在手动去除多余的粘接剂后，74%的病例自发消退[43]。同样，Linkevicius等发现残留粘接剂的病例中有85%会发生种植体周病[44]。Korsch等在一项回顾性研究中进一步证明，62%的种植体上部结构中存在残留的甲基丙烯酸酯水门汀，而氧化锌–丁香油未被检测到[45]。此外，有证据表明，对于使用甲基丙烯酸酯水门汀的种植体上部结构，无论粘接剂是否过量，临床和影像学表现都不理想[45]。鉴于残留粘接剂的存在对种植体周组织稳定性的重要性，建议使用阻射效果的粘接剂，以便及时发现和清除。

残留的牙线

种植体周龈沟中残留的牙线也被认为是种植体周炎的诱发因素。Van Velzen等报告了10例与残留牙线相关的进行性种植体周炎。有趣的是，在90%的病例中，炎症会在手动去除残留牙线后自发消退[49]。因此，在建议患者使用牙线作为个人口腔卫生措施时需谨慎。

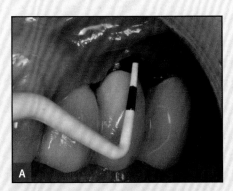
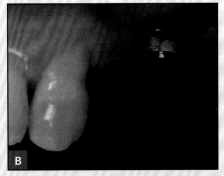
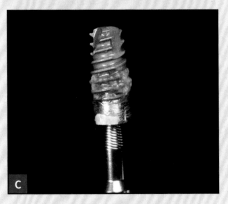
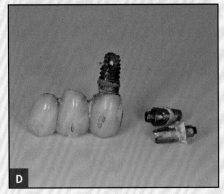

图28（A~D）　残留的龈下粘接剂引发种植体周炎。注意粘接剂位于种植体颈部和种植体–修复体连接处。

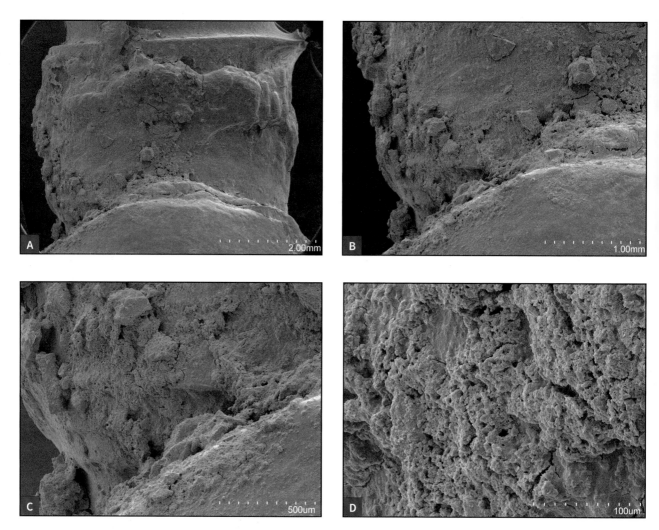

图29（A~D） 扫描电镜（SEM）图显示种植体–修复体连接处和沿种植体表面的残留粘接剂。

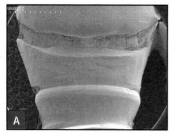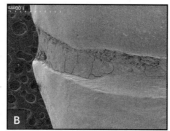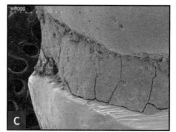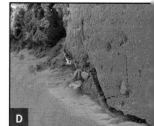

图30（A~D） 扫描电镜（SEM）图显示修复体–基台复合体中残留粘接剂。

表4　残留粘接剂与生物学并发症相关性的临床研究

作者 （年份）	风险 因素	研究类型	患者/种植体 数目	观察周期	临床结果
Wilson等 （2009）[43]	残留粘接剂	前瞻性临床 试验	33颗种植体伴随探 诊出血和骨吸收	1个月	■ 81%粘接剂残留的种植体出现种植体周炎 ■ 74%的种植体翻瓣手术后炎症消退
Linkevicius 等[44] （2013）	残留粘接剂 粘接 vs 螺丝 固位修复体	回顾性临床 试验	77/129（粘接固位 修复的种植体） 66/238（螺丝固位 修复体的种植体）	5年	■ 73颗种植体中有62颗（85%）由于过量粘接剂导致种植体周炎 ■ 56颗无粘接剂残留的种植体中有17颗（30%）出现种植体周炎 ■ 1.08%的螺丝固位修复种植体表现出种植体周炎
Korsch等 （2014）[46]	残留粘接剂	回顾性临床 试验	71/126	NR	■ 59.5%的种植体中有过量的粘接剂 ■ 80%的探诊出血+、21.3%有过量粘接剂的种植体出现溢脓和探诊出血
Korsch等 （2015）[45]	残留粘接剂	回顾性临床 试验	38/73（粘接固位 修复体的种植体）	NR	■ 62%用甲基丙烯酸酯粘接的种植体显示出过量的粘接剂 ■ 使用甲基丙烯酸酯粘接的种植体（粘接剂过量骨吸收为1.37mm；粘接剂未过量为0.41mm）与使用氧化锌-丁香油粘接剂（0.07mm）粘接的种植体相比，种植体周出现更多骨吸收
Penarrocha Oltra等[47] （2016）	粘接 vs 螺丝 固位修复体	横断面研究	534/1507	NR	■ 10.3%的患者和7.3%的种植体进展为种植体周炎 ■ 在53名种植体周炎患者中，60.9%使用了粘接固位修复体，39.1%使用了螺丝固位修复体
Dalago等 （2017）[48]	残留粘接剂	横断面研究	183/916	1～10年	■ 16.4%的患者和7.3%的种植体进展为种植体周炎 ■ 与螺丝固位修复体相比，粘接固位修复体发生种植体周炎的风险高3.6倍

NR：未报告。

研究总结

　　没有足够的证据表明粘接固位修复体更容易出现生物学并发症。然而，如果检测到残留（过量）粘接剂，则很可能发生种植体周病。因此，残留的粘接剂是种植体周炎的诱发因素。

6. 局部促进因素

表面形态对进行性骨丧失的影响

种植体的表面处理一直是骨结合的相关因素。最初使用的是表面极度粗糙的种植体，但进一步的研究导致了表面处理的改进，使宿主–种植体间结合产生了积极的影响。在接下来的几年里，适度粗糙的种植体取代了切削种植体，临床效果更好，更早出现骨结合。虽然有人指出，骨质的渐进性骨吸收与种植体表面处理无关[50]，但最近有人提出，表面粗糙度可能对种植体周炎的发生有一定的作用[51]（图31和表5）。其他学者则认为，表面粗糙度本身的影响可能相当有限，临床重要性很小[52]。虽然人体研究很少，但临床前实验已经提供了很多启示。据报道，与机械加工的种植体相比，喷砂、大颗粒、酸蚀（SLA，Straumann）处理种植体发生种植体周炎的风险增加[53]；与机械加工、SLA和TiOblast（Astra Tech）处理的种植体相比，TiUnite（Nobel Biocare）处理的种植体的风险增加[54-56]。此外，与Biomet T3或SLA处理的种植体相比，TiUnite处理的种植体的术中缺损深度、缺损宽度、探诊深度和放射性骨丧失量更大[57]。

种植体周炎的治疗既合理又具有挑战性，种植体表面处理特征可能会影响治疗结果[54]。在一项旨在测试对种植体周炎患者附加系统和局部抗菌治疗的研究中，有79%的表面未处理的种植体治疗成功，但只有34%的表面经过处理的种植体治疗成功[58]。同样，在一项为期3年的随机对照临床试验中，与表面处理的种植体相比，表面未处理的种植体在种植体周炎的治疗中显示出明显的好转和更稳定的种植体周骨水平[59]。

种植体表面处理可以通过酸蚀或者增材技术实现[60]。这些处理可能导致永久性残留的有机或无机污染物，这可能对种植体的临床性能产生有害影响。经过腐蚀或机械磨损，钛颗粒和其他材料会从种植体表面释放出来。这些颗粒可能具有细胞毒性作用，并刺激出现急性和慢性炎症反应[61]，导致促炎因子的释放、破骨细胞的激活，以及进一步的种植体周骨丧失[62]（图32）。

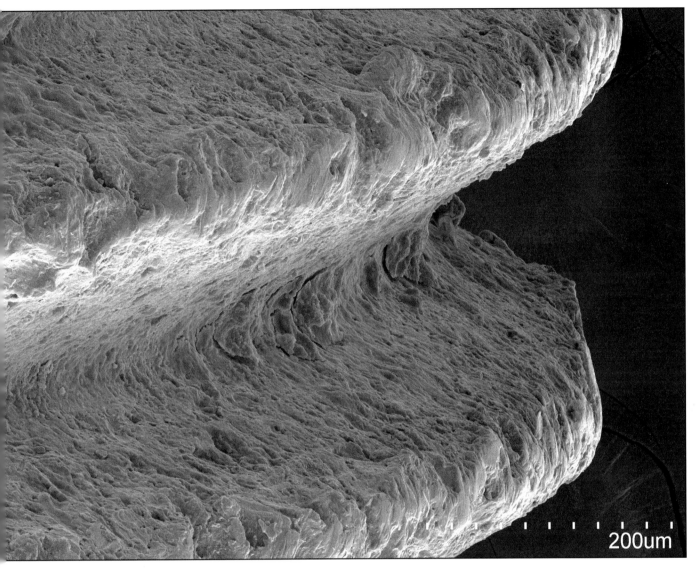

图31　与机械加工种植体表面相比，表面微粗糙种植体的种植体周病进展更快。

表5 种植体表面特性与生物学并发症相关性的临床前研究

作者（年份）	风险因素	实验设计	实验模型	观察周期	临床结果（mm）	放射学结果（mm）
Albouy等（2008）[56]	种植体表面	犬实验	结扎引起的种植体周炎	36周	NR	12周边缘骨丧失： ■ Turned：3.53 ■ TiOblast：4.19 ■ SLA：4.68 ■ TiUnite：3.58 36周额外的边缘骨丧失： ■ Turned：1.84 ■ TiOblast：1.72 ■ SLA：1.55 ■ TiUnite：2.78
Albouy等（2009）[55]	种植体表面	犬实验	结扎引起的种植体周炎	36周	穿过结合上皮的垂直距离： ■ Turned：6.39 ■ TiOblast：6.87 ■ SLA：6.57 ■ TiUnite：7.85	NR
Albouy等（2011）[54]	种植体表面	犬实验	结扎引起的种植体周炎及手术治疗效果	36周	NR	治疗后放射骨水平： ■ Turned：2.22 ■ TiOblast：1.59 ■ SLA：0.89 ■ TiUnite：−1.83

（续表）

作者（年份）	风险因素	实验设计	实验模型	观察周期	临床结果（mm）	放射学结果（mm）
Albouy等（2012）[63]	种植体表面	犬实验	结扎引起的种植体周炎及手术治疗效果	26周	黏膜到骨与种植体第一次接触点的平均距离： ■ Turned：3.23 ± 0.77 ■ TiUnite：5.06 ± 1.56	10周边缘骨丧失： ■ Turned：3.00 ± 0.44 ■ TiUnite：3.27 ± 0.45
Fickl等（2015）[57]	种植体表面	犬实验	结扎引起的种植体周炎及手术治疗效果	27周	术中平均缺损深度： ■ Biomet 3i：2.2 ■ Straumann：0.27 ■ Nobel Biocare：1.34	11周边缘骨丧失： ■ Biomet 3i：2 ■ Straumann：0.04 ■ Nobel Biocare：0.52

NR：未报告。

研究总结

临床前数据表明，与切削种植体表面相比，适度粗糙的种植体表面在种植体周炎模型中更容易出现进行性骨丧失。特别是，与其他表面粗糙的种植体相比，阳极氧化表面似乎会加速骨质破坏。

来自富含磷酸盐的氧化钛、氟化物改性和表面喷砂处理的种植体的钛颗粒能够激活CHK2，并启动口腔上皮细胞中BRCA1的表达，这是DNA损伤反应的标志。随后，这些颗粒碎片在手术伤口周围的存在可能有助于破坏上皮细胞的平衡，并可能损害口腔上皮屏障[64]。同样，一项体外研究报告称，钛颗粒增加了活性氧（ROS）的水平，并招募了更多的中性粒细胞，促使金属蛋白酶的异常释放，导致胶原纤维的降解。

此外，间充质干细胞（MSC）种群的失调可能会促进骨再生的失衡[65]。一项人体研究报告称，钛离子比钛颗粒更有可能改变钛表面生物膜中的微生物结构[66]。研究者发现，与对照组相比，钛离子组患者的橙色细菌复合体比例明显更高，黄色细菌复合体比例更低。总之，研究已经观察到钛颗粒的存在、生物腐蚀和种植体生物学并发症之间具有相关性，但需要进一步研究来证明因果关系。

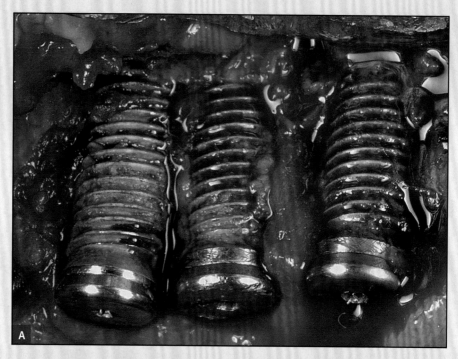

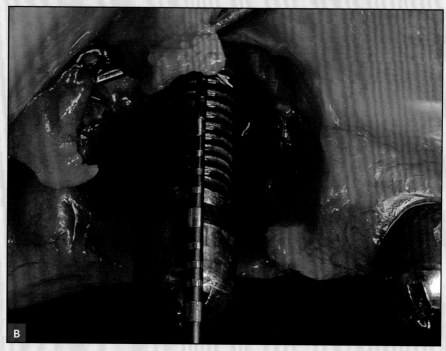

图32（A，B）   中等粗糙的种植体表面可能会加速种植体周炎的发生。

7. 结束语

局部特异性疾病通常归因于局部易感因素。在种植体周炎的情况下，局部因素，包括手术和修复因素以及软硬组织的特性，可能会使菌斑生物膜附着在种植体周，从而导致炎症的发生。两个明确的诱发因素是残留的粘接剂和牙线。此外，某些表面处理可能进一步加速种植体周炎的进展。

第8章

Ettore Amerio, Wenche S. Borgnakke

种植体周炎相关的全身因素和不良习惯

SYSTEMIC CONFOUNDERS AND DELETERIOUS HABITS
ASSOCIATED WITH PERI-IMPLANTITIS

摘要

本章描述了局部风险因素以外的全身因素的额外不良影响，其中菌斑被认为是与宿主免疫反应相互作用的始动因素。种植体周黏膜炎的发生先于种植体周炎，种植治疗的成功更多地取决于保持良好的口腔卫生，而不是任何已知的全身因素。鉴于目前的证据和这些预防措施，似乎不存在种植治疗的绝对禁忌证，尽管大量吸烟和严重的高血糖/未控制的糖尿病将对种植体周的健康产生不利影响。本章对各种系统性疾病及不良习惯作为种植体周炎潜在风险因素的科学证据进行综述。对于每种假定的风险因素，将描述其与种植体周炎的相关性强度和假设的潜在机制。

本章学习目标

- 分辨并描述可能影响种植体周炎发生和进展的全身因素与不良习惯

- 探讨全身因素和不良习惯对种植体周健康的影响途径

- 探讨吸烟和全身因素对种植体周微生物群的影响

- 评估全身因素与种植体周炎之间的关联强度

- 探讨全身因素促进种植体周炎发生的主要生物学机制

1. 引言

在许多国家，为患者提供种植治疗已经非常普遍，随后发生的种植体周病也已经非常常见，这足以成为牙科公共卫生问题。

不同研究报道的种植体周病患病率估计值差异很大，这些研究大多是私人牙科诊所或大学中的样本，而关于其在人群中的发病率知之甚少。由于缺乏全球通用的标准和大型前瞻性队列研究，通常会妨碍各研究之间的有效比较，使得不能进行任何关于因果关系的推断，特别是与各种种植体周病的潜在驱动因素相结合时，每个因素都存在疾病定义与测量方法不一致的问题。

2012年的一项综述指出，种植体植入后5～10年内，种植体水平的种植体周炎患病率约为10%，患者水平约为20%[1]。2015年的一项系统性综述（包括11项研究）报告种植体周炎的患病率为1%～47%，此项研究计算了22%接受种植治疗患者的加权平均种植体周炎患病率[2]。在2017年的一项系统综述中，估算种植体和接受种植治疗的患者中分别有9.3%和19.8%存在种植体周炎[3]。2013年的一项研究中，103名比利时患者［平均年龄

（62±13.4）岁］植入了266颗种植体，报告称种植体平均使用8.5年后，约60%发生了生物学并发症[4]。Derks等报告称，在瑞典的随机样本（596名患者；2367颗种植体）中，只有4.2%的患者在种植体植入9年后脱落≥1颗种植体[5]。尽管瑞典对种植治疗有公共补贴，仍然有近一半（45%）的患者存在种植体周炎，其中14.5%为中度或重度[6]。

更为重要的是，仅仅存在两个因素（疾病）之间的联系并不意味着实际上存在因果关系，因为这种联系可能是随机的，也可能是由于存在共同的风险因素。此外，如果存在因果关系，则必须从纵向队列研究中推断出因与果，在纵向队列研究中，可以确定时间性，以明确哪个是必须在结局之前发生的（暴露、假定药物、自变量），以及哪个因素是最终的结局（因变量）。统计学术语中的混杂因素是指影响暴露（风险因素、假定药物、自变量）以及结局（因变量）的因素，但不是因果途径中的一部分。也就是说，混杂因素在疾病的发展中没有作用，即对种植体周炎的发生和发展没有作用。在分析假设的风险因素与疾病之间的联系时，控制这些潜在的混杂因素是重要的，因为这种联系实际上可能来源于混杂因素，而不是由

假定的风险因素引起的。重要的是，为了对假定的风险因素做出推论，它必须发生在结局之前，否则不可能知道哪个因素影响了另一个因素。在评价科学证据时，必须牢记这一点，因为横断面研究只提供了一个时间点，无法提供任何关于哪个因素首先出现的信息，所以无法说明可疑风险因素的潜在因果效应。

也就是说，当涉及慢性炎性疾病时，通常不可能分辨出真正的危险因素，因为没有单一的因素孤立地发挥作用并导致结果，而是导致结局的众多因素之一。因此，所有这些疾病的风险因素都是共同的，例如牙周炎和糖尿病（DM）[7-8]。牙周炎的危险因素也是其他炎症相关疾病的常见危险因素[9]。正如Holmstrup等在其文章标题中所表达的情况：牙周病的共病：一枚硬币的两面[10]？

在本章中，我们使用全身因素这一术语，指可能导致种植体周炎发生或进展的任何因素，无论其是否为因果途径的一部分。其他人则使用风险因素、风险指标或风险预测因子等术语来表示这些有助于预测结果的外部因素。种植体周炎的发生和进展的主要实际风险因素是生物膜与宿主的炎症反应[11]。此外，种植体周黏膜炎发生在种植体周炎之前[12]。

本章的目的是提供一个全身因素和不良习惯的综述，这些疾病和不良习惯可能对种植体周组织产生不利影响，并促进种植体周炎的发生和进展。吸烟和磨牙症也将包括在内。由于种植体周炎尚无成熟、有效、简单的治疗方案，因此须尽一切努力预防种植体周炎的发生，并了解可能影响治疗结果的不可逆因素。这个过程的第一步是认识潜在的危险因素。本章将阐述与种植体周炎相关的可逆和不可逆的全身因素，以及假定的符合生物学原理的机制。

2. 吸烟

　　根据世界卫生组织（WHO）的数据，吸烟对健康和寿命构成了严重威胁，近一半烟民死于烟草带来的全身并发症，每年约有800万人死于吸烟[13]。50多年前，美国医疗总监发布了30多份此类报告[14]，阐述并警告吸烟有害健康[15-16]。尽管如此，仍有13亿人吸烟，约占全世界14岁以上人口的20%[13]。

　　2000年，吸烟导致牙周炎的科学证据首次被认为是足够有力的，从而使医疗总监正式宣布牙周炎是吸烟的并发症[17]。反过来，牙周炎是种植体周炎的一个风险因素[18-19]。因此，吸烟被认为在种植体周炎的发生和发展中起着重要作用（图1和图2）。

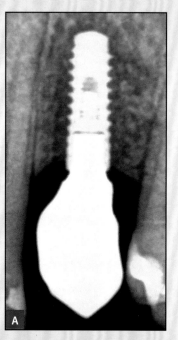
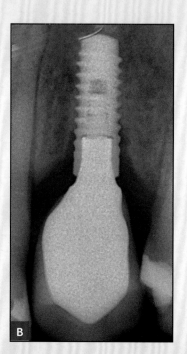
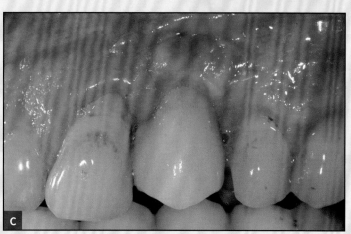
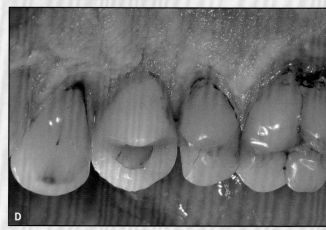

图1（A~D）　吸烟伴重度种植体周炎1例（20支/天，40年）。A. 种植体负荷时的基线X线片，显示生物学宽度形成后预期的骨改建；B. 负荷3年时的X线片与基线X线片（A）相比显示严重的边缘骨丧失；C. 负荷后3年，种植体唇侧黏膜出现红肿；D. 腭侧黏膜过度角化，可能与烟草制品和烟雾的热量有关。

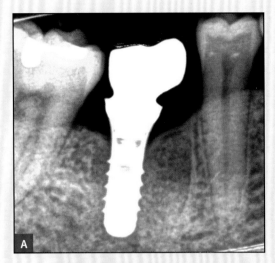
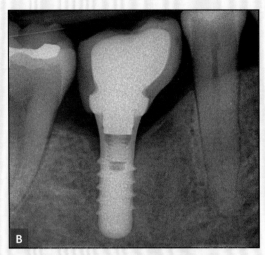
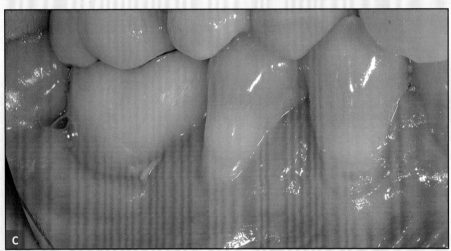
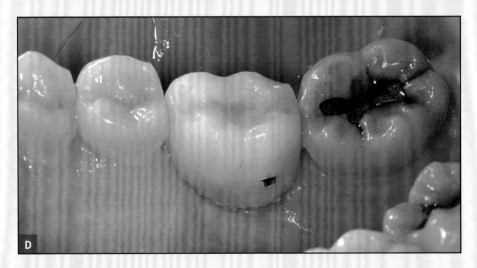

图2（A～D）　吸烟伴早期种植体周炎1例（5支/天，35年）。A. 46种植体负荷时的基线X线片，显示生物学宽度形成后预期的骨改建；B. 2年后，46种植体周进行性骨丧失；唇侧（C）和腭侧（D）可见菌斑堆积与轻度黏膜红肿。

结论的关联性和一致性

吸烟与种植体周炎之间的关系在文献中颇有争议，表1显示了关于这个主题的一些研究结论。

表1　吸烟与种植体周炎的关系

作者（年份）	研究设计	观测期（年）	患者数量（吸烟者%）	种植体周炎疾病定义	吸烟	吸烟与种植体周炎之间的相关性（95% CI）
Roos–Jansåker等（2006）[20]	横断面研究	9～14	218 301颗种植体（不吸烟者） 303颗种植体（吸烟者）	BOP/SUP MBL≥1.8mm	研究进行时吸烟	OR=7.7（2.5～24）（单因素分析） OR=4.6（1.1～19）（多因素分析）（种植体水平）
Rinke等（2011）[21]	横断面研究	2～11	89·（19.1%）	BOP+PD≥4mm MBL≥3.5mm	研究进行时吸烟戒烟＜5年	OR=31.58（5.13～194.25）（患者水平）
Marrone等（2013）[4]	横断面研究	5～18	103（19.4%）	BOP+PD>5mm MBL>2mm	研究进行时吸烟	N. S.
Canullo等（2016）[22]	横断面研究	NR	534（26.4%）	BOP/SUP+PD≥4mm MBL>3mm	研究进行时吸烟	N. S.
Derks等（2016）[6]	横断面研究	NR	588（22.9%）	BOP/SUP MBL>2mm	种植体植入时吸烟	Stat. Sig.（仅限单因素分析）
Schwarz等（2017）[23]	横断面研究	＜1～6.7	238（16.7%）	自基线以来MBL的变化	种植体植入时吸烟	N. S.

BOP：探诊出血；CI：置信区间；MBL：边缘骨丧失；NR：未报告；N. S.：无统计学意义；OR：与非吸烟者或从不吸烟者相比的概率；PD：探诊深度；Stat. Sig.：有统计学意义；SUP：溢脓。

研究总结

横断面研究的结果相互矛盾，因为一些研究发现吸烟与种植体周炎之间存在显著相关性，而其他研究在单变量分析或调整混杂因素后未报告任何显著相关性。关于种植体周炎和吸烟状况定义的异质性也使结果的解释复杂化。

纵向研究

在1996年的一项15年随访研究中，Lindquist等报告吸烟是与种植体周边缘骨丧失（MBL）相关的重要因素之一[24]。一项为期10年的队列研究发现，吸烟者的生物学并发症发生率（18%）高于不吸烟者（6%），尽管差异无统计学意义[25]。同样，2019年一项涉及4591颗种植体，时长5~10年回顾性队列影像学研究，使用多变量模型，发现重度吸烟与MBL之间存在显著相关性[26]。相反，Renvert等报告，在86名纳入研究的种植治疗患者（21~26岁）中，吸烟不能预测种植体周炎[27]。

横断面研究

一项横断面研究发现，在控制潜在混杂因素后，吸烟者发生种植体周炎的概率增加6.5倍[28]。其他横断面研究也报告了吸烟与种植体周炎之间的显著相关性[20-21,23,29-31]。在分析917例因"缺乏初始稳定性、骨结合失败或植入1年内脱落"而失败的种植体事件报告中，吸烟>5支/天与1/5的种植体脱落有关（19.3%）[32]。然而，一些来自横断面研究的证据表明，吸烟与种植体周炎之间没有任何关联[4,22,33-42]，或在单因素分析中发现显著关联，但在调整潜在混杂因素后这种关联消失了[6,30]。表1提供了报告不同研究结果的实例。

然而，一项仅包括上述8篇横断面研究的系统综述和荟萃分析计算出吸烟与种植体周炎之间存在显著关联（OR=1.70），也就是说，吸烟者患种植体周炎的风险高出70%[43]。对33篇与种植体周炎相关的系统评价进行的一项综合性综述得出结论，吸烟者患种植体周炎的风险更高[44]。

最近的一项系统综述和荟萃分析计算出，与不吸烟者相比，吸烟≥20支/天的人发生种植失败的风险明显高出2.5倍，并观察到失败率随吸烟强度增加而增加[45]。与不吸烟者相比，吸烟≥20支/天的人发生种植失败的风险是不吸烟者的4倍（RR=4），在患者水平上也观察到剂量反应效应[45]。戒烟预计可使种植体周炎的患病率降低39%[46]。

生物学合理性

科研人员研究了吸烟可能导致种植体周炎发病的几种途径。烟草致病机制中，研究最多的是其破坏了从先天免疫开始的宿主防御，先天免疫是指针对任何非自身病原体的一系列化学、物理和细胞反应；而获得性免疫对病原体有特异性，是人体的第二道防线。第一个参与先天免疫反应的细胞是多形核中性粒细胞（PMNs）。虽然这些细胞形成了抵御病原体的屏障，但它们的高反应性也可能会导致组织破坏。因此，抑制或过度刺激这些细胞都可能加重疾病。在这方面，有人提出吸烟可以改变PMNs的呼吸爆发、蛋白酶释放、趋化性和吞噬功能[47]。吸烟与中性粒细胞呼吸爆发的相互作用非常复杂，这可能依赖于病原刺激物的存在和烟草的剂量，吸烟能够抑制活性氧（ROS）的形成或促进它们的释放，无论是哪种方式都可能加重疾病[48-49]。最近的一项研究发现，烟草的烟雾提取物及其化合物和代谢产物能够抑制中性粒细胞胞外陷阱（NETs，主要由DNA组成的网络，中性粒细胞可以延伸到陷阱中并结合病原体）的形成，并证实了暴露于烟草烟雾提取物中，会减弱中性粒细胞的运动性、速度和方向性[50]。

吸烟对获得性免疫的影响在文献中存在较大争议，其确切机制尚待进一步探讨[47,51]。组织学研究表明，牙周炎和种植体周炎的晚期进行性病变主要由淋巴细胞和浆细胞构成[52-53]。炎性病变中存在浆细胞，提示辅助型T细胞2（Th2）的主要作用是产生非保护性抗体，最终刺激产生促炎细胞因子，如白介素（IL-4、IL-5、IL-9、IL-13和IL-17E/IL-25），从而导致组织损伤[54]。事实上，在牙周病患者中的研究表明，吸烟能干扰Th1/Th2平衡，促进T细胞转变为Th2，从而可能加重牙周（或种植体周）病变[55-56]。与不吸烟者相比，吸烟者Th1/Th2比值更高，IL-4、IL-8和TNF-α水平较低[57]。尽管如此，一些包括实验性牙龈炎患者[57]和健康种植体患者[58]在内的其他研究结果与以前不同，报告指出，吸烟者与不吸烟者相比，Th1/Th2比率增加，以及T细胞的功能可能受损（图3）。

吸烟者的微生物群落

吸烟可改变龈下菌斑的构成，从而增加种植体周炎的发病风险[59-60]。一项纵向研究指出，种植体植入1年后，吸烟者种植体周的龈沟中含有更多的通常与疾病相关的牙周细菌[61]。吸烟严重影响细菌微生物的组成[62]，改变的微生物群落在种植体周炎中的多样性减少[63]，这在两项横断面研究中得到了类似的结论，这可能使患者更易发生种植体周炎[64-65]。另一项横断面研究也发现，种植体周微生物组的组成与疾病状态时类似，临床上，即使在种植体周组织健康的条件下，细菌间的凝聚力也会增加[64]。

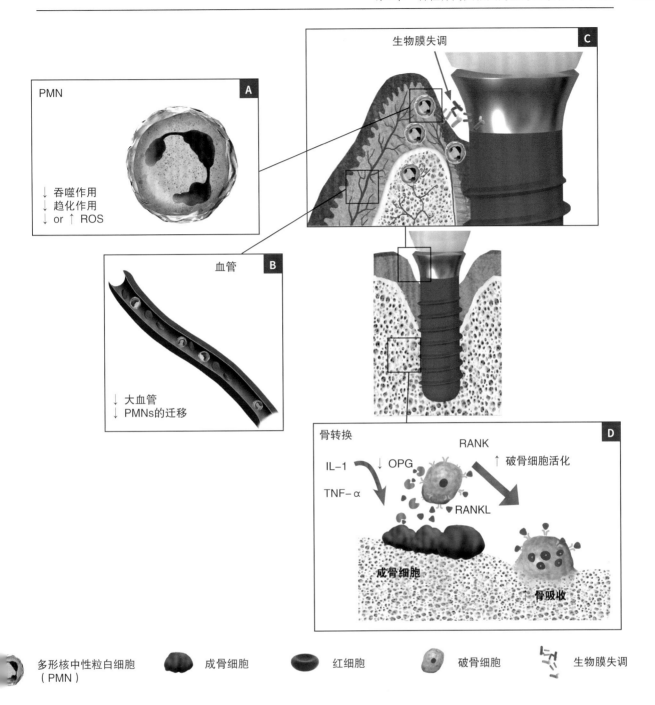

多形核中性粒白细胞（PMN）　　成骨细胞　　红细胞　　破骨细胞　　生物膜失调

图3（A~D）　吸烟对种植体周组织的潜在影响。A. 作用于中性粒细胞，减少其吞噬和趋化作用，并促进活性氧的产生；B. 缩小种植体周黏膜血管的直径，减少中性粒细胞的迁移；C. 促进与种植体周病相关的细菌在种植体周生物膜上定植；D. 通过减少骨保护素的数量使平衡向骨吸收倾斜。OPG：RANK的诱饵受体，通过竞争RANKL来调节RANK信号通路；IL-1：即白介素-1，是11种细胞因子的组合，能诱导促炎细胞因子的表达（并通过白细胞和内皮细胞上整合素的表达，启动和调节炎症反应）；RANK：NF-κB受体激活剂（NF-κB是一种控制DNA转录、细胞因子产生和细胞生长、凋亡的蛋白质复合物，能活化B细胞的核因子κ/轻链增强子），也是RANK/RANKL/OPG信号通路的一部分，调控破骨细胞的分化和激活；RANKL：即RANK-配体，是NF-κB配体受体激活蛋白、Ⅱ型膜蛋白以及肿瘤坏死因子（TNF）超家族成员，同时也是与RANK结合的成骨细胞表面受体；TNF-α：即肿瘤坏死因子-α，由巨噬细胞释放的细胞因子，是一种小蛋白，提示炎症处于急性期。

吸烟者的骨代谢

吸烟对种植体周组织健康的影响不仅限于宿主免疫防御和微生物群落的改变，还涉及骨愈合本身，这危及种植体的骨结合和再次骨结合。早期的研究表明，烟草中的苯并芘与牙龈卟啉单胞菌的脂多糖（LPS）结合可以抑制骨形成[66]，而尼古丁与LPS结合可以通过增加巨噬细胞集落刺激因子（M-CSF）和前列腺素E_2（PGE_2）促进破骨细胞样细胞的形成[67]。此外，尼古丁还能诱导基质金属蛋白酶家族的某些原生酶的形成，这些酶能降解构成骨基质的胶原等部分细胞外成分[68]。进一步的研究表明，尼古丁可以抑制骨矿化初始阶段的关键蛋白（如唾液蛋白和骨钙素）的产生[69-70]。一项体外研究发现，由于黏附蛋白如丝状肌动蛋白（F-actin）的减少，吸烟者的成骨细胞对种植体表面的黏附性也减弱[71]。为了支持这些观点，一项人体研究发现，吸烟者植入大颗粒喷砂-酸蚀（SLA, Straumann）表面种植体时，骨与种植体的接触较少，螺纹区的骨密度较低[72]。此外，组织学研究显示戒烟对骨愈合有好处[73-75]。骨保护素（OPG）与NF-κB配体受体激活蛋白（RANKL）之间的相互作用是调节骨转换的主要机制[76]，RANKL与RANK之间的相互作用激活破骨细胞，促进骨转换，而OPG与RANKL之间的相互作用阻止RANK的激活，抑制骨转换。研究表明，吸烟≥20包/年可抑制OPG的产生，从而提高龈沟液中RANKL/OPG的比值，即使根据年龄和目前的吸烟状况进行调整之后也是如此[77]。在另一项研究中，在吸烟者的种植体周龈沟液中也发现了OPG水平的降低，但与非吸烟者相比，吸烟者的RANKL/OPG比值没有差异[57]（图4）。

吸烟与种植体周炎的关系总结

目前的证据表明，吸烟可以通过几种方式影响骨结合后种植体的预后，并证明吸烟可以破坏免疫调控、微生物学和骨代谢的基本机制。因此，吸烟可被视为种植体周炎风险因素的生物学合理性得到了广泛支持，故而，吸烟被认为是种植体周炎的一个潜在的、可变的风险因素[1,28,63-64]。这一结论与最近一项关于非手术牙周治疗后10～47年，牙周维护治疗期间牙齿脱落的研究结果一致，该研究表明，吸烟者，尤其是重度吸烟者（≥20支/天），因牙周炎而脱落的牙齿多于不吸烟者[78]。戒烟15年后，吸烟者和不吸烟者因牙周炎导致牙齿脱落的风险相当。牙齿缺失与当前吸烟强度呈剂量依赖性，也与以前吸烟强度呈剂量依赖性。种植牙和吸烟可能存在类似的情况，但尚未有研究报告。

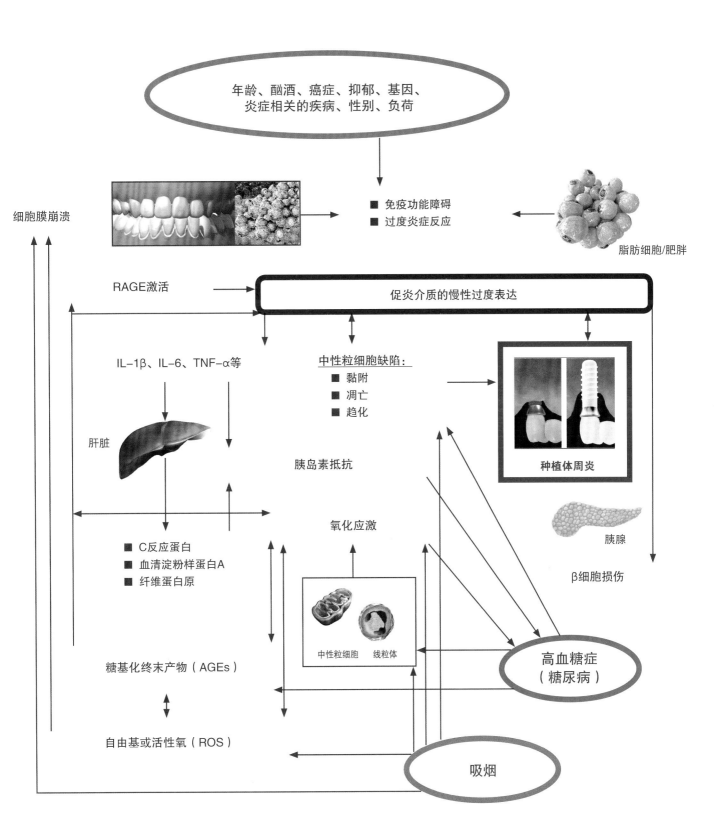

图4 种植体周炎与吸烟、高血糖/糖尿病和其他全身因素之间相关性的潜在机制（概念模型）。RAGE：AGEs受体。

3. 糖尿病/高血糖症

Tervonen和Knuuttila在1986年提出，对牙周健康重要的可能不是糖尿病的诊断，而是高血糖的程度。糖尿病的影响经常是牙周和种植体周健康和疾病的研究热点[79]，然而，由于没有关于其严重程度的定量描述，导致人们产生了糖尿病对牙周组织不利的刻板印象（图5和图6）。

结论的关联性和一致性

在文献中，糖尿病和种植体周炎之间相关性的证据不足。

纵向研究

一项前瞻性队列研究用糖化血红蛋白A1c（HbA1c）衡量血糖水平，研究发现，血糖控制较差时，边缘骨丧失显著增加[80]。HbA1c水平在8.1%～10.0%（1.92mm）之间的组，2年后边缘骨丧失是HbA1c水平在6.1%～8.0%（0.98mm）之间和≤6%（0.72mm）的组的2倍[80]。另一项前瞻性队列研究发现，只要HbA1c≤7.5%，糖尿病患者就不会发生更多的边缘骨丧失，这与之前的研究结果一致[81]。然而，另一项为期2年的前瞻性队列研究指出，接受严格牙周/种植体周维护治疗的患者，无论血糖控制水平如

何，均未显示出更多的边缘骨丧失[82]。一项随访1～12年的前瞻性队列研究表明，HbA1c水平是通过多因素分析确定的影响并发症发生率的唯一独立因素[83]。

横断面研究

一项在93例超重或肥胖但其他方面健康的非吸烟牙周病患者中进行的横断面研究发现，MBL与HbA1c水平存在量效关系，即HbA1c水平增高，MBL也增加。HbA1c＜6.0%、6.1%～8.0%、8.1%～10.0%和＞10.1%的组种植体周平均MBL由0.8～1.7mm增加到2.4～2.7mm，说明HbA1c＞8.0%的组MBL增加[84]。但要注意，上述研究均未控制影响其结果的潜在混杂因素。一项对917颗早期失败的种植体的研究表明，糖尿病与近40%（38.8%）的种植失败有关[32]。

一些横断面研究进一步证实了糖尿病和种植体周炎之间的显著联系，这些研究控制了潜在的混杂因素[30,36,85]，而其他研究未能发现这种联系[4,6,20,31,35,38,41]。表2列出了提供证据的研究示例，其中选择了一些例子来说明糖尿病和种植体周炎之间有或无关联。有一项研究没有比较有或无糖尿病，而是比较了不同的血糖控制程度[83]。

表2　糖尿病/高血糖症与种植体周炎的关系

作者（年份）	研究设计	观察时长（年）	患者数量（%糖尿病患者）	种植体周炎疾病定义	糖尿病疾病定义	糖尿病与种植体周炎之间的相关性（95% CI）
Ferreira等（2006）[85]	横断面研究	0.5～5	212（13.7%）	BOP/SUP+MBL（无阈值）	FBS≥126mg/dL或抗糖药物	OR=1.9（1～2.2）（患者水平）
Tawil等（2008）[83]	前瞻性队列研究	1～12	45（100%）基线HbA1c：a）22：≤7%b）22：7%～9%c）1：>9%	NR	HbA1c（术前术后定期评估）	种植体周炎患病率（种植体水平）：a）0b）4.3%c）9.1%NS
Marrone等（2013）[4]	横断面研究	5～18	103（6.8%）	BOP+PD>5mm+MBL>2mm	患者报告	N.S.
Daubert等（2015）[36]	横断面研究	9～15	96（5.2%）	BOP/SUP+PD≥4mm+MBL≥2mm	患者报告	RR=3.0（1.2～7.0）（种植体水平的单因素分析）
Dalago等（2017）[35]	横断面研究	1～14	183（8.7%）	BOP/SUP+PD>5mm+MBL>2mm	患者报告	N.S.

BOP：探诊出血；CI：置信区间；FBS：空腹血糖水平；MBL：边缘骨丧失；NR：未报告；N.S.：无统计学意义；PD：探诊深度；SUP：溢脓。

研究总结

　　值得注意的是，大多数研究仅包括少数有糖尿病/高血糖症的患者，且关于他们血糖控制的信息很少。种植体周炎定义和糖尿病控制状态的异质性也使结果的解释变得复杂。

一项包含5项研究的系统综述和荟萃分析指出，糖尿病患者比非糖尿病患者发生种植体周炎的风险高90%（OR=1.89）[86]。另一项基于5项研究的系统综述和荟萃分析[43]计算出，糖尿病患者发生种植体周炎的风险比非糖尿病患者高2.5倍（OR=2.5）[4,30,36,38,85]。Monje等在一项系统综述和荟萃分析中，制订了严格的纳入标准，即已知血糖的报告为HbA1c或空腹血糖浓度，以排除依赖于患者自述糖尿病状态的研究[87]，采用这一预防措施是因为当患者自述时，糖尿病状况可能被严重低估，多达50%的糖尿病患者和90%的糖尿病前期患者不了解自身情况[88-89]。作者基于7项相似的研究进行荟萃分析[4,29-30,35,80-81,85]，计算出OR为1.89，这意味着与正常血糖水平的健康人相比，糖尿病患者发生种植体周炎的可能性要高90%。值得注意的是，为排除吸烟的影响，一项荟萃分析（仅纳入包含非吸烟者的3项研究）指出[80-81,85]，与非吸烟者相比，患有糖尿病的人患种植体周炎的风险是非吸烟者的3倍（RR=3.39）[87]。

一篇对6项关于糖尿病和种植体的系统综述的伞形综述得出结论[87,90-94]，糖尿病不影响种植体的存留率，但对种植体周炎的替代指标（边缘骨丧失）有负面影响[95]。需要注意的是，尽管糖尿病控制不佳的患者发生骨结合不良、种植体周炎和种植体脱落的风险更大，但对于血糖控制良好的患者，其种植手术是安全和可预测的，总体并发症发生率与非糖尿病患者相似[94]。一项包含33篇种植体周炎相关系统综述的荟萃分析得出结论，未控制的糖尿病患者，发生种植体周炎的风险更高[44]。

糖尿病前期患者和血糖水平正常的患者的种植体均能存活，5年后存活率均为100%[96]。然而，糖尿病前期患者的边缘骨丧失和软组织炎症均更严重。Yu等检索了现有的转录组数据集，并提出IL-6、NFKB1和PIK3CG的表达以及IL-17信号通路是种植体周炎和2型糖尿病之间联系的主要分子机制[97]。

代谢综合征是与心血管疾病（CVD）和2型糖尿病高度相关的一系列代谢性疾病，最近一项旨在阐明种植体周炎和代谢综合征之间关联的系统评价指出，高血糖患者发生种植体周炎的风险更大[98]。

最后，Papantonopoulos等应用PCA聚类分析，从72名患者的237颗种植体中检索到数据，确定了两种不同的种植体"表型"，即种植体周炎易感型和非易感型[99]。糖尿病是仅有的6个参数之一，这些参数在解释这种新方法的数据变化方面有重要意义。

生物学合理性

糖尿病是以高血糖为特征的多种代谢紊乱综合征，红细胞中的血红蛋白暴露于高水平的葡萄糖，通过糖基化这一非酶促且不可逆的过程，形成HbA1c[100]。此外，糖基化终末产物（AGEs）是蛋白质和脂类接触糖的结果，血浆中的AGEs是衰老与几种退行性疾病（如糖尿病及其并发症、动脉粥样硬化、卒中、慢性肾脏疾病和认知障碍）发生和发展的生物标志物，AGEs主要有以下两种作用机制[101]（图7）。

■ 与存在于基膜上的可缓慢翻转的蛋白质发生交联

■ 受体介导的AGE与细胞表面的相互作用

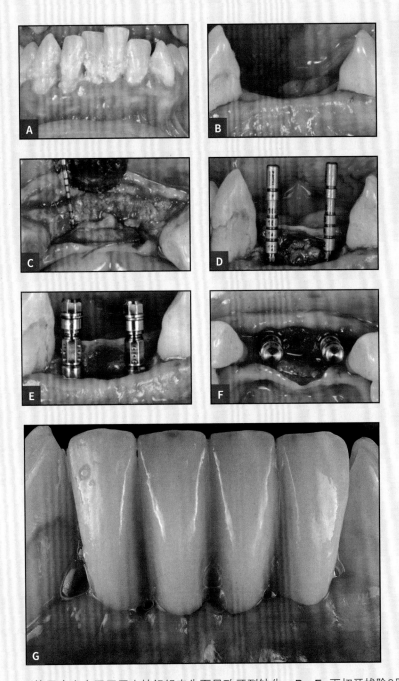

图5（A～G）　A. 1型糖尿病患者因牙周支持组织丧失而导致牙列缺失；B～F. 下切牙拔除8周后自发愈合，早期植入两颗小直径种植体（3.3mm），以支持局部固定义齿，在这些患者中，由于糖尿病对伤口愈合的影响以及难以保持口腔卫生，不建议进一步治疗，例如复杂的引导骨再生以植入更大直径的种植体；G. 记录18个月的种植体周健康状况。

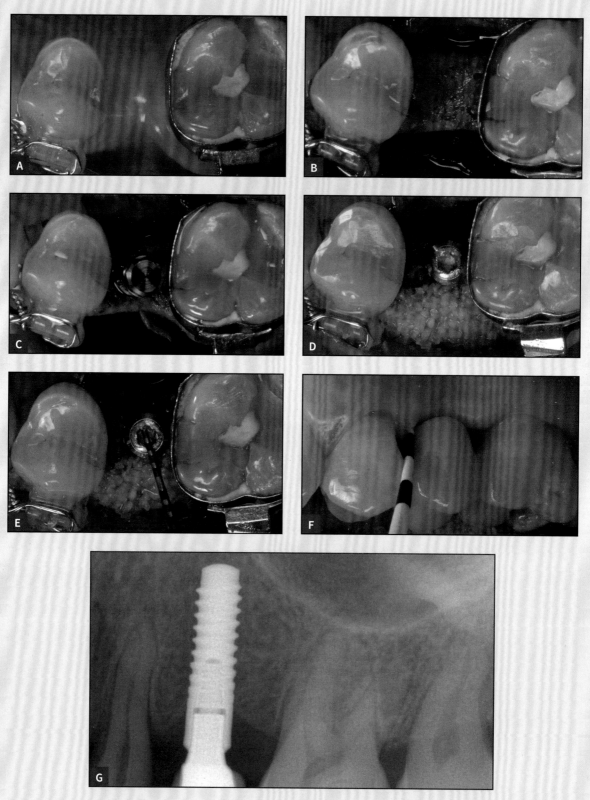

图6（A~G）   1型糖尿病患者由于牙槽嵴厚度不足，在植入窄径种植体的同时进行引导骨再生。种植体植入12个月后观察到稳定的骨和软组织。

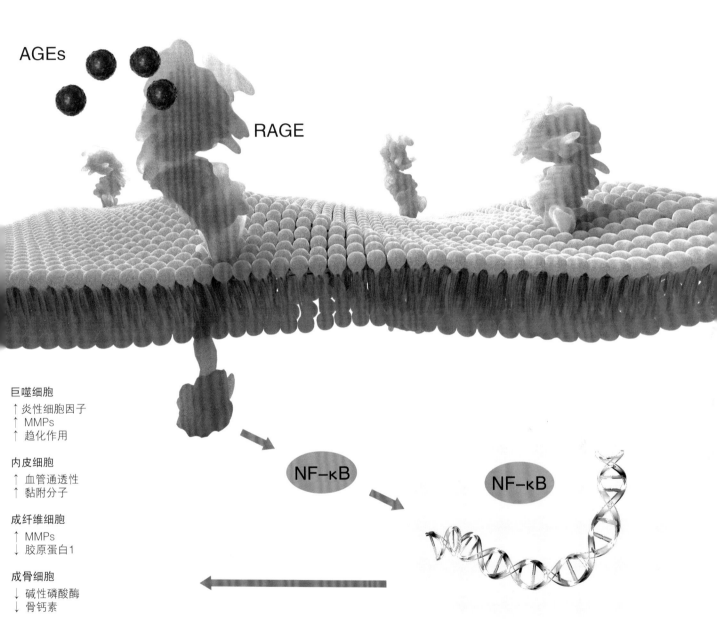

AGEs

RAGE

巨噬细胞
↑ 炎性细胞因子
↑ MMPs
↑ 趋化作用

内皮细胞
↑ 血管通透性
↑ 黏附分子

成纤维细胞
↑ MMPs
↓ 胶原蛋白1

成骨细胞
↓ 碱性磷酸酶
↓ 骨钙素

NF-κB

NF-κB

图7　AGEs对巨噬细胞、内皮细胞、成纤维细胞和成骨细胞的作用机制。AGE与其受体（RAGE）之间的相互作用触发了细胞内信号级联反应，从而激活NF-κB（活化B细胞的核因子κ/光链增强子，一种控制DNA转录、细胞因子产生和细胞存活的蛋白质复合物）。随后NF-κB进入细胞核，导致不同基因的转录，进而改变细胞功能。MMP：基质金属蛋白酶。

AGEs与蛋白质（包括胶原蛋白和弹性蛋白）结合，促进其他大分子的聚集，最终导致血管基底膜的增厚。循环AGEs还可以与特定的受体结合，即与多配体信号受体和细胞膜表面免疫球蛋白超家族成员结合，这些受体称为晚期糖基化终末产物受体（RAGE）[102]。RAGEs存在于许多不同的细胞上，包括内皮细胞、平滑肌细胞和免疫细胞。RAGE被认为是导致"炎症"的重要因素，这将在衰老章节中着重阐述[103]。AGE-RAGE结合启动细胞内信号传导，导致细胞功能的一系列变化，包括核因子-κB（NF-κB）的激活[104]。随后的核转录包含不同的靶基因，如血管细胞黏附分子-1（VCAM1）、细胞间黏附分子-1（ICAM1）、IL-1A、IL-6、TNFA及RAGE本身[104]。AGE-RAGE复合物不仅促进炎症，还导致RAGE的过度表达，形成正向反馈[105]。内皮细胞RAGEs的激活导致血管通透性和黏附分子表达增加，并使成纤维细胞Ⅰ型胶原生成减少和MMPs生成增加[106]。可溶性AGEs与单核细胞RAGEs的相互作用增强了单核细胞趋化性，而位于基底膜上的AGEs抑制单核细胞迁移，此外，AGEs刺激巨噬细胞释放促炎细胞因子和MMPs，抑制成骨细胞碱性磷酸酶活性和骨钙素表达[107]。体外和动物研究表明，种植体周骨转换受损与高葡萄糖水平[108-109]和AGEs[110]

之间存在关联，这些过程导致骨吸收增加以及修复受阻。据报道，种植体周龈沟液中的AGEs水平与探诊深度和MBL之间存在显著相关性[84,111]。此外，种植体周炎患者唾液中氧化应激水平的增加与种植体周组织中AGEs水平的升高相关，这两项研究的作者均提出AGEs在种植体周炎病因中的潜在作用[112-113]。

高血糖症的微生物群落

多项研究表明，高血糖症患者龈下微生物群的组成与正常血糖水平者不同[114-119]，主要是与疾病相关的细菌占优势，细菌多样性降低[116]，提示糖尿病患者中细菌生物膜的致病性和牙周病的易感性更大[116,120]。然而，这些研究大多与牙周炎有关。

近年来的研究一致认为，尽管种植体周炎的龈下微生物群与牙周炎相似，但仍存在一些差异[65,121-122]，即多样性减少，共栖细菌减少。一些学者认为，牙周炎和种植体周炎表现出不同的核心微生物群落，这取决于种植体周炎的严重程度[123]。最大的差异可能在种植体-基台连接（IAC）中，那里通常存在1~49μm的间隙[124]，在种植体周炎中充当细菌库，随时可能发生渗漏[125-126]。尽管在有无糖尿病的患者中都观察到酵母菌（如白色念珠菌），但在种植体周炎中比在牙周炎中更普遍[127]。

然而，导致牙周炎的不是特定病原菌[128]，而是微生物群落中的生态失调，其与宿主免疫应答和代谢受损共同决定疾病的发生与发展。2020年，Van Dyke等提出了一个新的术语，即炎症介导的多种细菌生长和菌群失调加剧（IMPEDE）。IMPEDE描述了从健康牙周组织到牙龈炎再到牙周炎的连续过程中，炎症对生物膜的调节作用，对2017年世界研讨会提出的2018年新分类进行了补充[129]。从健康种植体周组织到种植体周黏膜炎再到种植体周炎，可能有类似的机制。

高血糖症与种植体周炎的关系总结

尽管目前的研究在研究设计、暴露因素和结局变量（种植体存活/失败、种植体周炎、种植体周黏膜炎和种植体周健康）以及控制其他潜在混杂因素（吸烟和菌斑水平）方面存在很大程度的异质性，但现有的证据一致认为，高血糖患者，尤其是严重的高血糖，比正常血糖患者发生种植体周炎的风险更大。大多纵向研究的结果指出，糖尿病前期患者或控制良好的糖尿病患者发生种植体边缘骨丧失的风险并不明显高于健康人。

4. 心血管疾病

根据世界卫生组织[130]和2017年全球疾病负担报告[131]的数据显示，在2017年，心血管疾病导致的死亡人数居世界首位，约有1790万人，其中390万人发生在欧洲，约占欧洲死亡人数的一半（45%）[132]。通过欧洲牙周病学联合会（EFP）和世界心脏联盟的共同努力，以炎症为基础的动脉粥样硬化性心血管疾病和牙周炎之间的联系已经被证明[132]，由此可合理推测心血管疾病和种植体周炎之间也存在联系。

结论的关联性和一致性

心血管疾病和种植体周炎之间有关联的证据很少。尽管如此，一项关于种植体周炎的33篇系统综述的荟萃分析得出结论，心血管疾病患者发生种植体周炎的风险更高[44]。

纵向研究

Renvert等对172名种植体周炎患者和98名种植体周组织健康或种植体周黏膜炎患者进行了回顾性研究，发现前者有27.3%的患者有心血管疾病病史，而后者有3.0%的患者有心血管疾病病史。调整年龄、性别和吸烟等混杂因素后，种植体周炎患者有心血管疾病病史的可能性是无种植体周炎患者的9倍（OR=8.7）[30]。另一项在糖尿病患者中进行的回顾性研究发现，心血管疾病患者与非心血管疾病患者在1年和5年后种植失败率或边缘骨丧失方面无明显差异[133]。

横断面研究

有学者针对种植体周炎与心血管疾病之间在多变量模型中可能存在的关联进行了两项横断面研究[30,40]。虽然Koldsland等未能观察到任何显著的相关性[40]，但之前提到的对917颗失败种植体的研究报告称，心血管疾病与1/5的种植体脱落（21.4%）有关[32]。

生物学合理性

导致种植体周炎的潜在风险因素（吸烟和糖尿病），也是心血管疾病的风险因素[19]。有限的证据支持心血管疾病是牙周病的危险因素，尽管其联系机制尚不清楚[132]，炎症可能发挥了作用。炎症途径在概念模型中得到了证实（图4）。然而，这种关联可能不是因果关系，而是相同的风险因素同时推动了动脉粥样硬化性心血管疾病和种植体周炎的发生与发展。然而，有些遗传风险因素在牙周炎和心血管疾病[132]中是共通的，这意味着可能也与种植体周炎有关。举个例子，牙周炎和心血管疾病之间的基因多效性已经被证明[134-136]。Loos和Van Dyke在2020年写道："到目前为止，冠心病和牙周炎之间有4个遗传位点是共享的。这些共有的基因表明，牙周炎与动脉粥样硬化疾病没有因果关系，但这两种情况都是类似（或相同？）的异常炎症通路的后遗症[137]。"

心血管疾病与种植体周炎的关系总结

目前的证据似乎支持，心血管疾病和种植体周炎之间的关联主要是由于存在共同的风险因素，而不是真正的因果关系。

5. 骨质疏松症

骨质疏松症，字面意思是"多孔的骨"，是一种影响骨骼的疾病，能导致骨退行性变化和骨量减少，并使骨折的风险增加，尤其是在老年人中，因此是一个公共健康问题。2013年，欧洲有2200万女性和550万男性受到影响，相当于50～84岁男性数量的6%和女性数量的21%[138]。据统计，在美国有超过1020万50岁以上的人（10.3%）患有骨质疏松症[139]。骨质疏松症通常发生在股骨颈或腰椎[139]，但其他骨，包括下颌骨和上颌骨，也可能会受到影响，从而促进种植体周炎的发生和发展。

结论的关联性和一致性

一项旨在评估全身因素对种植体周炎影响的系统综述发现骨质疏松症与种植失败之间的联系很弱[140]。仅基于两项横断面[38,141]和一项回顾性研究[30]，一项关于种植体周炎危险因素的系统综述没有发现任何令人信服的证据表明骨质疏松症是种植体周炎的危险因素[43]，需要注意的是，后者在172名种植体周炎患者中仅包括4名骨质疏松症患者，98名种植体周健康或仅黏膜炎的患者中只有1例骨质疏松症患者[30]。有趣的是，De Medeiros等专门针对种植体周炎和骨质疏松症的另一个系统综述和荟萃分析，其中包括15项符合条件的研究，涉及8859名患者共29798颗种植体，在患者和种植体水平上，发现有和无骨质疏松症患者的种植体存留率没有差异[142]。在统计学上，骨质疏松症患者的种植体边缘骨丧失明显更多，尽管平均差异（0.18mm）几乎没有任何临床意义[142]。

纵向研究

对绝经后骨质疏松症患者和正常骨密度患者进行前瞻性队列研究[143]，5年后，与骨密度正常的健康对照组相比，骨质疏松症组种植体脱落明显更多，种植体水平的存留率为91.5%，患者水平的存留率为89.2%，但各组MBL变化均 < 0.2mm，差异无统计学意义[143]。在种植体周生物学并发症方面也未发现差异。

横断面研究

一项涉及177名患者共828颗种植体的横断面研究，在种植体植入6年后没有发现任何骨质疏松状态的差异[38]。其他横断面研究也未能明确种植体周炎和骨质疏松症之间的联系[35,41]。

生物学合理性

人们提出了不同的途径来解释牙周和种植体周病与骨质疏松症之间可能的关系。尽管牙周组织和种植体周组织是不同的实体，它们可能以不同的方式做出反应，但牙周炎的某些机制也可能与种植体周炎类似。骨质疏松症可通过削弱牙周组织对菌斑的抵抗力而间接地使骨吸收。另一种理论称存在一种非炎症机制，即咬合力导致骨质疏松的骨骼发生微骨折，并由此导致疲劳性骨折[144-145]。此外，由于骨质疏松症与雌激素缺乏有关，有人提出了另一种潜在的联系机制。动物研究表明，切除卵巢的大鼠，其牙周组织中IL-6、RANKL和OPG的水平较高，而IL-10较少，这说明激素的缺乏可能使骨改建倾向于骨吸收，影响其修复和矿化[146]（图8）。

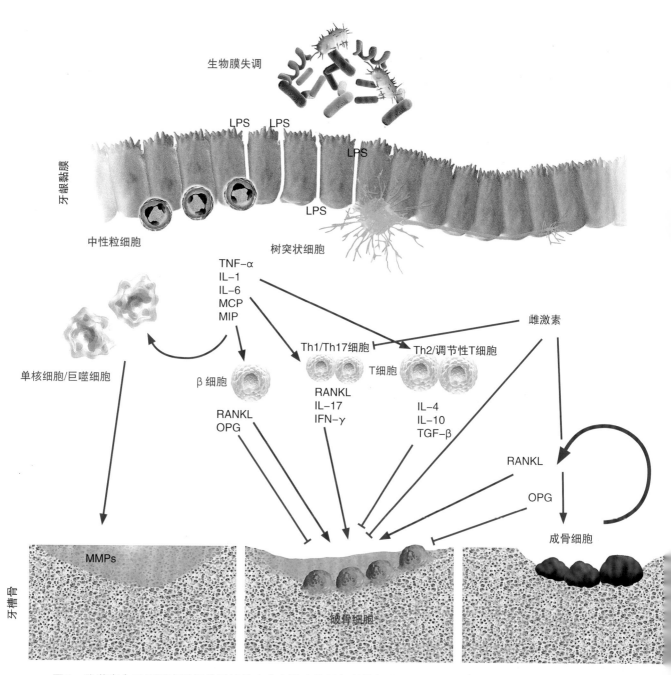

图8 雌激素介导牙周病引起的牙槽骨丧失中潜在作用机制的概念模型。INF-γ：γ干扰素；IL：白介素；LPS：脂多糖；MCP：单核细胞趋化蛋白；MIP：巨噬细胞炎症蛋白；OPG：骨保护素；RANKL：核因子-κB配体的受体激活剂；TNF-α：肿瘤坏死因子-α；TGF-β：转化生长因子β；蓝色直线/弧形箭头：增强作用。红色"停止"线：抑制性作用。

最后，必须考虑到骨质疏松症是一种系统性的炎症，其特点是存在促炎细胞因子，如IL-1、IL-6和TNF-α，这些细胞因子刺激骨吸收[147-149]。这些炎症介质可能通过促进骨吸收和抑制种植体周组织的修复而发挥作用。然而，这两种疾病的潜在机制和驱动因素可能不同，因为骨质疏松症是主要影响骨小梁（疏松）的疾病，骨密度下降（在牙齿周围没有发现），而牙周/种植体周病主要影响围绕牙齿/种植体的皮质（致密）骨。

骨质疏松症与种植体周炎的关系总结

总而言之，即使存在生物学上的合理性，但目前缺乏证据，无法对受骨质疏松症影响的患者是否有更大的风险发生种植体周炎做出任何结论。

6. 磨牙症/负荷

磨牙症是一种以咀嚼肌的重复动作为特征的疾病，主要症状为紧咬牙和磨牙。其病因是复杂和多因素的，然而，一些研究已经发现了这些异常功能活动和种植体负荷之间的联系[150-152]。据推测，磨牙症对种植体周骨施加的异常作用力可能会促进种植体周骨的吸收。

结论的关联性和一致性

3篇系统性综述探讨了磨牙症和生物学并发症的潜在联系，尽管文献一致认为，磨牙症可能会增加技术性并发症的发生率[153-155]，但由于缺乏专门调查磨牙症对种植牙影响的研究，并没有令人信服的证据表明生物学并发症的发生，现有的试验只是将磨牙症作为一个可能的诱因进行报道，并且使用了不合适的定义[156]。

尽管如此，来自临床和动物研究的证据表明，机械过载会增加种植体周的骨吸收[157-158]。Isidor等进行的一系列动物研究表明，过载会导致骨结合完全丧失[159-162]。除此之外，对猴子的动物研究发现，咬合过重会使受实验性种植体周炎影响的种植体[163-164]（甚至是被非炎症组织包围的种植体）周围发生更多的边缘骨丧失[163]。然而，这些发现与使用实验性种植体周炎模型的其他动物研究不一致[65]。没有临床研究证实机械负荷过重会导致骨结合的丧失或促进种植体周炎的发生与发展[32]。

生物学合理性

Frost推测骨能够在一定程度上适应机械应力引起的形变[167]，该研究表明，在生理条件下，骨受到的形变范围为50～1500με，而当形变超过该水平但仍低于3000με时，骨轻度超负荷，微损伤增加。幸运的是，后一种情况被正常的骨改建所抵消，骨改建不仅能够修复损伤，而且还能够加强和重塑骨，以减少骨本身的内应变。然而，当骨形变大于3000με时，修复机制可能完全失效，导致完全骨吸收[168]。尽管后面的研究已经证明，根据形变阈值，骨可能会有不同的反应，但这些概念尚未被动物和临床研究应用于评估种植体周骨状况，因此，不可能明确说明其结果与病理负荷的存在相关。

最近对动物研究的系统综述发现，与种植体周炎相比，超负荷种植体有一种特殊的组织学病变模式。事实上，牙槽嵴上结缔组织存在极轻微的炎性浸润，种植体和周围骨之间存在狭窄的纤维组织区域，其内有多核细胞和骨碎片靠近种植体表面[169]。存在一种损害骨与种植体接触并促进多核细胞聚集的特定病变，表明咬合过重很可能在种植体周炎的发生和/或发展中起作用。事实上，可以推测由机械负荷过重引起的骨缺损可能导致结合上皮根移，促进细菌在骨缺损处定植[170]。

磨牙症/负荷与种植体周炎的关系总结

尽管存在生物学合理性，并且在动物和临床研究中已经证明了边缘骨丧失增加和骨结合丧失，但仍不清楚哪些咀嚼情况可能导致种植体负荷过重，从而发生骨吸收。需要高质量的临床研究来循证磨牙症是否促进种植体周炎的发生或进展。

7. 饮酒

最近对195个国家的饮酒情况进行的系统分析得出结论，酒精摄入是导致死亡和残疾，进而影响寿命的第七大风险因素[171]。此外，其消费水平的提升增加了全因死亡和癌症的风险[171]。因此，鉴于酒精摄入对健康的重要影响，有人推测其可能存在与种植体周炎的关联。

结论的关联性和一致性

一项包含185名患者共514颗种植体的前瞻性研究指出，每天摄入超过10g酒精［相当于250mL啤酒（5%）］与种植体边缘骨丧失显著相关，负荷3年后边缘骨丧失平均值为1.49mm，而不饮酒者为1.28mm[172]。在一项配对病例对照研究中，83名患者植入了种植体，22名患者至少脱落了1颗种植体（33/78

或42.3%的种植体），而61名配对对照组的257颗种植体没有脱落，与不饮酒或饮酒较少者相比，每天饮酒≥5杯的人种植失败的可能性明显更大[173]。

生物学合理性

酒精是一种剂量依赖型的毒素，它通过间接和直接途径诱导骨改建失衡，增加骨吸收和减少骨形成[174]。它影响破骨细胞的活性，导致补体系统的缺陷和T淋巴细胞的抑制，以及阻碍单核细胞、巨噬细胞和中性粒细胞的黏附、移动和吞噬活性，所有这些都导致骨质量下降，进而可能导致种植体周炎。含酒精饮料不仅有毒，还含有其他几种可能损害种植体周组织的成分，如亚硝胺（促进骨吸收和抑制骨形成）[175]。最近的一项综述阐述了酒精和骨改建之间的信号网络是复杂的，并提示免疫细胞间通信可能参与其中[176]。

饮酒与种植体周炎的关系总结

在前瞻性和回顾性研究中，饮酒与种植失败有关。值得注意的是，很难将吸烟和饮酒的不良影响区分开来，因为这些行为往往是相互联系的。一项研究指出，很少有参与者只喝酒，而不吸烟[172]。这可能导致人们在推测酒精的影响时，可能部分参与者同时有吸烟的习惯。

8. 衰老

衰老与几种（慢性）疾病的发病率和流行率的增加有关[177]，也与多种药物的使用以及人体各个系统功能的退化有关。因此，这种与年龄相关的退化可能也会影响种植体周组织的健康。

结论的关联性和一致性

关于年龄与种植体周炎之间的关系，研究报告的结果不一致。一些人发现年龄是种植体周炎的风险驱动因素[4,30,36,99,178–181]，而另一些人则有相反结论[83,182–183]。Schimmel等进行了一项系统综述和荟萃分析，专门评估≥75岁老年患者的种植体存活率和系统风险驱动因素[183]。他们的荟萃分析包括7项研究[184–190]，根据其中3项研究计算出植入后1年存留率为97.3%、5年存留率为96.1%[187,189–190]。

Papantonopoulos等对72名患者共237颗种植体进行聚类分析，确定了两种不同的种植体"表型"，即种植体周炎易感型和非易感型[99]，年龄是仅有的6个参数之一，这些参数在解释数据的变异性方面是有意义的。同样，同组采用聚类分析和主成分分析方法，对94名患者共340颗种植体在负荷7.1年后的边缘骨丧失进行了非线性模式研究[180]，年龄是预测种植体周边缘骨丧失的仅有的5个因素之一。日本的一项研究报告称，大约30%的牙医报告，他们的种植患者在植入种植体后曾住院或在家休息[191]。

生物学合理性

一个需要考虑的特殊因素是"炎性衰老"的概念，它指炎症反应功能减退与年龄增长同时发生[192-193]。先天免疫在炎性衰老中起着举足轻重的作用，它表现为慢性、低度、无菌的炎症，随着年龄的增长而增加[103]。这种衰老发生在所有的细胞中，而免疫衰老可能在种植体周炎的发生和发展中发挥作用，因为年龄影响种植体周组织对口腔微生物群的反应[194]，部分关于龈下菌斑的研究指出，微生物群的组成和多样性也受年龄的影响[195]。Ebersole的团队在2020年提出一个新观点，即随着时间的推移，牙龈卟啉单胞菌可能在个体内表现出抗原性漂移。这有助于解释适应性免疫反应对以这种关键细菌为代表的微生物群无效，这种微生物群可能导致老年群体牙周组织破坏的进一步进展[194]。老年患者通常仅具有一种牙龈卟啉单胞菌菌株的抗体，并且这种抗体的水平低于年轻个体，这一点证明了前面的观点。另一个新的方法是构建一个人的"生物学年龄评分"，它可以预测10年内的牙齿脱落，这比实际年龄要准确得多[196]，但这一新概念尚未应用于种植体周炎。

年龄与种植体周炎的关系总结

总体而言，种植体周炎的患病率随年龄的增长而增加。然而，随着年龄的增长，会有更多的慢性疾病发生，而且老年人的种植体有可能已经负荷多年，所以很难分辨在老年群体中观察到的种植体周炎发病率增加究竟是因为年龄因素，还是其他共病和因素。随着时间的推移，种植体周炎和种植体脱落的风险增加，所以合理推测老年人种植体周炎的患病率更高。此外，认知能力下降或损伤、全身虚弱和手部灵活性下降往往出现在老年人身上，这又会影响口腔卫生，导致种植体周炎的发生[178]。因此，任何可能涉及种植体的治疗计划都应仔细考虑老年人的预期寿命、整体身心健康状况，以及目前和之后维护种植牙的能力[197]。在许多情况下，老年人最好采用创伤较小的手术，并且根据未来的需要，上部修复部分最好采用易于维护和修理的结构[197]。

9. 性别

男性和女性的免疫反应有差异已经得到证实，除其他影响外，男性表现出抗感染的能力低，如抵御人类乳头瘤病毒（HPV）[198]。同样地，男性对牙周炎中的菌斑刺激抵抗力也较差[8-9]。长期以来，这种差异被认为是由于对健康（包括口腔健康）的关注以及专业和家庭口腔卫生方案的执行方面的性别差异[8-9]。可以合理地推测，在男性中，种植体周软硬组织也有类似的易感性。

结论的关联性和一致性

一项旨在明确男女种植体周病患病率是否存在差异的系统回顾和荟萃分析指出，男性种植失败的风险比女性高21%[199]。该分析基于91篇文献，其中男性有27203颗种植体（1185颗失败；4.36%），女性有25154颗种植体（1039颗失败；4.13%）。另一篇包括6项研究，涉及224名男性和337名女性的荟萃分析指出，男性的平均种植体周骨丧失量比女性多0.2mm[199]。在聚类模型中，男性甚至是预测种植体周炎的5个主要参数之一[180]。尽管如此，一些研究发现，包括代谢综合征患者[200]在内的男女间种植体周炎患病率没有显著差异[23,30]。

生物学合理性

研究表明，男性的免疫系统总体上比女性更脆弱，因此患种植体周炎的风险更大[201]。性激素在女性一生中变化很大，但这几乎不会影响龈下微生物群的组成[202]。Ebersole等研究表明，女性，尤其是老年女性，对大多数牙龈卟啉单胞菌的血清抗体水平较高[194]。低水平的雌激素通过增加破骨细胞的聚集和雌激素调控的骨吸收相关的细胞因子（包括IL-1、IL-6、IL-11及TNF-α）来促进牙槽骨吸收[203-204]。一项包含15篇符合要求（研究对象均为绝经期妇女）的文献，专门探讨性激素替代疗法（HRT）在牙周病学中作用的系统综述发现，尽管雌激素对骨代谢有积极作用，激素替代疗法仍增加了种植失

败率[204]，但对影像学骨吸收或种植体骨结合没有影响。

性别与种植体周炎的关系总结

尚无明确证据证明性别与种植体周炎之间有关系。

10. 其他因素

据报道，其他几种系统性疾病是也种植体周炎的潜在风险因素，它们可分为两大类，即生物因素和环境因素。

生物因素

自身免疫性疾病

考虑到自身免疫性疾病与宿主免疫系统的密切关系，我们合理推测它可能在种植体周炎中发挥作用。Bartold等在两篇综合综述中总结了2012—2019年期间发表的文献，并得出结论，有足够的证据表明，类风湿关节炎和牙周炎之间存在强相关性，这两种疾病均为慢性炎性疾病，其涉及导致骨和其他结缔组织破坏的过度炎症反应[205-206]。然而，潜在机制仍不明确，无法确定这种关系是否为因果关系[205-206]。鉴于牙周炎和种植体周炎之间的相似性，对于种植体周炎也有类似的结论。一项基于22篇文献，包括230名患者共615颗种植体的系统综述指出，口腔扁平苔

藓患者和健康患者的种植失败率没有显著差异[207]。一项涉及4591颗种植体的5~10年回顾性队列研究指出，在一个多变量模型中，自身免疫性疾病对种植体周边缘骨丧失有显著影响[26]，但证据基础仍有限。

其他疾病

一项评估系统性疾病对种植牙存留率影响的系统综述指出，在患有痴呆症、呼吸系统疾病、肝硬化或骨关节炎的患者中未发现二者的关联证据[183]。没有进一步的数据来评估它们在生物学并发症中的作用。

辐射

一项荟萃分析得出结论，头部和颈部区域的辐射对种植体存留率有不利影响，在接受较高辐射剂量后，种植体存留率有降低的趋势[208]，最新的研究[183,209]，包括一项荟萃分析证实了这一发现[183]。同样，没有现有数据表明辐射是生物学并发症的混杂因素。

药物

各种类型的处方药都与种植体并发症有关，例如与接受小剂量抗骨质疏松药物（治疗骨质疏松症）相比，接受大剂量的患者（治疗骨转移瘤）中种植体并发症更为普遍[183]。据报道，在65岁以上的韩国人中，"出血性的、骨质疏松性的和免疫抑制的药物"会导致种植体并发症[210]，而双膦酸盐被发现会显著影响种植体边缘骨量或导致种植体脱落[211]，选择性5-羟色胺再摄取抑制剂也与种植体失败有关[211]。然而，没有确凿的证据表明药物和生物学并发症之间的关系。

环境因素

社会经济环境如教育[212]、收入[212]、社会地位[212]和邻里特征，与种植体相关，并提示种植体周炎的风险[213-215]。外科医生的教育、经验、技术也在种植治疗的结果中发挥作用，由普通医生[215]或缺乏经验的医生（植入<50颗种植体）[216]而不是由专家进行种植治疗[216]，会增加种植体失败率。

其他因素与种植体周炎的关系总结

目前，关于导致种植体周炎的任何其他因素的确凿证据还很少。

11. 结束语

尽管2017年牙周病和种植体周病国际分类研讨会认为高血糖和吸烟有不利影响的证据足够有力，可以将其作为牙周炎临床诊断中的重要指标[217]，但该研讨会指出，由于证据不充分，种植体周炎的情况并非如此[19]。根据本章回顾的文献，特别是关于种植体周炎与吸烟和糖尿病之间潜在联系机制的文献，当比较具有相似的口腔卫生水平和其他不利因素的患者时，可以合理地推测重度吸烟和严重高血糖对种植体周组织的潜在不利影响。总之，几乎没有种植治疗的绝对全身禁忌证。然而，在口腔卫生和种植体维护方案相似时，潜在全身因素之间的强度和相互作用将决定种植治疗的长期结果。因此，可以在知情同意书中加入这些可能会对种植治疗效果产生负面影响的因素。另外，在决定是否将种植治疗纳入老年人的口腔治疗计划中时，必须仔细考虑老年人预期寿命、当前和未来的精神与身体健康，以及药物联合使用情况。

第9章

Farah Asa'ad, Carlos Garaicoa-Pazmiño, Lena Larsson

本章学习目标

- 评价遗传学和表观遗传学在种植体周炎易感性中的作用

- 评估种植体周炎和牙周炎的表观遗传学差异

- 分析未来如何将遗传学和表观遗传学作为诊断工具对种植体周炎患者进行分层

- 评价遗传学和表观遗传学未来如何作为治疗工具用于种植体周炎的治疗

- 衡量遗传学和表观遗传学在精准医疗中的作用

1. 引言

种植体周病受到多因素相互作用的影响，这使得临床医生难以明确其破坏性进展的模式。目前，大家已经广泛接受种植体周病实际上是由菌斑生物膜引起的种植体周的病理性改变[1]。然而，种植体周病的非线性进展、快速破坏和早期发病的特点反映了种植体周病可能受到菌斑生物膜以外其他因素的影响（图1）。

医生主要关注菌斑生物膜和其他医源性因素（如粘接剂残留、种植体植入位置不佳）对种植体周组织的影响。因此，充分的菌斑控制和种植体周支持治疗常被作为预防种植体周病的有效方法[2]。有时，在手术治疗过程中，种植体周骨破坏的严重程度与菌斑累积量之间的关系难以解释（图1）。该结果引发了大家对疾病易感性和/或治疗效果不佳的其他危险因素的进一步研究，如位点特异性因素（如角化黏膜的宽度、牙龈表型）[3-4]、种植体相关因素（如表面粗糙度）[5]和患者相关因素（如遗传、牙周炎史、吸烟等习惯）[6-8]等。

口腔微生物和种植体周病原体产生的内毒素引发的宿主免疫反应经常被大家所忽视。免疫系统负责调节免疫细胞和免疫分子来帮助宿主对抗细菌的侵害[9]。人类实验性牙龈炎模型已经证实了菌斑生物膜的作用与适应性-先天免疫反应的关系[10-11]。有报道称，由于不同宿主的病理反应不同，一些牙周病低易感性人群可能尽管存在菌斑生物膜和牙龈炎症，但并未表现出进行性牙周破坏的迹象[12-13]，这可能证实了局部调节机制（如表观遗传学）在调节疾病进展或预防牙周和/或种植体周破坏中的作用。

本章的目的是探讨遗传学和表观遗传学在种植体周病发病机制中的作用，以及不良环境习惯因素对种植体结局的影响。

病例1

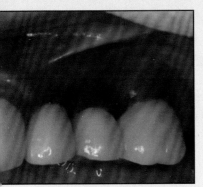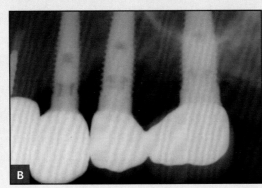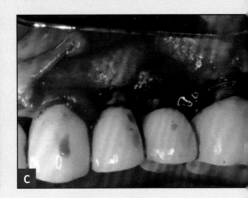

病例2

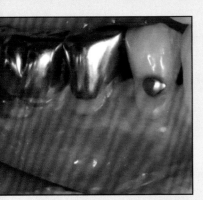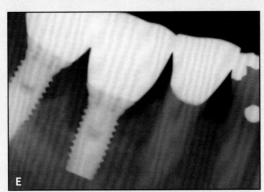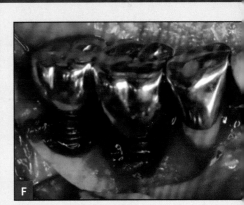

图1（A~F）　缺乏明显病因的种植体周病变的术前照、影像片和术中照。**病例1**. A~C. 56岁女性，种植体植入后5年就诊。患者无全身疾病史或不良习惯，对牙周支持治疗的依从性很好。**病例2**. D~F. 一名82岁男性在种植体植入12年后出现组织破坏。患者无系统性疾病史或不良习惯，对牙周支持治疗的依从性较差。两例病例均表现为罕见的菌斑堆积和严重的种植体周边缘骨丧失，而与种植体表面去污期间的其他混杂因素无关。

2. 遗传学在种植体周炎易感性中的作用

遗传学概述

遗传学是一门研究基因、遗传和DNA变异的科学。它探究基因是如何从一代遗传到下一代的，解析遗传物质的结构，以及基因的变化如何改变蛋白质的表达和结构，从而改变细胞的功能。遗传学的中心法则是基因表达的过程，即DNA被转录成信使RNA（mRNA），以信使RNA为模板合成蛋白质。基因的改变，如突变、多态性和DNA序列的改变，可以改变基因表达的起始速度和水平，以及蛋白质的形式，如果这些改变发生在基因的编码部分，即外显子[14]。基因表达是由细胞中细菌产物或来自细胞微环境的内源性信号等外部刺激诱导的。基因表达需要严格调控，以限制免疫反应，避免形成长期慢性炎症[14]。

免疫应答中基因表达的调控包括染色质结构、转录因子和转录后修饰，如RNA剪接和mRNA多聚腺苷酸化。RNA剪接是指DNA被转录成mRNA，基因中被称为内含子的部分被去除的过程。在转录和剪接之后，在RNA链的末端添加一个腺苷碱基序列，即多A尾。这种多A尾的长度有助于mRNA的稳定和向细胞质的转运。此外，这一机制被认为是细胞在细胞质中储存沉默mRNA的一种方式。其基本原理是，在对细菌刺激的反应中，这种RNA可以快速诱导基因表达，而不必在细胞核中启动DNA转录过程。

在应对各种刺激过程中，有多个生物过程可以调节中心法则[15-16]。这些机制使得宿主应对刺激具有选择性，不仅调节炎症，还调节不同刺激导致不同信号通路的激活，从而诱导各种炎症反应机制[14]。这些调节机制对于限制免疫反应和避免引发慢性炎症非常重要。

对于那些不熟悉遗传领域的人来说，阅读基因表达和遗传变异的相关术语可能会很困难。简单地说，遗传多态性是DNA序列中的单碱基对替换，由于所有人都从母亲那里继承一条染色体（即DNA），从父亲那里继承一条染色体，一个人在一个基因中有两组特定的位点。这些是等位基因，个体的等位基因的组合构成了基因型。基因组中所有的碱基前面都有一个+或–的数字；+表示该多态性位于基因的编码区，–表示该多态性位于基因的调控启动子区。

种植体周炎的遗传学特点

有多篇综述总结了遗传多态性、基因型或遗传多样性与种植体周炎之间的关联[7,17-19]。所有综述得出的结论都显示，因为纳入文章的样本量非常小，不仅在纳入人群的种族上存在异质性，而且在纳入标准和种植体周炎的定义上也存在异质性。这可能是遗传和种植体周炎之间缺乏共识的原因。

与种植体周炎相关的基因研究最多的是关于促炎细胞因子白介素-1（IL-1）的研究。IL-1不是单一分子，而是由3种细胞因子组成：IL-1A、IL-1B和IL-1受体拮抗剂（IL-1Ra或IL-1RN）。IL-1RN与IL-1受体结合，但与其他IL-1细胞因子相反，它"非产生性"结合而是作为IL-1产生的抑制剂发挥作用[20]。一项关于IL-1和种植体周炎相关性的综述（包括2篇文章[21-22]）未发现IL-1A（-889）和IL-1B（+3953）等位基因2与种植体周炎相关性的证据[18]。一项更大的综述报道了IL-1基因型与种植体周炎之间存在潜在的联系。同样，最近的一项综述显示复合基因型IL-1A（-889）和IL-1B（+3954）与种植体失败和种植体周炎呈负相关，有证据表明，IL-1RN（内含子2）基因多态性与种植体周炎的高风险相关[17,23]。一项基于7篇文章（包括Huynh-Ba等的2篇文章）的综述[18]评估了IL-1基因型与种植体失败/脱落和种植体周组织破坏的关系，没有发现单核苷酸多态性（SNPs）与种植体失败或脱落之间的关联[17]。然而，研究发现IL-1A（-889）和IL-1B（+3954）多态性的患者可能会增加种植体周组织破坏的风险。

有研究分析了免疫反应和骨重塑的相关基因与种植体周炎和/或种植体失败关系，但未发现IL-1、IL-2、IL-6、肿瘤坏死因子-α（TNF-α）或转化生长因子β1（TGF-β1）的遗传变异与早期种植体失败之间的关联。最近一篇包括6项研究的综述得出结论，TNF-α（G-308A）与种植体周病的风险无关，尽管

一项研究表明，TNF-α（G-308A）的GA基因型或AA基因型与种植体失败的风险增加有关。然而，Petkovic-Curcin等证明吸烟和TNF-α（-308）GA/AA基因型的存在可能会增加种植体周炎的风险，而CD14（-159）多态CT/TT基因型则降低了风险。结果还表明，CD14（-159）、TNF-α（-308）和IL-6（-174）基因型与塞尔维亚人群的临床指标存在显著相关性。基质金属蛋白酶（MMP）-13、组织金属蛋白酶抑制剂（TIMP）-2或TGF-β3基因多态性与种植体周炎无相关性[24]。

研究发现，不论有无牙周炎病史，低水平的骨形成蛋白（BMP）/维甲酸诱导的神经特异性蛋白3（BRINP3）表达和BRINP3的rs1342913基因突变均与种植体周炎有关。两例牙周炎或种植体周炎患者均有较高水平的BRINP3[25]。BRINP3是调节细胞迁移、细胞增殖和程序性细胞死亡的重要蛋白，BRINP3的基因突变与多种疾病有关，包括侵袭性牙周炎[25]。

对BMP-4基因的研究显示，GA/AA和GG/GA rs2761884遗传变异与种植体周炎相关，并与成纤维细胞生长因子3（FGF3）rs4631909 C等位基因相关[26]。BMPs和FGFs的表达在免疫反应中十分重要，并能够促进骨祖细胞和成纤维细胞的增殖。

在一篇叙述性综述中，Renvert和Quirynen总结了与种植体周炎风险增加相关的基因型[27]。除了IL-1，与种植体周炎相关的其

他潜在遗传变异包括骨保护素（OPG；T950C和G1181C），IL-6（-174）、IL-17（rs1539243）、核因子-κB配体受体激活剂（RANKL；rs9533156和rs2277438）、CD14（-159）和TNF-α（-308）。没有证据表明IL-17R基因多态性（rs879576）与种植体周炎风险增加相关[27]。OPG和RANKL是骨改建的重要因子，而IL-17、CD14和TNF-α参与调节宿主对细菌的免疫反应。

最近一篇综述显示，与种植体生物学并发症相关的基因多态性研究很少，并且这些研究采用了不同的位点组合分析。其中，一些基因的遗传多态性可能与种植体相关的生物学并发症有关[20]。表1是基于Eguia del Valle等的论文呈现的一个与种植体周病相关遗传变异的最新关系表[20]。

表1   与种植体周病相关的基因多态性（基于Eguia del Valle等[20]）

炎症基因	组织再生或修复基因	骨代谢基因	miRNA基因	其他
IL-1A (-511, -899, +3953, +3954, +4845) IL-1B (-511, +3953, +3954) IL-1RN (intron 2) IL-RN (+2018) IL-2 (-330) IL-4 (-590, +33) IL-6 (-174) IL-10 (-1082) IL-17 (rs10484879) IL-17R (rs879576) TGF-β1 (-509, -800) TGF-β3 (rs2268626) TNF-α (-308) TANK (rs1921310, rs3820998) IKBKE (rs1539243)	FGF-3 (rs4631909) MMP-1 (-519, -1607) MMP-8 (-799) MMP-9 (-1562) MMP-13 (rs2252070) TIMP-2 (rs7501477)	BMP-4 (rs2761884) BRINP3 (rs1342913) OPG (T950C, G1181C) RANKL (rs9533156, rs2277438, -438)	miRNA146a (rs2910146) miRNA499 (rs3746444)	BRAF (rs10487888) CD-14 (-159) Hp-Hb complex VDR (rs731236, TaqI)

TANK：TNF受体相关因子（TRAF）家族成员相关核因子-κB（NF-κB）激活剂；IKBKE：NF-κB激酶亚基epsilon抑制剂；miRNA，microRNA；BRAF：B-Raf原癌基因，丝氨酸/苏氨酸激酶；CD：分化簇；Hp-Hb：结合珠蛋白血红蛋白；VDR：维生素D受体。

由于IL-1在牙周炎的发病机制中起着重要作用，并且被证明与吸烟有协同作用。García-Delaney等[28]评估了吸烟患者IL-1基因多态性与种植体周炎之间的关系。结果表明，IL-1基因型似乎不能很好地预测绝大多数吸烟患者的种植体周炎。此外，IL-1基因型与重度吸烟者之间没有发现协同作用。而既往有牙周炎病史的患者更容易发生种植体周炎。

关于IL-1基因多态性与早期种植失败之间的关系，Cosyn等得出结论，IL-1B（+3954）基因多态性似乎影响骨结合；然而，这一结果需要在更大病例对照患者人群中进行验证[29]。

3. 表观遗传学在种植体周炎易感性中的作用

表观遗传学概述

菌斑生物膜能够引起宿主炎症反应，从而导致种植体周支持组织的破坏[30]，该过程受各种因素的影响：环境因素、遗传因素和表观遗传因素[31-33]。表观遗传学是指不在DNA序列中编码的基因表达的改变[34-35]，包括DNA及其相关蛋白质（称为组蛋白）的化学改变，这会引起染色质的重塑和基因的激活或失活[14,36]。迄今为止，被广泛认可的表观遗传机制是DNA甲基化，即甲基以共价添加到碱基胞嘧啶的5'位置（5mC），并受DNA甲基转移酶（DNMTs）的调控[35,37]。DNA甲基化会导致基因沉默[38]。

另一种形式的表观遗传学变化是组蛋白的翻译后修饰，组蛋白是DNA相关的蛋白质，是染色质（即核小体）的组成部分。组蛋白可以被乙酰化或甲基化；组蛋白的乙酰化是由组蛋白乙酰转移酶（HATs）和组蛋白去乙酰酶（HDACs）调节的，前者向组蛋白中添加乙酰基，后者去掉乙酰基[39]。另一方面，组蛋白甲基化是由组蛋白甲基转移酶和去甲基酶调节的[40]。组蛋白乙酰化与转录激活相关[41]，而组蛋白甲基化与差异基因表达相关，比如活性转录或抑制，这取决于组蛋白尾部甲基赖氨酸残基的位置和甲基化程度[40]。

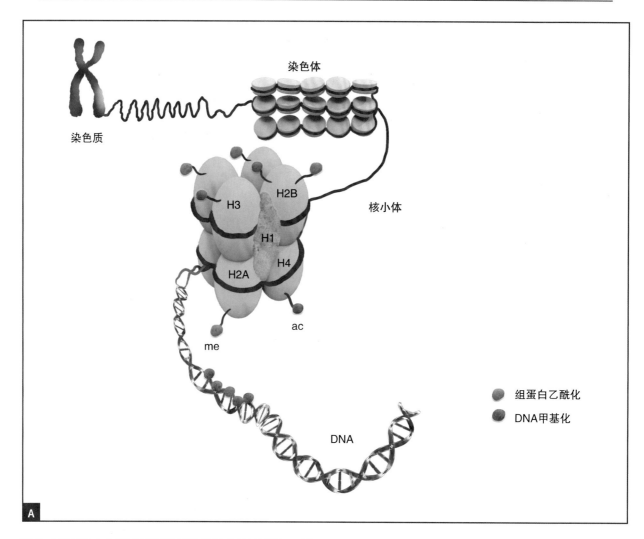

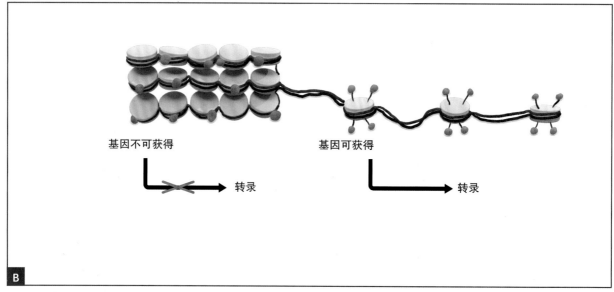

图2（A，B）　A. 染色质结构和DNA甲基化和组蛋白乙酰化的表观遗传修饰的示意图；B. 修饰对染色质形成和基因表达的影响。ac：乙酰化；me：甲基化。（改编自Larsson[36]，并依照创作共用署名国际许可条款4.0使用）

尽管这两种作用机制是相互关联的[37,39]，但DNA甲基化提供了一种更稳定的基因调控形式[42]。其他表观遗传机制可以通过转录后修饰调节基因表达，如microRNAs（miRNAs）[14]，它是一组长约22bp的小的非编码RNA[43]。简而言之，miRNAs通过与靶mRNA的3'-未翻译区（UTR）结合来调节基因表达，从而通过降解靶mRNA或阻止其翻译来抑制基因表达[44]。有趣的是，一个miRNA可以控制多个基因的表达，而一个基因的表达可以由多个miRNA控制[45]。

与人类基因组不同，表观基因组是动态的，在一个人的一生中，表观基因组会随着环境和生活方式等因素的变化而变化，并且可以逆转；因此，表观遗传学变化被认为是提高个体化药物治疗效果的潜在方式[46]。

种植体周炎的表观遗传学特点

表观遗传机制主要是在牙周病的背景下研究的[14,47]。研究表明，细菌生物膜触发各种表观遗传机制。细菌通过结合Toll样受体（TLRs）随后激活丝裂原活化蛋白激酶（MAPK）通路来激活NF-κB和特异性蛋白1（SP1）[48-49]。从表观遗传学的角度来看，NF-κB和SP1可以影响染色质结构[50]，信号转导途径如MAPK也能够直接或间接地调节DNA甲基化酶[51]。这些结果表明，不同的炎症信号通路与表观遗传机制有关（图2）。

此外，Yin和Chung证明牙龈卟啉单胞菌（一种主要的牙周病原体）刺激会导致牙龈上皮细胞中HDAC1、HDAC2和DNMT1的减少[52]。关于miRNAs与牙龈卟啉单胞菌之间的关系，有人认为miRNAs可能通过调节MAPK介导内毒素耐受[53]，增加暴露于细菌脂多糖（LPS）时TLRs的敏感性，或靶向NF-κB信号通路对细菌刺激的反应[54-58]。

如前所述，表观基因组在人的一生中是动态变化的，并受到环境因素和生活方式的影响，如吸烟和饮食。这些因素通过影响宿主防御系统[61-62]、牙周组织的炎症状态[63-64]、细菌生物膜本身[65-66]和染色质结构[60]，在个体的免疫反应、细菌生物膜[59]和表观遗传学[60]之间形成复杂的相互作用网络。

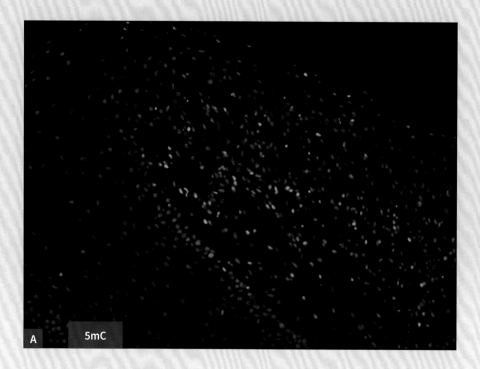

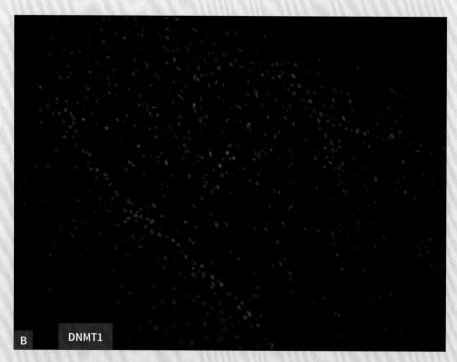

图3（A～C）　人种植体周炎组织的免疫荧光染色结果。A. 在炎症的种植体周结缔组织中，DNA 5mC水平明显升高；B. 在炎症的种植体周上皮中DNMT1水平明显升高；C. 袋上皮中乙酰化组蛋白H3水平明显升高。（版权所有Asa'ad F, Garaicoa-Pazmiño C, Larsson L, 2019）

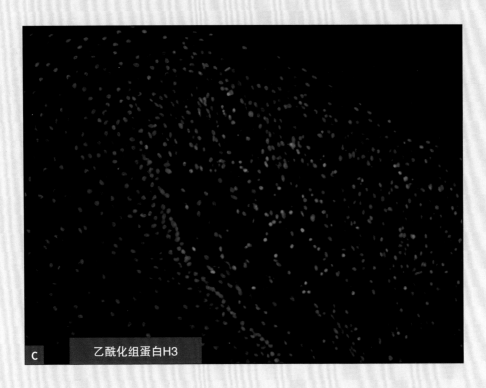

尽管之前的研究结果来自牙周炎，但它们也可能适用于种植体周炎。虽然疾病代表不同的实体，但它们在病因和信号通路方面具有共同的特征；例如牙龈卟啉单胞菌被证明可诱导种植体周炎[67]，MAPK通路在种植体周炎模型中富集[68]。

迄今为止，关于表观遗传机制与种植体周炎之间关系的研究非常少，这些研究仅限于DNA甲基化和miRNAs。最近的证据表明，由于钛溶解颗粒可能会导致种植体周特定位点的DNA甲基化，这被认为是影响表观遗传模式的局部环境因素[69]。对种植体周龈沟液样本的分析结果显示，与对照组相比，种植体周炎的整体基因甲基化水平更为明显，如甲基化DNA胞嘧啶（5mC）。尽管钛颗粒浓度与整体甲基化水平相关，但与种植体周炎状态无关。虽然本研究的结果表明，高甲基化可能是种植体周炎的潜在机制，而钛溶解产物可能是这种表观遗传变化的局部环境因素，但仍需要进一步的研究来确定这些关联在本质上是因果关系还是生态关系。在种植体周炎中甲基化5mC水平的发现与我们课题组的最新发现一致；我们对人的种植体周组织进行了免疫荧光染色，结果显示结缔组织中5mC高度甲基化（图3A）。此外，我们的研究结果显示，在种植体周上皮组织中存在高水平的DNMT1（图3B）。这与Larsson等先前的研究结果一致，他们在牙龈炎和牙周炎组织的牙龈上皮中发现DNMT1水平升高[70]。由此可以推断，DNMT1在上皮细胞中的表达增加是正常的。有趣的是，我们的研究结果显示结缔组织的甲基化水平升高，上皮细胞的DNMT1水平升高。尽管有人可能认为DNMT1的水平也必须在高5mC水平的存在下升高，但必须注意的是，DNMT1并不是维持整体甲基化所严格要求的[71]。我们的免疫荧光染色结果显示，炎症的种植体周组织袋状上皮中乙酰化组蛋白H3水平升高（图3C）。虽然先前已有报道显示在结扎诱导的牙周炎中组蛋白乙酰化水平升高[72]，其在种植体周炎中的作用还有待进一步研究。

　　尽管临床研究已经探究了miRNAs在牙周病中对牙槽骨中不同靶基因和靶蛋白的作用。但是，目前关于种植体周炎和miRNAs之间的关系，只能从有限的临床前研究中获得证据[73]。在犬结扎诱导的种植体周炎模型中[68]，实时定量聚合酶链反应（PCR）显示let-7g、miRNA-27a、miRNA-145影响种植体周炎的发生和进展，这体现了差异表达的miRNAs的潜在生物学效应，以及MAPK信号通路中靶基因的特异性富集。该团队的后续研究显示，在同一犬种植体周炎模型中，局部增加miRNA-27a能够修复种植体周骨缺损[74]。值得注意的是，选择miRNA-27a进行再生治疗，是因为在先前的研究中，种植体周炎组织相比健康组织miRNA-27a的表达下调了2倍[68]。体内研究结果表明，miRNA-27a处理组可以通过靶向Dickkopf相关蛋白2（DKK2）和分泌型卷曲相关蛋白1（SFRP1），从而激活Wnt信号通路的成骨和成血管能力，改善TNF-α对骨形成的抑制作用，在体内促进新骨形成和再次骨结合[74]（图4）。

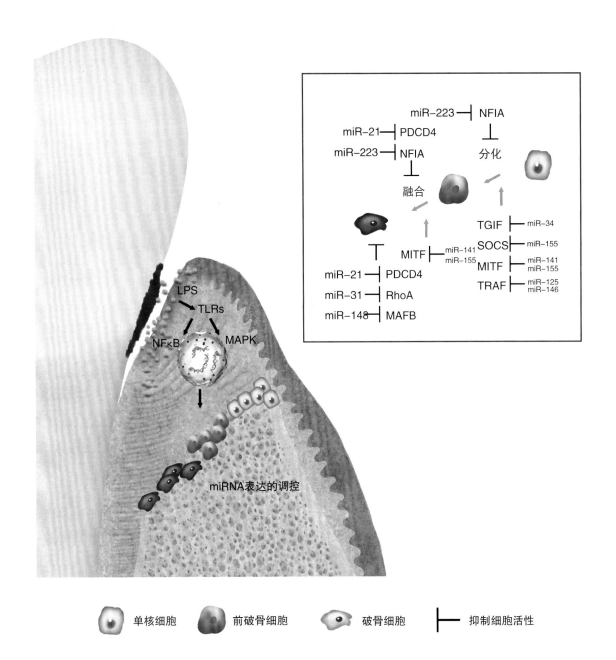

图4 这幅插图简要说明了菌斑生物膜对miRNAs表达的影响。当组织暴露于细菌LPS时，miRNAs的表达可以增加TLRs的敏感性，靶向NF-κB信号通路，或通过调节MAPK介导内毒素耐受。NFIA，核因子I-A；PDCD4，程序性细胞死亡4；TGIF，TGFB诱导因子；MITF，黑素细胞诱导转录因子MITF；RhoA，ras同源家族成员A；MAFB，MAF bZIP转录因子B；SOCS，细胞因子信号传导抑制因子；TRAF，TNF受体相关因子。（经Asa'ad等许可转载[73]）

从体外实验可以推断，miRNAs呈现了一个种植体周动态的表观遗传机制。这些实验揭示了成骨细胞微观、宏观或纳米结构的机械扰动对骨唾液蛋白水平的影响，以及培养基中使用的添加剂（如地塞米松、甘油磷酸盐或抗坏血酸）对细胞分化和蛋白质生成的影响，特别是通过miRNA途径[75-77]。

此外，种植体表面特性可以通过改变miRNAs的表达来影响骨结合过程。例如氧化锆和锐钛矿纳米表面通过促进miRNAs的产生来下调成骨基因，随后下调BMP-4和BMP-7的生成[78-80]。另一方面，钛合金（目前使用最广泛）、碱蚀刻、电解处理或电离处理的种植体表面被证实能刺激成骨细胞中间充质干细胞的分化。有趣的是，与机械加工和氧化锆种植体相比，喷砂或酸蚀的种植体表面通过下调影响骨祖细胞的miRNAs导致成骨基因上调[80-81]。事实上，这解释了经典的体内临床前研究的发现，而以往这些研究结果被解释为扭矩去除和骨-种植体接触[82-83]。

接下来将要讨论的是种植体周炎的危险因素；除吸烟外，牙周炎史仍是最重要的混杂因素[2,6,30,84-90]。由此可以推测，种植体周炎患者可能表现出与该位点患有牙周炎、拔牙前相同的表观遗传特征。最近的一项初步临床研究表明，尽管经过牙周治疗，牙周炎部位的DNA甲基化水平仍在存在[91]。DNA甲基化的研究结果可能也适用于miRNA表达谱。这一假设可以解释为什么尽管全口牙拔除后周围病原体显著减少[94-95]，但无牙颌种植患者的种植体周炎发生率还是较高[92-93]。可以

推测，在先前患有牙周炎的患者中，表观遗传可能通过持续的DNA甲基化水平和差异miRNA的表达促进促炎细胞因子上调而增加种植体周炎的易感性[96]。因此，了解这些表观遗传的作用特点、探究它们与种植体周炎的关系，并通过利用它们作为治疗方法来改善种植体周炎的治疗结果是非常重要的。特别是考虑到目前的种植体周炎患者即使很好地完成了种植体周的维护治疗，在5年随访中其治疗效果仍不理想[97]。

关于吸烟，一项使用两种不同表面种植体的吸烟者和非吸烟者的研究结果显示，在短期埋入愈合2天和4天后，基因表达受时间变量的影响大于种植体表面或尼古丁含量的影响[98]。在这方面，必须强调的是，在种植体周愈合的早期阶段，吸烟似乎并没有起决定性的作用，而在愈合的后期，吸烟往往会显著影响雌激素的产生和骨代谢，导致骨密度变差，并下调骨基质蛋白的基因表达[99]。因此，吸烟和其他已知会改变骨对种植体反应的因素必须从表观遗传学的角度进一步探索。

综合所有之前的发现，我们可以认为表观遗传学可能是牙周炎和种植体周炎之间缺失的一环[96]。牙周病的主要危险因素如吸烟和糖尿病通过下调骨基质蛋白的基因表达来改变表观遗传学，这些蛋白可能通过激活破骨细胞形成的某些转录因子或抑制特定的破骨细胞形成的转录因子来引导种植体周黏膜炎转变为种植体周炎[96]。

4. 建议与未来发展方向

在现代牙科中，个性化的口腔保健可能为种植，甚至为整个牙科领域带来了革命性的变化。它还为大家了解新的医疗技术与卫生保健服务新模式之间的关系提供了一个独特的窗口。在卫生保健进行个性化诊疗的尝试中，基于患者相关因素的技术开发是非常有必要的。

DNA检测作为个性化诊疗的关键组成部分，已经呈现出了非常有前景的前期结果。基因多态性最初被认为是牙周病易感性的潜在指标[100]。IL-1B多态性已在口腔预防的资源分配中被用于对患者进行分层[101]。如今，基于慢性牙周炎和侵袭性牙周炎的基因组转录组谱，牙龈组织的细胞分子信号已被尝试用于开发牙周分类系统的更新替代方案[102]。

此外，DNA疫苗有可能在实验性种植体周炎中诱导抗体反应[103-104]。据报道，用质粒载体精氨酸特异性牙龈蛋白酶A（rgpA）和热杀的牙龈卟啉单胞菌免疫后，高水平的牙龈卟啉单胞菌特异性免疫球蛋白G（IgG）和分泌性免疫球蛋白A（sIgA）与明显较低程度的骨丧失相关[103]。此外，用克隆的赖氨酸特异性牙龈素（kgp）和rgpA基因的pVAX1质粒免疫对骨破坏进程有类似的延缓作用[104]。

如癌症研究所观察到的，以表观遗传修饰为目标的药物辅助疗法被认为可以控制疾病活动[46]。由于计算方法的快速发展和高性能表现，计算机辅助药物设计成为加速表观遗传药物研发的一种有效策略[105]。目前，有多达7种表观遗传药物已获监管机构批准，还有许多其他药物正在审查中，以靶向表观遗传调节基因突变的癌症[106]，并用于选择性癌细胞死亡[107]。

最终，细菌内毒素的慢性暴露可以通过表观遗传修饰和内毒素耐受性来改变牙周组织中细胞的功能[72,108-109]。表观遗传抑制剂（即HDACs、HATs和DNMTs）可以作为活动期/维护期种植体周治疗的辅助手段，不是通过诱导细胞死亡，而是修复由牙周病或其他形式的口腔炎症（如种植体周炎）引起的细胞损伤[14]（图5）。药物表观遗传生物标志物可能被潜在用于评估药物的有效性和预测对牙周及种植体周治疗的反应。

免疫学的进步和大家对表观遗传学在种植体周病发病机制中作用的清晰认识可以为种植体诊断和治疗工具的发展开辟新的领域。

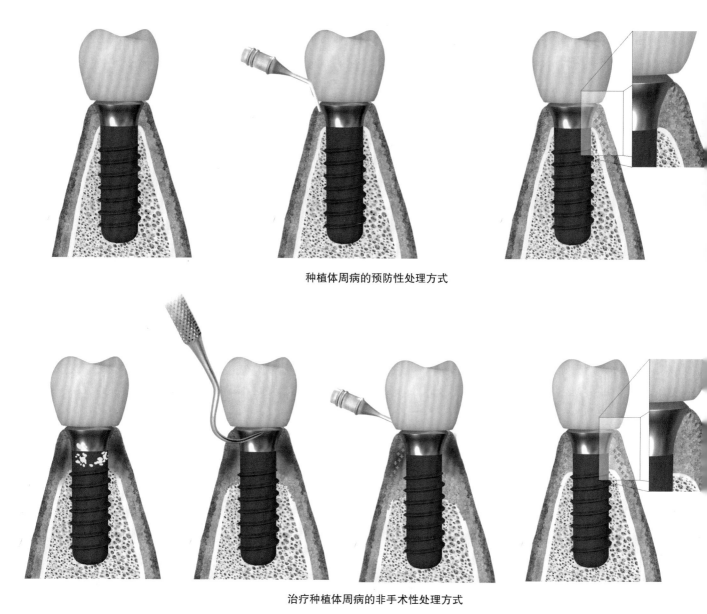

种植体周病的预防性处理方式

治疗种植体周病的非手术性处理方式

图5   作用于局部组织的表观遗传抑制剂（绿色）作为预防和治疗种植体周炎的潜在辅助手段。

5. 结束语

遗传学和表观遗传学的研究可能为理解局部因素和环境因素对种植体周炎发病机制的影响提供了一种独特的视野。尽管目前相关信息较匮乏，且缺乏普遍的共识，未来需要进一步的研究来建立二者与种植体周炎之间的联系。在牙周病和种植体周病的个性化治疗上，遗传和表观遗传检测是一个很有前途的诊断工具。

第10章

Janet Kinney, Alberto Monje

种植体周炎的初级预防：种植体周支持维护治疗

PRIMARY PREVENTION OF PERI-IMPLANTITIS:
PERI-IMPLANT SUPPORTIVE MAINTENANCE THERAPY

摘要

牙周支持治疗是牙周治疗的重要组成部分，可以最大限度地降低复发风险。同样，支持预防性的种植体周维护治疗（PIMT）被证明对于预防生物学并发症至关重要。PIMT应根据患者的风险状况进行调整。因此，在最初的治疗计划中，需要对局部、全身和与患者相关的因素和习惯进行谨慎评估，从而调控可能导致种植体周病的有害风险因素。此外，在复诊时应再次强化口腔卫生指导和动员。

本章学习目标

- 回顾关于种植体周维护治疗对预防生物学并发症的重要性证据

- 回顾可以高效专业进行种植体周支持治疗的器械和药物

- 根据局部、全身和与患者相关的特征，确定风险概况

- 评估有效的种植体周支持治疗的随访间隔证据，以预防生物学并发症

- 深入了解推荐用于患者自我口腔卫生控制的方法和工具

1. 引言

经典研究结果表明，牙周炎和种植体周炎病因高度相似。早期的数据预测了与种植失败相关的假定微生物群，如微小消化链球菌、直肠沃林氏菌、梭杆菌种、白色念珠菌、中间普氏菌、肠杆菌、假单胞菌、伴放线聚集杆菌、非色素的拟杆菌种、二氧化碳嗜纤维菌种和葡萄球菌[1]。然而，新出现的数据表明，种植体周炎拥有与牙周炎不同的微生态系。对此，近期的深度测序数据分析表明，在检测到的523个菌种中，60%的个体在牙周和种植体周生物膜之间共享的菌种不到其中50%，85%的个体在天然牙和种植体之间共享的物种丰度不到8%。此外，牙周微生物组的多样性显著高于种植体，且不同的细菌谱系与各自生态系统的健康和疾病状态相关[2]。

事实上，临床前研究[3-5]和临床研究已经证实了停止口腔卫生护理和菌斑堆积的因果关系[6-7]。Salvi等限制患者实施口腔卫生护理

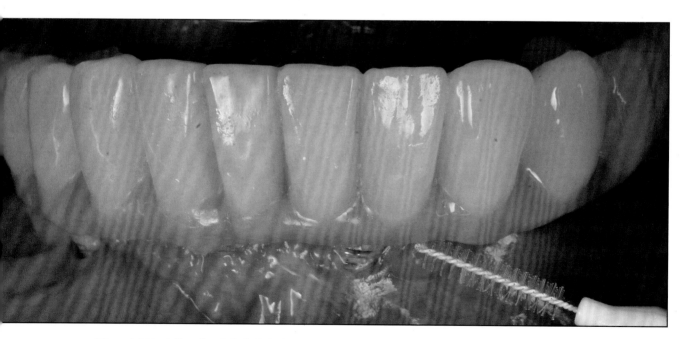

图1　由于无法获取进入修复体的清洁通道导致口腔卫生控制不当引发的黏膜炎症。

3周，对比评估种植体周黏膜炎较牙龈炎的可逆性。在为期6周的实验期间，种植体周龈沟液中的基质金属蛋白酶–8的水平显著高于天然牙。恢复菌斑控制后3周还不足以达到实验前种植体周无炎症的状态，这表明，尽管种植体周黏膜炎可逆，但炎症消退需要耗费更长时间[6]。Zitzmann等在菌斑形成后3周进行了受试者组织活检。组织学分析显示，在屏障上皮侧的软组织中形成了以B细胞和T细胞为主的炎症细胞浸润，并未涉及嵴顶的骨[8]。这一观察结果证实了之前的发现[9-11]。因此，鉴于菌斑在种植体周病发展中的病因作用，专业、个性化的口腔卫生维护对预防炎症至关重要。

2. 提供专业行使口腔卫生控制的理由

- 使用机械手段和化学制剂去除菌斑（图2）
- 强化动机
- 为患者自我行使口腔卫生控制提供指导
- 对种植体周和牙周健康状况进行临床监测（图3）
- 根据生活习惯和健康状况的变化，评估患者的风险状况（图4）

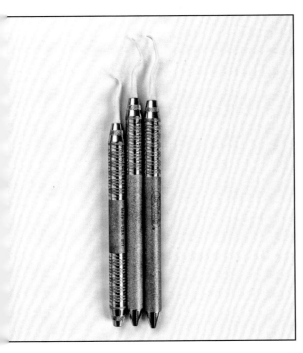
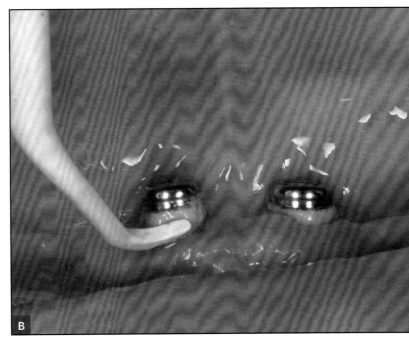

图2（A，B） 使用塑料刮治器对种植体周进行机械清创。

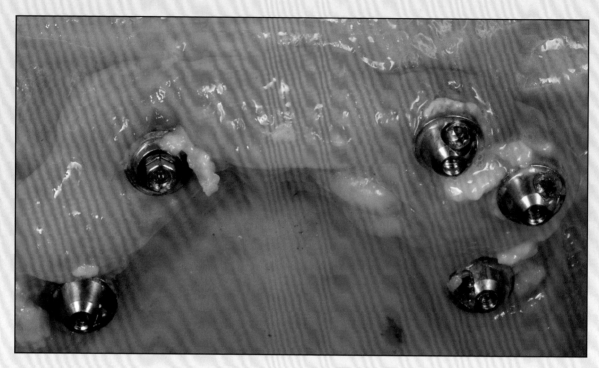

图3　种植体周组织软垢及菌斑堆积与妨碍口腔卫生清洁的混合式修复体有关。

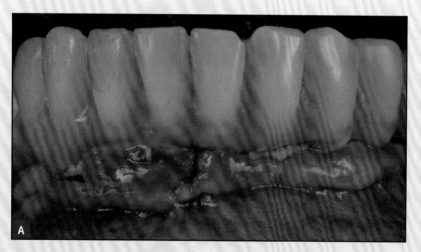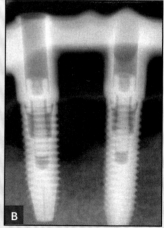

图4（A，B）　种植体支持式固定义齿的凹陷面与患者行使口腔卫生不充分有关。

3. 种植体周维护治疗对种植体周组织健康影响的证据

缺乏牙周支持治疗（SPT）已被证明与失牙密切相关。建议必须定期进行专业的机械去除菌斑治疗，防止牙周组织的破坏[12]。

同样，强烈鼓励根据患者的风险状况进行种植体周维护治疗（PIMT）（表1），建议对非易感人群每5～6个月进行复查随访[13]（图5）。坚持PIMT的患者其种植体周炎的患病率为18%，而不依从者其患病率则为43.9%[14]。研究还表明，定期维护的患者较不维护的患者而言，种植体失败率降低了90%。此外，每年进行少于一次PIMT的患者较不维护的患者而言，种植体失败率降低了60%[15]。一项为期12个月的对照研究发现，每4个月进行一次PIMT有望降低种植体周炎的发病风险（患者水平：3.7% vs 22.7%）[16]。一项长期评估发现，对于每年接受PIMT至少2次（间隔时间≤6个月）的患者，种植体水平的种植体周炎发病率为5%；而每年接受PIMT 1次（间隔时间＞6个月）的患者，发病率略高，为9.3%[17]。最近的一项研究表明，PIMT依从性与种植体周炎病例减少86%有关。研究发现，对于完全依从的患者，患者水平种植体周健康率为72.7%，种植体周炎患病率为4.5%。相反，对于部分依从者和不依从者，种植体周健康率仅53.5%，而种植体周炎平均患病率为23.9%。因此，PIMT的依从性与种植体周炎的发生率密切相关[18]。同样，一项平均随访5年的研究表明，如果不定期进行PIMT，1/5的患者会经历种植体周炎，但软组织水平种植体患病率较（骨水平种植体）低[19]。表2列出了种植体周维护治疗的依从率和相关混杂因素。

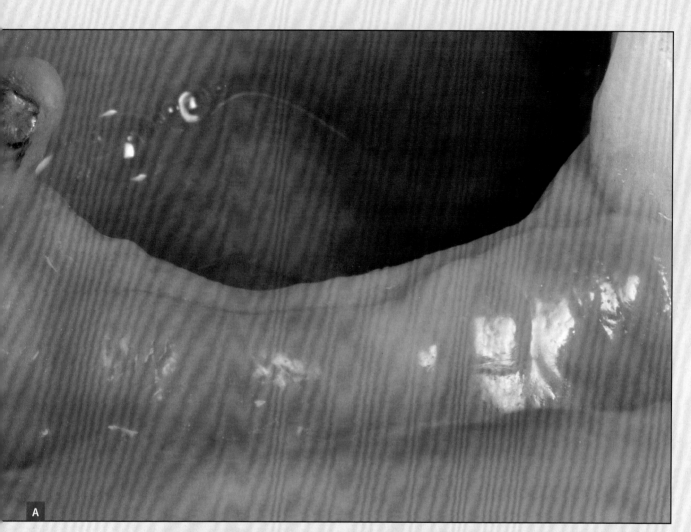

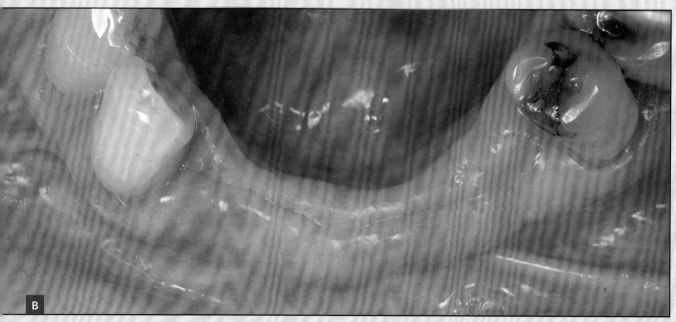

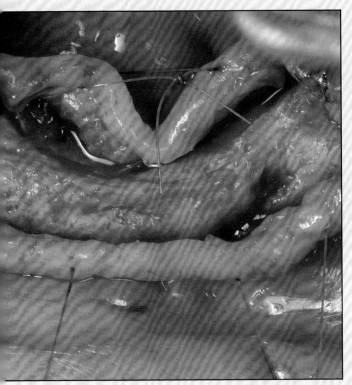

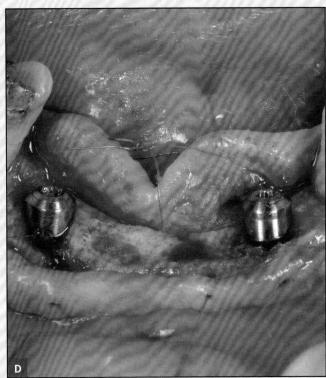

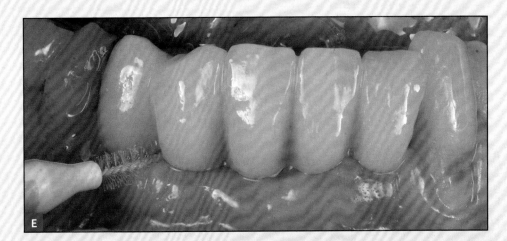

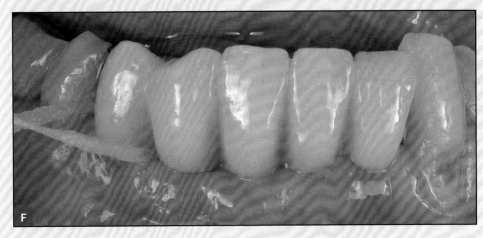

图5（A~F）　在PIMT期间，必须常规使用牙间隙刷和SuperFloss（欧乐–B）进行口腔卫生护理。注意合理的修复体设计、种植体三维位置和角化黏膜存在的重要性。

表1　关于种植体周维护治疗对种植体周病意义的临床研究

作者（年份）	研究设计	观察时长（月）	患者人数	PIMT平均间隔（月）	种植体数量	PIMT方案	结果			
							黏膜炎/患者水平（%）	黏膜炎/种植体水平（%）	种植体周炎/患者水平（%）	种植体周炎/种植体水平（%）
Aguirre-Zorzano等[16]（2013）	前瞻性队列研究	12	27	4	123	种植体预防性洁治（钛刮治器、碳纤维刮治器、橡皮杯和抛光膏），天然牙预防性洁治（压电超声），咬合分析，动机强化，每6个月X线检查	18.5	NR	3.7	NR
			22	0	123		50.0	NR	22.7	NR
Karoussis等[20]（2004）	前瞻性队列研究	120	89	4.5	179	检查、诊断、口腔卫生强化、患者动员、感染部位的治疗、抛光、涂氟	NR	NR	NR	15.4
Costa等[14]（2012）	前瞻性队列研究	60	39	11	157	牙周和种植体周状态评估、使用菌斑显示剂、口腔卫生指导、冠方预防性洁治和机械清创	UC	UC	18.0	10.8
			41	0	183		UC	UC	43.9	28.4

NR：未报告；UC：不详。

（续表）

作者（年份）	研究设计	观察时长（月）	患者人数	PIMT平均间隔（月）	种植体数量	PIMT方案	结果			
							黏膜炎/患者水平（%）	黏膜炎/种植体水平（%）	种植体周炎/患者水平（%）	种植体周炎/种植体水平（%）
Swierkot等[21]（2012）	前瞻性队列研究	60～192	35	3	22	口腔卫生宣教＋患者动员＋口腔卫生强化＋专业清洁（不锈钢刮治器用于天然牙，塑料刮治器用于种植体）＋抛光；必要时龈下洁治、根面平整	74.2	56.0	42.8	26.0
Mir-Mari等[22]（2012）	病例对照研究	76	18	3	30		44.4	40.0	11.1	10.0
Pjetursson等[23]（2012）	前瞻性队列研究	95	245	4.5	964	口腔检查和X线检查	38.8	21.6	16.3	9.1
			70	NR	165	NR	NR	NR	38.6	22.2
Ferreira et等[17]（2006）	横断面研究	6～60	94	3.5（1～6）	578	检查，口腔卫生强化，用橡皮杯抛光天然牙及种植体，必要时龈下刮治、根面平整	64.6	61.70	8.9	8.5
			118	＞6				66.95		9.3

（续表）

作者（年份）	研究设计	观察时长（月）	患者人数	PIMT平均间隔（月）	种植体数量	PIMT方案	结果			
							黏膜炎患者水平（%）	黏膜炎种植体水平（%）	种植体周炎患者水平（%）	种植体周炎种植体水平（%）
Frisch等（2020）[24]	回顾性队列研究	84	48	≤12	98	检查、口腔卫生强化、用橡皮杯抛光天然牙及种植体	NR	30.61	7.07	4
			43	>18	121		NR	67.77	9.36	17.36
Marrone等（2013）[25]	横断面研究	102	58	NR	266	NR	31.0	38.0	34.5	23.0
			45	NR					40.0	
Monje等（2017）[18]	横断面研究	46	115	3~6	206	检查、口腔卫生强化、用橡皮杯抛光天然牙及种植体，必要时龈下刮治和根面平整、牙周支持治疗、使用超声设备和机械手段进行PIMT	UC	UC	4.5	2.4
				>6					26.3	19
				0					14.3	8.7

（续表）

作者 （年份）	研究设计	观察时长 （月）	患者人数	PIMT平均 间隔（月）	种植体 数量	PIMT方案	结果				
							黏膜炎/患 者水平（%）	黏膜炎/种植体 水平（%）	种植体周炎/患 者水平（%）	种植体周炎/种 植体水平（%）
Rinke等 [26] （2011）	横断面研究	68	58	4.5（3~6）	NR	检查、诊断、口腔 卫生强化、患者动 员，专业清洁（超 声和手工器械）、 抛光、涂氟	43.1	NR	3.44	NR
			31	5（4~6）	NR		48.3	NR	25.8	NR
Romandini等 [27] （2019）	回顾性队列 研究	84~144	52	>6	252	NR	NR	NR	47.3	31.3

NR：未报告；UC：不清楚。

研究总结

PIMT与种植体周病的发生频率相关。现有的数据表明，恪守每年2次或以上的支持性种植体周维护治疗更有利于种植体周健康。

表2　种植体周维护治疗的依从率和相关混杂因素

作者（年份）	研究设计	观察时长（月）	患者人数	依从性个案定义	依从率（%）	混杂因素
Cardaropoli和Gaveglio（2012）[28]	回顾性队列研究	60	96	3~6个月	77.1	1颗或多颗种植体
				>6个月/部分依从	22.9	
Frisch等（2014）[29]	回顾性队列研究	36	236	不进行PIMT	1.69	性别、既往预防项目的经历、吸烟、心血管疾病、糖尿病、距离、种植体数量、年龄、探诊深度、是否存在菌斑、溢脓、种植体周炎、手术病例复杂性
				0次PIMT/年	16.95	
				1次PIMT/年	16.53	
				2次PIMT/年	39.41	
				3次PIMT/年	22.88	
				4次PIMT/年	2.54	
Hu等（2017）[30]	回顾性队列研究	60	120	3~4个月	60	性别、每名患者种植体数、牙周炎、根面平整术或翻瓣手术、材料使用、教育水平、系统性疾病、年龄、骨质量指数、随访情况
				>6个月/部分依从	40	
Monje等（2017）[18]	横断面研究	46	115	不依从	12.2	性别、疾病严重程度、探诊深度的增加、吸烟、其他
				3~6个月	49.6	
				>6个月	38.3	
Zeza等（2017）[31]	回顾性队列研究	60	240	100%随访参加率	13	年龄、性别、吸烟
				>50%随访参加率	68	
				<50%随访参加率	19	

研究总结

通常而言，种植治疗后患者的依从性不尽如人意，研究之间的异质性很大。患者缺乏依从性似乎常见于治疗后的头几年，之后趋于稳定。年龄、性别和社会经济地位等因素似乎并不是预测患者依从性的关键因素。相反，有牙周炎病史的患者更有可能遵医嘱进行维护治疗；吸烟者的依从性较低。

4. 根据全身、局部及患者相关因素评估患者风险概况

风险概况表示根据患者特征（包括风险因素、不良习惯和未能遵循个性化PIMT的可能表征）发生种植体周病的概率（图6和表3）。

表3 基于全身、局部和患者相关的混杂因素的风险概况

风险概况	全身混杂因素	局部混杂因素	患者相关混杂因素
低	■ 无	■ 无 ■ 单冠	■ 女性 ■ 不吸烟者
中	■ 牙周炎病史 ■ 轻度或者既往吸烟者	■ 最小角化黏膜宽度（<2mm） ■ 修复相关菌斑滞留因素 ■ 固定局部义齿	■ 女性或男性 ■ 既往吸烟者 ■ 无动机的（口腔健康）行为或者无（口腔健康）意识
高	■ 未经控制的牙周炎 ■ 牙周炎病史 ■ 重度吸烟者 ■ 未经控制的糖尿病	■ 角化黏膜缺如（0mm） ■ 修复相关菌斑滞留因素 ■ 种植体周粘接剂残留 ■ 固定式全口义齿	■ 男性 ■ 重度吸烟者 ■ 无动机的（口腔健康）行为或者无（口腔健康）意识

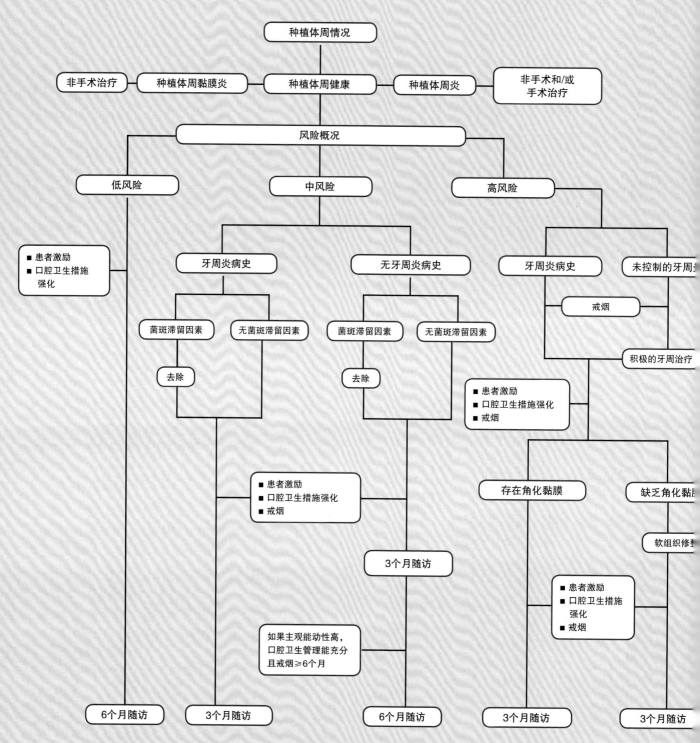

图6　根据患者的风险概况，提出了以下算法来预防种植体周的并发症。

5. 种植体周维护治疗（PIMT）的目的

PIMT期间的首要目标是控制目前存在的感染并预防未来可能导致种植失败的疾病进展。该目标通过以下方式实现：

- 评估可能会影响种植体长期成功的患者相关病史和健康风险因素
- 评估种植体是否存在感染和疾病进展的体征与症状
- 彻底清洁种植体及修复体
- 为患者提供具体而个性化的居家护理指导建议

6. 用于种植体周维护治疗（PIMT）的器械和药物

器械的选择应基于多种因素，最终目标是在不损伤种植体或修复体保持其生物相容性的情况下去除所有菌斑生物膜和硬性沉积物（牙石等）（图7）。

选择手工器械时应考虑的因素

- 种植体的位置
- 菌斑生物膜的量
- 牙石的质和量
- 修复体的设计
- 组织生物型（厚或薄）
- 器械的设计和硬度

手工器械的组成

- 塑料
- 石墨
- 钛涂层
- 纯钛

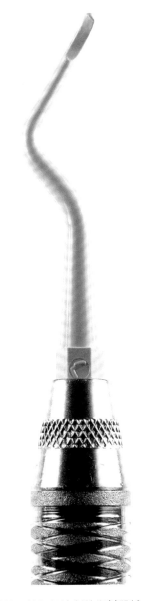

图7　用于种植体周软组织清创的塑料器械。

手工器械的特点

- 用后可弃
- 工作尖可替
- 可被磨锐
- 单侧或双侧工作刃
- 尖头或圆头
- 坚硬
- 刃小

手工器械的选择和技术要点

- 根据种植体的位置，颈部加长/多角度器械可能有助于进入该位点
- 由于种植体通常比天然牙小，因此微刃器械往往更有效

- 以短距离、水平向的运动方式清除硬性和软性沉积物
- 当螺纹暴露时，采用来回运动的方式一次清洁一个螺纹

动力驱动刮治器的类型

- 声波
- 磁致伸缩式超声波
- 压电传感式超声波（图8）

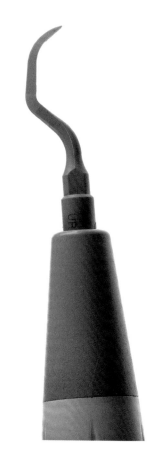

图8　带塑料工作尖的超声设备可在种植体周维护治疗（PIMT）期间减少对种植体周软组织的伤害。

配件的类型

■ 与钛种植体兼容的金属
■ 塑料或硅胶的一次性工作尖

技术

■ 改良执笔式
■ 轻轻加压
■ 轻扫运动（工作尖永远不触及种植体）
■ 低功率设置

药物的类型

■ 局部使用抗生素（米诺环素微球或盐酸多西环素）（图9）
■ 用0.12%葡萄糖酸氯己定冲洗
■ 甘氨酸粉龈下喷砂
■ Er:YAG激光治疗
■ 牙医开具的全身应用抗生素

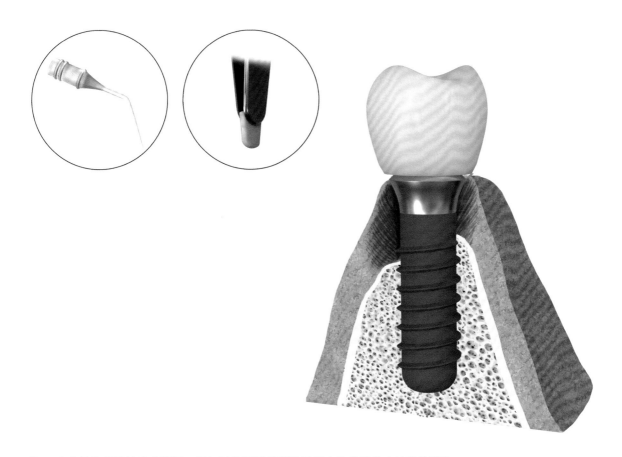

图9 在种植体周维护治疗期间，局部用药可能是预防早期生物学并发症的有效手段。

7. 种植体周维护治疗（PIMT）期间 的临床建议

在PIMT期间，临床医生需要评估多种因素（表4）。

表4　基于不同临床情况的PIMT建议

临床情况	临床建议
单牙种植修复	■ 用手工器械清除菌斑、软垢和牙石 ■ 用声波或超声设备去除牙石和袋内冲洗 ■ 按需局部冲洗 ■ 用非研磨抛光膏抛光 ■ 评估患者菌斑控制效果，并按需进行个性化口腔卫生指导
种植体螺纹暴露	■ 选择窄的圆头手工器械 ■ 以短距离、水平向的运动方式清洁每个螺纹
种植固定义齿修复	■ 用手工器械清除菌斑、软垢和牙石 ■ 用声波或超声设备去除牙石和袋内冲洗 ■ 用非研磨抛光膏抛光 ■ 评估患者菌斑控制效果，并按需进行个性化口腔卫生指导
种植活动义齿修复	■ 取下覆盖义齿后进行超声清洁 ■ 用手工器械清除菌斑、软垢和牙石 ■ 用声波或超声设备去除牙石和袋内冲洗 ■ 用非研磨抛光膏抛光 ■ 评估患者菌斑控制效果，并按需进行个性化口腔卫生指导

8. 制订患者随访计划时需考虑的因素

在制订PIMT患者随访计划时，必须考虑的维护流程和注意事项（图10～图12和表5）。

表5　在制订PIMT随访计划时的注意事项

时间线	随访	维护流程和注意事项
种植后第1年	每3个月	■ 种植体的综合评估 ■ 清除菌斑和软垢 ■ 用适当的器械清除牙石 ■ 出血严重时局部冲洗 ■ 按需辅助用药 ■ 用非研磨抛光膏抛光
种植1年以上（骨结合及最终修复完成）	若种植体稳定、组织健康且患者能够坚持进行适当的居家口腔护理，随访可考虑延长至4～6个月	■ 种植体的综合评估 ■ 患者的牙周病病史或种植体周病病史。则持续每3个月随访复诊

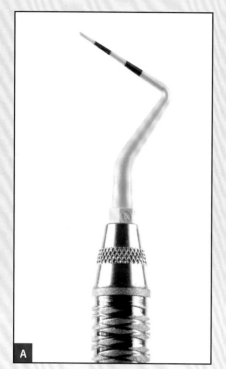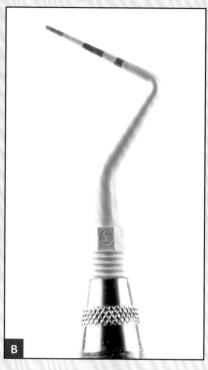

图10（A，B）   塑料探针可以协助牙医/卫生士在维护期间检查种植体周组织（健康）情况。

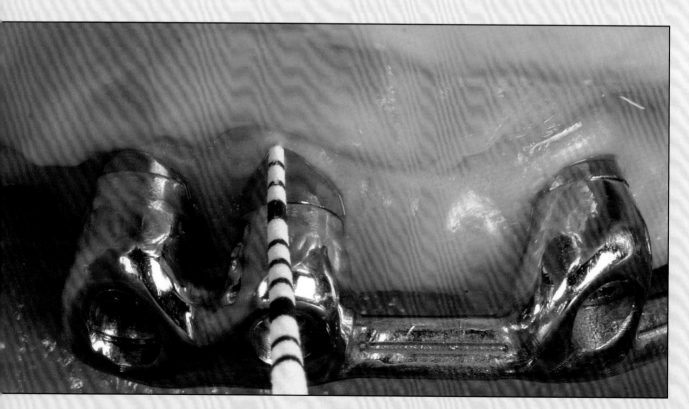

图11   在PIMT期间，应常规对种植体探诊，以监测种植体周软组织情况。

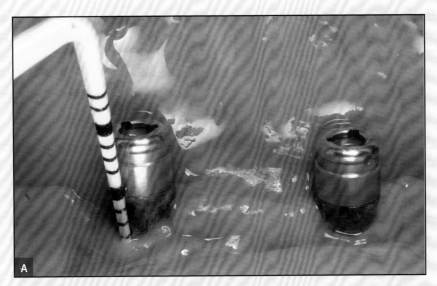

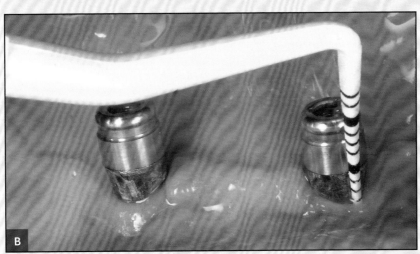

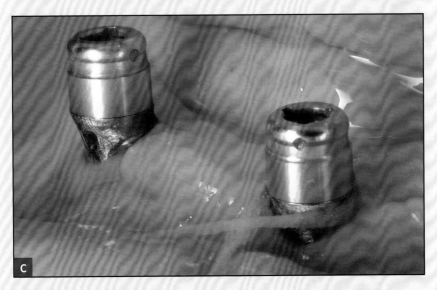

图12（A~C）　在PIMT期间，种植体周软组织的监测对预防疾病、防止复发至关重要。

9. 动机和意识

种植体的长期稳定涉及一个团队，其成员都应致力于维护健康的种植体周环境。患者是团队里重要的一员，可能需要改变个人目前的行为来实现种植体的长期成功。然而，患者的行为并不总是按照临床医生的告知改变的。为此，临床医生可以通过建立基于精神激励的沟通方式来促使患者发生行为改变。

事实上，医学领域对患者依从性的研究表明，40%～80%的健康信息会在1小时内被遗忘[32]。

有研究测试了不同沟通策略对患者理解和回忆种植体周炎相关因素信息的影响。Monje等证明，使用书面交流策略可以有效地提高患者对种植体周炎预防相关信息的理解，特别是在辅以视觉护理工具（即象形图）时等心理模型[33]。因此，使用心理模型的书面沟通策略可能有利于纠正可变因素，从而提高患者对维护治疗的依从性（图13和图14）。

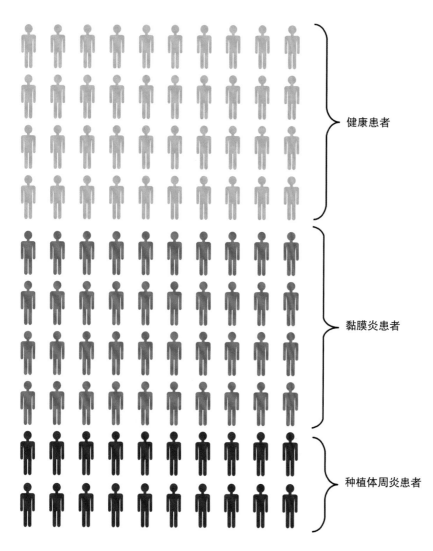

健康患者

黏膜炎患者

种植体周炎患者

图13　象形图是向患者展示生物学并发症发生率的有效视觉工具。

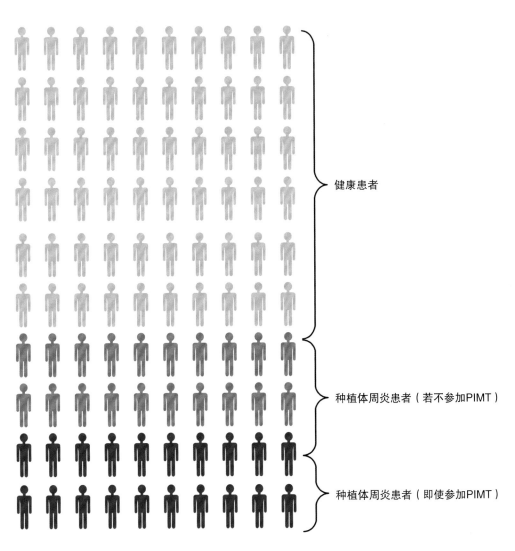

健康患者

种植体周炎患者（若不参加PIMT）

种植体周炎患者（即使参加PIMT）

图14　象形图也是向患者展示PIMT对预防种植体周炎效果的有效激励工具。

临床医生在与患者建立动机式晤谈中的作用

- 协作：与患者建立伙伴意识，帮助临床医生与患者之间建立融洽关系和信任
- 唤起：引出患者的想法、观念和想要改变行为的理由
- 自主：赋予患者行为改变的权力和责任
- 共情：以非评判性的方式寻求理解患者的经验、价值观和动机

评估患者目前的居家口腔护理水平是PIMT的一部分，需要与患者如实讨论。在维护期与患者互动，临床医生需要使用患者友好的语言，并提出启发式的开放性问题，以了解患者的口腔健康目标。"是什么"和"为什么"的问题往往能从患者身上获取有价值的信息，了解他们对种植体及上部结构维护的动机和能力。此外，临床医生必须是一个积极的倾听者，并根据患者的需求和护理水平定制个性化的居家护理方案（图15）。

让患者参与其中

使用开放式问题询问患者居家护理措施和口腔护理中存在的困难。

让患者了解种植体周黏膜健康状况

- 指导患者区分健康与疾病的临床表现
- 在患者口内指出健康与发炎的部位

在患者同意下，介绍新的口腔护理工具

- 为患者提供不同的护理工具来解决不同区域的清洁问题
- 示教不同的护理工具的使用，并介绍优缺点
- 让患者尝试新的护理工具，临床医生在旁观察并给予反馈

讨论对居家护理方案的调整

- 当对居家护理方案做出调整时，应与患者讨论让其了解调整的合理性与必要性
- 若推荐特定的牙科护理工具或产品，需明确推荐工具的种类及购置途径
- 告知预期效果，以便患者实现居家自我监测

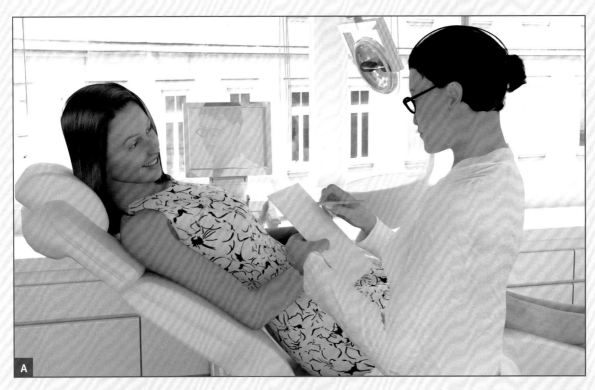

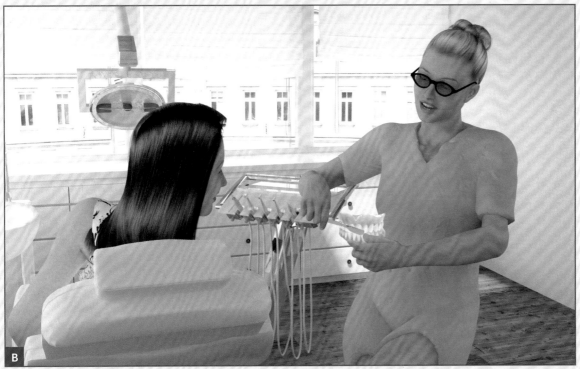

图15（A~C）　在最初阶段—激励—提高患者对其口腔健康状况的认识，并提供明确的口腔卫生指导，这对预防种植体周生物学并发症至关重要。临床医生应告知患者生物学并发症的发生率及相关的风险因素，以调控患者风险概况。

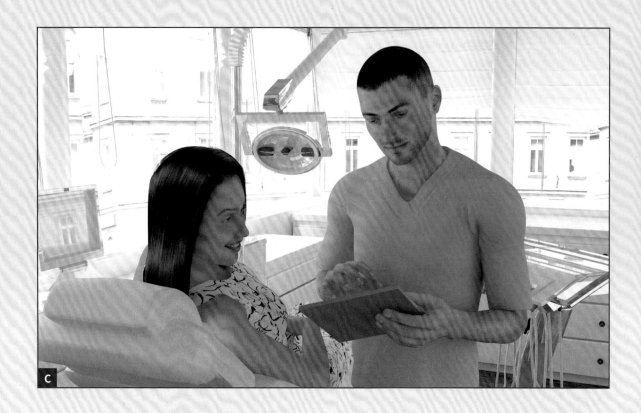

10. 关于患者自我实施口腔卫生护理的建议和工具

个性化的居家护理建议始于对种植体、修复体、当前的菌斑清除水平及患者熟练性的全面评估。目前市场上有一系列的居家护理工具。最要紧的是，患者能够通过使用最少的护理工具实现最佳的清洁效果。

菌斑显示剂

- 将龈上菌斑生物膜暂时显色，让患者和医生评估患者的自我护理效果
- 可在支持性种植体周治疗期间使用，也可居家使用
- 菌斑显示剂帮助临床医生定制个性化的居家护理建议

- 呈液状或片剂形式
- 为双色显示剂：可将较厚的菌斑生物膜染成蓝色，将较薄的菌斑生物膜染成红色

手动/电动牙刷的使用建议

- 每天刷牙2次
- 使用带有柔软圆头刷毛的手动、电动牙刷（图16）
- 小型牙刷头能更容易到达相应部位
- 大多数患者应使用巴氏刷牙法，但如果组织菲薄或没有角化组织，则首选打圈式刷牙法
- 电动牙刷的种类可以是超声波或声波牙刷
- 应嘱咐患者舌苔也要清洁

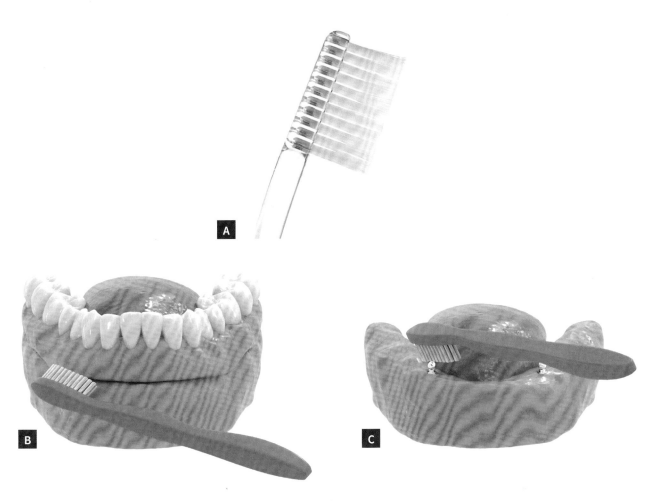

图16（A~C） 专为种植体设计的牙刷，以便进入种植体周龈沟。

单束刷的使用

- 允许患者一次集中清洁一颗种植体并进入较难清洁的区域（图17）
- 柔软的圆头刷毛
- 扁平或锥形
- 手柄可以弯曲以进入难以达到的区域

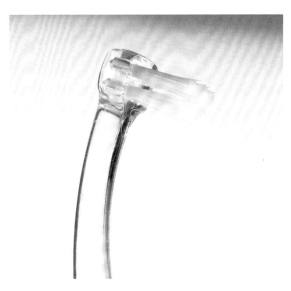

图17 用于种植体的单束毛刷。

SuperFloss

- 每天至少使用1次
- 通过十字交叉、擦鞋的方法使用牙线
- 可以使用牙线穿引器将牙线带入邻面（图18）
- 普通牙线的使用与种植体周炎有关，这是因为牙线残留物诱发了炎症[34]

牙间隙刷

- 每天至少使用1次
- 尼龙涂层
- 锥形或圆柱形
- 选择与牙缝大小匹配的牙间隙刷（图19）
- 有泡沫垫头，可用于将化学药物直接输送到相应位点

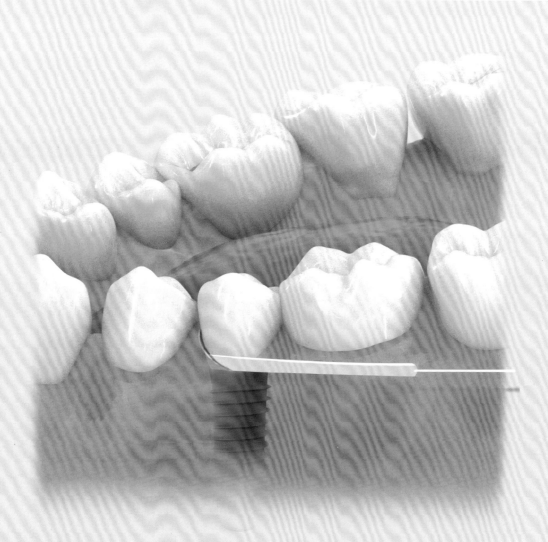

图18　使用SuperFloss可以保证有效地清除菌斑，且不会因为牙线纤维的撕裂而产生残留碎屑。

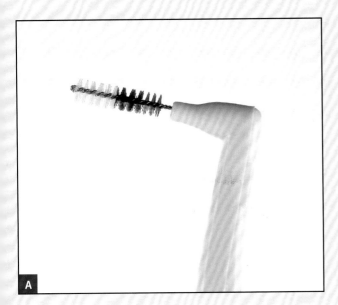

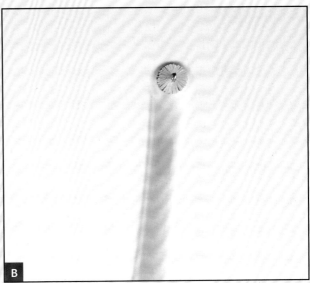

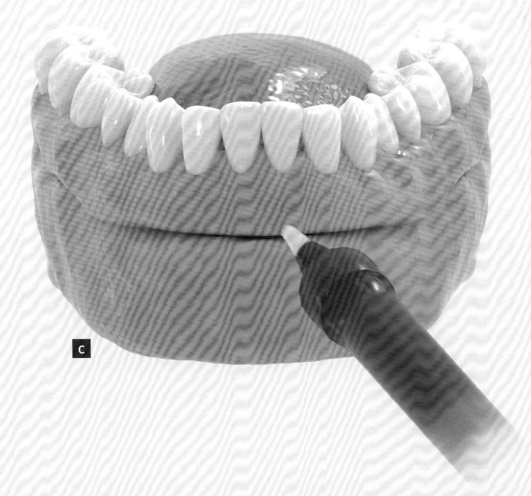

图19（A～C）　在患者进行口腔卫生护理时，鼓励使用牙间隙刷，因为它们可以有效清洁邻间隙和难以进入的区域。

口腔按摩器的使用

- 每天至少使用1次
- 可以用橡皮头刺激器按摩周围组织并去除菌斑

冲牙器的使用

- 每天使用1~2次
- 非金属尖端
- 在低功率设置下使用
- 避免将水冲入龈沟或牙周袋（图20）

漱口水的使用

- 不含酒精，有抗菌作用
- 使用0.12%葡萄糖酸氯己定作为漱口水或配合其他居家护理工具一起使用（注意可能会对牙齿或修复体长期染色并导致牙石的形成）
- 二氧化氯漱口水（无染色特性）

牙膏的选择

- 低磨损性，氟化钠含量≤2.0%，pH≥6.2
- 禁用酸化的磷酸盐氟化物牙膏

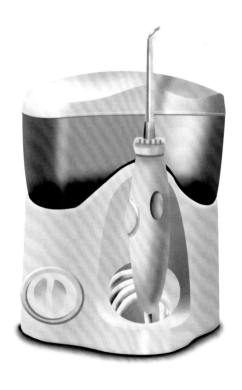 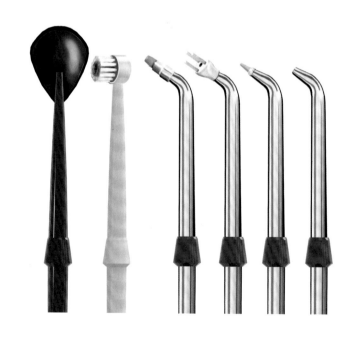

图20　WaterPik®水牙线的使用是对患者自我机械口腔卫生护理的补充，以清除菌斑和食物残渣。

11. 结束语

坚持种植体周维护治疗（PIMT）对维持种植体周软组织健康至关重要。有证据表明，每年≥2次的维护复诊可能在预防生物学并发症方面发挥关键作用。临床医生应首先评估患者的风险概况，以制订相应的种植体周支持维护治疗的周期。在PIMT期间，临床医生和牙科卫生士应监测并探诊种植体周组织，以评估软组织的健康状况。此外，临床医生应在每次复诊时致力于患者动员，并对患者实施的口腔卫生护理进行强化。

第11章

Hom-Lay Wang, Alberto Monje, Stefan Renvert

种植体周炎的次级预防：种植体周黏膜炎的管理

SECONDARY PREVENTION OF PERI-IMPLANTITIS: MANAGEMENT OF PERI-IMPLANT MUCOSITIS

摘要

种植体周黏膜炎被定义为轻探出血和/或溢脓，除初期生理性骨改建（嵴骨水平的变化）后无进一步骨吸收。如处理不当，可成为种植体周炎的前兆。目前已有多种治疗方法来处理种植体周黏膜炎。因暂缺乏证据支持额外使用化学/机械试剂有利于改善临床和/或微生物学疗效，传统的非手术治疗仍被认为是种植体周黏膜炎的标准治疗手段。本章的目的是讨论种植体周黏膜炎的诊断、患病率、影响因素，并提出临床决策树以有效管理种植体周黏膜炎。

本章学习目标

- 评估如何正确诊断种植体周黏膜炎

- 评估种植体周黏膜炎患病率并明确相关诱因

- 评估种植体周黏膜炎不同治疗方法的有效性

- 了解使用不同治疗方式管理种植体周黏膜炎的分步指引

- 贯彻运用提出的决策树从而有预见性地有效管理种植体周黏膜炎

1. 引言

种植体已成功地用于修复缺失牙。尽管有长期成功的报道，但种植体周病（如种植体周黏膜炎和种植体周炎）正成为许多临床医生的共同挑战[1-2]。种植体周的菌斑堆积是这些炎性疾病的主要病因，并在其发展中起着关键作用[3]。有证据表明，如果菌斑堆积3周，就会出现种植体周黏膜炎症[4]。正如牙周炎是牙龈炎恶化的结果，种植体周黏膜炎被认为是种植体周炎的前兆。证据表明，如果处理得当，种植体周黏膜炎是可逆的[5]。未经治疗的种植体周黏膜炎可能导致种植体周炎的发展，并最终导致种植体失败脱落。种植粘接修复后的粘接剂残留也可能导致种植体周快速骨吸收[6]。本章的目的是讨论诊断、患病率、致病因素和正确处理种植体周黏膜炎的决策树，以及各种治疗方式。

2. 种植体周黏膜炎的临床诊断

根据2017年世界研讨会[7-8]，种植体周黏膜炎的诊断需要：

■ 轻探出血和/或溢脓，探诊深度较前次检查增加或无增加

■ 除因初期骨改建所致的牙槽嵴顶水平改变外无骨吸收（图1）

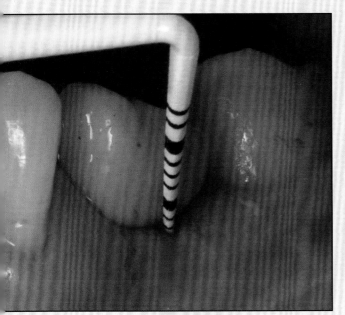
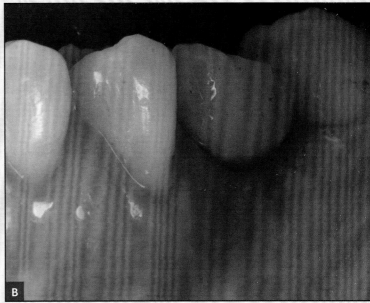

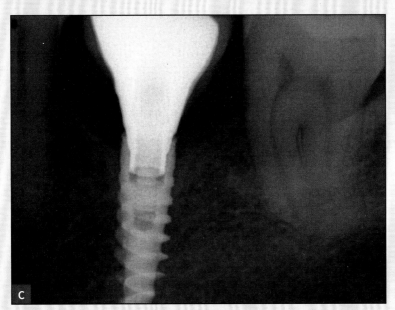

图1（A~C） 种植体周黏膜炎的图示。A，B. 探诊出血的临床照片颊面观；C. 影像学检查显示，除初期生理性骨改建后无进一步骨吸收。

这与种植体周炎的诊断不同（有关详细信息，详见第2章）：

- 轻探出血和/或溢脓，黏膜红肿
- 探诊深度较前次检查增加；如缺乏前次检查结果，则探诊深度需超过6mm

- 与种植义齿修复时拍摄的基线期X线片比，除最初骨改建外还存在骨吸收。若缺乏基线检查信息，种植体骨内部分的骨吸收在冠根向应≥3mm（图2）

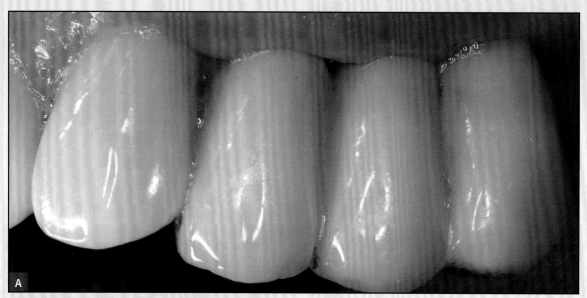

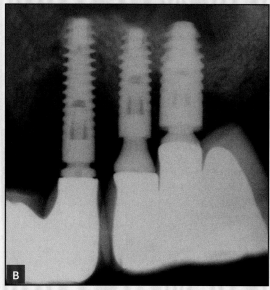

图2（A，B）　种植体周炎的图示。A. 临床照片显示水肿和溢脓；B. 影像学检查显示，除初期生理性骨改建后，存在明显骨吸收。

3. 种植体周黏膜炎的患病率

表1列出了患者和种植体水平的种植体周黏膜炎的患病率。据报道，在种植体负荷至少5年后，种植体周黏膜炎波及20%～80%的患者（13%～62%的种植体）[9]。之所以有这么大的区间范围，主要是由于在诊断种植体周黏膜炎时使用了不同定义。有些研究将探诊出血阳性和无边缘骨丧失与其他因素结合起来进行诊断，例如龈上和龈下菌斑[10-11]、探诊深度[10,12]，甚至牙龈指数≥1[13]。

然而，根据最新的共识[7-8]应该依据以下3个指标正确诊断种植体周黏膜炎的发生情况：（1）探诊深度；（2）标准化影像学检查；（3）探诊出血。

4. 种植体周黏膜炎的促进因素

文献已明确表明，种植体周黏膜炎和种植体周炎是由菌斑诱发的[7-8,14-15]。在实验性种植体周黏膜炎模型中，停止口腔卫生措施21天的受试者揭示了菌斑堆积和种植体周黏膜炎的发展之间存在类似于基于龈牙单位的实验性龈炎模型的因果关系[4]。采集种植体周黏膜炎区域的活检样本显示，3周未进行口腔卫生措施后，组织中发现炎症细胞浸润[3]。

以上结果明确表明，菌斑堆积诱发了炎症反应，其特征是种植体周黏膜组织内的T细胞和B细胞比例增加。同样，当检查炎症相关生物标志物时，促炎因子［白介素-1β（IL-1β）］随着种植体周黏膜炎位点的菌斑堆积而显著增加[16]。研究者还报告，尽管与天然牙相比，种植体周菌斑堆积较少，但种植体周黏膜比牙龈炎症更明显。种植体周黏膜炎的其他促成因素包括但不限于：吸烟、放射治疗、未控制的糖尿病、过量粘接剂、种植体位置不当导致的颊侧骨板菲薄、缺乏角化黏膜、黏膜组织过薄、种植体或基台表面特性[17-18]。需注意，种植体周黏膜炎也可能由粘接剂残留继发致病菌群定植导致[15]。

种植体周存在炎症并不罕见。据报道，种植体周黏膜炎的患病率从依从性良好患者（参加牙周维护治疗）[19]的20%到未报告参与维护治疗的80%[9]不等。对延缓种植体周黏膜炎发生和进展的方案进行了评估[20]。已证实单独机械清创[10,21]以及辅助使用局部抗菌凝胶和漱口水[22]可改善种植体周临床治疗效果。此外，辅助使用喷砂设备已被证明是维持种植体周组织健康的可行替代方案[23]。下文将探讨文献中用于预防和治疗种植体周黏膜炎的不同治疗方案与补救措施，并讨论其有效性。

表1　关于种植体周黏膜炎患病率的临床研究

作者（年份）	研究设计	观察期时长（年）	患者/种植体数目	研究环境，国家	种植体周黏膜炎定义	患病率（%）患者水平	患病率（%）种植体水平
Casado等（2013）[24]	横断面研究	1~5	103/NA	大学，巴西	探诊出血，无骨吸收	19.4%	NR
Cecchinato等（2013）[25]（2014）[26]	横断面研究	≥8（平均10.7）	133/407	私人门诊，意大利	探诊出血，骨吸收≤0.5mm	65%	69.8%
Daubert等（2015）[27]	横断面研究	10.9	96/225	大学，美国	探诊出血和/或黏膜炎症，除初期骨改建后无骨吸收	48%	33%
Ferreira等（2006）[28]	横断面研究	0.5~5	212/578	大学，巴西	探诊出血，无骨吸收	64.6%	62.6%
Koldsland等（2010）[29]	横断面研究	1~16（平均8.4）	104/300	大学，挪威	探诊出血和/或溢脓，无骨吸收	39.4%	27.3%
Marrone等（2013）[30]	横断面研究	5~18（平均8.5）	103/266	私人门诊，比利时	探诊出血，探诊深度≤5mm，骨吸收≤0.5mm	31%	38%

（续表）

作者（年份）	研究设计	观察期时长（年）	患者/种植体数目	研究环境，国家	种植体周黏膜炎定义	患病率（%）患者水平	患病率（%）种植体水平
Matarazzo等（2018）[31]	横断面研究	3.5	211/748	大学，巴西	探诊出血和/或溢脓，骨吸收≤2mm	54.5%	69.2%
Maximo等（2008）[32]	横断面研究	≥1（平均3.4）	113/347	大学，巴西	探诊出血，骨吸收＜3个螺纹	36.3%	32.0%
Meijer等（2014）[33]	前瞻性研究	10	150/300	大学，荷兰	探诊出血和/或溢脓，骨吸收＜2mm	57%	47%
Mir-Mari等（2012）[34]	横断面研究	1～18	245/964	私人门诊，西班牙	探诊出血，骨吸收＜2个螺纹	38.8%	21.6%
Pimentel等（2018）[35]	横断面研究	NR	147/490	大学，巴西	探诊出血和/或溢脓，骨吸收≤2mm	80.9%	85.3%

NR：未报告。

研究总结

根据现有的数据，黏膜炎并非罕见。有趣的是，黏膜炎在患者和种植体水平上的发生频率通常相同。种植体周黏膜炎的患病率因病例定义不一致而存在差异，而非种植体负荷时间所决定。因此，鉴于预防种植体周黏膜炎和维护种植体健康仍然是预防种植体周炎的关键，应指导患者采取适当的个性化口腔卫生措施，使用不同的卫生工具去除菌斑生物膜，并进行专业的维护。

5．预防和管理种植体周黏膜炎的方式

本章重点介绍常用的非手术治疗方式对种植体周黏膜炎的疗效，表现为种植体周探诊深度（PD）、探诊出血（BOP）、菌斑和出血指数的改善。然而，由于每种治疗都有其自身的局限性，而且治疗的可预测性也各不相同，因此，疾病的预防仍是维护种植体周组织健康的关键，以避免进一步治疗。

种植体周黏膜炎的初级预防和种植体的健康维护

首先，众所周知，菌斑（细菌生物膜）是引发种植体周黏膜炎的病因，因此任何预防治疗都必须侧重于激励种植体治疗的患者进行有效的居家口腔卫生护理。其次，临床医生应对患者进行个性化的示范，告诉他们应该使用什么类型的产品来正确清洁种植体。应该根据患者的具体需求[9]，教他们通过使用牙间隙刷、种植牙线［例如SuperFloss（欧乐B）］和冲牙器来掌握正确的个性化清除菌斑生物膜的方法。再次，应让患者参加专业的维护治疗计划，以清洁种植体并监测种植体周健康[36-37]。对于不遵循定期进行种植体周维护治疗的患者，其种植体周黏膜炎的患病率为48%[38]。与之相反，在一项为期5年的随访研究中，接受定期维护治疗的患者，其种植体周黏膜炎的患病率仅为20%[19]。

种植修复体周生物膜能否清除是预防和管理种植体周黏膜炎的关键[39-40]。种植修复体的制作必须满足患者自洁需求，以及预留清洁通道，方便医生维护，以有效去除菌斑和软垢。这对种植体周健康维护和罹患种植体周病的种植体在治疗后恢复健康至关重要。应避免任何盖嵴式的结构设计。如果患者无法有效清洁种植修复体，炎症就会随之发生。种植体罹患种植体周炎与菌斑生物膜控制不佳或缺乏口腔卫生清洁通道有关。另一方面，在可以清洁修复体和适当控制生物膜的位点，种植体的健康状况要好得多[41]。修复体边缘的位置是另一个可能影响种植体周黏膜炎治疗效果的局部因素。与修复边缘位于黏膜下的种植体相比，黏膜上修复边缘的种植体在治疗后探诊深度减小幅度更大[42]。此外，最近的研究表明，种植体平台的局部几何形状与生物学并发症的发生有关[43-44]。

出于美学考量，临床医生会增加种植体在软组织中的植入深度，避免金属边缘的暴露并为塑造理想的穿龈轮廓提供足够的空间。然而，种植体–修复体界面和软组织边缘之间的穿龈深度与种植体周黏膜炎的发生、消退有很大影响。穿龈较深的种植体（＞3mm）与穿龈较浅的种植体（＜1mm）相比，尽管有效地清除了菌斑，但黏膜炎症的消退仍是延迟和不完全的[45]（图3和图4）。

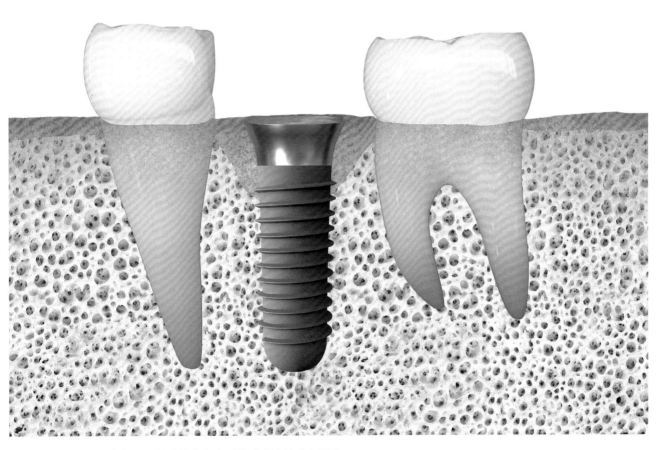

图3　穿龈深度定义为从种植体肩台到黏膜边缘的垂直距离。

因此，较深的穿龈可能会增加软组织水平种植体发生种植体周炎的风险。

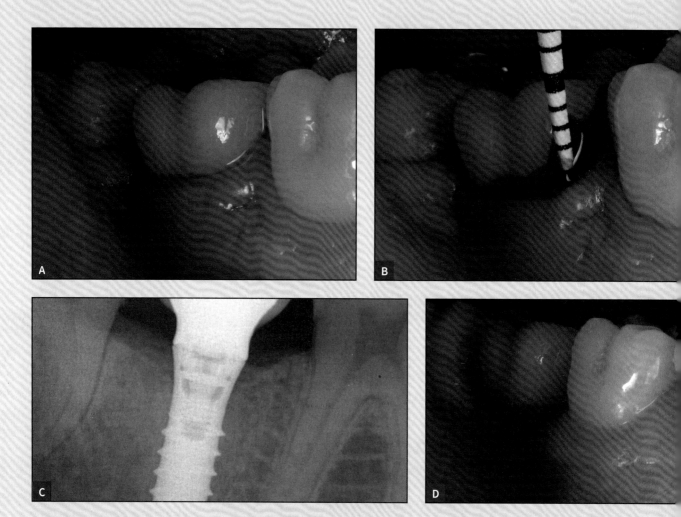

图4（A~D） A~C.穿龈深度可能影响黏膜炎的发生和炎症的消退；D.机械和药物治疗后6周的临床恢复情况。

除了种植体周组织的垂直高度外，在维持种植体周组织健康中发挥重要作用的另一方面是软组织的水平尺寸，也称为黏膜厚度。与厚龈生物型相比，薄的种植体嵴上组织边缘骨丧失更多，软组织增量可以有效地减少种植体周骨吸收，并防止进一步的组织破坏[46-48]。事实上，软组织增量手术通常用于改善种植体周美学效果，系统综述表明。通过软组织移植手术增厚黏膜，可显著减少未来邻面边缘骨丧失[49]。虽然对于种植体所需的黏膜厚度没有普遍共识[50]，当黏膜厚度＜2mm时，基台材料的选择会严重影响美学效果[51]；因此，维持种植体周健康和美观的最小组织厚度推荐是2mm。

第三个有助于种植体周健康的软组织成分是角化组织的高度或宽度。角化组织宽度指从种植体周黏膜边缘沿冠根方向延伸到膜龈联合的距离，这不是同义词，不应与前面提到的黏膜厚度或软组织高度混淆。角化黏膜是否直接影响天然牙及种植体周组织健康一直存在争议[52-53]。然而，最新研究表明，角化组织宽度有利于维护种植体健康，即可以减少菌斑堆积、炎症、黏膜退缩和边缘骨丧失[52,54-56]。种植体周的角化组织不仅可以作为种植体周的软组织封闭，抵御细菌[56]，还可以提高患者刷牙的舒适度[57]。此外，角化黏膜宽度不足2mm与种植体周黏膜炎的发生有关[52,58]。对于依从性较差的患者，2mm的最小角化组织宽度对减少种植体周黏膜炎和边缘骨丧失至关重要[59]。因此，只要有可能，最好有至少2mm的角化组织，方便患者自行采取口腔卫生措施并维持（种植体周）长期健康（图5）。

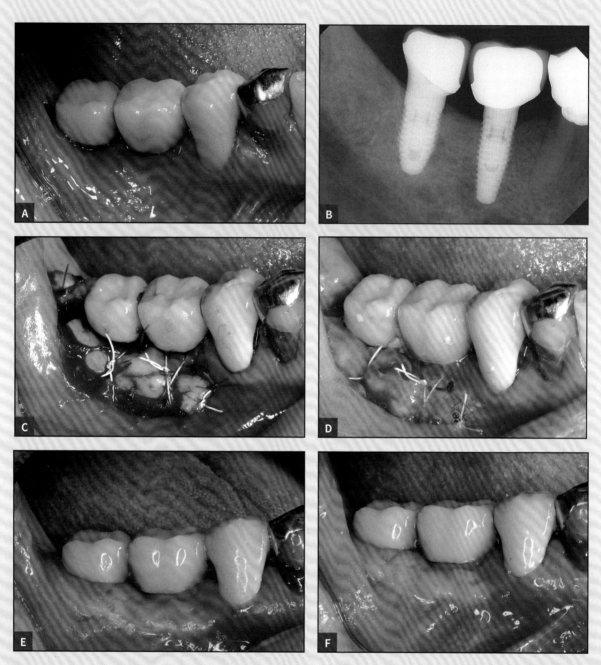

图5（A~F） A~D. 游离软组织移植以增加角化黏膜宽度，治疗种植体周黏膜炎并维持种植体的长期健康和稳定；E，F. 炎症在4年（E）和6年（F）随访时的消退情况。

种植体周黏膜炎的治疗方法

细菌堆积已被证明是种植体周黏膜炎的病因[39]。因此，种植体周黏膜炎的治疗目标是通过控制感染和创造可维持种植体周健康的环境来消除炎症的[15]。为了成功治疗疾病，临床医生应注重去除任何可能的风险因素。去除种植体表面的生物膜是（治疗成功）的必要基石。因此，每次随访/维护复诊时，应激励患者进行有效的居家口腔卫生护理[36,39,60]。

种植体周黏膜炎是一种发生在种植体周软组织中的可逆性炎症反应。使用适当的手工和超声设备进行专业机械清创并清除菌斑（无论是否采用喷砂设备、抗生素等辅助疗法）已被证明可有效治疗该疾病[39]。

机械清创

在没有辅助治疗的情况下，对种植体周表面进行机械清创，包括对黏膜上和黏膜下的种植体表面以及种植体颈部和基台的清创。主要目的是不显著改变种植体表面形貌的前提下，去除种植体周的生物膜和牙石，重建健康的种植体周黏膜。不同的非手术方法，例如用刮治器（如金属、塑料、钛或金涂层）、超声设备（特殊工作尖或塑料套筒）和喷砂设备清创已被用于此目的。表2和表3总结了使用非手术机械疗法（伴或不伴辅助手段）治疗种植体周黏膜炎疗效的随机临床试验结果。

下面是几种设计用于种植体表面机械清创的工具（图6）。

■ 与**钛刮治器**相比，不锈钢刮治器具有更高的外部硬度。虽然这两种类型的器械都可用于清除种植体表面的软垢和牙石，但治疗操作可能会损伤种植体表面。故建议谨慎使用该器械

■ **塑料刮治器**，与其他器械相比［如碳纤维增强塑料刮治器、钛刷、橡胶杯和抛光膏、声波或超声波聚醚醚酮（PEEK）塑料工作尖以及氨基酸喷砂粉喷砂治疗］，易损坏且清创能力最低[61]。此外，使用塑料或塑料涂层器械可能会致种植体周袋内残留碎屑[62]。使用塑料刮治器清洁种植体不会带来明显益处，且不建议用于种植体表面去除牙石[10]

■ **钛或金涂层的刮治器**具有与标准不锈钢刮治器相似的强度，同时减少对种植体表面的磨损[20]。然而，在临床上，尚未证实这些器械可有效去除种植体表面的牙石

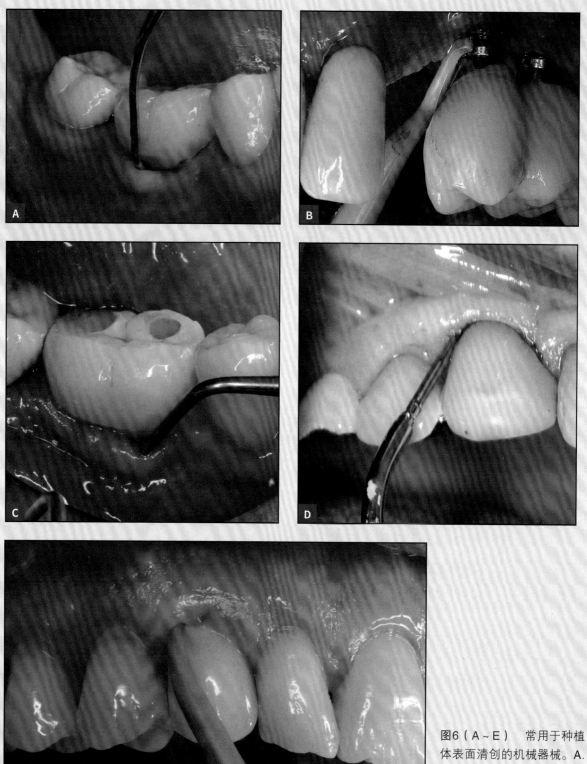

图6（A~E）　常用于种植体表面清创的机械器械。A. 金属刮治器；B. 塑料刮治器；C. 镀金刮治器；D. 牙科激光；E. 带塑料套筒的超声洁牙器。

■ **碳纤维/聚四氟乙烯涂层刮治器**容易折断，塑料残留物可能留在种植体周袋中[20]

■ **牙科激光**（包括光动力疗法）也已用于感染种植体表面的清创，而不会显著改变表面特性。对于光动力疗法，特定波长的激光需与光敏剂一起使用。在激光激发下光敏剂染料分子从基态单线态跃迁到激发三线态，形成高活性和细胞毒性单线态氧，导致细菌细胞死亡[64]。最近一项调查光动力和激光治疗对种植体周黏膜炎影响的系统综述认为，关于激光和光动力治疗在管理种植体周黏膜炎中的效果和益处，仍然缺乏结论性的证据。最近的一项系统评价研究了光动力和激光治疗对种植体周黏膜炎的影响，结论表明，关于激光和光动力治疗对种植体周黏膜炎的疗效与益处仍缺乏确凿证据[65]。此外，最近的一项荟萃分析表明，辅助使用激光治疗，包括光动力疗法，可能会在短期内导致探诊出血减少更明显。然而，尚无证据支持长期收益[66-67]。关于使用激光辅助治疗种植体周黏膜炎的数据很少。基于现有的证据水平，无法做出具体的推荐

■ **超声设备**也可用于种植体表面清创。通常对种植体清创时使用PEEK涂层工作尖。这是一种由高科技塑料材料和不锈钢芯制成的改良型工作尖[20]。与手动洁治器和刮治器类似，这些设备是为了去除种植体颈部和基台表面的菌斑与牙石

病例1（图7A～C） 用钛刮治器和超声设备治疗种植体周黏膜炎。探诊深度和探诊出血在3个月随访时减小。

基线时的临床情况

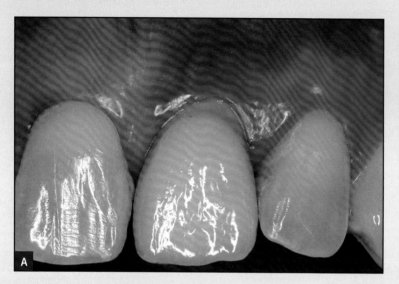

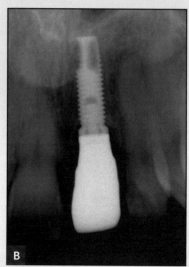

临床指标	近颊	颊侧	远颊	近舌	舌侧	远舌
探诊深度（mm）	6	4	4	2	2	2
探诊出血	1	1	1	0	0	0
溢脓	0	1	0	0	0	0

3个月随访时的临床情况

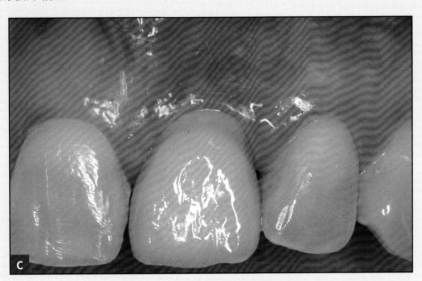

临床指标	近颊	颊侧	远颊	近舌	舌侧	远舌
探诊深度 （mm）	4	3	2	2	2	2
探诊出血	0	0	0	0	0	0
溢脓	0	0	0	0	0	0

病例2（图8A～C） 用塑料涂层的超声
设备治疗种植体周黏膜炎。临床症状在3个月
随访时得到了缓解。

基线时的临床情况

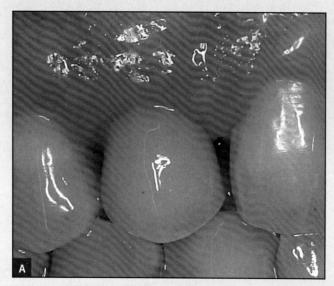
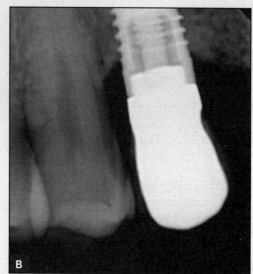

临床指标	近颊	颊侧	远颊	近舌	舌侧	远舌
探诊深度（mm）	3	5	2	2	2	2
探诊出血	0	1	0	0	0	0
溢脓	0	1	0	0	0	0

3个月随访时的临床情况

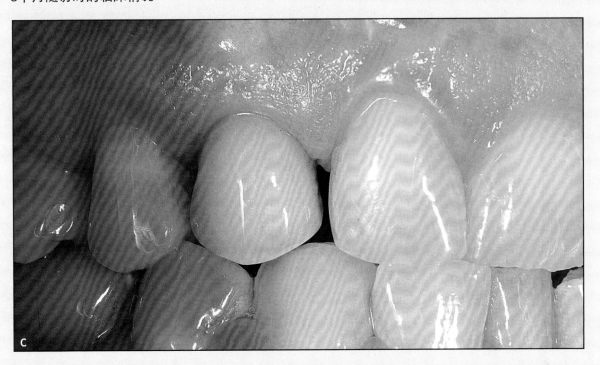

临床指标	近颊	颊侧	远颊	近舌	舌侧	远舌
探诊深度（mm）	3	3	2	2	2	2
探诊出血	0	0	0	0	0	0
溢脓	0	0	0	0	0	0

病例3（图9A～G） 通过塑料刮治器、壳聚糖刷、黏膜下0.12%氯己定冲洗、局部使用多西环素治疗前牙区种植体周黏膜炎。在6周随访时的临床症状缓解，软组织恢复稳定。

基线时的临床情况

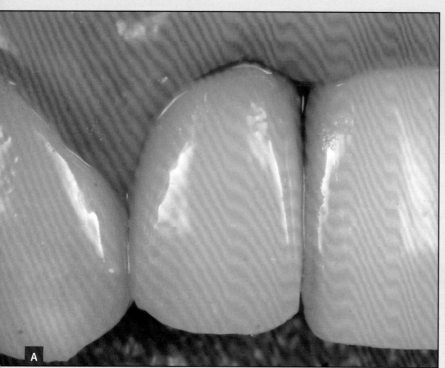

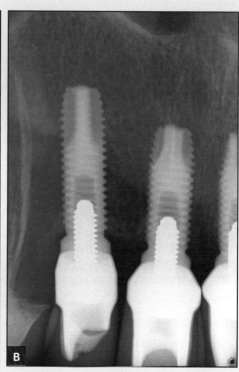

临床指标	近颊	颊侧	远颊	近舌	舌侧	远舌
探诊深度（mm）	5	6	4	2	2	2
探诊出血	2	2	0	0	0	0
溢脓	0	0	0	0	0	0

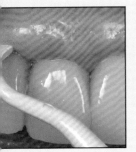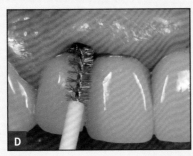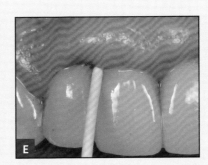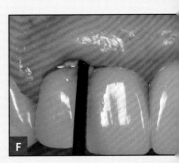

6周随访时的临床情况

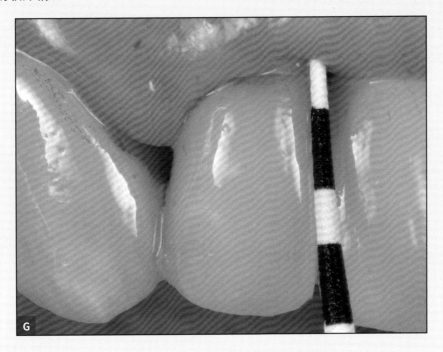

临床指标	近颊	颊侧	远颊	近舌	舌侧	远舌
探诊深度 （mm）	3	3	3	2	2	2
探诊出血	0	0	0	0	0	0
溢脓	0	0	0	0	0	0

病例4（图10A～D） 使用塑料涂层超声设备治疗种植体周黏膜炎。在10个月随访时的探诊深度和探诊出血减小。

基线时的临床情况

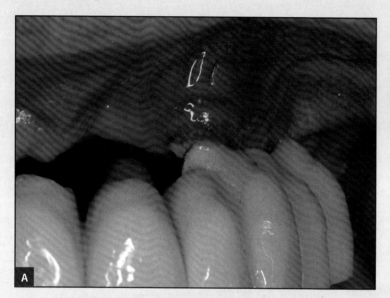

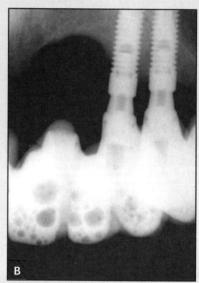

临床指标	近颊	颊侧	远颊	近舌	舌侧	远舌
探诊深度（mm）	7	8	9	7	7	7
探诊出血	1	1	1	1	1	1
溢脓	1	1	1	1	1	1

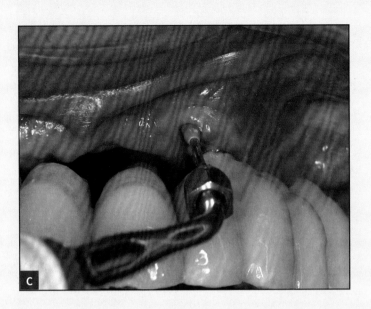

10个月随访时的临床情况

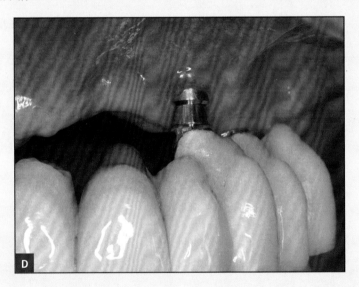

临床指标	近颊	颊侧	远颊	近舌	舌侧	远舌
探诊深度（mm）	4	3	3	4	4	4
探诊出血	0	0	0	0	0	0
溢脓	0	0	0	0	0	0

表2　黏膜炎非手术机械治疗的临床疗效

研究特征				治疗结果									
作者（年份）	随访时长（月）	治疗	患者/种植体数目	探诊深度（mm）			探诊出血			出血指数			菌斑指数/改良菌斑指数		
				基线	未次复诊	减少量	基线	未次复诊	减少量	基线	未次复诊	减少量	基线	未次复诊	减少量
Porras等（2002）[10]	3	机械清创+口腔卫生宣教	12/12	3.48	2.55	0.93	各检查时间点无显著差异			评估期无显著差异（P>0.05）			从基线到治疗后1个月显著减少（效果维持到治疗后3个月）		
Thöne–Mühling等（2010）[13]	8	超声设备+刮治器进行一次性洁治	5/14	3.48	2.82	0.67	38%	17%	21%	89%	43%	46%	36%	20%	16%
Heitz-Mayfield等（2011）[42]	3	用刮治器和抛光膏进行一次性清创+每天两次在种植体周使用安慰剂凝胶进行口腔卫生宣教（持续4周）	14/14	从基线到治疗后1个月，平均探诊深度明显减少，1~3个月变化不大			探诊出血平均阳性位点数：2.3	探诊出血平均阳性点数：0.7	探诊出血平均阳性位点数变化：1.6	NR			NR		
Menezes等（2016）[68]	6	全口洁治+口腔卫生宣教+每天两次使用安慰剂漱口，持续14天	15/58	2.72	2.49	0.35	67.5%	41.0%	22.9%	28%	10.7%	18.5%	52.1%	12%	38.3%
Hallström等（2017）[12]	3	机械清创（钛刮治器和橡胶杯）+口腔卫生宣教+用安慰剂凝胶牙，持续12周	19/19	探诊深度≥4mm的位点数：6%	探诊深度≥4mm的位点数：4%	探诊深度≥4mm的位点数减少小于15%	18%	14%	4%	NR			23%	23%	0

（续表）

研究特征				治疗结果										
作者（年份）	随访时长（月）	治疗	患者/种植体数目	探诊深度（mm）			探诊出血			出血指数			菌斑指数/改良菌斑指数		
				基线	末次复诊	减少量	基线	末次复诊	减少量	基线	末次复诊	减少量	基线	末次复诊	减少量
Ji等[23]（2014）	3	机械清创（超声）+口腔卫生宣教	12/16	4.5	3.6	0.91	NR			1.7	0.9	0.8	0.6	0.4	0.2
Riben-Grundstrom等[69]（2015）	12	在整个随访期间（基线、3个月、6个月）口腔卫生宣教+3次超声治疗	18/18	探诊深度≥4mm的位点数：34%	探诊深度≥4mm的位点数：20%	探诊深度≥4mm的位点数减小14%	53.7%	18.6%	35.1%	9.6%	2.2%	7.4%	24.1%	7.4%	16.7%
Hallström等[70]（2012）	6	用超声设备机械清创（基线、3个月、6个月）+口腔卫生宣教	21/NR	4.6	4.1	0.5	80%	47.5%	32.5%	24.2%	18.4%	5.8%	22%	17.9%	4.1%
Galofré等[71]（2018）	3	黏膜上预防性洁治+使用30（安慰剂）片，每天一次（30天）溶解在口腔中	11/11	3.82	3.66	0.15	42%	35%	7.1%	NR			39%	29%	9%

NR：未报告。

研究总结

现有数据表明，机械治疗是控制种植体周黏膜炎的有效手段。目前暂未发现某一治疗方式优于其他任何治疗方式。鉴于这些发现，临床医生应谨慎使用机械设备并了解他们的潜在问题。金属刮治器和超声洁牙机在去除硬性沉积物（如残留的粘接剂或牙石）方面显示出更好的清洁效果，但可能会损伤种植体表面。与其他机械设备相比，黏膜下喷砂设备和牙线的日常使用已显示出不俗的效果。

喷砂设备

由于已有几项临床研究证实了龈下喷砂去除天然牙周围菌斑的有效性[72-74]，使得将其引入种植体周黏膜炎成为可能，作为钛种植体周黏膜上下清创的替代方法[75]（图11）。重复使用甘氨酸或碳酸氢钠粉末可完全去除菌斑生物膜，而不会对喷砂和酸蚀钛表面造成重大损害[76]。一项体外研究评估了在种植体周骨缺损模型中使用3种不同的种植体表面清创手段的疗效（即刮治器、声波洁牙机、喷砂），结论是：在60°和90°骨缺损中使用喷砂清洁效率显著优于其他两种方式[77]。此外，扫描电镜显示使用喷砂后种植体表面无显著损伤。一项为期12个月的临床研究比较了单纯使用超声设备或甘氨酸喷砂治疗种植体周黏膜炎的有效性。二者就减轻种植体周炎症及降低袋深方面效果相当[69]。研究者强调无论使用何种方法，均难以清除所有病损累及区域的存留炎症。

一项为期3个月的研究评估了甘氨酸喷砂相对于单独使用刮治器和超声设备治疗种植体周黏膜炎的额外收益。结果发现，单纯非手术治疗可有效改善袋深、出血和菌斑指数。额外使用喷砂的附加效果有限[23]。虽然喷砂可以提高种植体周黏膜炎非手术治疗的疗效，但目前没有足够的证据表明喷砂比单纯机械清创有更多收益[78]。然而，使用龈下喷砂装置似乎与单独的机械清创效果相当，因此可能成为治疗种植体周黏膜炎的替代治疗方法。

化学药物

抗菌药物，无论是局部还是全身给药，包括基于氯己定的产品，也已被用作种植体周黏膜炎机械和非手术治疗的附加疗法。

抗菌剂如氯己定常以不同的配方和剂量用于牙周与种植体周的维护治疗。已提出氯己定的不同给药方法。对于种植体周黏膜炎的处理，建议每天使用0.12%氯己定一次作为漱口水或用于龈下冲洗。

随机临床试验已对氯己定在种植体周黏膜炎的辅助治疗效果和收益进行了彻底研究[11-13,42,78]。总体而言，单纯机械清创，无须额外使用氯己定，能有效将细菌数量降至临界值以下[79]并重建种植体周健康。因此，在机械治疗的基础上使用氯己定治疗种植体周黏膜炎缺乏循证依据。

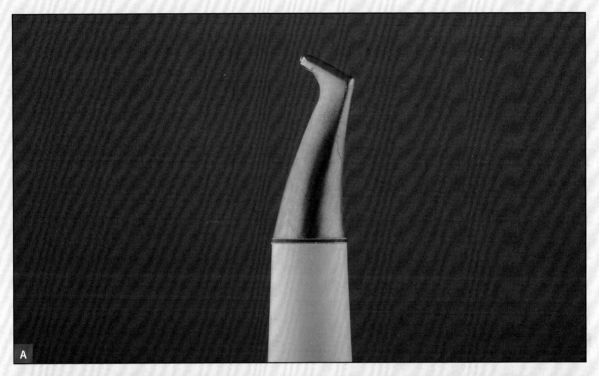

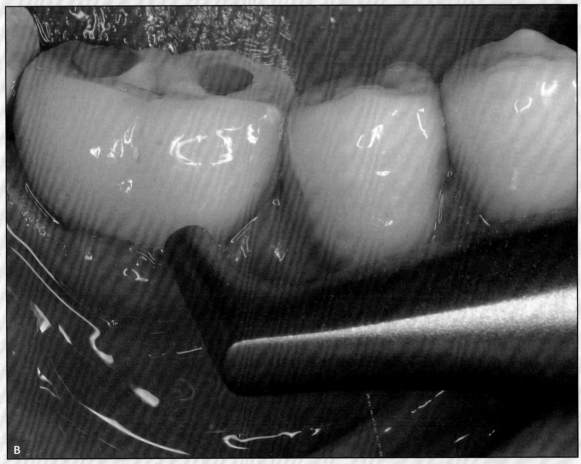

图11（A，B）　用于治疗种植体周黏膜炎的喷砂装置。

病例5（图12A～E）　种植体负荷5年后，患者抱怨种植体周不适。临床观察显示有种植体周黏膜炎的迹象。

影像学检查显示，除初始的生理性骨改建外，无进一步骨吸收；因此，进一步确诊为种植体周黏膜炎。使用金属刮治器清除异物（本例为爆米花），并用0.12%的氯己定对该位点进行进一步冲洗。种植体周黏膜炎在治疗后消退，且效果维持了5年。

基线时的临床情况

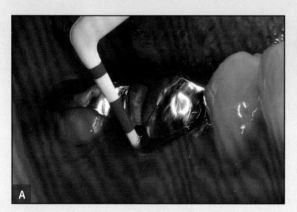

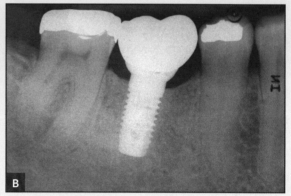

临床指标	近颊	颊侧	远颊	近舌	舌侧	远舌
探诊深度（mm）	6	6	6	3	3	3
探诊出血	1	1	1	0	0	0
溢脓	0	0	0	0	0	0

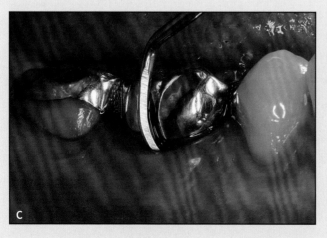

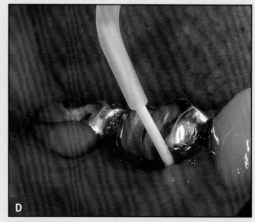

5年后随访时的临床情况

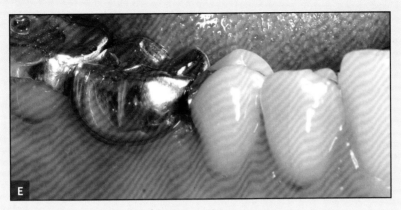

临床指标	近中颊侧	颊侧中央	远中颊侧	近中舌侧	舌侧中央	舌侧远中
探诊深度（mm）	3	3	3	3	3	3
探诊出血	0	0	0	0	0	0
溢脓	0	0	0	0	0	0

氯己定作为种植体周黏膜炎治疗的辅助药物的功效和益处已在随机临床试验中得到了充分研究[11-13,42,78]。总的来说，似乎仅进行机械清创就能有效将细菌数量降至临界水平以下[79]，并重建种植体周的健康。因此，使用氯己定作为治疗种植体周黏膜炎的机械疗法的附加手段是不合理的。

抗菌药物

辅助使用抗生素在天然牙周围的炎症控制中取得了成功的疗效[72-73]，基于此学者们尝试在种植体周非手术治疗的同时全身[70]或局部[74]使用抗生素，以期进一步改善临床指标。

抗生素局部给药已被用于强化机械清创的疗效，防止细菌在种植体表面定植。一项随机对照试验对比了米诺环素微球与1%氯己定凝胶作为器械清创的辅助手段，处理种植体周早期感染的疗效差异。患者初始骨改建后进一步骨吸收小于3mm，被归类为初期种植体周炎。辅助使用米诺环素微球可改善探诊深度和出血指数。对于最深的位点，辅助使用米诺环素后12个月，平均探诊深度从5.0mm减少到4.4mm，而辅助使用氯己定仅有限降低了出血指数[75]。

病例6（图13A～J） 机械治疗辅助局部使用抗生素（Arestin，OraPharma）治疗种植体周黏膜炎。在6个月随访时临床炎症得以消退。

基线时的临床情况

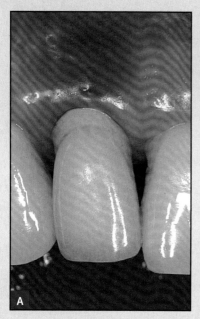
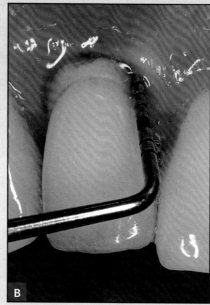
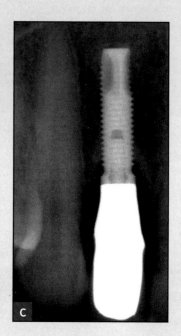

临床指标	近中颊侧	颊侧中央	远中颊侧	近中舌侧	舌侧中央	舌侧远中
探诊深度（mm）	6	6	6	7	7	7
探诊出血	1	1	1	1	1	1
溢脓	1	1	1	1	1	1

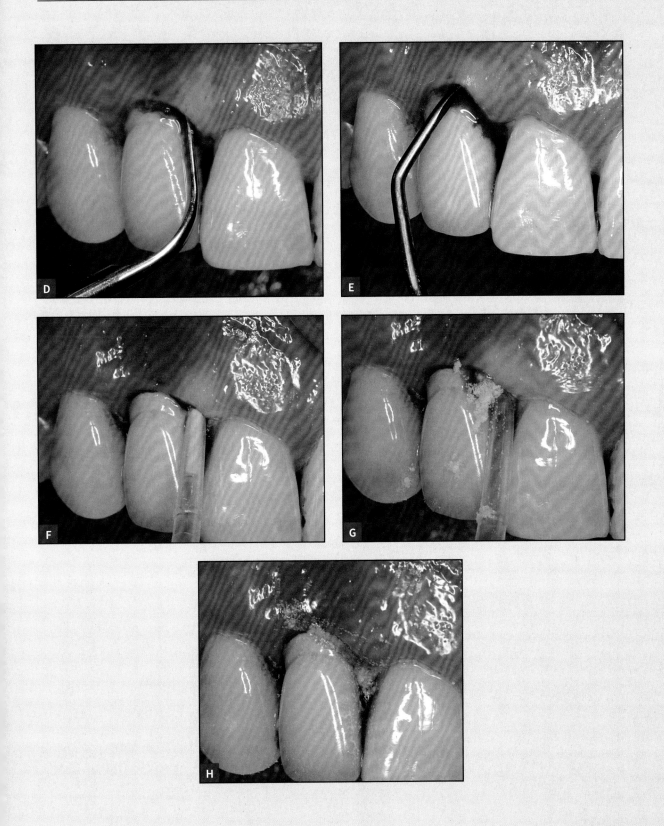

6个月随访时的临床情况

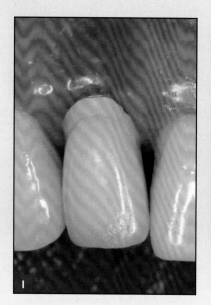 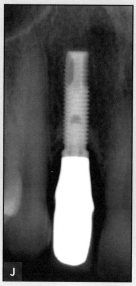

临床指标	近颊	颊侧	远颊	近舌	舌侧	远舌
探诊深度（mm）	5	4	5	5	5	5
探诊出血	0	1	0	0	0	0
溢脓	0	0	0	0	0	0

全身应用抗菌剂也已与机械清创联合使用，用于治疗种植体周黏膜炎。在一项为期6个月的研究中，在非手术机械清创的基础上短期全身使用抗生素（阿奇霉素500mg/d，为期4天）并没有带来临床收益。此外，与不使用阿奇霉素的组别相比，使用阿奇霉素辅助治疗没有发现微生物学收益[70]。

根据现有证据（尽管有限），不建议临床医生全身使用抗生素治疗种植体周黏膜炎，而在某些情况下，局部使用抗生素作为机械治疗的辅助手段可能有益。

益生菌疗法

益生菌通常被定义为"当施以足够量时可赋予宿主健康益处的活的微生物[76]。"已有研究评估了益生菌补充剂对种植体周黏膜炎非手术治疗的临床和微生物学效果。患者在初始机械治疗后局部使用油剂（活性剂或安慰剂），然后每天服用含片2次（活性剂或安慰剂）后，持续3个月。活性剂含有两种罗伊氏乳杆菌菌株的混合物。虽然两组治疗（试验组或对照组）的相关指标均有改善，但临床指标（探诊深度、探诊出血、菌斑指数）、龈下菌群指标、炎症介质水平未发现组间差异[77]。在专业菌斑清除和黏膜炎光动力疗法中辅助应用益生菌（植物乳杆菌和短乳杆菌），较不使用益生菌未显示明显优势[78]。然而，另一项针对34人的随机试验表明，在机械治疗种植体周黏膜炎机械治疗的基础上，每天服用罗伊氏乳杆菌含片，持续30天，较对照组临床效果有显著改善，但对龈下微生物的影响有限。根据现有数据，在机械治疗种植体周黏膜炎的同时补充使用益生菌[79]似乎并没有增加临床收益。

SuperFloss和牙间隙刷

一份有10个病例的临床报告指出，如果因牙线残留而导致种植体的粗糙面暴露，牙线或SuperFloss可能不适合用于种植体的邻面清洁[80]。然而，这是一种罕见现象，不应过分强调。截至目前，在治疗种植体病例方面具有丰富临床经验的医生尚未遇到这种现象。最近，Tuna等比较了两种不同牙冠设计的30名参与者（10名牙医、10名卫生士和10名非专业人士）使用5种不同的邻面清洁设备（SuperFloss、牙线、牙间隙刷、电动牙间隙刷、水牙线）的清洁效果。牙冠设计如下：（1）传统牙冠，即种植体在牙槽嵴中央；（2）替代牙冠，即种植体偏远中[81]。该研究的结果表明，与传统牙冠设计相比，替代牙冠设计配合使用SuperFloss（最高清洁效率）、牙线、牙间隙刷可以去除更多的菌斑生物膜。牙线和牙间隙刷是最有效的清洁方法。任何一组都无法完全去除菌斑生物膜。因此，临床医生必须根据临床情况，为患者推荐最合适的邻面清洁工具（图14）。

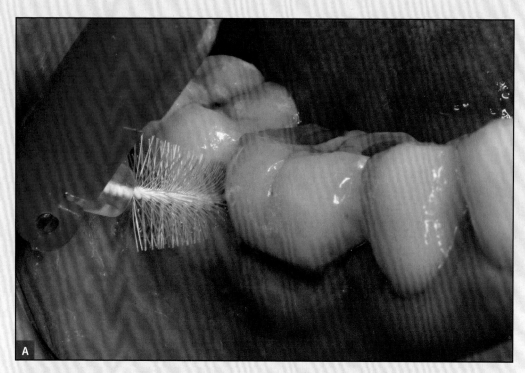

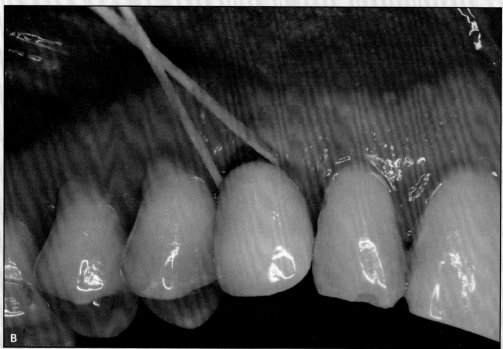

图14（A，B）   使用SuperFloss和牙间隙刷对于种植体周炎的初级与次级预防是必不可少的。

表3 非手术治疗+化学/药物辅助治疗黏膜炎的临床疗效

辅助手段：氯己定

作者（年份）	研究设计	随访时长（月）	吸烟者的纳入	干预措施	患者/种植体（数目）	治疗效果*						微生物结果	结论
						探诊出血减少	探诊深度降低（mm）	出血指数减小	菌斑指数减小	角化龈增加（mm）	附着水平增加（mm）		
Porras等（2002）[10]	单盲随机对照临床试验	3	否	机械清创+口腔卫生宣教	NR/12	基线和其他时间点统计学上无显著差异	0.9	任意一组在任何时间点统计学上均无显著差异	任意一组在任何时间点菌斑指数在统计学上均无显著差异	NR	1.07	3个月时所有微生物样本均有显著改善	单独机械清创可能足以治疗黏膜炎。辅助使用氯己定没有附加效果
				机械清创（橡胶杯、抛光膏、塑料洁治器）+口腔卫生宣教+通过塑料注射器使用0.12%的氯己定局部冲洗+外用0.12%的氯己定凝胶；开具0.12%的氯己定漱口水，每天2次，持续10天	NR/16		0.5				0.3		
Thöne-Mühling等（2010）[13]	随机对照临床试验	8	是	手动+超声洁治一次性洁治；手动+超声一次性洁治+龈下使用1%氯己定凝胶一次+用1%氯己定刷舌1分钟+每天一次在扁桃体上喷洒0.2%氯己定，持续14天+用0.2%氯己定含漱液含漱1分钟，持续14天	5/14	21%	0.5	18%	19%	NR	0.5	治疗后24小时细菌计数暂时减少，8个月时组间无显著差异	一次性非手术治疗不伴使用氯己定是有效的。合并使用氯己定均无显著额外收益
					6/22	8%	0.6	16%	1%		0.5		

（续表）

辅助手段：氯己定

作者（年份）	研究设计	随访时长（月）	吸烟者的纳入	干预措施	患者/种植体（数目）	治疗效果*						微生物结果	结论
						探诊出血减少	探诊深度降低（mm）	出血指数减小	菌斑指数减小	角化龈增加（mm）	附着水平增加（mm）		
Heitz-Mayfield等（2011）[42]	随机对照临床试验	3	是	使用刮治器和抛光膏一次性清创＋口腔卫生宣教，每天2次，在种植体周使用安慰剂凝胶（持续4周）	14/14	第1个月和第3个月后显著减小，无组间差异	主要在第1个月减小，无组间差异	NR	NR	NR	NR	平均微生物计数主要在第1个月减小，在第1个月和第3个月之间无显著差异，组间也无显著差异	非手术治疗＋口腔卫生宣教伴或不伴辅助使用氯己定凝胶，即均有效，使定成功的治疗未必总能让炎症完全消退
				使用刮治器和抛光膏一次性清创＋口腔卫生宣教，每天2次，在种植体周使用0.5%氯己定凝胶（持续4周）	15/15								
De Siena等（2013）[11]	随机对照临床试验	3	是	机械清创＋口腔卫生宣教＋0.2%氯己定含漱液含漱，每天使用2次，持续10天	13/13	NR	除最后一次随访外，每次复诊均减少。漱口水组和第1个月更显著	与基线相比，两组均显著减小，组间无显著差异	10天后两组均显著减小。最后一次随访时凝胶组的菌斑堆积较少（P<0.05）	NR	NR	NR	两种治疗同样有效。尽管凝胶使用更不便，患者喜欢凝胶胜过漱口水
				机械清创＋口腔卫生宣教＋袋内自行涂布0.1%氯己定凝胶，每天使用2次，持续10天	10/10								

（续表）

辅助手段：氯己定

作者（年份）	研究设计	随访时长（月）	吸烟者的纳入	干预措施	患者/种植体（数目）	治疗效果*						微生物结果	结论
						探诊出血减少	探诊深度降低（mm）	出血指数减小	菌斑指数减小	角化龈增加（mm）	附着水平增加（mm）		
Menezes等（2016）[6]	双盲随机对照临床试验	6	否	全口洁治+口腔卫生宣教+安慰剂漱口水+每天漱口2次，持续14天	15/58	22.9%	0.3	18.5%	38.3%	-0.06	NR	NR	非手术机械治疗可改善种植体周黏膜炎；但氯己定的使用并不安慰剂比更有效
				全口洁治+口腔卫生宣教+0.12%氯己定漱口+每天漱口2次，持续14天	22/61	35.3%	0.5	26.6%	28.2%	0.3			
Hallström等（2017）[12]	双盲随机对照临床试验	3	是	口腔卫生宣教+机械清创（钛刮治器和橡胶杯）+使用安慰剂凝胶涂满牙刷头，每天刷牙1次，持续12周	19/19	4%	≥4mm位点减少15%	NR	减小0	NR	NR	NR	如果每天使用0.2%氯己定凝胶刷牙一次，可作为机械治疗的有效补充手段
				口腔卫生宣教+机械清创（钛刮治器和橡胶杯）+使用0.12%氯己定凝胶涂满牙刷头，每天刷牙1次，持续12周	19/19	4%	≥4mm位点减少35%		减小7%				

（续表）

辅助手段：甘氨酸喷砂

作者（年份）	研究设计	随访时长（月）	吸烟者的纳入	干预措施	患者/种植体（数目）	治疗效果* 探诊出血减少	探诊深度降低（mm）	出血指数减小	菌斑指数减小	角化龈增加（mm）	附着水平增加（mm）	微生物结果	结论
Ji等（2014）[23]	单盲随机对照临床试验	3	否	口腔卫生宣教+非手术清创治疗（超声）	12/16	NR	0.9	0.8	0.2	NR	NR	NR	单纯非手术机械治疗可有效控制种植体周黏膜炎；与单纯机械治疗相比，辅助使用甘氨酸喷砂治疗的额外收益有限
				口腔卫生宣教+非手术清创治疗（超声）+甘氨酸喷砂	12/17	NR	0.9	0.6	1				
Riben-Grundstrom等（2015）[69]	单盲随机对照临床试验	12	是	口腔卫生宣教+整个随访期内进行3次超声治疗（基线、3个月、6个月）	18/18	35.1%（44.71%）	≥4mm位点减少14%	7.4%	16.7%	NR	NR	NR	这两种设备是维持种植体健康的可靠工具，可有效减少种植体炎症和种植体周牙周袋的数量，且效果相当，具体取决于患者的依从性
				口腔卫生宣教+整个随访期内进行3次喷砂治疗（基线、3个月、6个月）	19/19	31.8%	≥4mm位点减少17%	5.8%	19.9%				

（续表）

作者（年份）	研究设计	随访时长（月）	吸烟者的纳入	干预措施	患者/种植体（数目）	治疗效果*						微生物结果	结论
						探诊出血减少	探诊深度降低（mm）	出血指数减小	菌斑指数减小	角化龈增加（mm）	附着水平增加（mm）		
辅助手段：三氯生牙膏													
Ramberg等（2009）[81]	双盲随机对照临床试验	6	是	口腔卫生宣教+用含0.243%氟化钠的牙膏刷牙（6个月）	29/NR	-6.5%	-0.1	NR	6.4%	NR	NR	NR	辅助使用含有0.3%三氯生牙膏可能减轻种植体周黏膜炎症的临床症状
				口腔卫生宣教+用含0.3%三氯生的牙膏刷牙（6个月）	29/NR	24.7%	0.3		1.7%				
辅助手段：抗菌药物													
Schenk等（1997）[74]	分口设计随机对照临床试验	3	NR	口腔卫生宣教+龈上和龈下清创+0.2%氯己定漱口水含漱，每天2次，持续10天	8/12	-15%	NR	NR	-0.01	NR	NR	NR	从结果来看，机械清创+盐酸四环素组的探诊出血指数有下降的趋势，结论是，辅助使用四环素可能会对种植体周黏膜炎产生和增生产有益影响
				口腔卫生宣教+龈上和龈下清创+种植体周放置盐酸四环素纤维，持续10天+0.2%氯己定漱口水含漱，每天2次，持续10天	8/12	17%			-0.1				

（续表）

作者（年份）	研究设计	随访时长（月）	吸烟者的纳入	干预措施	患者/种植体（数目）	治疗效果*						微生物结果	结论
						探诊出血减少	探诊深度降低（mm）	出血指数减小	菌斑指数减小	角化龈增加（mm）	附着水平增加（mm）		
辅助手段：抗菌药物													
Hallström等[70]（2012）	随机对照临床试验	6	NR	口腔卫生宣教+机械清创（刮治器和橡胶杯）	21/NR	32.5%	0.5	5.8%	4.1%	NR	NR	所有菌种的细菌计数组间无显著差异，从基线到3个月或6个月变化也无显著差异	短期（6个月）的临床改善不能归因于全身使用抗生素。口腔卫生可能是临床疗效改善的主要因素
				口腔卫生宣教+机械清创（刮治器和橡胶杯）+全身使用阿奇霉素第1天500g，第2~4天250g	22/NR	55.3%	0.9	18.1%	26.9%				
辅助手段：益生菌													
Mongardini等[78]（2017）	随机双盲交叉对照试验	1.5	否	口腔卫生宣教+专业菌斑清除+光动力疗法+安慰剂用药（14天）	20/20	NR	NR	NR	从基线降低至0.1	NR	NR	两组中探诊位点出血的数量均显著减少（益生菌组减小量显著多于对照组）	在第2周和第6周时，专业菌斑清除和光动力疗法的组合可有效减少实验性种植体周黏膜炎中探诊阳性位点数。辅助使用益生菌并未显著提高专业菌斑清除和光动力疗法的临床效果
				口腔卫生宣教+专业菌斑清除+光动力疗法+全身及局部使用益生菌（植物乳杆菌和短乳杆菌）（14天）	20/20				从基线降低至0				

（续表）

作者 （年份）	研究 设计	随访 时长 （月）	吸烟者 的纳入	干预措施	患者/ 种植体 （数 目）	治疗效果*							微生物 结果	结论
						探诊出血 减少	探诊深 度降低 （mm）	出血指数 减小	菌斑指数 减小	角化龈 增加 （mm）	附着水 平增加 （mm）			
					辅助手段：益生菌									
Galofré等[71] （2018）	三盲随机对 照临床试验	3	否	预防性龈上洁 治+服用30片 片剂（安慰 剂），每天1次 （30天）	11/11	7.1%	0.1	NR	9%	NR	NR	3个月内总细 菌载量增加 0.36	益生菌（罗 伊氏乳杆 菌）联合机 械治疗额外 上带来了额 外收益，同 时对种植体 周微生物群 的影响非常 有限
				预防性龈上洁 治+服用30片 片剂（罗伊氏 乳杆菌）， 每天1次（30 天）	11/11	32%	0.4		16%			3个月内总细 菌载量减少 0.12	

*探诊出血、探诊深度减少量的正值表示从研究开始（基线）到研究结束时该指标减少，而负值表示研究结束时增加。其他结果的正值表示研究结束时该值增加，负值表示研究结束时减少。

NR：未报告。

研究总结

机械治疗可有效消除种植体周黏膜炎症，而辅助使用化学试剂或药物在短期内几乎不会提升治疗效果。因此，尤其主张在机械治疗后炎症仍持续6周以上的情况下使用这些药物。

6. 管理种植体周黏膜炎的临床决策

图15提出了管理种植体周黏膜炎的分步治疗概念。一旦做出菌斑性种植体周黏膜炎的正确诊断，临床医生和患者必须共同努力抑制炎症的进展。此后，应使用手工+超声设备，在条件允许的情况下，还应使用喷砂进行非手术机械清创。如果患者缺乏角化黏膜并伴不适、前庭深度过浅（＜4mm）、明显红肿，可以通过软组织增量如自体组织移植改善种植体周组织健康状况。如果症状和体征持续存在，可以用激光/光动力疗法和/或局部使用抗生素辅助机械治疗。最后，患者必须保持每3～6个月一次的定期专业维护。

7. 结束语

种植体周黏膜炎是一种可逆性疾病。种植体周黏膜炎的治疗需要在去除种植体表面的生物膜和牙石的基础上，配合有效的居家护理手段和专业的支持性维护方案。目前，没有足够的证据支持单纯机械清创需合并使用其他措施。无论选择何种机械治疗，有效的菌斑控制对于重建种植体周组织健康都是必不可少的。非手术治疗（伴或不伴辅助手段）可有效改善种植体周黏膜炎，恢复种植体周组织健康。然而，在临床上并不总能实现黏膜炎受累位点炎症的完全恢复。因此，最佳策略是预防种植体周炎性病变的发生。这可以通过激励患者进行适当的居家护理，结合个性化的口腔卫生指导和定期维护随访来实现。可以进一步考虑软组织增量，帮助维持种植体周健康，减少患者的居家护理负担。

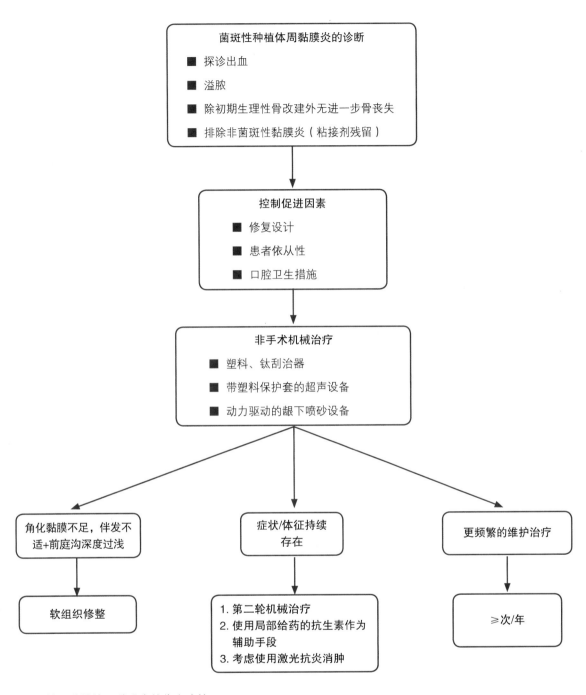

图15 管理种植体周黏膜炎的临床决策。

第12章

Alberto Monje, Roberto Abundo

种植体周炎的管理（第一部分）：从牙周炎治疗中借鉴经验

MANAGEMENT OF PERI-IMPLANTITIS. PART 1: LESSONS LEARNED FROM THE TREATMENT OF PERIODONTITIS

摘要

在过去20年里，对种植体周炎的管理进行了不断的研究，其中治疗的可预测性和有效性一直是争议的焦点。种植治疗长足发展，许多意料之外的生物学并发症也随之而来，而这些病症的处理方法尚不明确。通常凭经验制订治疗方案，通过重建丢失的软硬支持组织，以延缓疾病的发生和发展。然而，将牙周袋深度控制在5mm以内并消除软组织炎症，避免种植体周骨进行性吸收是使种植体周组织重获健康的主要方法。事实上，诸多因素都可能影响治疗的可预测性，包括患者因素与位点因素。因此，为了成功地管理这些疾病并实现种植体周组织的长期稳定，应总结并借鉴过去1个多世纪以来在管理牙周炎方面的经验教训，用于预测性评估和治疗种植体周病变。

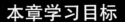

本章学习目标

■ 了解管理牙周炎和种植体周炎的目标

■ 提供明确管理口腔炎症疾病的治疗目标

■ 根据牙周炎管理的知识和理解，列举与不同治疗方式相关的可能性及局限性

■ 评价骨缺损形态对牙周炎和种植体周炎治疗效果的影响

■ 根据从牙周炎治疗中汲取的经验，概述管理种植体周炎的治疗计划的各个阶段

1. 引言

1个多世纪以来，牙周病一直是研究方向。事实上，牙周病曾经被命名为齿槽脓肿、Rings病、结石性牙周炎、间质性牙龈炎、噬菌性牙周炎或慢性化脓性牙周炎[1]。无论疾病名称为何，疾病主要由局部刺激物（如牙石）和致病菌及其产物引起，这一疾病概念被广泛所认同。最近，牙周病与其他系统疾病的相互作用也得到了研究人员的关注。

基于疾病的发展、患者年龄以及其免疫与微生物特征，该疾病被分为侵袭性牙周病与慢性牙周病。迄今，牙周病被定义为与微生物相关，由宿主介导导致牙周附着丧失的炎症疾病。在疾病诊断时进行分级和分期，有助于明确疾病的严重程度和范围、评估其复杂性，预估未来的风险以及牙周炎对健康的潜在影响[2]。

鉴于牙周炎对生活质量和健康的影响，学者致力于研究可预见和有效的治疗方式来控制牙周炎。鉴于牙周炎（图1）与种植体周炎（图2）类似，均由易感宿主的菌斑生物膜诱导炎症反应产生；其治疗主要包括控制局部和全身因素，以及可能改变疾病进展的不利习惯。已经受损的牙周/种植体周组织也有望保持健康稳定，因此治疗方案宜根据临床情况和患者需求来确定。

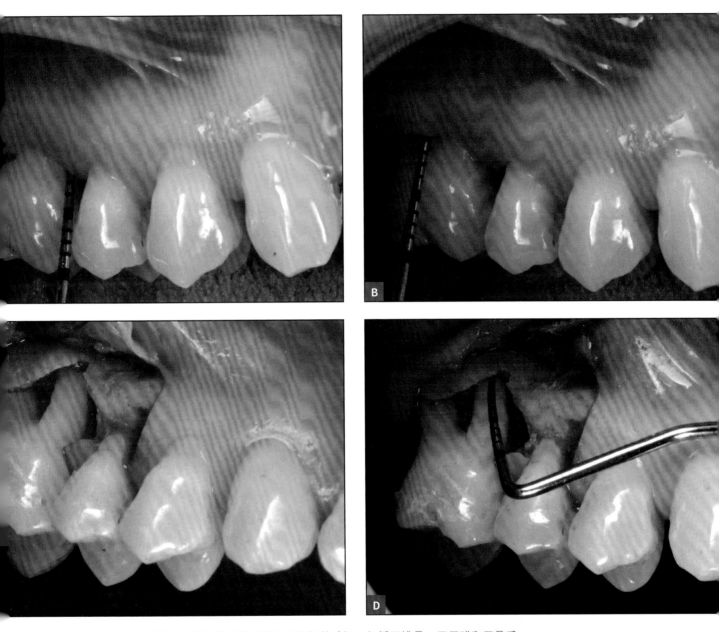

图1（A~D）　牙周炎从软组织炎症发展到牙周组织的破坏，包括牙槽骨、牙周膜和牙骨质。

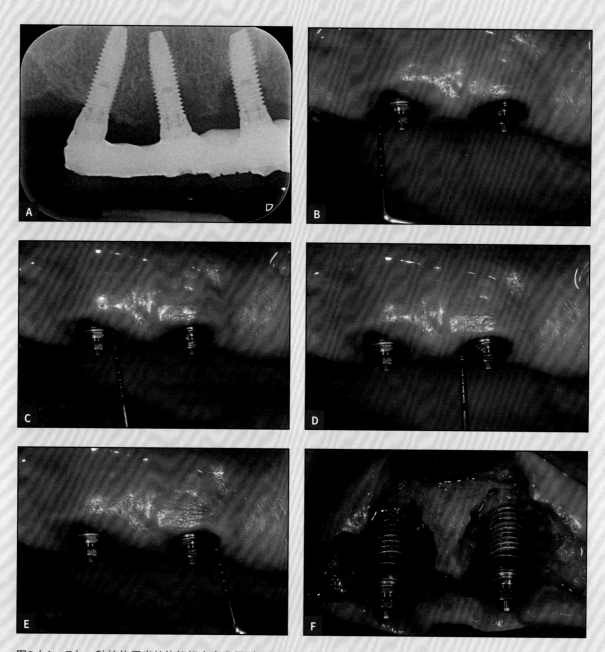

图2（A~F）　种植体周炎从软组织炎症发展到硬组织的破坏。

2. 口腔炎性疾病的治疗目标

鉴于牙周和种植体周病有共同的致病因素，必须尽量去除引起炎症的刺激物，如牙石或菌斑（图3）。为了保持健康与长期稳定，宜控制局部和全身的促炎因素以及不良习惯。因此，需要实现以下治疗目标：

■ 鉴别可能影响治疗效果的局部和系统因素

■ 消除致病因素

■ 提供口腔卫生指导

■ 矫正由致病因素造成的咬合畸形

■ 建立健康的生活习惯

■ 使天然牙/种植体在生物学上能被周围组织适应

■ 建立以有氧环境为主

■ 尽可能提供令患者满意的结果

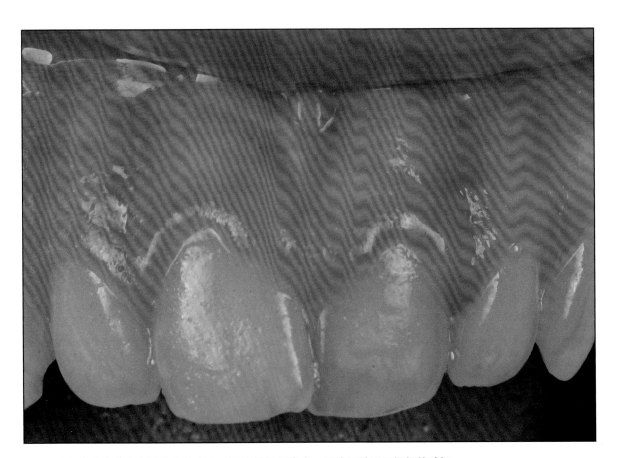

图3 牙周病是由菌斑介导的炎性疾病，引起软组织炎症，最终导致牙周组织的破坏。

3. 成功的治疗终点

成功地管理牙周炎和种植体周炎，需要考虑以下终点：

■ 减少炎症：探诊出血（BOP）、红肿和肿胀

■ 探诊深度（PD）少于5mm

■ 阻止进行性骨丧失

■ 患者满意

牙周膜龈手术治疗方案的次要治疗终点，需要考虑以下：

■ 增加牙龈/黏膜软组织量

■ 根部/暴露种植体的覆盖面积

■ 提升患者自我感觉的美观效果

4. 治疗计划：阶段性与合理性

在牙周和种植体周病的管理中，必须强调的第一个概念是，没有"一刀切"的原则（不能一概而论）。换句话说，基于临床和影像学的情况，治疗计划必须是"量身定做"的。尽管临床情况和功能/审美需求各不相同，但对于治疗计划中需要包含的各阶段已达成共识，以提供长期的健康（表1）。

表1　在管理牙周和种植体周病中的阶段、治疗目标以及可能采取的干预措施

阶段	治疗目标	可能采取的干预措施
阶段0	■ 询问病史、评估与管理 ■ 消除疼痛/感染	■ 急诊治疗
阶段1	■ 诊断 ■ 识别局部和全身的因素 ■ 评估患者的风险状况 ■ 通过非手术干预的方式消除病因 ■ 口腔卫生措施的指导和宣教 ■ 确定预后 ■ 控制炎症，减少探诊深度	■ 临床和影像学评估 ■ 非手术的机械干预 ■ 抗菌治疗 ■ 控制口腔内的其他疾病 ■ 多学科诊治控制局部因素
重新评估	■ 通过临床手段进行重新评估 ■ 强化卫生习惯	■ 临床评估
阶段2	■ 纠正牙周/种植体周病的并发症 ■ 清晰视野下，消除致病因素 ■ 修整牙槽骨，形成平整的骨形态 ■ 减少与致病菌与炎症相关的牙周袋深度 ■ 调控软/硬组织以促进健康环境 ■ 强化卫生习惯	■ 翻瓣清创 ■ 骨重建 ■ 骨修整 ■ 软组织修整 ■ 种植体表面处理
重新评估	■ 通过临床手段进行重新评估 ■ 强化卫生习惯	■ 临床和影像学评估
阶段3	■ 支持性的维持治疗 ■ 监测 ■ 强化卫生习惯	■ 必要时，临床和影像学评估 ■ 龈上、龈下刮治

阶段0

本阶段的目的是：询问病史、评估和管理，先控制疼痛和感染。建议患者进行全面的临床和影像学检查，以评估并发症（图4）。

阶段1：非手术阶段

理论依据

第一阶段的非手术治疗，通过机械与药物去除病因和阻止疾病的发展，促使天然牙和种植体在生物学上能被周围组织适应（图5）。在这个阶段，还要进行有关口腔卫生技术和健康习惯的指导与教育。针对疗效不佳的患者应考虑跨学科诊疗。

在管理种植体周炎时，应注意到特定部位的疾病往往与局部因素有关。因此，应控制非手术干预的易感因素（如与修复体设计有关的因素；详见第7章）。

非手术治疗牙周炎的意义和效果

非手术治疗已被证明可以有效地减少牙周袋的深度并破坏龈下菌群，从而延缓病原微生物的再繁殖，阻止疾病进展[3-4]。Scandinavians等学者首次证实在需进行牙周手术治疗的患者中，未经非手术治疗且菌斑控制不佳的患者，其疾病进展更快[5]。对于牙周重建目的患者，这一结论同样被证实[6]。然而，这一点无法在生物标志物层面得到验证[7]。

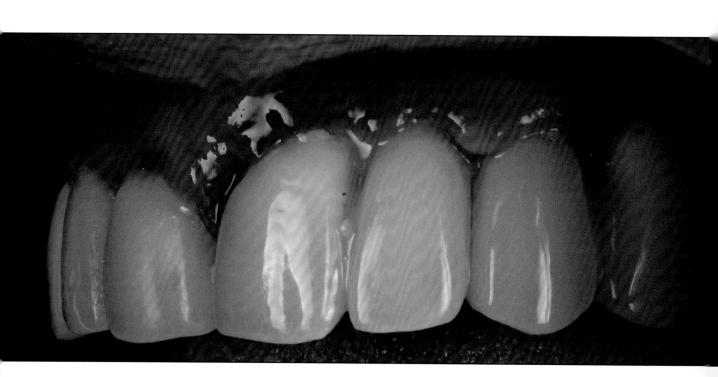

图4　患者因上颌重度种植体周炎和颈部淋巴结炎引起的急性疼痛而紧急就诊。为了控制急性期的感染，采用了机械处理与抗生素治疗。

然而，非手术治疗存在难以直视下操作等明显的弊端，降低了菌斑清除率[8]。值得注意的是，刮治器和超声尖端设计的改良可能有利于牙周袋中菌斑的清除。然而，由于表面去污的复杂性和种植体表征的滞留性（如种植体螺纹），非手术治疗在种植位点的应用备受挑战。

通过洁治和根面刮治的非手术牙周治疗，已被证实是非常有效的，特别对于单根牙[9]和轻、中度牙周袋深度[10]。比较非手术机械治疗和其他手术治疗方式的研究表明，对于浅度探诊深度（＜3mm）的位点，非手术和手术干预均会导致临床附着水平（CAL）的丧失。洁治和根面刮治对中度探诊深度

（4～6mm）的位点有很好的效果。然而，对于深度探诊深度（＞6mm），通常需要手术来实现牙周健康[11-14]。必须注意的是，一些新技术的进展能提高深牙周袋的非手术治疗效果，如使用高倍放大设备完善微创治疗[15]。

在牙周炎的治疗中，提倡辅助使用全身和局部抗生素。基于"导致组织破坏的炎症状态是由特定细菌引起的"这一学说，牙周炎的治疗一直主张辅助使用全身和局部抗生素。但临床研究表明，使用抗生素作为牙周炎机械治疗的辅助手段，其临床效益有限，无显著远期效果[16-19]。

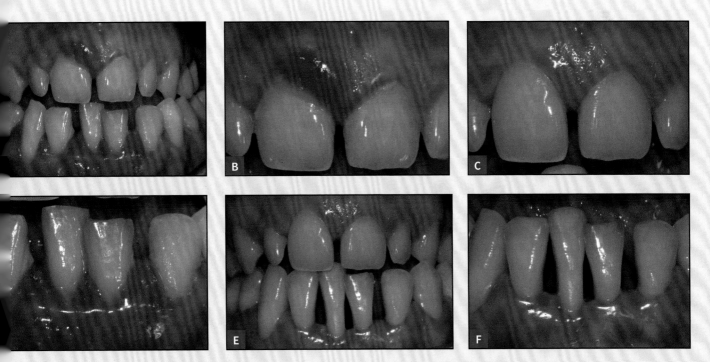

图5（A～F）　非手术阶段通过消除刺激物去除病因、提供正确的口腔卫生指导和改变其他相关的风险因素（如吸烟习惯），从而达到解决炎症的目的。

病例1（图6A～H）　在特定的临床情况下，非手术治疗可通过辅助抗生素来改善其治疗效果。在传统的手工和超声器械治疗后，在局部使用缓释的14%强力霉素凝胶（Ligosan，Kulzer），以降低牙周探诊深度，影像学上获得骨缺损的再矿化。（由意大利都灵的Marta Zambelli提供）

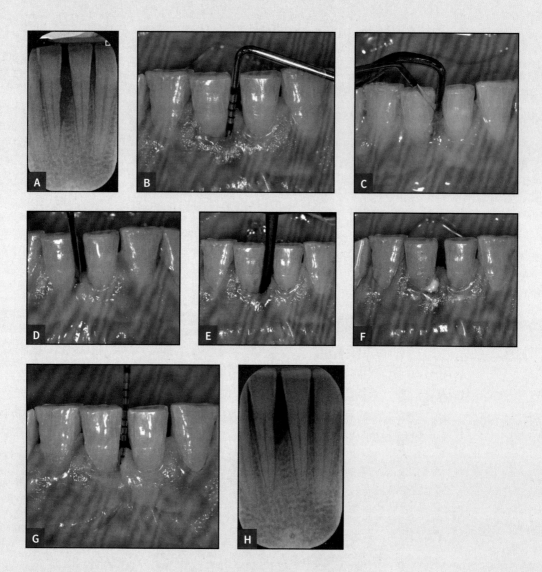

从牙周炎的非手术治疗中吸取的教训

- ■ 非手术治疗对减少牙周探诊深度和炎症是有效的。
- ■ 非手术治疗必须先于牙周手术阶段。
- ■ 非手术疗法往往不足以完全解决疾病。
- ■ 有效地清除菌斑是一个挑战，特别是在深的牙周袋中。
- ■ 口腔卫生措施是维持长期疗效的关键。
- ■ 辅助手段（如使用全身抗生素等）的效果有限。

重新评估

临床重新评估需在初步治疗后6周进行。这时间点是基于美国密歇根大学在牙龈切除模型中获得的临床前研究结果。研究表明，上皮细胞在手术后12~24小时内迁移到多形核细胞带与结缔组织之间，在5~7天内附着至牙面。进一步证实，结缔组织的功能排列和胶原蛋白的成熟需要约5周。因此，术后6周，在结缔组织已成熟后再行评估能更准确地判断疾病的严重程度[20-21]。

重新评估有利于改善治疗效果，通过记录临床变化并与基线进行比较，优化后续治疗方案，使组织达到稳定状态。如果重新评估显示牙周和种植体周健康，并且没有影响美学或长期健康的缺损，患者可继续进行牙周/种植体周维护治疗（更多细节详见第10章）。相反，如果无法保证长期稳定或仍然存在残留的牙周袋深度（≥6mm）并伴有炎症，则可能要进行牙周手术。必须指出的是，与种植体周炎患者相比，非手术治疗用于牙周患者效果更佳。

病例2（图7A～M）　非手术阶段的治疗改善了炎症状况。再评估时，由于术后龈缘退缩，牙周袋深度明显减少。（由意大利都灵的Marta Zambelli提供）

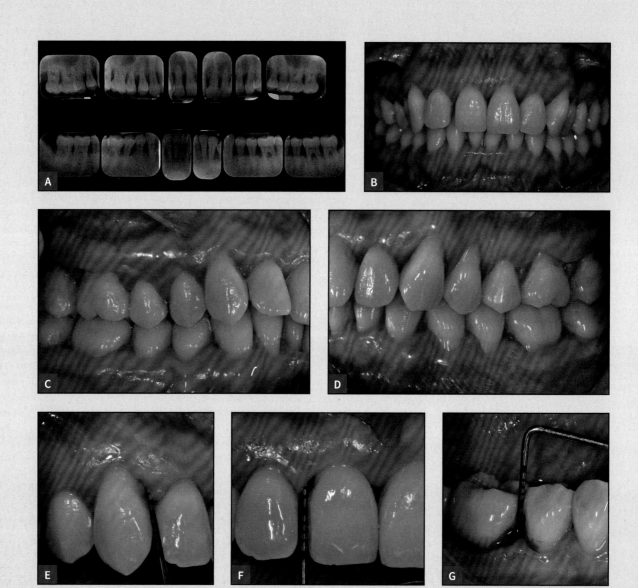

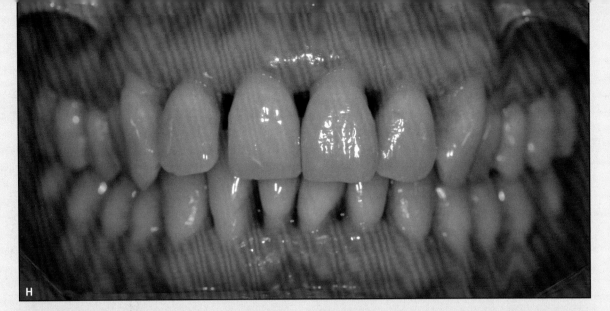

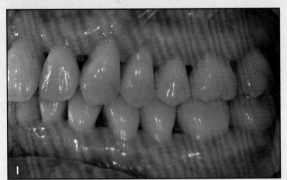

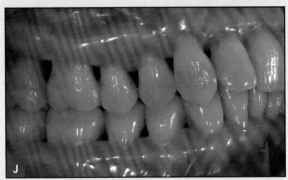

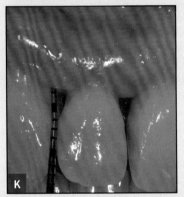

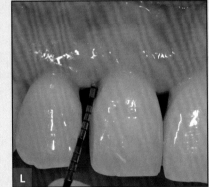

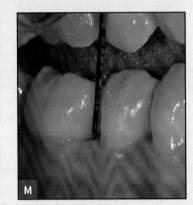

从牙周炎管理的再评价阶段吸取的教训

- 临床重新评估必须在初次治疗6周后进行。
- 必须注意临床变化并与基线进行比较。
- 再评价是根据检查结果决定后续措施的阶段。
- 如果全口菌斑指数和全口出血指数得分 < 15% ~ 20%，必须考虑采取进一步措施。

阶段2：修整手术阶段

理论和适应证

在牙周和种植体周治疗的手术阶段，主要目标是为操作者创造一个可视的术区环境。这样就可以采取更有效的手段，从牙骨质/种植体表面和牙周/种植体周组织中清除刺激物。

手术治疗可以解决非手术治疗无法处理的问题，也适用于反复难愈的病例手术阶段可通过修复和/或种植治疗进一步解决美学缺陷或口腔功能受损的问题。

手术治疗的基本原理是深的更容易促进渗透组织的致病菌群发生[22]。长期数据表明，初始治疗后剩余牙周袋深度超过6mm、BOP超过30%，是疾病进展的象征[23]。事实上，这些残留部位往往与更多的致病菌有关，如牙龈卟啉菌、中间普氏菌或放线菌[24]。

此外，必须强调的是，手术阶段在去除菌斑中起着关键作用。离体实验表明，尽管刮治器械的最大操作范围为6mm，但对于超过4mm的牙周袋，用非手术方法难以完全清除袋内的牙石[8]。在此，鉴于菌斑去除对软硬组织恢复和成纤维细胞附着于牙骨质的作用，似乎有必要进行手术治疗。需要强调的是，手术治疗在种植体部位更具挑战性，尤其对于种植体支持式的不良轮廓固定修复。

在管理牙周炎方面的意义和效果

一般来说，手术治疗对中度到重度的牙周袋深度疗效明显。事实证明，治疗效果与部位的具体特征以及不良习惯有关，包括存在根分叉暴露、患牙松动度或吸烟习惯[25-26]；但是，一般来说，手术治疗对于深牙周袋的疗效更明显。比较不同的手术和非手术治疗策略的纵向研究表明，旨在消除深牙周袋的治疗能有效地减少探诊深度和炎症，并且增加临床附着水平[13,27-30]。必须进一步指出的是，无论何种手术方式，愈合后都会出现黏膜退缩，可能会影响到美观。

鉴于疾病的疗效是由消除炎症和探测深度减少所决定的，所以软组织必须由平坦的骨形貌所支持（图8）。因此，建议手术治疗以获得平整或积极的骨形态。在这种情况下，可以提出3种不同的病例情况。

1. 包绕型缺损（骨下缺损）。
2. 非包绕型缺损（骨上缺损）。
3. 混合型缺损（骨下和骨上缺损的合并）。

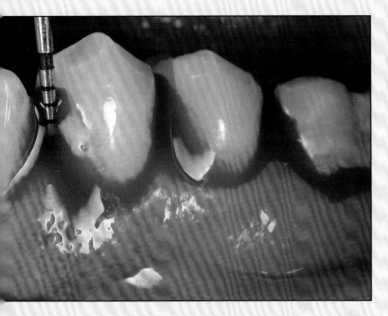
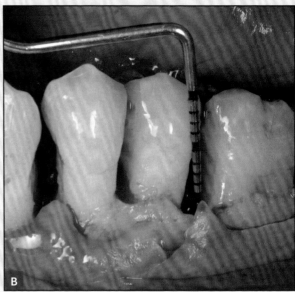
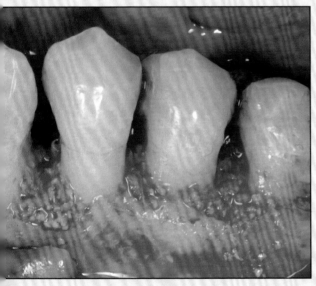
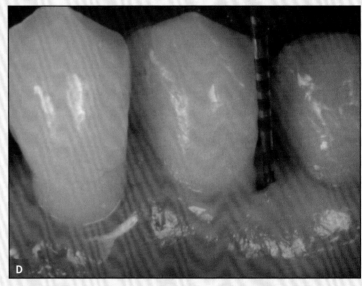

图8（A~D）　在牙周炎的治疗中，手术治疗方案由缺损形态和缺损深度所决定，旨在改善骨形貌。注意在24个月的随访中，疾病得以控制，探诊深度大幅减少。

病例3（图9A～N） 种植体周炎的手术治疗方式与牙周炎的标准相同。在治疗种植体周混合型骨缺损时将降低牙槽嵴上部分的软组织高度，并对种植体微观形貌进行抛光，通过金刚砂和橡胶车针（Peri-Set，Sweden & Martina）去除螺纹；在骨内部分，将通过使用赤藓糖醇粉末（Air-Flow Plus，EMS）进行空气抛光去除肉芽组织，并通过钛刷（Peri-Set）对种植体表面进行清创和抛光。对于骨内缺损将用无机牛骨矿物质（Bio-Oss，Geistlich）和纤维蛋白胶（Tisseel，Baxter）进行组织再生。通过选择性的治疗，可以有效地减少牙周袋深度，并恢复骨缺损。随访1年，疾病被有效控制。

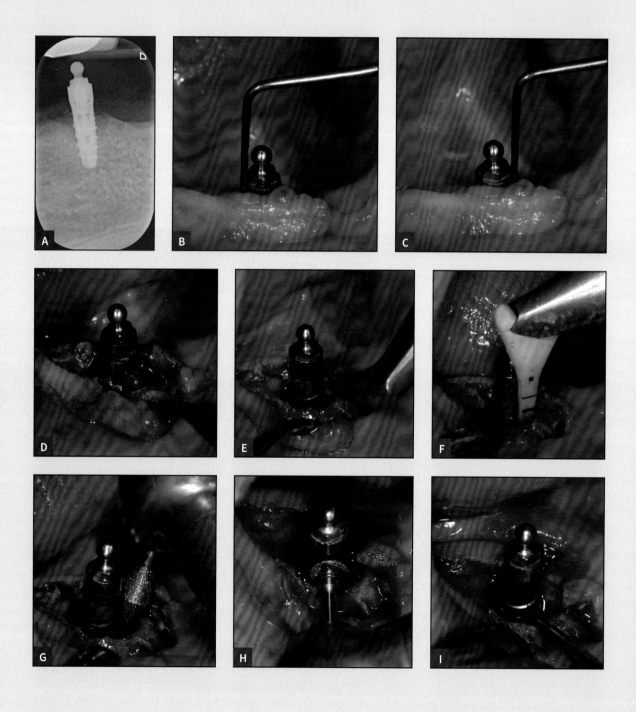

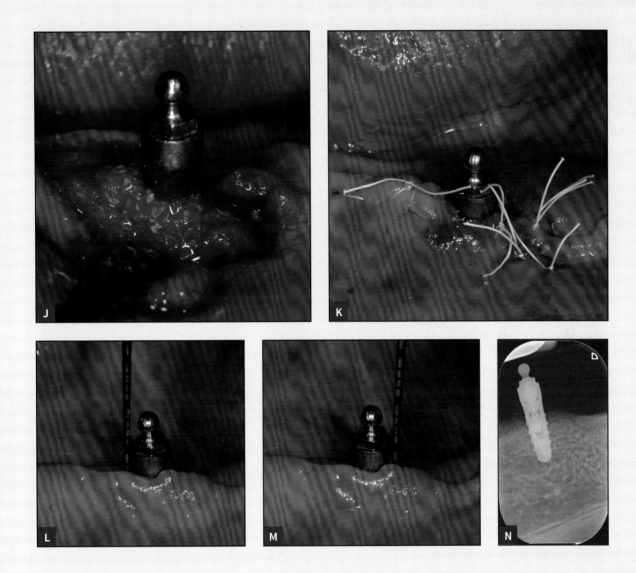

病例4（**图10A～P**）　在种植体周炎的病例中，种植体表面选择性机械处理的方法。通过消除颊侧的种植体螺纹，使整个种植体的外形轮廓位于水平骨膜内，从而创造了一个更有利的缺损，采用无机牛骨矿物质（Bio-Oss）和纤维蛋白胶（Tisseel）进行再生。在1年和5年的随访中，软硬组织保持稳定。

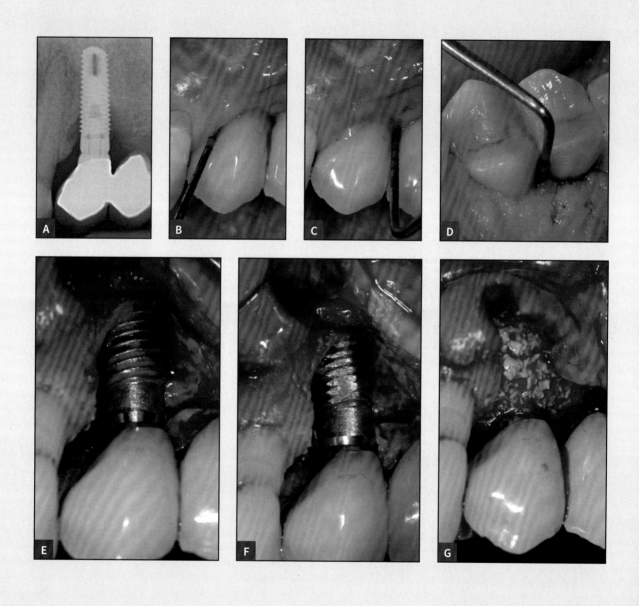

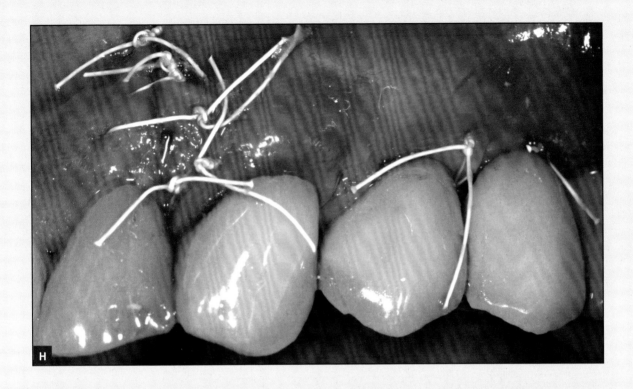

1年随访

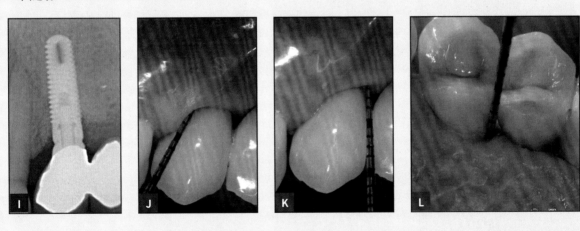

5年随访

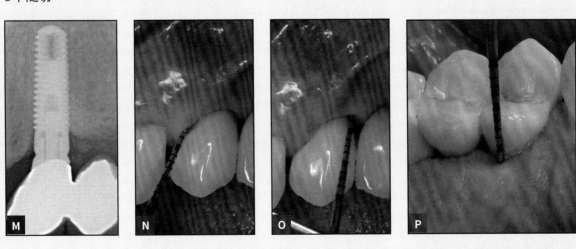

病例5（图11A～J）　通过钛合金刷子进行种植体表面处理，通过对表面的化学去污处理（PeriSolv，RLS Global），用于治疗由种植体周炎造成的完全的骨下缺损。无机牛骨矿物质（Bio-Oss）和纤维蛋白胶（Tisseel）与体积稳定的胶原基质（Fibro-Gide，Geistlich）联合使用，以改善初始薄型的颊部软组织状况，实现牙周袋深度减少和消除探诊出血。在1年的随访中，观察到软组织的稳定。

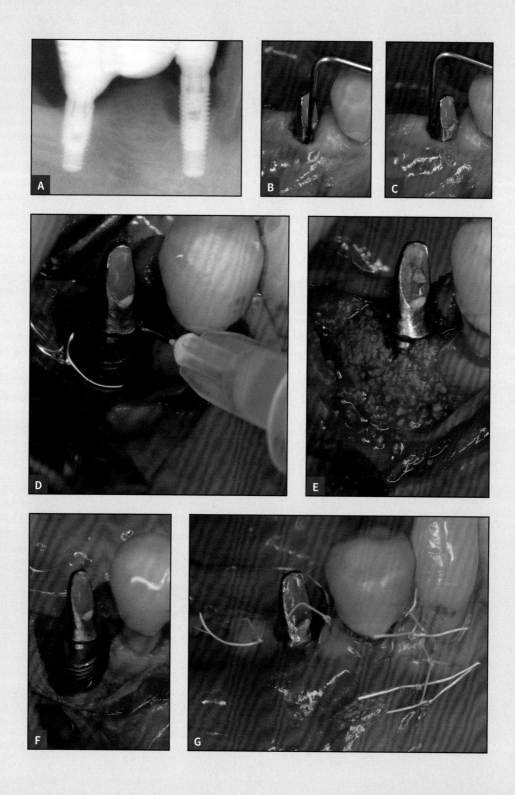

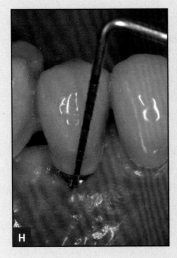
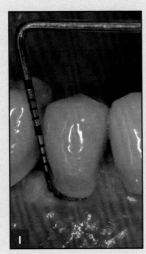
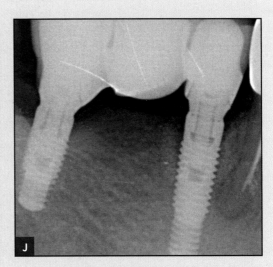

骨缺损的形态和深度是评估治疗方案的合理性关键因素。一般来说，学者主张使用引导组织/骨再生的原则来重建牙周和种植体周组织缺损，但对于未被控制的骨缺损的治疗效果不佳。因此，在牙周病学领域内描述了多种分类、临床指南和技术，以控制与管理牙周病变[31-33]。基于牙周病学领域内的研究结果中吸取的教训，包括适应证和有效性，可总结如下（表2）。

从治疗牙周炎中借鉴手术阶段的经验

- 在中度至深度牙周袋的情况下，通常需要进行外科手术阶段，以去除病因。
- 手术治疗对减少PD和增加CAL是有效的。
- 手术治疗会导致牙龈/黏膜退缩。
- 手术方式必须根据临床和影像学情况而定。
- 翻瓣的设计取决于手术目的。
- 骨缺损的形态和深度是明确手术治疗方案的可行性和有效性的关键。

牙周炎治疗中的骨再生

理论依据和适应证

牙周炎和种植体周的骨再生是基于20世纪70年代提出的"分隔"原则[34]。总之，通过屏障膜创造不同的分区，阻挡软组织细胞的长入。已经提出了一些技术改进，以减少创伤和提高治疗效果[35-37]。事实上，在过去的几十年里，生物材料在物理和生物特性方面得到了很大的提升，使骨替代物和屏障膜更易控制，以有效地促进早期愈合。

采用引导骨再生时，期待达到以下治疗目标。

■ 减少/消除牙周袋
■ 牙槽突的修复
■ 天然牙周围功能附着再生
■ 种植体周再次骨结合

病例6（图12A～J） 患者被诊断为重度牙周炎（第四阶段B级）伴随附着丧失和Ⅲ度松动。经过全面清创和根面刮治后，采用矿化皮质异体移植（LifeNet）重建骨内缺损。可吸收无机骨（ORAGRAFT Prime，LifeNet）与缺损处相适应，以实现稳定性，并提供骨诱导性。在6个月的随访中，经重新评估，患者炎症得到控制，探诊深度符合要求（＜4mm），可见骨填充呈阻射影像。目前，患者正在接受严格的支持性牙周维护治疗。

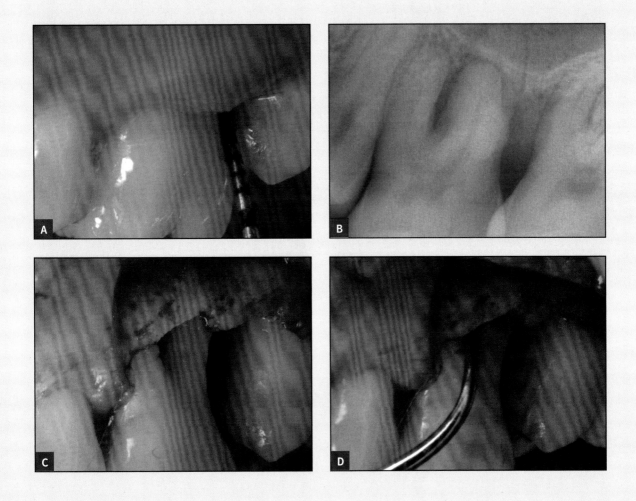

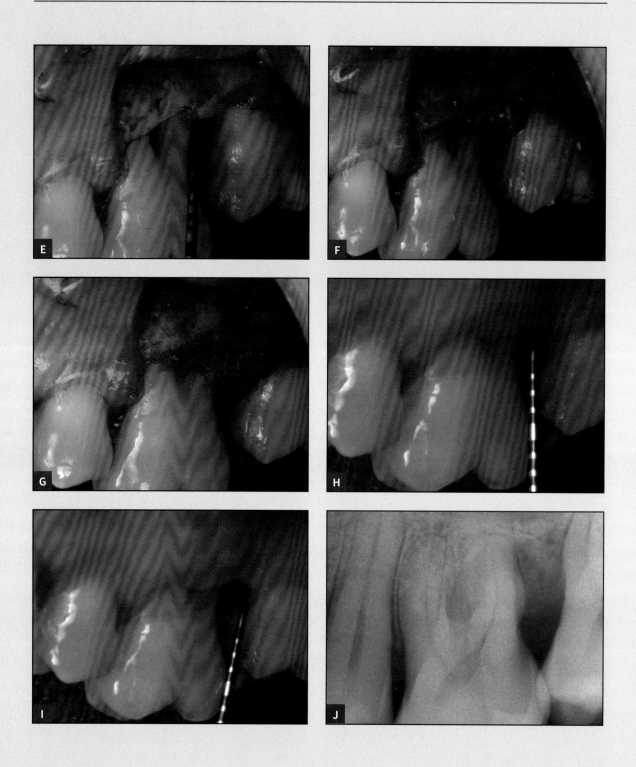

如前所述，骨再生手术适用于三壁或四壁、窄而深的包绕型骨缺损。因此，对于浅而宽的一壁或二壁骨缺损，再生治疗效果不佳[38]。证据表明，在评估治疗预后时，骨缺损的角度尤为重要。因此，小于45°的牙周缺损往往能有效治疗，对于种植体周缺损也是如此[39-40]。

表2列出了在引导组织/骨再生修复中所倡导的生物[41]与技术[42-43]原则。

表2　引导软组织/骨再生的成功原则

原则	目的	治疗
初期愈合	无张力缝合形成不受干扰的组织愈合	切口设计
血管再生	氧气与营养供应	去皮质化
空间维持	维持空间防止塌陷	屏障膜与骨填充物的选择
血凝块稳定	形成血凝块	创口缝合

牙周炎管理的意义和效果

自概念被提出以来，组织再生已被广泛研究[44-45]。大量的临床和临床前研究表明，骨重建治疗是合理且有效的，能有效获得临床附着水平和影像学骨缺损填充、减少PD、降低炎症水平和阻止疾病进展[38,46-49]。然而，这种治疗无法预防牙龈/黏膜退缩，反而可能会影响美学效果[50-51]。

病例7（**图13A～L**）　使用脱矿异体骨颗粒（OraGraft，LifeNet Health）、釉基质衍生物（Emdogain，Straumann）和猪的可吸收膜（Creos Xenoprotect，Nobel Biocare）辅助引导组织再生的潜力取决于缺损深度和构造。在正畸治疗期间的36个月随访中，影像学检测可见骨充填缺损区完全填充，残余PD为3mm，没有出血或炎症。

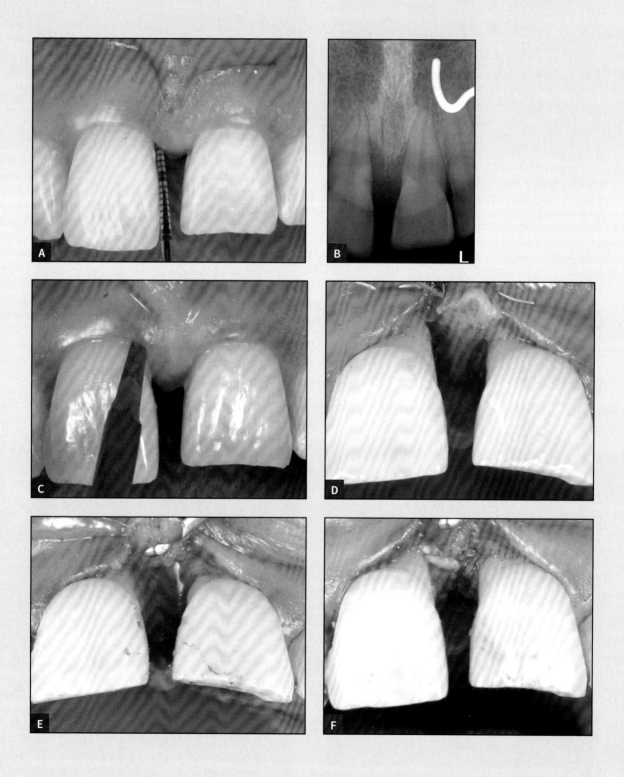

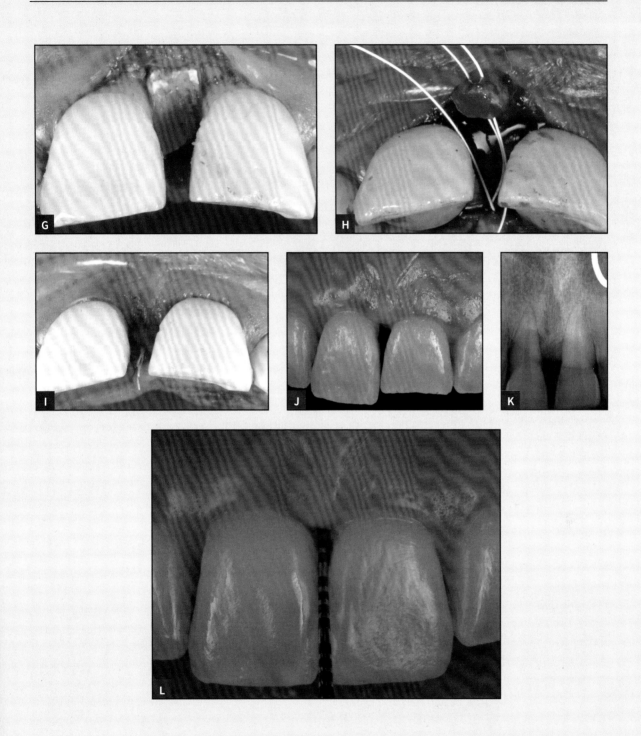

研究发现，相较于翻瓣手术，组织再生术获得CAL增加量多1.5mm[52]。此外，已经验证了通过应用屏障膜排除细胞来实现引导组织/骨再生原则的有效性[53]。最近的证据显示，富含血小板的聚合体在进一步优化丧失或受伤的牙周部位的再生结果方面有很好的效果[54]。重建疗法对种植体周炎的管理已被证明是有益的，即PD减少约3mm，放射性骨量增加约2mm[55]。然而，根据现有文献，与开放手术相比，重建疗法并没有显示出明显的益处[56]。

病例8（图14A~F）　可以采用微创的再生术来减少创伤和组织塌陷。在这个病例中，釉基质衍生物（Emdogain）被用来促进软硬组织的愈合。请注意，在30个月的随访中，临床症状得以缓解。

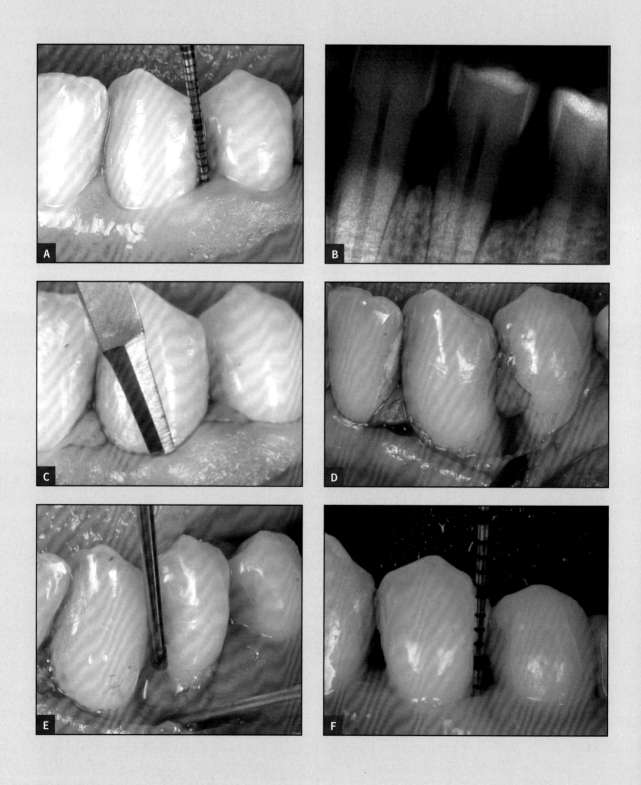

病例9（图15A～K）　即使是在骨内缺损达到顶点或更高的情况下，引导组织再生是非常强大的。无机牛骨矿物质（Bio-Oss）颗粒加上釉基质衍生物（Emdogain）被用来填充缺损。请注意，在5年的随访中，影像学检测可见骨充填缺损区完全填充，残留的PD为3mm，没有探诊出血。

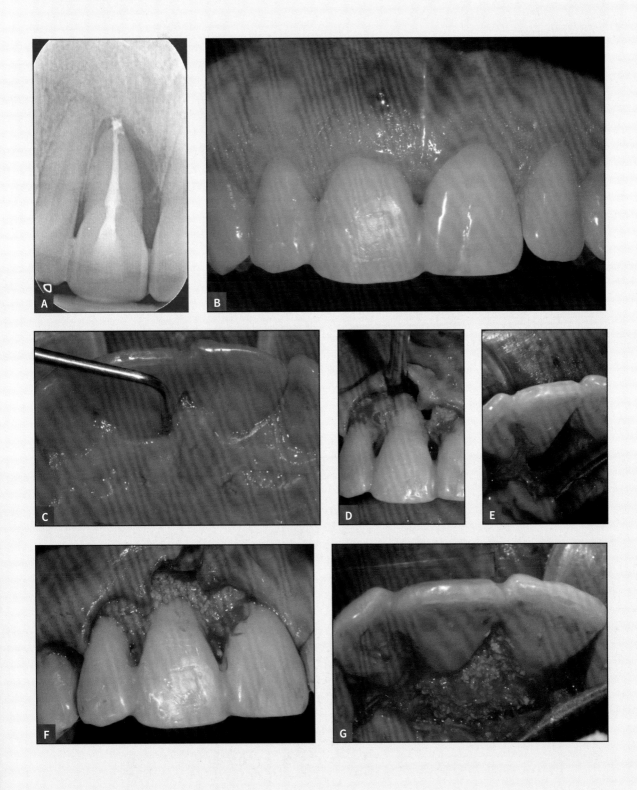

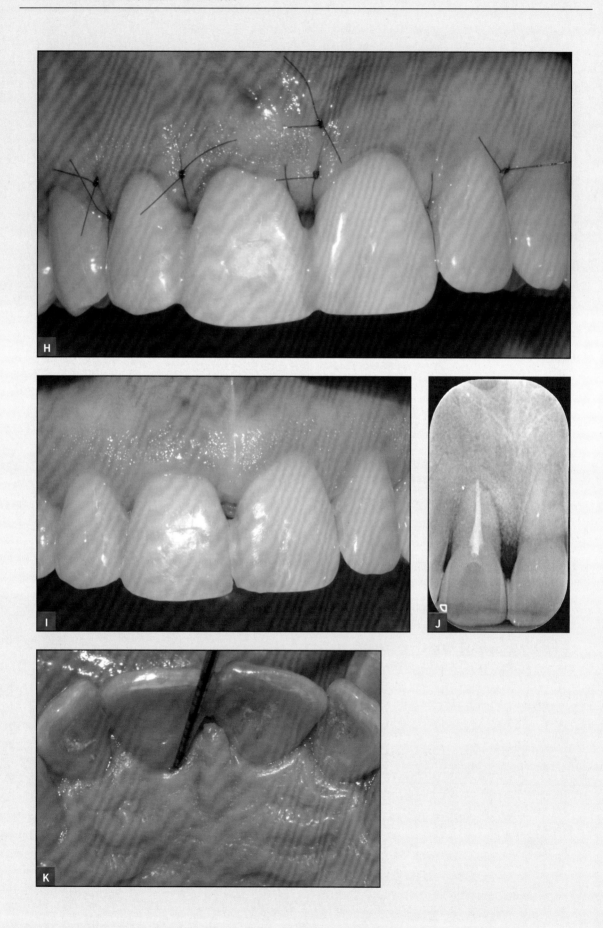

牙周炎修复治疗的经验

■ 引导组织再生对于牙周炎的管理是合理和有效的。
■ 对于狭窄和位于骨下的缺损，牙周炎位点的骨重建治疗更为有效。
■ 硬组织再生（无论是否使用屏障膜）对降低牙周探诊深度和获得临床附着水平均有效。
■ 再生治疗导致黏膜退缩1~2mm。
■ 生物制剂和生长因子的应用有望优化治疗效果。

牙周炎的手术治疗

理论依据和适应证

对于疗效不佳的骨上袋，需要手术切除。这种治疗方式必须严格把控临床适应证，以减少/消除牙周袋为目标。基于临床治疗终点，软硬组织须通过牙龈切除术（或牙龈成形术）和骨切除术（或骨成形术）共同治疗。

这种手术方式对于硬组织的修复潜力是有限的，适用于较浅的一壁或二壁的非包绕型骨缺损。由于再生治疗对于吸烟的患者来说结果较难预测[57]，因此在两种手术都适应的情况下，应考虑进行切除术。此外，与再生手术相比，切除术对口腔卫生要求较低[6]。对于高危人群，如依从性差的患者，切除术可能提供更可预测的治疗效果。

病例10（图16A ~ E）　骨上缺损的修复潜力有限。尽管没有采用骨移植，但使用生物制剂如釉基质衍生物（Emdogain），也能促进早期愈合以及新牙骨质和牙周膜的生成。随访6个月后，临床症状缓解。

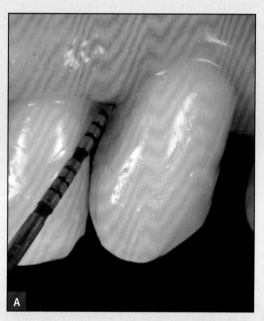

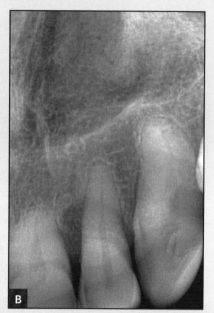

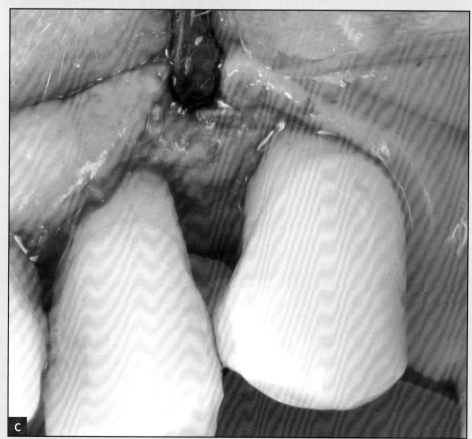

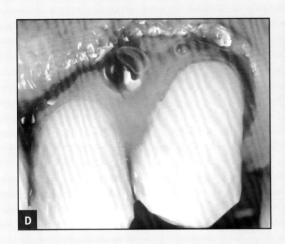

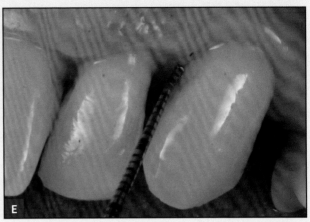

牙周炎治疗的意义和效果

在纵向研究中证实，通过牙周袋消除手术伴或不伴骨重塑的牙周手术，临床效果可靠[4,58]。总的来说，这些联合手术，包括软和/或硬组织切除，或联合成形术，已被证实在控制炎症，减少/消除牙周袋和获得临床附着水平方面具有明确效果。然而，与非手术处理相比，这些手术治疗措施会导致更严重的牙龈退缩[59]。对有否进行切除性骨手术进行比较得出结论，进行过骨手术的位点相较于未接受手术的位点其术后远期效果更稳定，复发更少。因此，获得正的或平坦的骨形态似乎在长期稳定中起着至关重要的作用。

从牙周炎的治疗中获得的经验教训

- ■ 切除术伴或不伴骨修整手术可有效减少牙周袋深度和增加临床附着水平。
- ■ 切除术适用于较宽的一壁或二壁骨缺损或骨上袋的位点。
- ■ 切除性骨手术远期效果持续稳定。
- ■ 切除术往往导致更严重的黏膜退缩。

牙龈黏膜手术在牙周炎治疗中的应用

理论依据和适应证

牙周软组织的特征与牙周疾病的关系一直存在争议[60-64]。对于口腔卫生不良的患者来说，附着龈似乎是额外重要的。相反，对于口腔卫生良好的患者，附着龈不会带来额外益处。活动的黏膜有利于生物膜向组织渗透，从而触发中性粒细胞和淋巴细胞的激活[62]。因此，附着牙龈的存在对牙周病的预防和治疗可能是至关重要的，尤其对于龈下修复体[63]。

膜龈异常被认为是牙周病进展的次要因素。然而，处理膜龈缺损需综合考量美学需求、患者舒适度或满意度，以及与菌斑积累引起的牙周组织缺损程度（图17）。

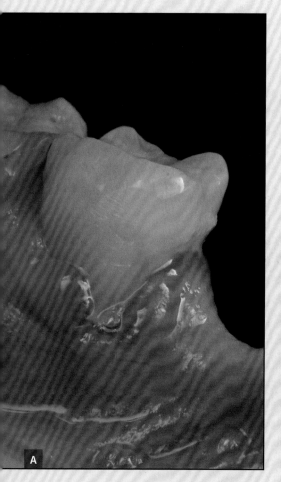
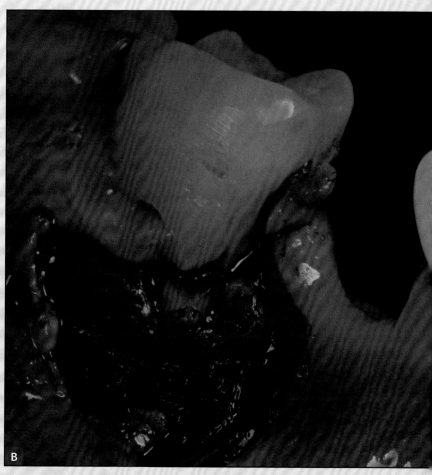

图17（A，B）　缺乏角化组织可能导致软组织炎症、硬组织缺损，细菌渗透导致龋坏。

牙周炎治疗的意义和效果

　　尽管附着龈宽度对于牙周健康的重要性仍存在争议，但对于不坚持严格的牙周维护的患者，附着龈似乎更利于黏膜长期的稳定性与炎症水平控制[65]。

　　游离龈移植（FGG）被认为是增加角化组织宽度（KT）的最可预测和有效的治疗方式[66]（图18和图19）。然而，必须指出的是，FGG的尺寸稳定性是多变的，其收缩率为40%～60%[67-69]。事实上，与薄的FGG相比，厚的FGG更容易发生变化[70]。此外，无血管表面与血管骨膜层的比例应该有利于血管受体层，从无血管根表面向根尖延伸＞3mm，以增加血供[71]。

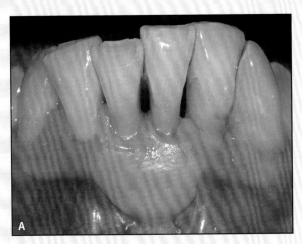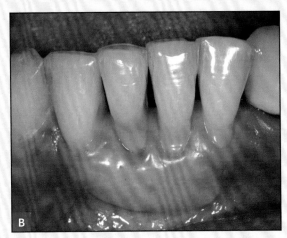

图18（A，B）　两位患者：A. 30岁；B. 35岁。因下前牙治疗失败，经FGGs治疗后临床随访的图片。角化黏膜的存在有利于口腔卫生的维护，并显著改善牙周治疗的预后。（病例由意大利都灵的Giuseppe Corrente提供）

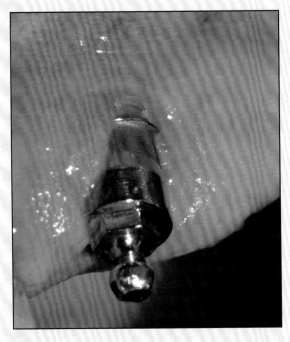

图19　种植体过度颊侧倾斜引起附着龈缺失，可能导致软硬组织缺损，主要由于无法维持口腔卫生。

病例11（图20A～D）　病例显示下颌前牙缺乏角化黏膜。黏膜的缺损易导致菌斑堆积，从而导致组织缺损。半厚瓣被植入骨膜血管处，以促进组织愈合。由于近中骨缺损，牙龈退缩是无法避免的。注意在愈合6个月后角化黏膜的增加，牙周状况的显著改善。

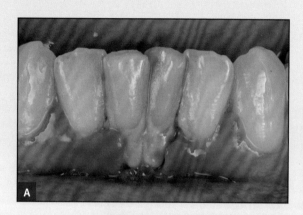
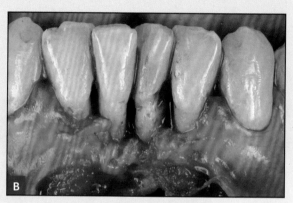
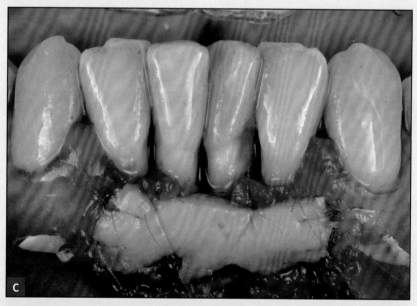
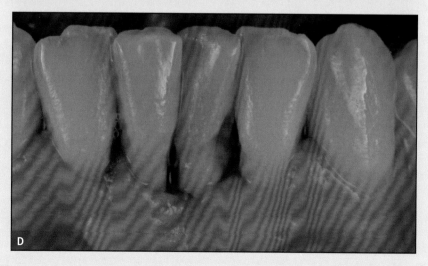

病例12（**图21A ~ E**） 在下颌前牙拥挤病例中，在裂开型缺损处的根面覆盖受限于表面无血管的长度和宽度延伸。观察到角化黏膜增加和牙周稳定性。

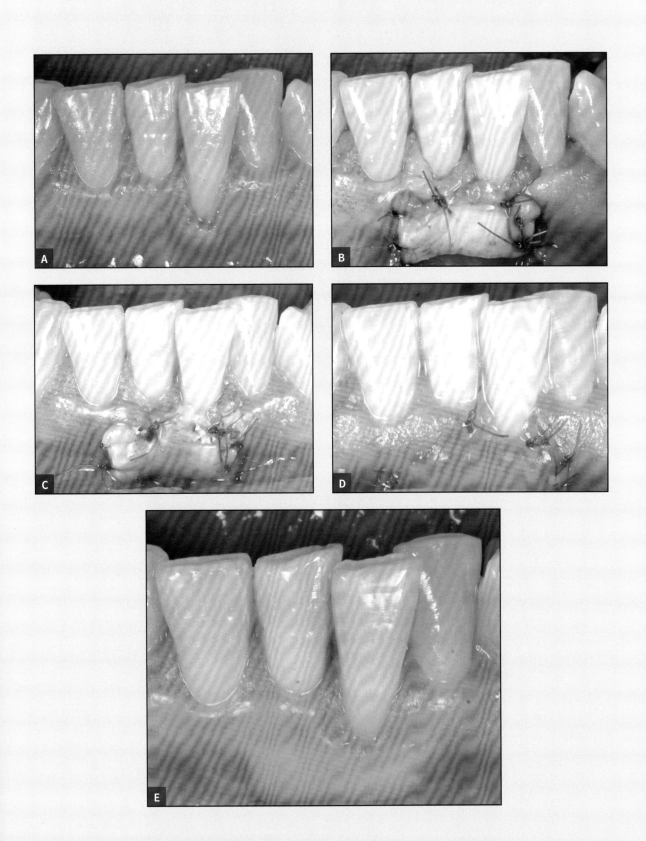

病例13（图22A～C） 通过纤维蛋白密封剂（Tisseel）将游离龈（FGG）固定于受区以治疗进行性牙龈退缩。尽管没有实现完全根面覆盖，但随着时间的推移，临床附着水平（CAL）保持稳定。观察发现，角化组织增加并且牙周组织稳定。

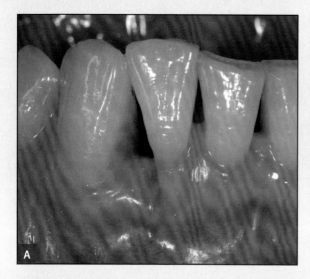

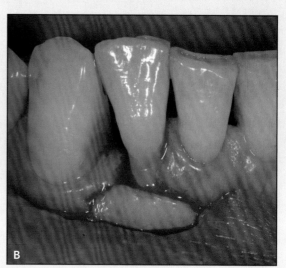

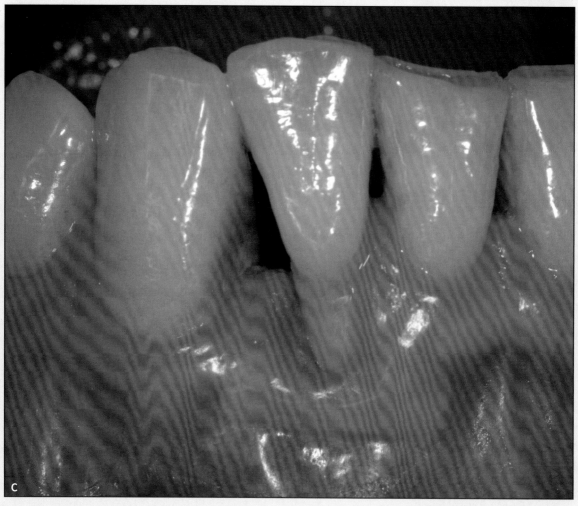

病例14（图23A～C）　侧向瓣联合结缔　　临床效果稳定。
组织瓣用于下前牙退缩覆盖。18个月随访，

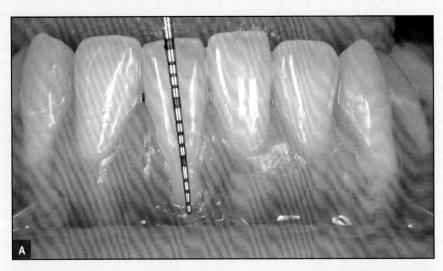

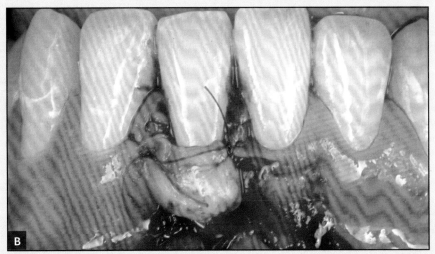

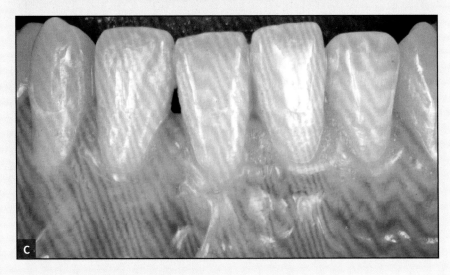

病例15（图24A～E） 结缔组织移植是理想技术，以实现根面覆盖和改善龈缘组织的质量。即使在裂开非常深的病例中，龈下较小的游离瓣仍足以实现根面覆盖与龈缘控制。1年随访，软组织稳定。

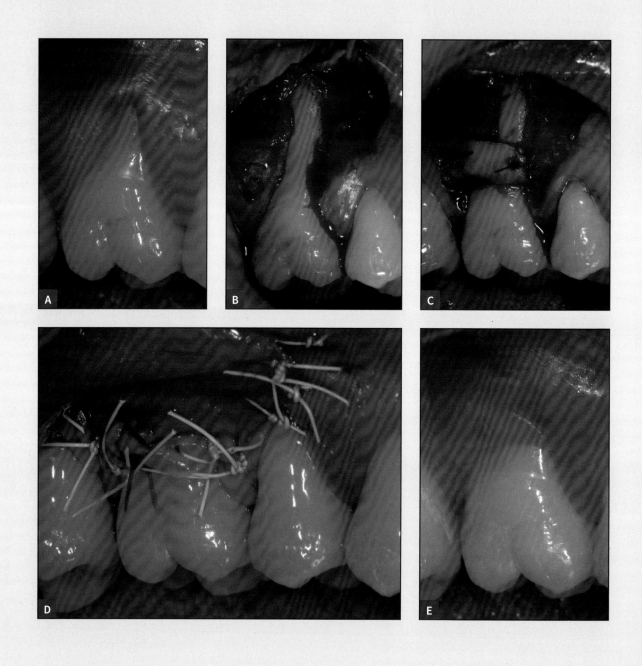

病例16（**图25A ~ E**）　在根面暴露的临床情况下，附着龈丧失且前庭较浅，首选适应证是通过游离龈（FGG）创造新角化黏膜附着并加深的前庭沟。尽管如此，完成手术后3个月，需要进行根面覆盖时，可以使用冠向复位瓣修复。1年随访，软组织稳定。

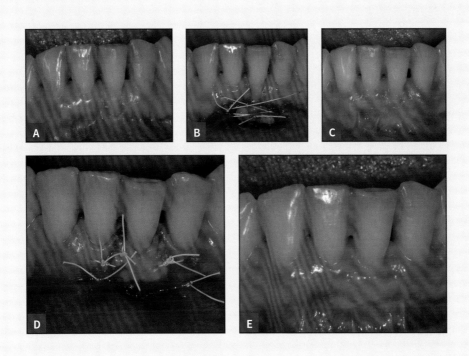

从膜龈手术治疗牙周炎的经验教训

- 角化黏膜宽度是有益的，通常与牙周健康密切相关。
- 在角化黏膜缺失的情况下，FGGs是增加角化黏膜的金标准。
- 血供是FGGs成功的关键。基于此，可以推断出以下几点：

  –游离上皮组织瓣应缝合并稳定在邻近的"对接关节"边缘。
  –游离上皮组织瓣应与下方受区密切接触。
  –超过60% ~ 70%的组织瓣（组织瓣的2/3）应固定于受区血供处。
  –游离上皮组织瓣无法有效用于根面退缩。

- 结缔组织瓣移植或者侧/冠向复位瓣联合软组织替代材料对于根面覆盖，其疗效可预见且有效，然而，在角化黏膜增宽效果上不如游离上皮组织瓣。

阶段3：支持治疗

理论依据和适应证

维持牙周支持治疗（SPT）已被证实对于长期维护天然牙列健康是至关重要的。基于研究结果表明，SPT基本原理在于：即使严格的龈上菌斑控制对于牙周袋底的龈下菌斑也是没有影响的[76]。先前研究表明，牙周治疗后4~8周，螺旋体和杆状体会在牙周袋深部再次定殖[77-78]；因此，定期去除菌斑则显得尤为重要。

对于所有曾接受过积极牙周治疗或种植牙治疗的患者，坚持严格的SPT是维持长期牙周健康的关键。建议对高风险的牙周病患者进行3个月的定期检查，而口腔卫生控制良好且无其他牙周病致病因素的患者进行6个月的定期检查。

牙周炎治疗的意义和效果

牙周支持治疗（SPT）可以在一定程度上维持口腔卫生要求[79]。几项长期研究证实了SPT在长期疗效中的重要性。研究表明，与积极治疗期后接受SPT的队列患者相比，积极治疗后未接受SPT的患者牙脱落与骨吸收概率显著增加[72-73]。此外，一项长期临床研究表明，当患者接受适当牙周维护时，临床附着水平超过2mm的位点将显著减少至2%~4%[80]。牙周疾病的复发与积极牙周治疗后缺乏牙周维护密切相关，并且其进展率与治疗前相比高于3~5倍[81]。

病例17（图26A～Q） 非手术治疗用于严重牙周病损的患者，并经正畸与种植治疗。由于口腔卫生维护水平高，安排患者4个月定期随访，在8年随访期间维持了治疗后1年的效果。（正畸由意大利都灵的Stefania Re完成）

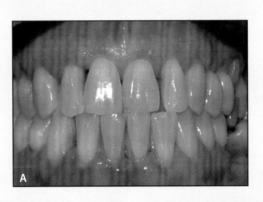

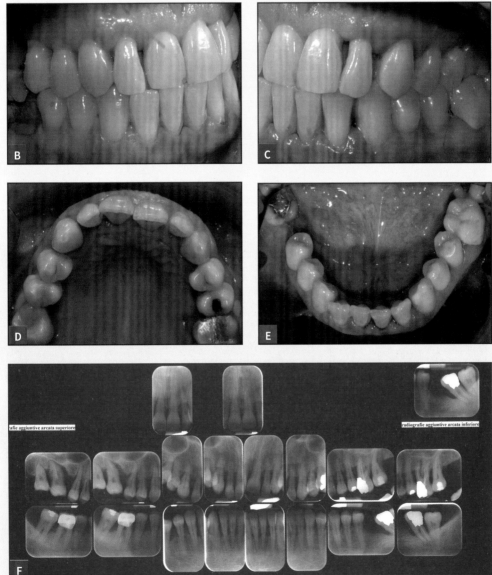

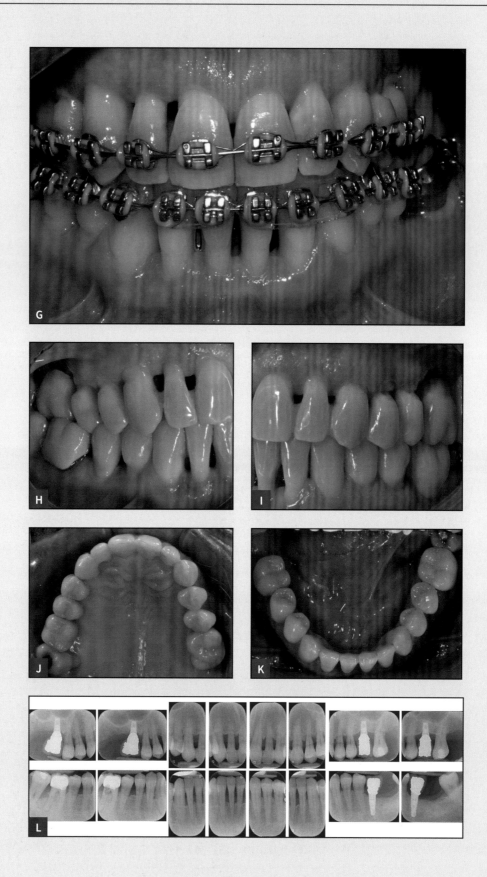

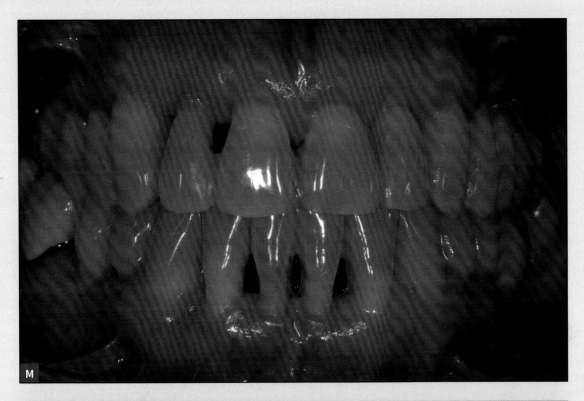

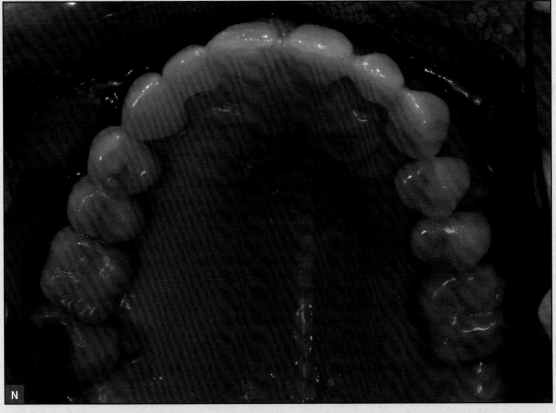

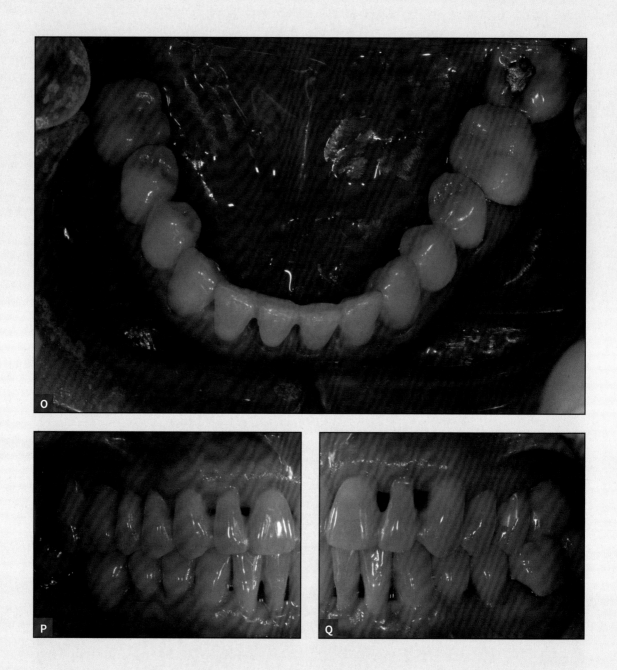

病例18（图27A～U） Ⅳ期牙周病。在初始治疗后，患者在支持治疗阶段维持每3～4个月定期复诊，并维持超过5年。此后，患者由于个人原因未能定期复诊，几年后继续了支持治疗。尽管如此，在定期复诊（18年随访）中，发现了患者种植体周炎的严重急性期，进行了种植体表面修整以及骨增量手术。患者继续支持治疗，并3个月定期复诊。在23年和26年的随访观察中，牙周保持健康与稳定状态。（修复由意大利都灵的Luca Vergnano完成）

初始状态

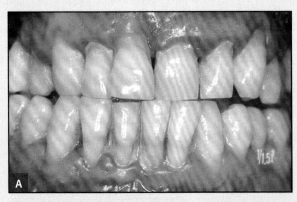
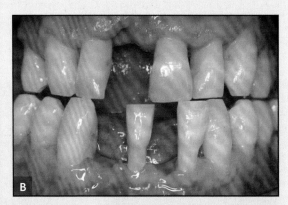
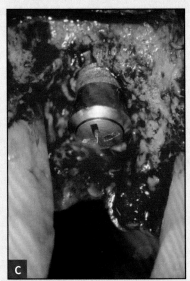
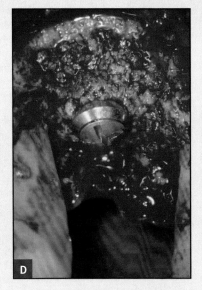
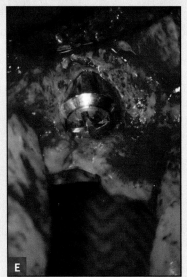

随访1年

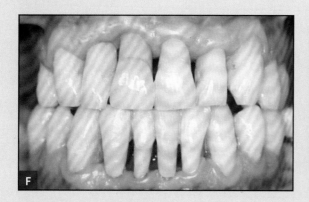

随访5年

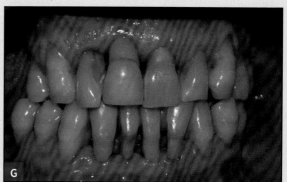

随访10年

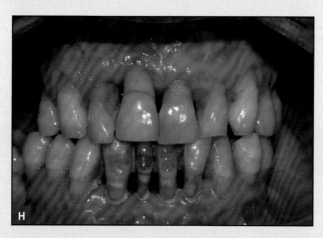

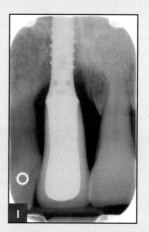

随访18年

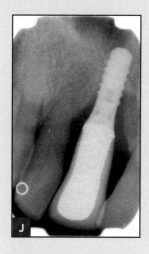

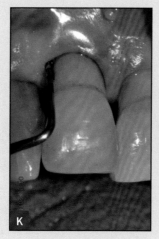

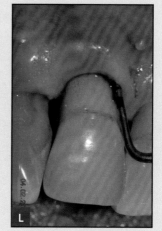

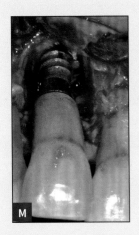
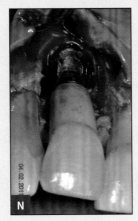
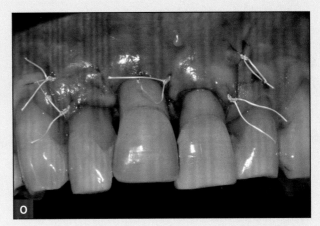

随访23年

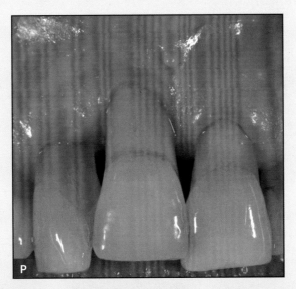

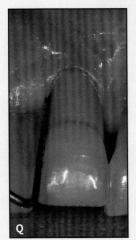
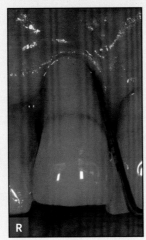
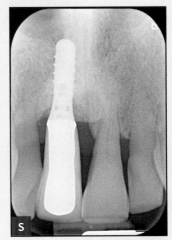

随访26年

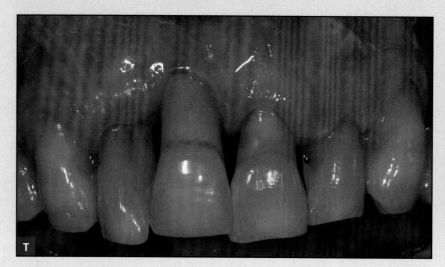
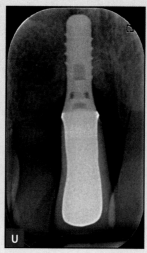

支持性治疗在牙周炎管理中的经验教训

- 在积极治疗之后，维持支持治疗是牙周长期稳定和成功的关键。
- 维护治疗阶段应包括龈上和龈下刮治。
- 医生（临床医生或口腔卫生士）应监测天然牙和种植体，以评估牙周和种植体周的状况。
- 维护计划应根据患者的风险状况进行调整。
- 在积极治疗后，基于患者的风险评估，建议患者3~6个月定期复诊。

5. 结束语

牙周炎治疗的主要目标是通过消除导致复发的残余牙周袋以实现牙周稳定。牙周炎管理的各个阶段的序列治疗是长期健康稳定的关键。考虑到牙周炎类似于种植体周炎，同时二者有着类似的发病因素，将治疗牙周炎的经验用于种植体周炎的管理是合乎情理的。

第13章

Alberto Monje, Hom-Lay Wang

种植体周炎的管理（第二部分）：简化的决策流程

MANAGEMENT OF PERI-IMPLANTITIS.
PART 2: A SIMPLIFIED DECISION-MAKING PROCESS

摘要

种植体周炎的处理往往是复杂难料的。由于缺乏标准化的处理方案，不同文献中报道的治疗效果也各有差异。不论是采取手术还是非手术的方式，仅凭经验性的处理，治疗效果也大相径庭。正如12章所述，也许只有真正透彻地理解牙周炎的治疗方案，才是妥善处理种植体周炎的关键。种植体因自身宏观和微观的设计特点，其表面清洁相较于天然牙根更加困难。因此，许多文献会得出非手术治疗效果不如手术治疗效果可观的结论。为此，术者必须仔细检查植入位点、缺损形态、有无角化黏膜等局部情况，评估所采用方法的生物学合理性。

本章学习目标

- 根据疾病严重程度以及是否存在全身和/或局部促进因素来评估种植体的预后

- 列出种植体周炎的不同处理方式

- 根据局部特征评估不同处理方式的适应证和禁忌证

- 评估各种治疗方式的原理和依据

- 根据临床情况和功能需求，提供简化的决策流程，处理将失败和已失败的种植体

1. 引言

多年来，临床医生一直迫切地寻找治疗种植体周炎的方法。种植体周炎的治疗至今仍是不可预测和充满挑战的。其不可预测性和无效性主要源于一些与位点和疾病相关的因素。从概念上讲，有效地消除致病因素是疾病治疗的基础。除了以种植体的存活率和探诊深度（PD）减少作为种植体周炎的临床治愈标准外，医生还应该仔细甄别局部促进因素（详见第7章）以防止疾病复发。

治疗措施的选择应以预后分级的划分为基础。预后一般来说是指对疾病进展、病程和结果的预测。根据临床实际情况，基于现有的预后证据，应用预后评估来选择治疗模式。在牙周病学中，依据牙齿维护和牙齿发病率这两种不同的临床终点提出了预后分

类[1-4]。根据临床和影像学特征，预后模型有81%的概率能够准确预测结果。然而，在剔除最佳预后评分后，其预测准确率下降了约50%。因此，我们必须意识到预后分级划分是动态变化的，应该经常进行再评估。在口腔种植学中，预后分级是基于专家意见而非长期数据提出的[5]。到目前为止，人们对种植体周炎的最佳或次优预后分级的划分仍持怀疑态度（图1和图2）。

牙周炎治疗的经验（详见第12章）告诉我们，治疗方式取决于缺损的形态和深度。种植体周病变往往比牙周炎病变更具破坏性[6]。此外，有效的表面清洁是种植体周炎处理最主要的挑战之一。种植牙的微粗糙表面虽然有利于促进早期有效的骨结合，但这也为兼性和专性厌氧细菌提供了一个滋长疾病的微环境。

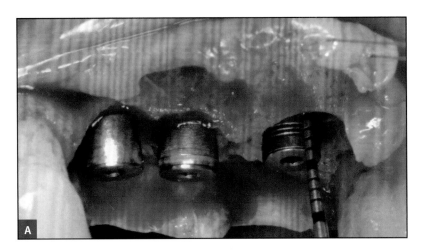

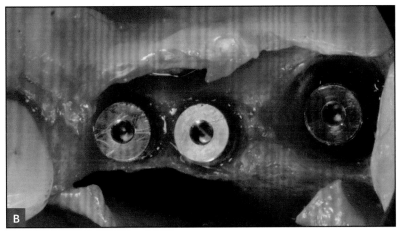

图1（A，B） 相邻种植体出现种植体周炎，但缺损形态不同。

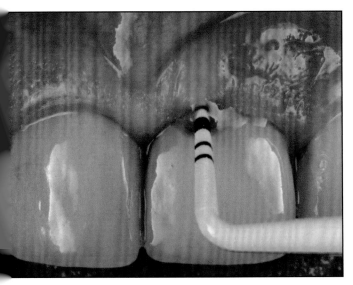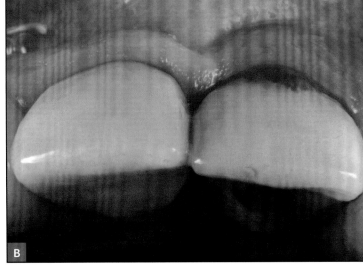

图2（A，B） 在处理种植体周炎的决策过程中，预判患者的潜在并发症（如黏膜退缩）至关重要。尤其是在美学区更为重要，因为它会影响预后分级的划分。

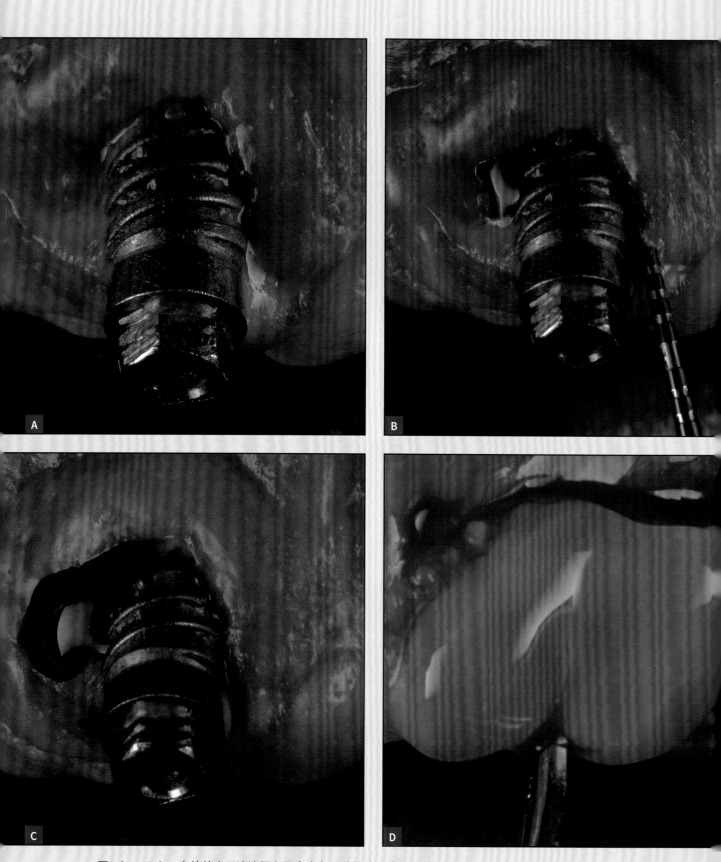

图3（A~D） 有效的表面清洁很大程度决定了种植体周炎的疗效。边缘骨丧失严重的种植体往往会伴随二次污染的发生。此病例还存在种植位点不佳这一并发症。建议移除骨丧失超过50%的种植体，同时使用富含血小板的生长因子以促进窝洞愈合。

参照牙周炎治疗的背景知识和适应证，学者建议通过非手术和手术方法来治疗种植体周炎[7-8]。基于牙周缺损的治疗理念和效果，学者们提出种植体周的治疗决策流程，以便临床医生根据种植体周骨缺损情况选定相应的治疗方案。尽管如此，种植体周炎的疗效依然不如牙周炎般一致。由于不同治疗方案效果的研究数量少且结果不一，导致制订明确的治疗建议变得困难，而经验性治疗方式盛行。

虽然处理种植体周炎决策流程很复杂，但某些与位置相关的因素可能提示哪种治疗途径能够有效地解决疾病，并保持种植体周的长期健康。

2. 将失败种植体的预后

当种植体出现并发症，医生需根据临床表现及时做出诊断及预后评估。本章引用Meffert提出的定义"不良、将失败和已失败的种植体"[9]。不良种植体指无松动及边缘骨丧失，但有囊袋和黏膜炎症的种植体。将失败种植体指：无松动，但存在边缘骨丧失、囊袋和活动性炎症的种植体。已失败的种植体指：存在边缘骨丧失使种植体松动。Okayasu和Wang依据上述的3个定义，进一步提出了处理种植体周病的决策流程[10]。失败种植体因其疾病进展迅速[11]且表面清洁困难，其预后通常较天然牙更差（图3）。也就是说，疾病进展也会受到表面特性等加速因素的进一步影响（详见第7章）[12]。此外，种植体周病变的范围大约是牙周病变的2倍[6]，且缺损形态也更复杂多样[13]。上述特点都使整个决策流程变得更复杂，也会使疗效变差（图4）。

为了加强医患间的沟通，依据现有研究基础制订了预后分级，提出了种植体周稳定性随时间变化的指标（表1）。

表1　将失败种植体周炎的预后分级*

临床及影像学参数	稳定的种植体周组织	不稳定的种植体周组织		
	可观的	存疑的	不可观的	无望的
探诊深度（mm）	< 6	≥6	≥6	≥6
探诊出血（位点/数量）	≤1/轻度	> 1/轻度	> 1/大量	> 1/大量
溢脓（位点/数量）	无	1/轻度	≥1/大量	≥1/大量
边缘骨丧失的程度（种植体长度百分比）	< 25	轻度：< 25	中度：≥25 ~ 50	重度：≥50
种植体位点（骨边缘轮廓为参照）	低于骨面	低于/平齐骨面	低于/平齐/超过骨面	低于/平齐/超过骨面
基于功能和生物力学需求的种植体损耗	无数值	否	是	是
校正义齿相关问题的能力	有	有	无	无

*最新长期证据表明，种植体表面特性可能会影响治疗预后[14-15]。此外，还要明确并处理与疾病相关的全身与局部易感因素。否则预后无望。请注意，严重程度和种植体损耗是最确定参数。其他临床参数与特定情况相关。

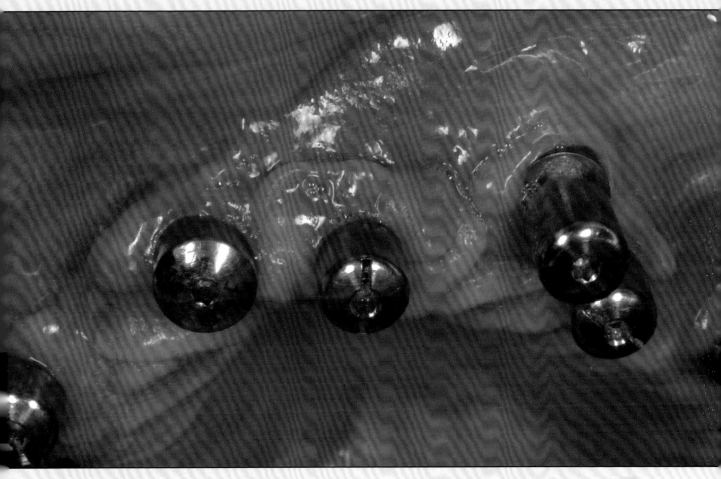

图4 种植体的位置在预后分级的划分中起重要作用，特别是由于生物力学和功能要求，种植体呈现损耗。

基本原理

如前所述，鉴于种植体周病的进展速率以及去除致病因素的难度，与天然牙的预后相比，其失败的预后通常更不乐观。所预设的预后分类的目标是种植体周组织稳定。

病例1（图5A~I）　由于修复体过大和临床炎症，两个相邻的下颌种植体出现严重的边缘骨丧失（＞种植体总长度的50%）。这些种植体起初的预后分级被误判为可观的。由于种植体颊侧骨壁缺乏再生修复潜力，故采取种植体表面成形术进行治疗。将自体骨和无机牛骨按1∶1比例混合置于骨袋内，覆盖可吸收膜，行引导骨再生治疗。伤口缝合。在18个月后的随访中，种植体周病复发，种植最终失败。

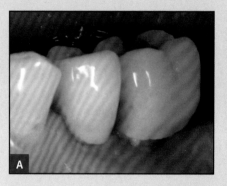
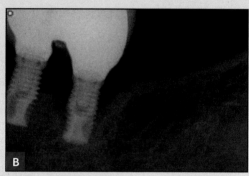
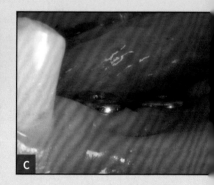
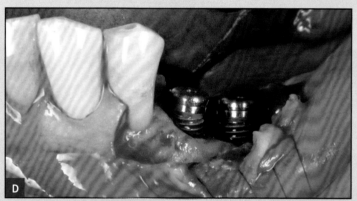
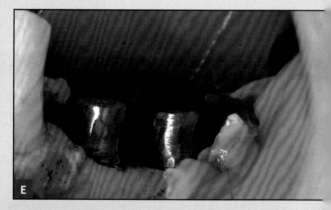
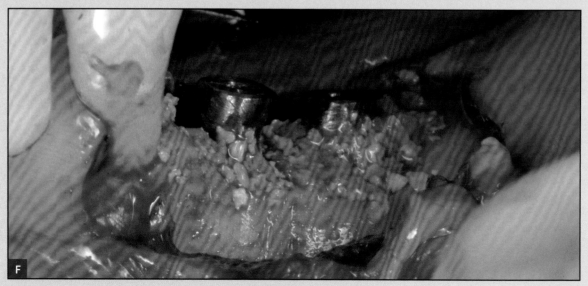

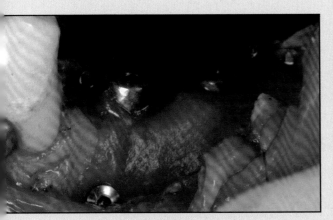

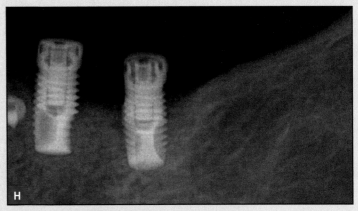

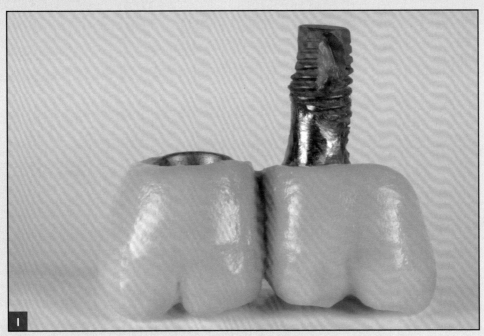

病例1的启发

- 伴有严重边缘骨丧失的种植体（超过种植体长度的50%）预后通常是无望的。
- 不良的修复体形态会影响下颌后牙的口腔卫生保洁。
- 虽然改良了修复体设计，但过凸的轮廓仍会促进种植体表面生物膜和碎屑的堆积。
- 与种植体周病相关的角化黏膜不足，在初诊时未被纳入治疗计划加以处理。

种植体周的稳定性取决于炎症的消退。由于炎症是由刺激物或微生物的存在引起的。因此，如果细菌长期存在疾病就会复发。预后分级中临床和影像学参数的阈值设置依据将在下文阐述。

探诊深度

残留的牙周袋是牙周病进展的一种途径。牙周治疗后PD≥6mm属于牙齿缺失的风险因素[16]。同理，种植体周探诊是种植体周状况的重要监测手段。然而，种植体周的PD受到许多因素的影响，如种植体顶端的位置或探诊力度。因此，特定时间点上的特定PD值对于疾病状态诊断也许没有太多临床意义。但是，如果能在确定牙槽嵴顶高度后再记录基线PD，则能提高监测种植体周病的准确性。

在对天然牙及种植体周探诊过程中，由于二者结构不同，在探诊穿透力方面存在显著差异。一般来说，在稳定的条件下，由于天然牙周牙龈组织对探针的阻力大于种植体周黏膜组织的阻力，因此探针在种植体处的穿透力强于天然牙。但可以肯定的是，种植位点内的种植体周探诊能准确识别软硬组织的破坏[17-19]。

此外，由于病原微生物的增加是疾病进入活动期的特点，于是将PD阈值设定为6mm（图6）。种植体周PD的增加与龈下菌群改变及菌群失调水平上调密切相关[20]。

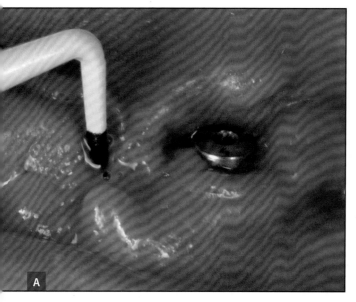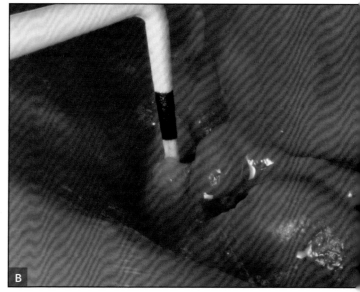

图6（A，B）　为了PD的准确性及可重复性，通常建议先取下修复体后进行探诊。

探诊出血

天然牙列中，探诊出血（BOP）对于附着丧失＞2mm的位点诊出的准确率约87%。然而，在种植体周，BOP可能与探诊过程中的创伤有关。

事实上，由于种植体周组织的形态，种植体的BOP是一个复杂且值得讨论的问题。据报道，在80%BOP的种植体中只有14%出现边缘骨丧失[21]。另一方面，Lang等发现，67%种植体周黏膜炎和91%种植体周炎会出现BOP，但忽略了健康种植体周也会有BOP[18]。一篇系统综述的结论称，在出现BOP的种植体中，只有24.1%的概率被诊断为种植体周炎。因此，这些研究的结果表明，BOP这个参数可准确监测种植体周的情况，但要注意用BOP诊断种植体周炎的假阳性率非常高[22]（图7）。

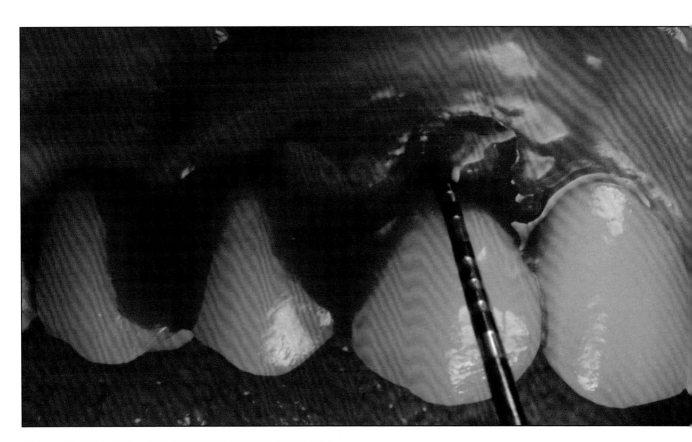

图7　与单点出血相比，多位点BOP预示了种植体的不良预后。

由于BOP可能由创伤导致，有学者在原有牙科指数的基础上做出修改，提出了种植体的特异性指数，以弥补阴性阳性二分法的局限（详见第2章）。例如因为评分系统考虑了深度与范围，改良龈沟出血指数（mSBI）已被广泛应用[23]（图8）。种植体周黏膜组织指数进一步描述了黏膜的炎症状况[24]。其应用也提高了种植体诊断的准确性[25]。

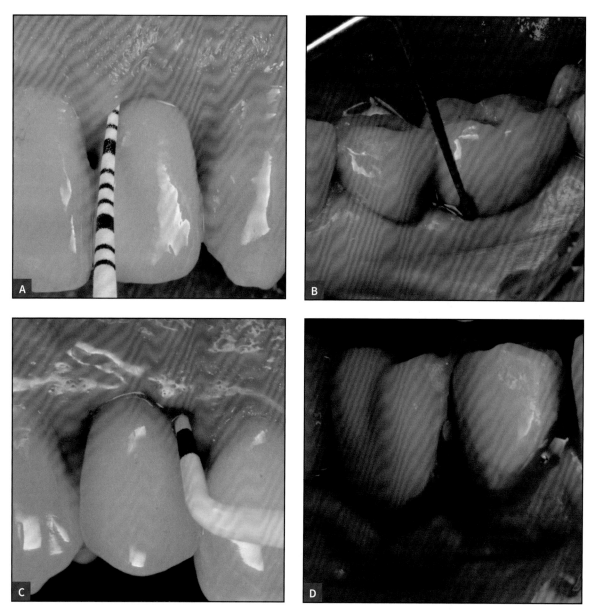

图8（A~D）   基于深度与范围的BOP分级指数，如改良龈沟出血指数，使诊断更为准确：A. 0分；B. 1分；C. 2分；D. 3分。

病例2（图9A ~ N）　上颌3颗相邻种植体出现种植体周炎及缺损伴中度边缘骨丧失（≥种植体总长度的25% ~ 50%）。患者自觉不适，且耳颞部出现急性疼痛。临床检查发现多位点有探诊出血。由于种植体周炎多为水平型缺损，垂直型缺损较少见。因此，术者通过种植体表面成形术和骨修整术使骨面平整。然而在术后9个月，种植体周炎再次复发，临床表现包括PD > 7mm，伴多位点探诊出血和红斑。术者计划取出中间的种植体，以便两侧种植体的口腔清洁。取出中间种植体后继续随访12个月，观察疾病的恢复情况及稳定性。

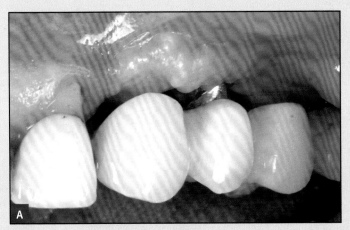

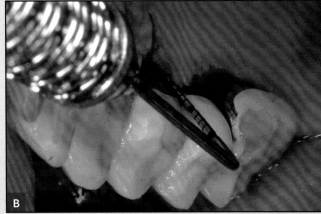

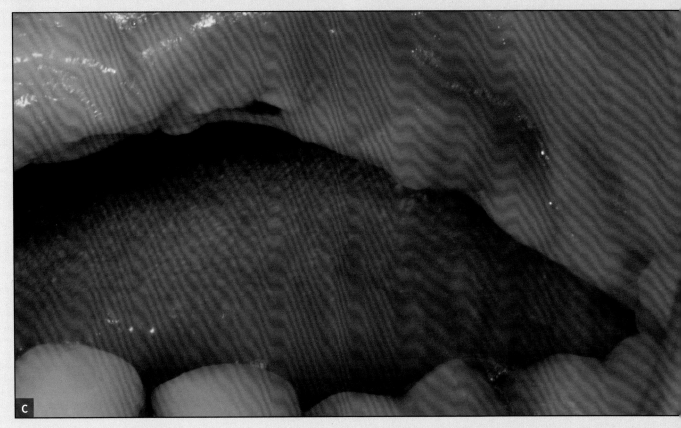

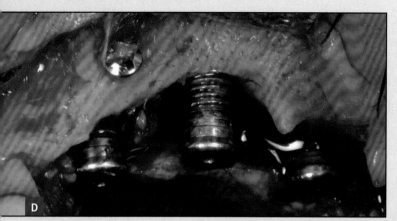

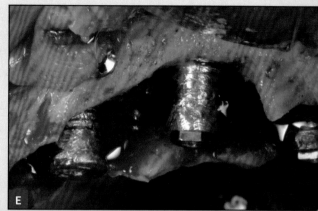

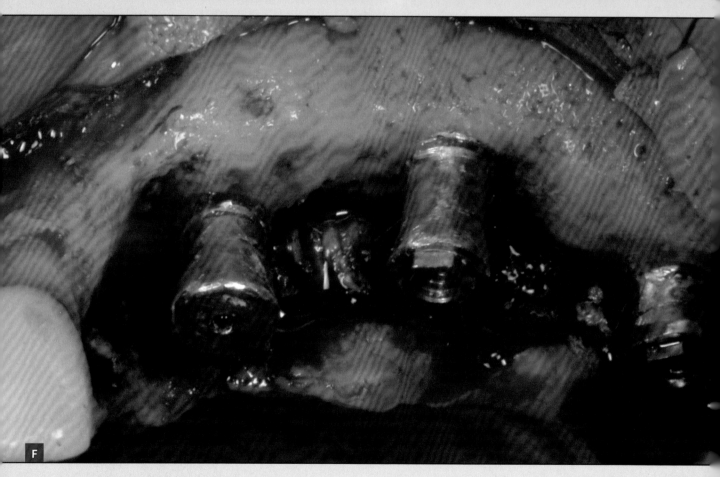

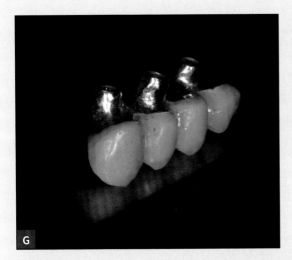

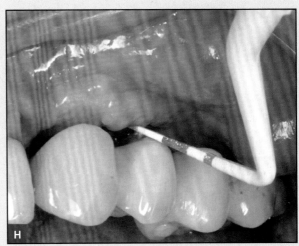

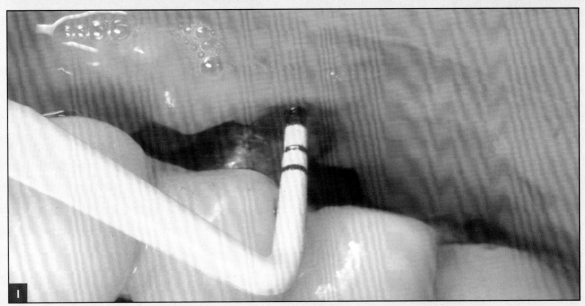

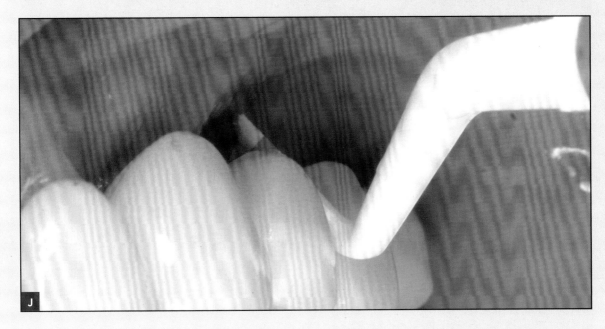

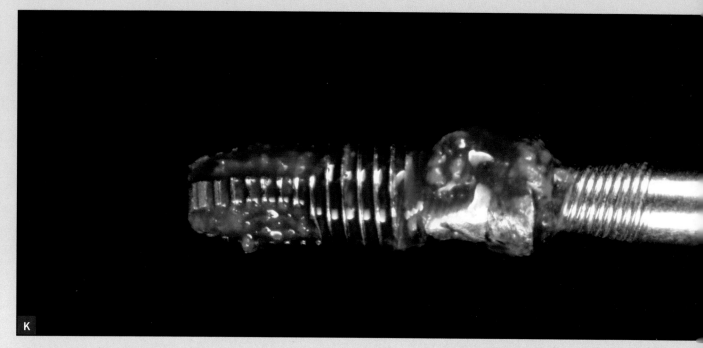

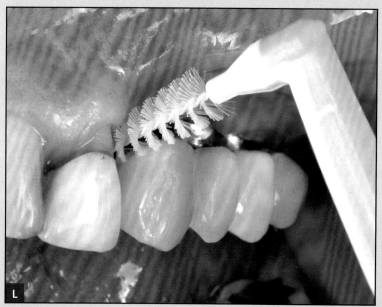

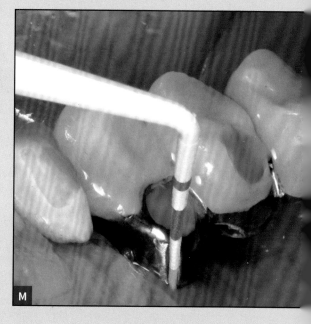

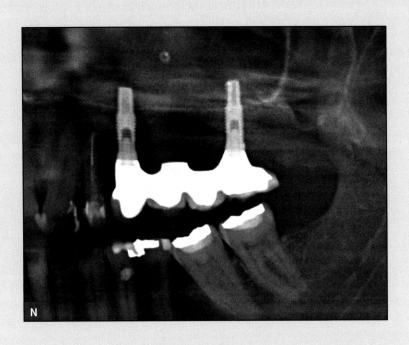

病例2的启发

■ 当种植体边缘骨丧失≥25%～50%时，通常预后不佳。

■ 一般来说，3颗相邻的种植体中，中间的种植体最难清洁。

■ 条件允许的情况下，首选去除中间种植体，以便为口腔清洁措施提供通道。

■ 切口设计不佳导致牙龈退缩，破坏了邻牙的美学效果。

■ 因种植体植入位点不佳，可采用姑息疗法处理种植体周炎。

病例3（图10A～L） 种植体周出现缺损伴重度边缘骨丧失（＞种植体总长度的50%）。术者通过完善的刮治并配合使用5%过氧化氢进行根面清洁，其后用无机牛骨混合自体骨填充，覆盖可吸收屏障膜，引导种植体周组织再生。冠向复位瓣覆盖种植体。值得注意的是，虽然影像学检查可见骨增量，但却出现了黏膜退缩。由于患者术后一直坚持行种植体周维护治疗，种植体短期内尚能保持稳定。但黏膜的退缩却导致微粗糙的种植体表面暴露于口腔中。植入术后18个月，种植体周炎复发。种植体无法保留必须取出，但从生物力学的角度而言，这是可消耗的种植体，所以修复体能继续使用。

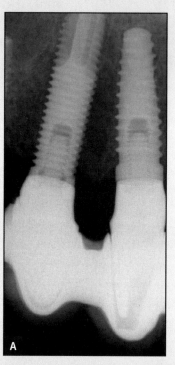

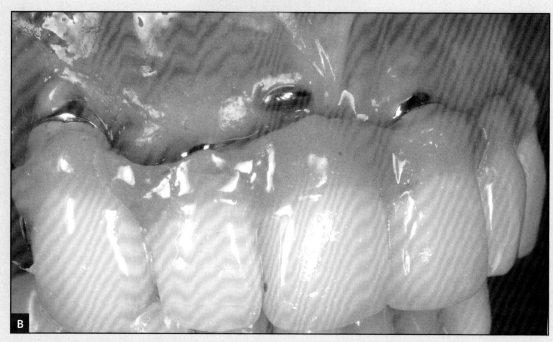

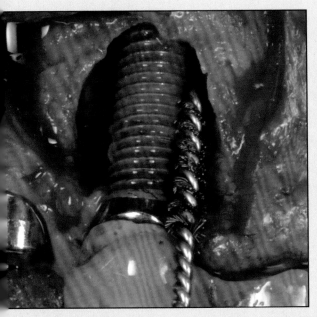

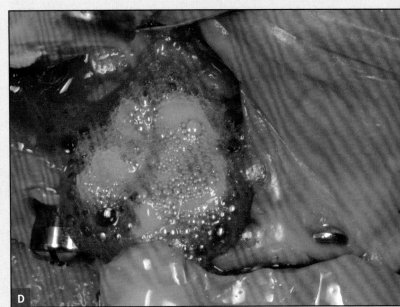

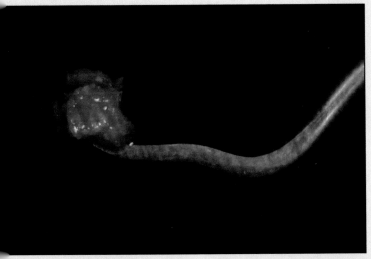

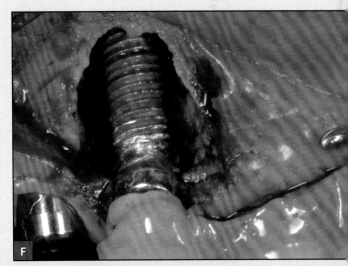

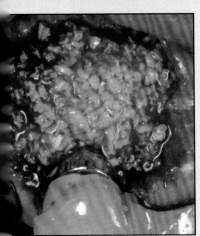

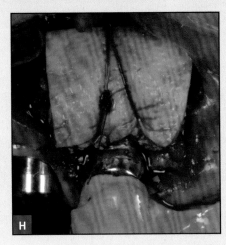

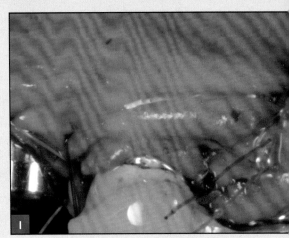

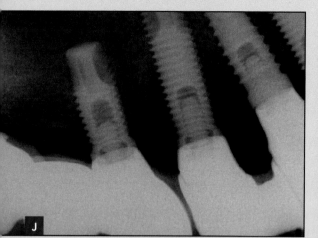

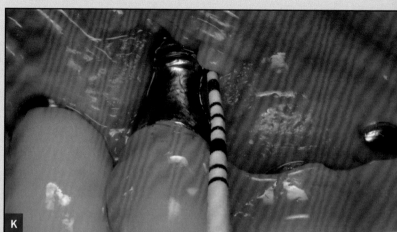

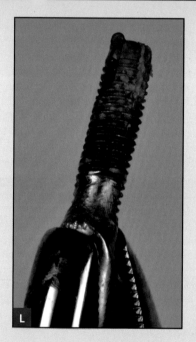

病例3的启发

- 种植体边缘骨丧失 > 50%，通常预后无望。
- 由多颗种植体支持的固定全口义齿中，单颗种植体通常是可消耗的，可被移除。
- 植入位点的三维方向决定了再生治疗的潜力。
- 种植体颊向偏移及其再生手术所采用的开放式入路，都可能会使微粗糙的种植体表面暴露于口腔。
- 经刮治等处理的种植体表面如果暴露在口腔中，往往会导致种植体周炎的复发。

溢脓

　　临床研究结果显示，种植体周炎可伴发溢脓（SUP），但若没有病理学检查的情况下很难被明确[26-28]（图11）。动物实验结果显示，用结扎模型诱导的犬类种植体周病变，病变晚期的溢脓发生率显著上升[19]。但是，没有溢脓并不代表没有疾病，因为急性炎症过后，新形成的结缔组织会掩盖病情[29]。

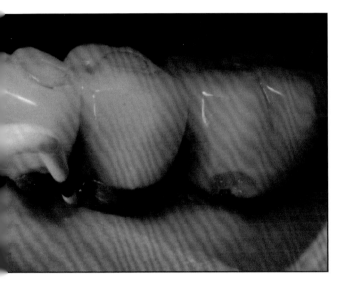 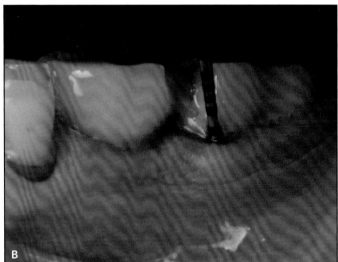

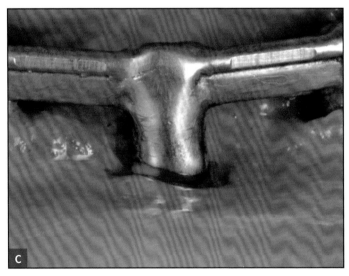

图11（A～C）　用探诊后出现溢脓的位点数目及时间作为评价指标有助于明确治疗预后。尤其当扪诊出现自发溢脓往往提示存在重度骨丧失。A. 1分；B. 2分；C. 3分。

边缘骨丧失

边缘骨丧失（MBL）象征着支持力的丧失（图12）。不得不说，尽管种植体符合生物力学原则，但仍会因骨支持的严重丧失而受损。种植体周炎治疗前可以用边缘骨丧失提前预测种植体的存活概率。当边缘骨丧失达到种植体总长度50%时，种植体稳定性不佳，基本宣告失败。事实上，经过种植体周炎治疗后，边缘骨丧失每增加1mm，预测的种植体失败风险就会增加65%[30]。这证实了之前的研究结果，边缘骨丧失≥5mm的种植体在手术治疗后能稳定的概率为40%；而边缘骨丧失介于2~4mm的种植体术后稳定健康的概率为74%[31]。

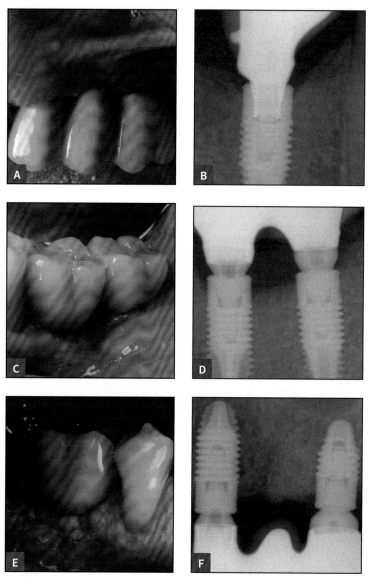

图12（A~F）　当种植体周骨丧失小于生理性骨改建时，并不一定会引起组织失衡。

3. 治疗成功的标准

种植体周炎治疗的理想结果：

- 探诊深度＜6mm
- 不存在因炎症导致的探诊出血，同时不存在因创伤引起的轻度探诊出血
- 无溢脓
- 无进行性的边缘骨丧失
- 患者满意

4. 治疗成功的关键决策因素

- 明确近远期可能导致疾病复发的局部和全身混杂因素
- 需认识到通过治疗将探诊深度降至6mm以下是控制炎症的关键
- 既要认识再生治疗潜在疗效，又要根据缺损的位置和结构判断其应用的局限
- 通过外科治疗重建丢失骨质，促进再次骨结合，以保持种植体周的稳定性
- 种植体周炎的外科治疗，旨在获得平整的骨结构及良好的骨外形（图14）
- 避免高估任何重度种植体周炎治疗的效果

病例4（**图13A ~ M**）　显示了多颗相邻种植体出现了种植体周炎缺损，表现为普遍中度的边缘骨丧失（占总种植体长度的25% ~ 50%）。进行了细致的刮治和表面去污处理后（使用5%过氧化氢），使用无机牛骨与自体骨和可吸收屏障膜结合重建了失去

的种植体周组织。对于种植体超颊部分，进行了表面修复手术——种植体表面成形术。需要注意的是，在手术后的24个月和36个月随访中，种植体周组织的支持有所下降，但长期健康得到了保持。

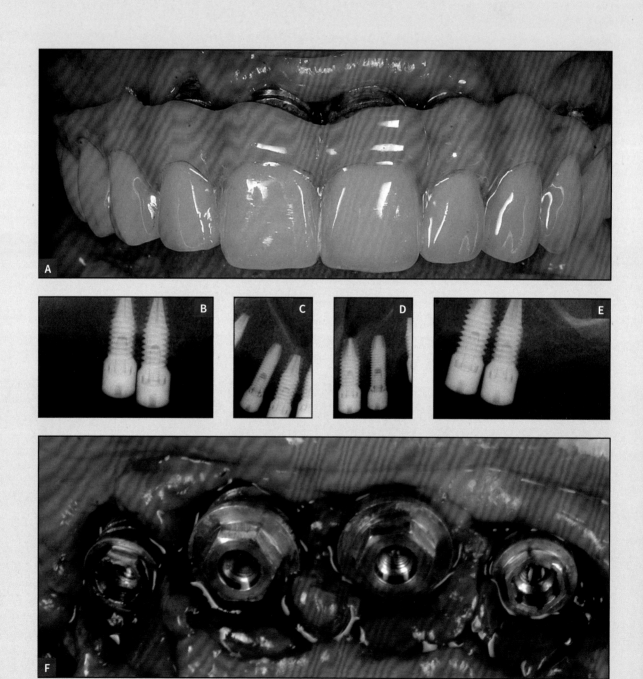

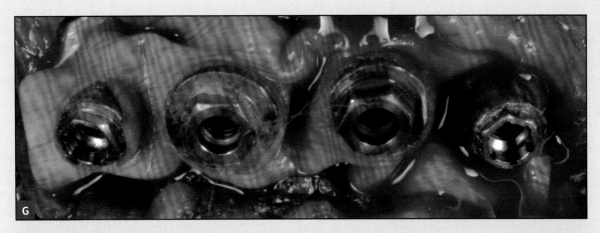

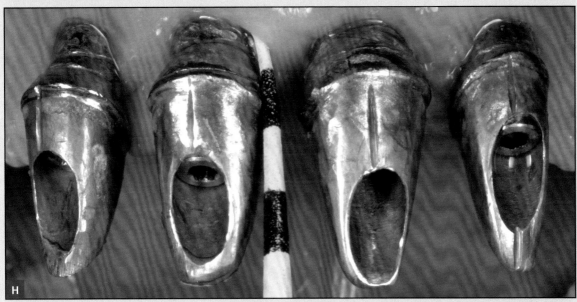

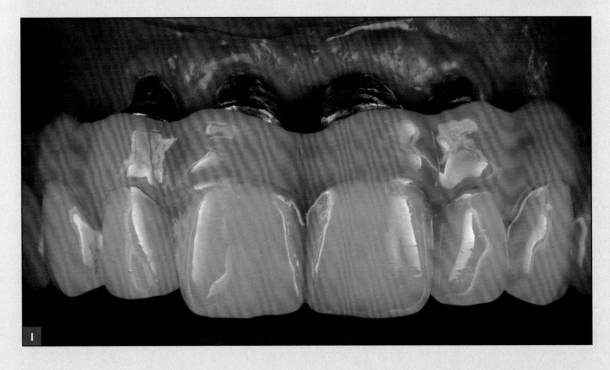

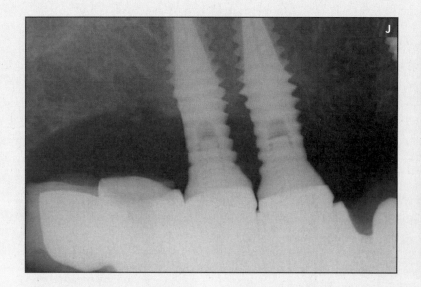

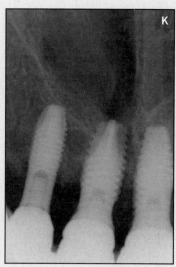

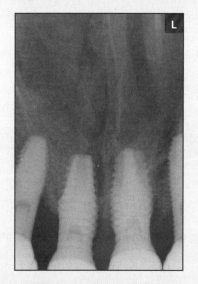

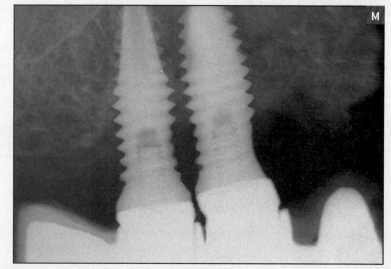

病例4的启发

- 管理多颗出现种植体周炎的种植体通常具有挑战性。
- 应根据缺损形态选择手术治疗方式。
- 通过种植体表面成形术进行表面改善非常有效，能够有效清洁种植体骨上部分。
- 辨识并解决局部促进因素对于治疗非常关键。
- 提供支持性护理和充分的个性化口腔卫生措施对于长期疾病解决至关重要。

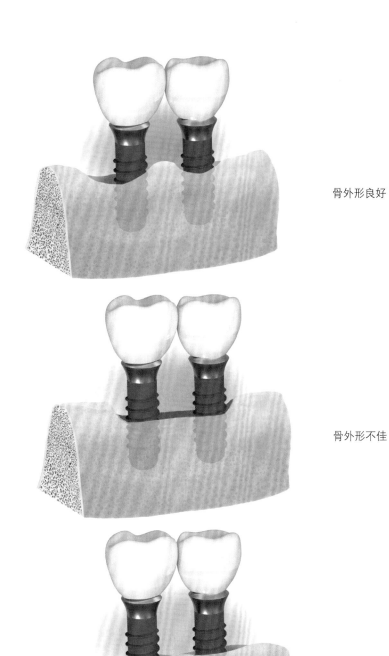

骨外形良好

骨外形不佳

平坦的骨外形

图14　手术治疗的关键是通过再生或切除的方式获得良好的或平坦的骨外形。该图展示了相邻种植体间良好、不佳、平坦的3种骨外形。

5. 处理种植体周炎的干预措施

后续章节将对处理种植体周炎的非手术和手术干预措施进行全面的文献回顾，并详述方法步骤。

术前准备

文献推荐的治疗方案包括：通过机械龈上洁治[32-35]、非手术龈下刮治[36-38]、抗菌药物冲洗[39-41]和/或抗生素局部应用[42]进行种植体周炎术前的基础治疗。通过口腔卫生宣教，鼓励患者养成良好的口腔卫生习惯[32-33,43]。此外，学者强调了术前稳定的牙周状态对于种植体周炎处理的重要性[44]。在任何手术干预前，均应重新评估患者的依从性、出血和菌斑情况［全口出血指数（FMBS）/全口菌斑指数（FMPS）≤1，或菌斑指数/龈沟出血指数≤15%~20%］[34,37]。

就此而言，当采取再生治疗时，应先取下种植体上端的修复义齿，以便清洁器械的进入[32]。

表面清洁方式

文献中提出了几种机械的和化学/药物的清洁方法。

机械方法

无论采用何种术式，都没有证据能指明哪种器械（如钛、塑料、碳、不锈钢刮治器）或辅助设备（如金属/塑料工作尖的超声清洁机、喷砂清洁机）是最适合用于种植体表面清洁的。一般认为钛刮治器和带金属或塑料尖端的超声清洁机是种植体周炎首选的机械清创工具[32,34-36,39-41,45-52]。此外，钛刷可用于清洁种植体表面暴露螺纹[34,39,41,47,49]（图15）。据报道，钛刷清洁能提高种植体周炎的治愈率，使用钛刷组治愈率为66.7%，未使用钛刷组治愈率为23.1%[47]。另有报道称喷砂清洁作为一种非手术方式也有助于种植体周炎的治疗[35,53]。然而，另外一些学者也担心机械处理可能促进种植体表面生物膜沉积或带来其他不良影响[38,46,50-51]。

通过种植体表面成形术进行表面修整是一种去除暴露螺纹的有效方法，目的在于进一步消除利于生物膜沉积的微环境[38-39,43]。由于种植体表面成形术能有效地减少探诊深度及探诊出血（见第17章），部分研究认为其可以作为种植体周骨修整术的补充治疗[43]。

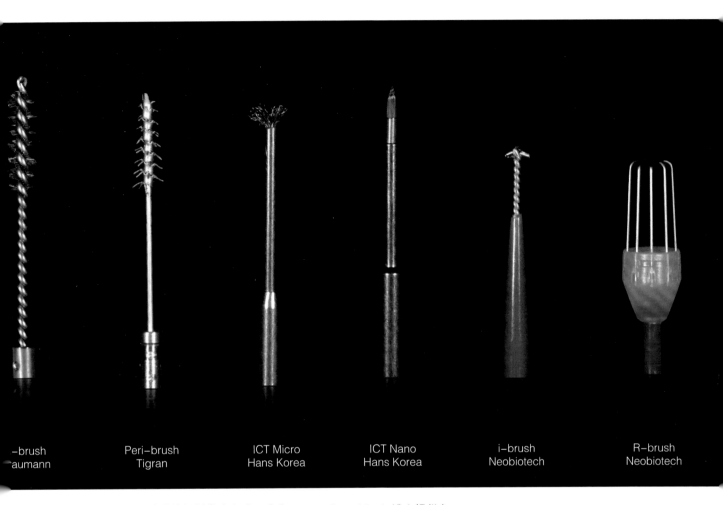

-brush
aumann

Peri-brush
Tigran

ICT Micro
Hans Korea

ICT Nano
Hans Korea

i-brush
Neobiotech

R-brush
Neobiotech

图15 种植体表面清洁的机械抛光方法。（由Ignacio Sanz Martin博士提供）

化学方法

化学试剂是种植体清洁的一种方法，常用于种植体周炎的治疗。其中，过氧化氢[39-42,48,54]、磷酸[55-56]、柠檬酸[57]、四环素[58]、氯己定[33,59]和乙二胺四乙酸（EDTA）[37,51]经常在手术中应用，临床试验结果显示过氧化氢是最稳定有效的化学药剂（表2）。虽然化学试剂是必要种植体表面清洁方式，但哪种化学药剂是最有效的暂无定论。

表2 种植体表面去污的化学方法总结

化学试剂	浓度	用法	时间（秒）
过氧化氢	3%～5%	浸泡过的棉球	60
EDTA	24%	干燥种植体表面凝胶	120
柠檬酸	20%	浸泡过的棉球	60
四环素	50mg/mL	浸泡过的棉球	180～300
氯己定	0.12%～2%	冲洗	60
磷酸	35%～37%	干燥种植体表面凝胶	60

种植体周炎的手术方案

非手术方案通常不能有效控制种植体周炎[60]。手术治疗可以提供清晰的视野，因此能有效地对种植体表面进行清洁。本小节针对不同病例的具体情况给出了不同治疗方案。

翻瓣清创术

关于翻瓣清创术这一疗法有效性的评价褒贬不一。一项12个月随访的研究结果表明，在不使用抗生素治疗的情况下，翻瓣清创术的有效率约是25%[50]。相比于再生性治疗，其成功率略低约5%[48]。

根向复位瓣种植体周软组织成形

　　软硬组织的健康和稳定与软组织的特性有关。尤其是当角化黏膜（KM）＜2mm时，种植体周组织的不稳定性显著增加[61]。外科手术方式治疗种植体周炎的关键是保留颊侧≥2mm的角化黏膜[42-43]。行根向复位瓣时，在颊侧保留足够的角化黏膜带能显著降低探诊深度（6.79～4.32mm）和探诊出血（100%～14.3%）[42]。

　　在因角化黏膜不足而致种植体周病变的部位，种植体周软组织成形是治疗的重要环节。通过游离龈瓣移植术可以增加角化黏膜、预防/减少种植体周炎的发生，便于患者清洁种植体（详见第19章）（图16）。

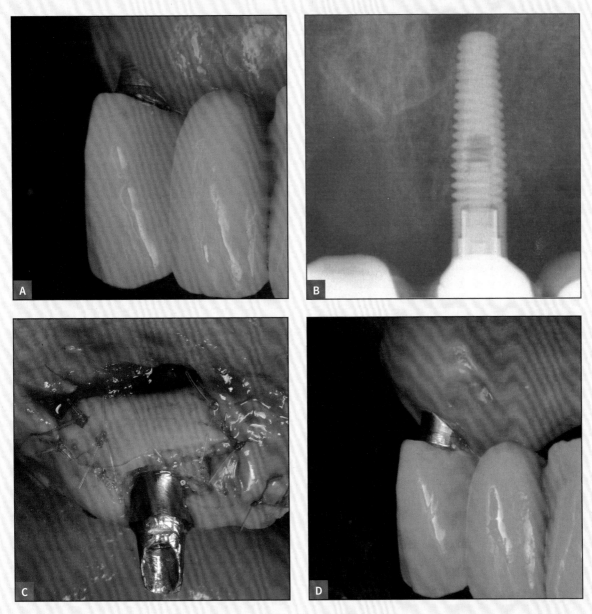

图16（A～D）　应用根向复位瓣和游离龈瓣移植进行种植体周软组织成形，是治疗角化黏膜不足和牙槽嵴上缺损（水平型骨缺损）的方式。

牙槽骨修整术

骨切除术适用于无法进行再生治疗的牙槽嵴上缺损（水平型骨缺损）的种植体周病变。短期研究结果显示，骨切除术可以使探诊深度平均减少2mm并消除探诊出血[42]。

另有研究结果表明，治疗前出现溢脓和超过7mm的骨丧失会导致疗效不佳[40]。长期的临床试验结果显示，骨切除术能显著降低探诊深度、出血指数和骨稳定性。有趣的是，相比于已行修整的种植体，未行修整的种植体表面对骨切除治疗的反应更佳[15]（图17）。

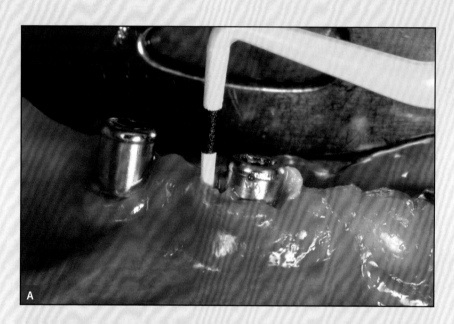

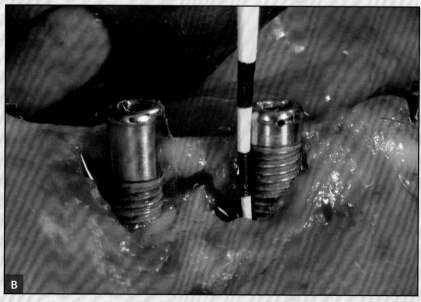

图17（A~D）　A~C. 无论是否进行种植体表面成形，通过骨切除术和软组织成形术都可以有效地处理相邻种植体间浅而宽的一壁、二壁骨缺损；D. 手术后进行为期12个月的软组织稳定性和健康状况的随访。

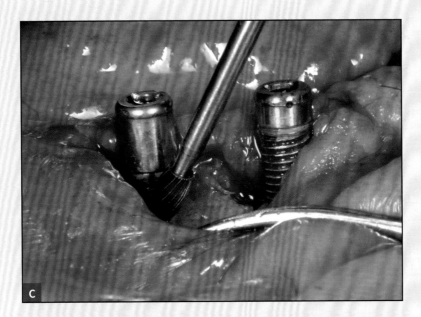

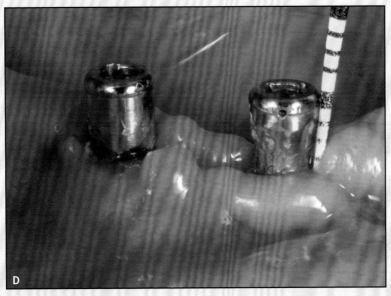

骨再生治疗

组织再生和骨再生的原则被应用于重建因种植体周病变而丧失的组织。一项短期研究显示，影像学手段可检测到应用异种移植的再生性治疗对骨下缺损（垂直型骨缺损）有效，并且能减少探诊深度及出血[48]。另一项研究显示，同时使用异种移植物及生物制剂（釉基质衍生物），3年后种植体周炎治愈率约56.6%[51]。一项随访7年的研究表明，种植体表面特性是影响种植体的存活率及种植体周炎治疗成功率的关键因素[62]。喷砂及酸蚀这两种表面处理方式优于钛浆喷涂（58% vs 14%）。另外，也有学者认为缺损形态才是影响种植体周炎疗效的主要因素，而非表面去污方式[38]。尽管如此，还需要进一步的研究来阐明二者对种植体周炎的影响。笔者则认为，二者都很重要；缺损形态决定了组织的再生能力，而种植体表面去污决定了再次骨结合及再生能否成功。

病例5（图18A～N）　由于角化黏膜不足及修复体的不良设计，下颌前牙区出现种植体周炎伴中度边缘骨丧失（≥种植体总长度的25%～50%）。由于移除种植体可能会出现一系列临床后遗症（详见第1章），根据缺损形态（Ⅲb类）采用了联合治疗方法。首先通过器械刮治行非手术治疗，配合0.12%氯己定行龈下化学治疗，同时去除上方的义齿

修复体，为周围组织提供充足的愈合时间。6周后，仅使用同种异体移植物行骨填充并覆盖胶原膜，对牙槽嵴上暴露种植体行种植体表面成形术，结合再生性治疗。伤口基本愈合后，改善修复体形态，使间隙刷可以通过，便于自洁。由于手术后角化黏膜不足，通过游离龈瓣移植进行软组织成形。随访12个月，种植体稳定无临床症状。

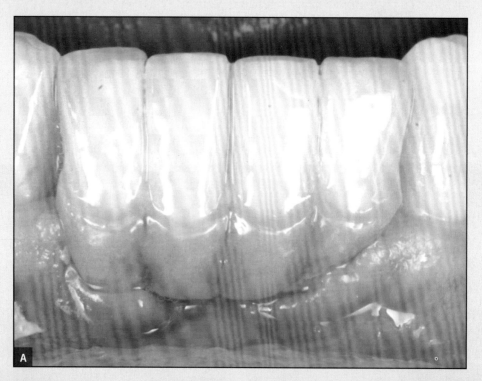

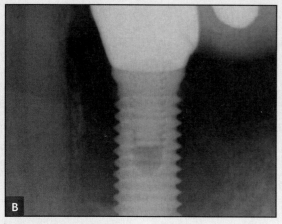

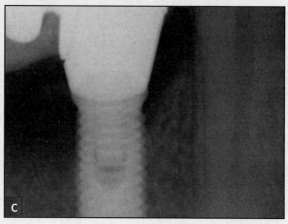

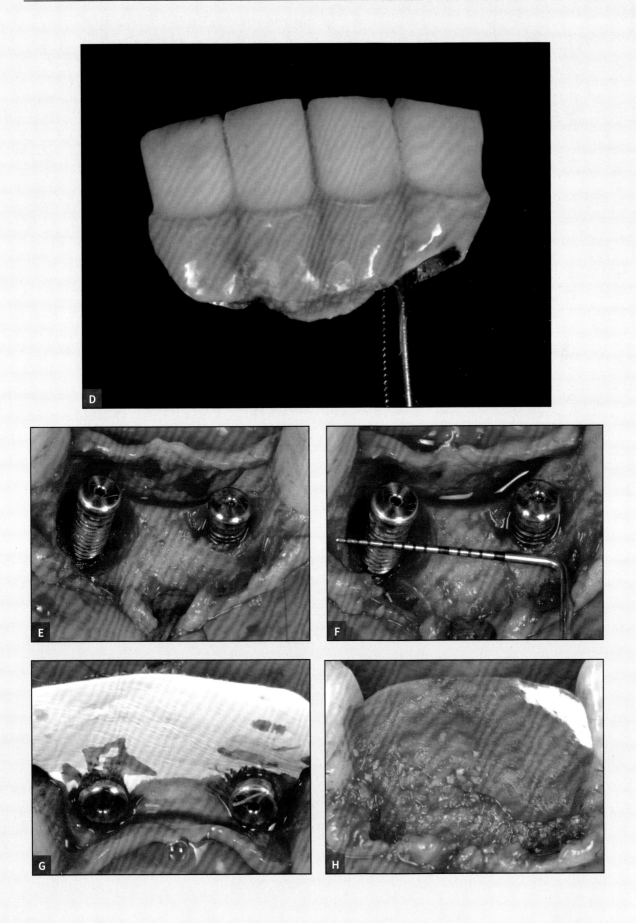

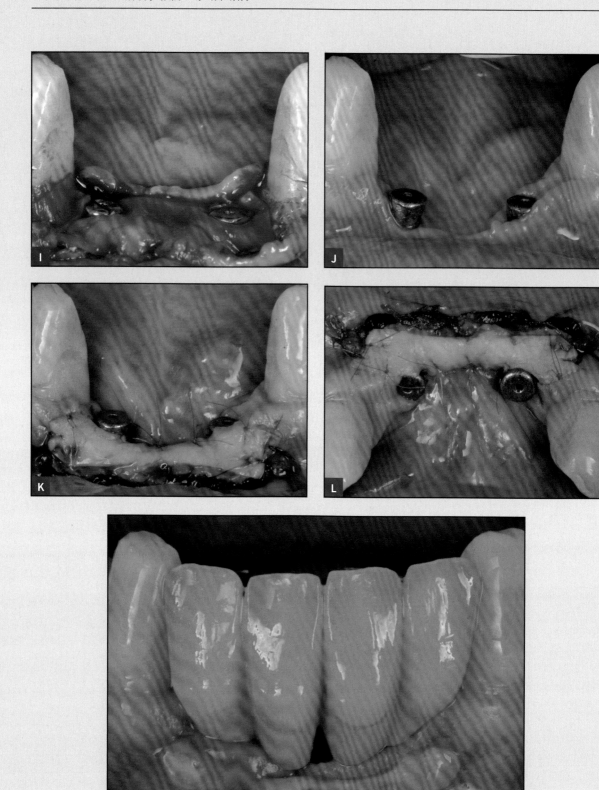

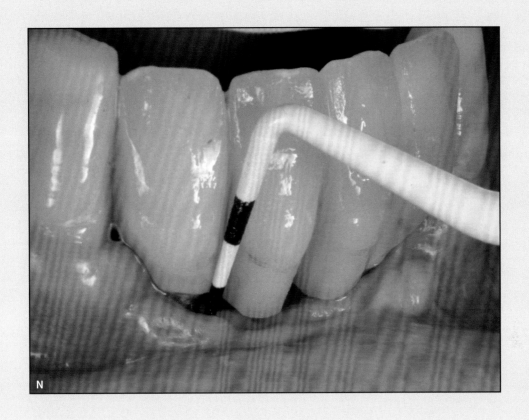

病例5的启发

- 在进行预后评分时，必须考虑移除种植体的临床后遗症。
- 根据缺损形态来选择手术治疗方式。
- 平坦的骨外形及角化黏膜带是组织健康的关键。
- 发现和改善角化黏膜不足、不良修复体设计等局部促进因素是治疗成功的关键。

6. 失败种植体的处理决策流程

对失败种植体的处理决策很复杂，取决于许多因素。在任何情况下，首先必须检查种植体的松动度。如果种植体已经松动，则预后无望，应该归为失败种植体。另一方面，如果一个种植体是稳定无松动的，预后分级划分取决于两个主要因素：边缘骨丧失和种植体损耗。如果这颗种植体是可消耗的，尤其是错位于骨壁外侧或太接近其他种植体的情况下，建议去除种植体。对于骨丧失超过50%的种植体，同样建议取出。

反之，如果种植体从功能和/或生物力学的角度不能被消耗，同时因种植体周炎所致的边缘骨丧失＜50%，则建议通过治疗消除炎症，稳定效果。此时，治疗方式的选择主要取决于缺损形态。

种植体周炎治疗的一般注意事项

■ 拆除修复体有利于获得并促进埋入式愈合
■ 化学药物治疗和局部使用抗生素不会引发不良事件
■ 牙龈退缩是解决种植体周炎的一种方法
■ 谨慎地评估种植体的颊舌向位置，以确定垂直型缺损的修复潜力
■ 充分翻瓣，为彻底清创和表面清洁提供通道
■ 治疗目标是获得平坦或有利的骨外形，尽量减少探诊深度≥6mm的囊袋

种植体周炎的治疗阶段

需要强调，在手术治疗之前，必须先进行非手术的机械治疗，可配合化学/药物制剂治疗。治疗6周之后对病例进行重新评估。此时，只有菌斑控制良好（FMPS＜15%～20%）且非手术治疗不能完全解决问题的患者才能考虑实行手术。

对于存在牙槽嵴上缺损（水平型骨缺损）（Ⅱ类）的情况[13]，建议采用骨切除术和软组织成形术，根据软组织缺损的特点，通过游离龈瓣或带蒂瓣来增加角化黏膜带（表3）。对于牙槽嵴下缺损（垂直型骨缺损）（Ⅰ类）[13]和混合型缺损（Ⅲ类）[13]，需要采取骨再生术。此外，对于直径＞3.5～3.7mm的种植体，根据临床医生的判断，可能建议进行表面修整，如种植体表面成形术[63]。

对于混合型种植体周缺损，应确定其修复潜力，以了解再生治疗的可能性和局限性（详见第18章）。对于牙槽嵴上部分，考虑到种植体的宽度是主要限制因素，可以通过种植体表面成形术对种植体表面进行修整。

对于牙槽嵴下部分，通过应用引导骨/组织再生的原则促进组织再生，包括使用屏障膜。此时，屏障膜应像"帐篷"一样稳定地覆盖着种植体（图19）。

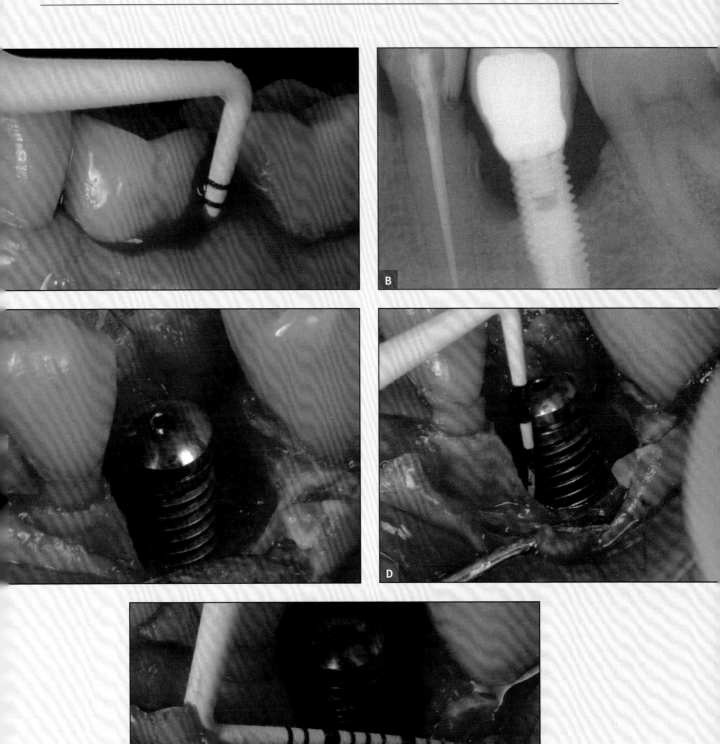

图19（A~L） 在水平型骨缺损及垂直型骨缺损同时存在的情况下，可以通过再生手术和种植体表面成形术联合治疗。在这些情况下，建议采用帐篷技术来稳定屏障膜。12个月后的随访，可见种植体周炎好转，影像学检查见骨质增加。

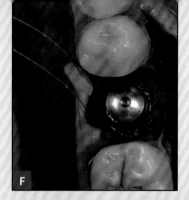
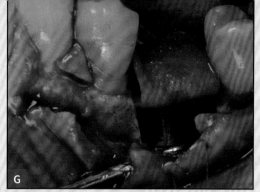
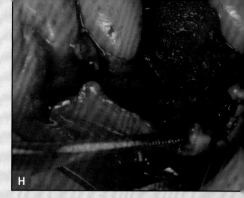

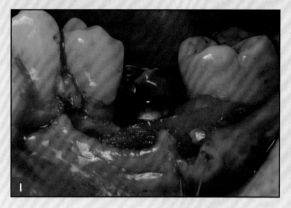
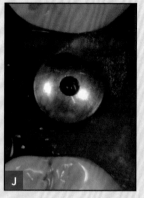
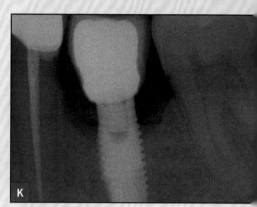

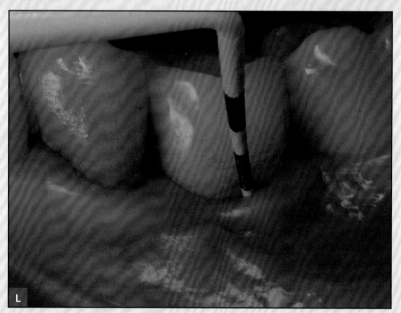

同样，对于存在骨下缺损的病例，建议采用再生的治疗方法。而对于错位于骨壁外的种植体，如果软硬组织的修复再生潜力不佳，则需要通过表面修饰消除术后探诊深度≥6mm的囊袋，减少病原菌定植的可能性。

对于混合型和牙槽嵴下缺损（垂直型骨缺损），如果在手术治疗后仍有软组织不足的情况，应在术后8～12周，伤口愈合后行软组织成形术。需要注意的是，如果可以埋入式愈合，应先考虑牙槽嵴角化黏膜颊向移位转瓣的可能性，尽量减少游离龈瓣移植供区相关并发症的发生（表3）。

最后不得不提的是，为获得远期稳定的疗效，患者须严格配合参与支持性种植体周维持治疗（PIMT），频繁地监测种植体的临床情况（图20）。

表3　种植体周炎伴角化黏膜不足时软组织成形术的术式选择

分类	缺损形态	种植体位置	图解	软组织成形的阶段	处理种植体周炎的术式
Ⅰ类	骨开裂	骨壁内		同时进行	龈瓣根尖侧移动术
Ⅱ类	骨开裂或骨上缺损	骨壁外或骨壁内伴水平型骨缺损		同时进行	龈瓣根尖侧移动术+种植体表面成形术
Ⅲ类	骨下缺损（包绕型缺损）	骨壁内		分阶段进行	再生性治疗

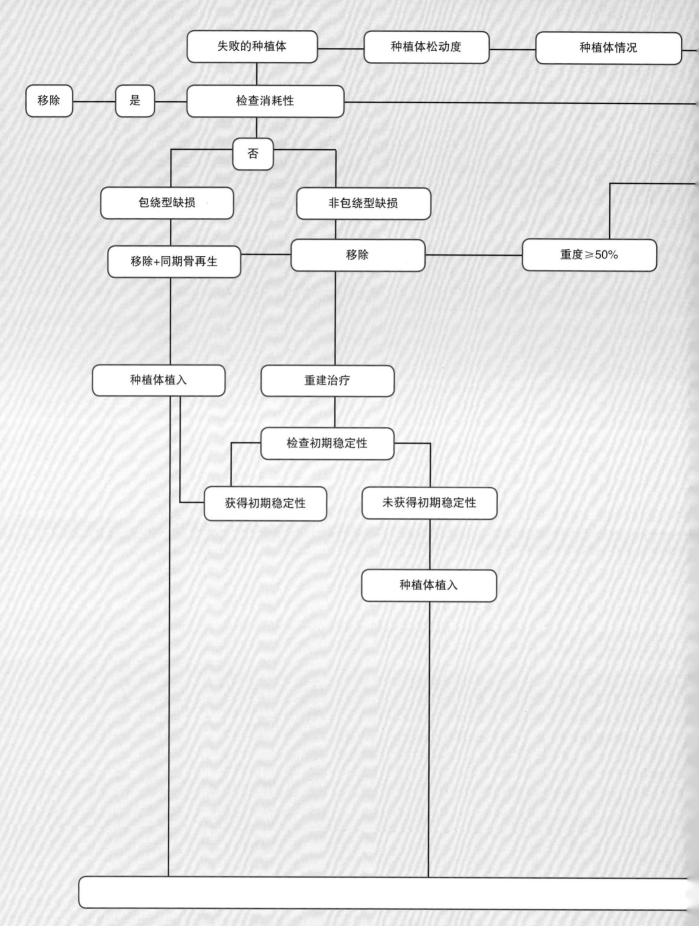

失败的种植体 ─ 种植体松动度 ─ 种植体情况

移除 ─ 是 ─ 检查消耗性

否

包绕型缺损   非包绕型缺损

移除+同期骨再生 ─ 移除 ─ 重度≥50%

种植体植入   重建治疗

检查初期稳定性

获得初期稳定性   未获得初期稳定性

种植体植入

*菌斑控制良好（菌斑指数＜15%～20%）且非手术治疗不能完全解决问题时才能考虑实行手术。

**考虑通过种植体表面成形术进行表面修整。

***种植体周炎维持治疗（PIMT）在治疗的第1年应该达到每3～4个月1次，情况稳定后，每5～6个月1次。

图20　处理将失败和已失败种植体的决策流程。

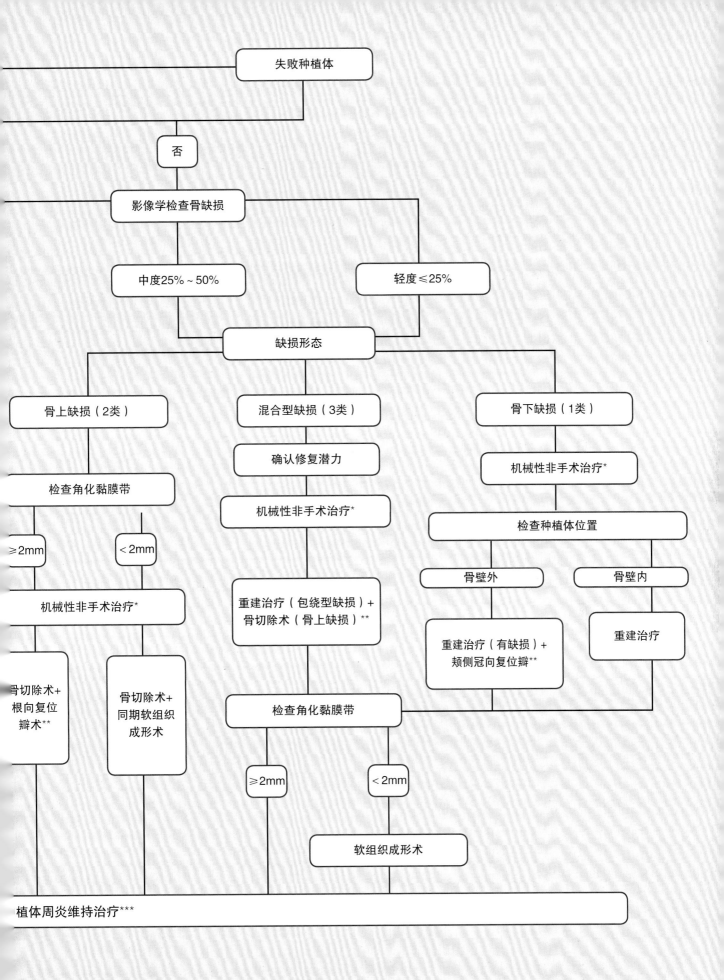

失败种植体

否

影像学检查骨缺损

中度25%~50%　　　　轻度≤25%

缺损形态

骨上缺损（2类）　　　混合型缺损（3类）　　　骨下缺损（1类）

检查角化黏膜带　　　确认修复潜力　　　机械性非手术治疗*

≥2mm　　<2mm

机械性非手术治疗*　　　机械性非手术治疗*　　　检查种植体位置

骨壁外　　　骨壁内

骨切除术+根向复位瓣术**　　　骨切除术+同期软组织成形术　　　重建治疗（包绕型缺损）+骨切除术（骨上缺损）**　　　重建治疗（有缺损）+颊侧冠向复位瓣**　　　重建治疗

检查角化黏膜带

≥2mm　　<2mm

软组织成形术

植体周炎维持治疗***

7．预后无望种植体的处理决策流程

预后无望的种植体是指因严重种植体炎累及或口腔修复过程中的消耗性而要移除的种植体（表4）。在生物力学或美学层面非必要的位点，拔牙后不需要进一步种植治疗。但是，对于需要种植修复的位点，往往需要在重建干预后同期或分期植入种植体。虽然有文献提出可以在移除原种植体的同时植入新种植体[64]，但因下列原因（当存在种植体周炎）时不建议这样做：

- 出现种植体周炎的部位往往伴有中度垂直骨丧失。因此种植体的位置可能会不理想
- 不易获得初期稳定性
- 可以通过种植体植入前的分期重建措施来调整种植体的规格改变[65]

- 种植体取出后即刻骨结合的骨存活率尚不明确[66]
- 应假定种植体周炎部位存在病原菌和其他微生物感染

因此，对于存在重度骨丧失和骨上缺损（包绕型）的部位，建议取出种植体，等待至少8周，使软组织自行愈合。在第二阶段，临床医生可选择种植体植入（如果可行）或骨增量。短种植体（≤6mm）的使用能减少垂直骨增量的手术创伤。研究表明，短种植体的应用效果可观，特别是与相邻种植体行联冠修复时更佳[67]。否则，可在种植位点行骨增量手术，至少6个月后行分期种植术。

表4　移除已失败/将失败种植体的方法

技术	侵入性	耗时	优点	缺点	潜在并发症					局限性	转速（r/min）	反向扭矩（Ncm）	频率（kHz）
					过热	种植体折断	栓塞	通路	可视性				
环钻	+++	－	■ 有效 ■ 快速	■ 无法即刻种植 ■ 对软硬组织侵入性强	X					■ 接近解剖边界 ■ 长种植体固定于下颌骨下缘附近	1200～1500（大量盐水冲洗）	NA	NA
反向扭矩（图21）	－	＋	■ 对硬软组织更为保守 ■ 能即刻种植 ■ 简单	■ 不同种植系统和形态差异 ■ 耗时		X				■ 窄种植体（<4mm） ■ 种植体颈部改变（断裂） ■ 种植体外部连接困难	NA	<250（生理盐水冲洗）	NA
电外科和激光辅助设备	++	+++	■ 对硬软组织较保守	■ 耗时 ■ 无法即刻种植				X	X	■ 通路 ■ 可视性	NA	NA	20～40（大量冲洗）
高、低速旋转钻	++	++	■ 有效去骨 ■ 在微创技术失败后有效去除皮质骨	■ 耗时 ■ 无法即刻种植	X		X	X	X	■ 通路 ■ 可视性	低速：800～1000 高速：20000	NA	NA
钳子（图22）	++	+++	■ 无过热现象 ■ 对严重丧失种植体有效	■ 常发生骨折和种植体变形 ■ 结合旋转使用		X		X	X	■ 长种植体固定于下颌骨下缘附近 ■ 种植体周严重骨丧失，无法固定	NA	NA	NA

－：无；+：轻微；++：高；+++：非常高；NA：不适用。

当种植体周出现骨下缺损或混合缺损（包绕型）时，因缺损形态有包裹性，因此可同期行引导骨再生以减少牙槽嵴的萎缩。

当缺损呈环形时建议不翻瓣以保存牙槽嵴。其他情况下则需采用翻瓣术和引导骨再生，至少16周后再植入种植体。

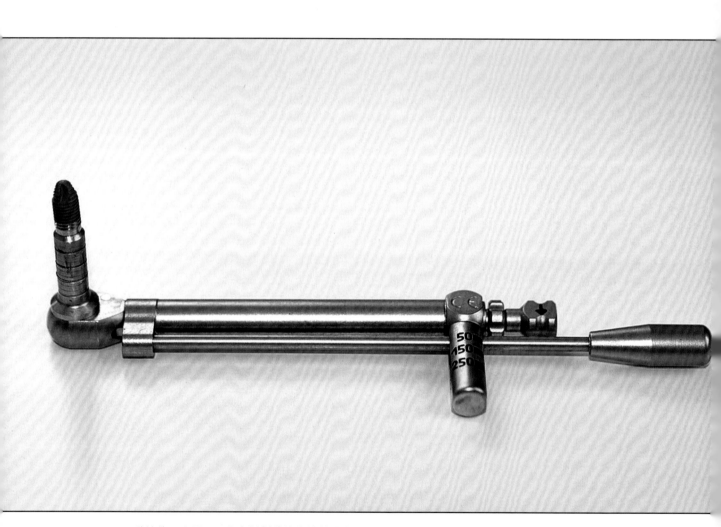

图21   种植体取出器。取出未折断种植体的首选方法是使用连接种植体颈部的扳手。

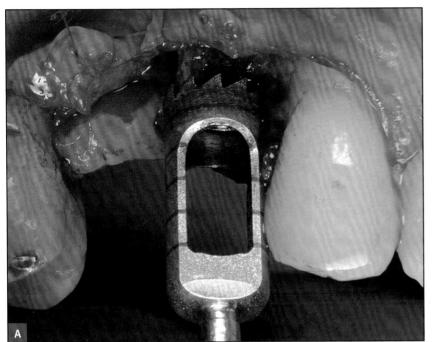

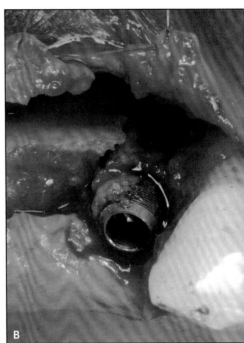

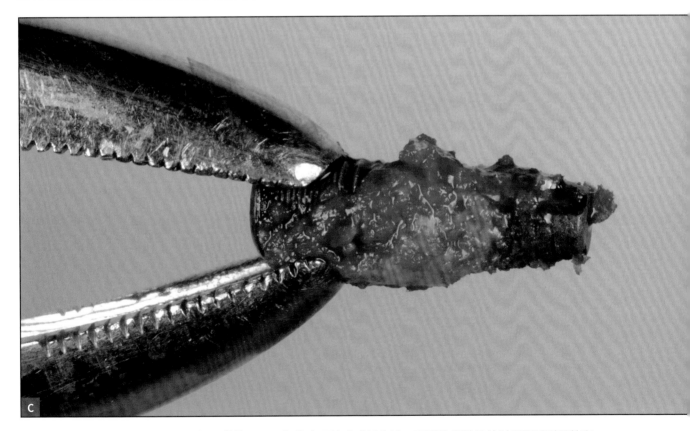

图22（A~C） 在骨丧失较轻，但因其他原因，如位点不佳或难以自洁，而需取出种植体时需要用到环钻和钳子。

病例6（图23A～K） 后牙区种植体因种植体周炎和前牙种植体位置不当导致渐进性破坏，成为将失败种植体。取出伴有重度骨丧失的种植体，同期植入邻近的原始牙槽嵴中。骨切除术和种植体表面成形术处理第一磨牙处的种植体。通过被取出种植体的组织学结构了解牙槽骨特征。用引导骨再生充填前牙的缺损。在12个月后的最终修复时，可观察到软硬组织趋于稳定。

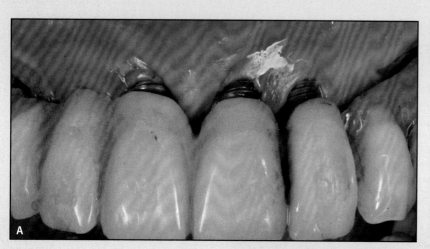

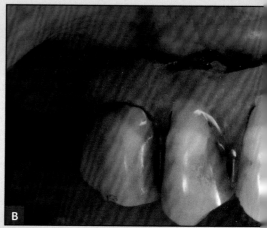

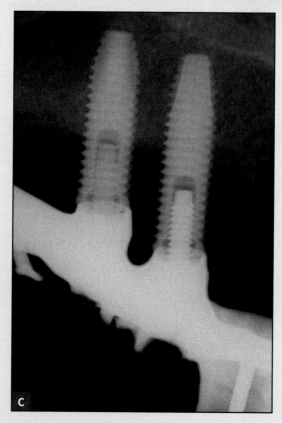

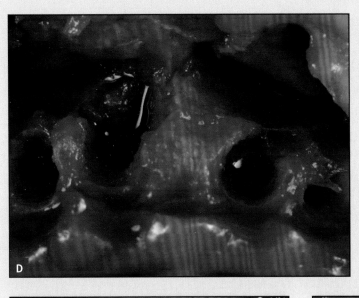

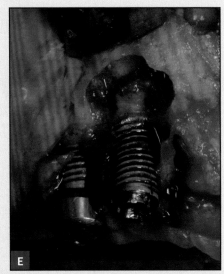

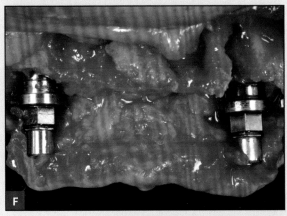

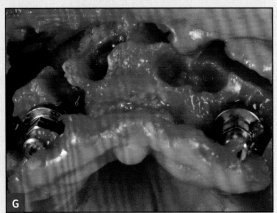

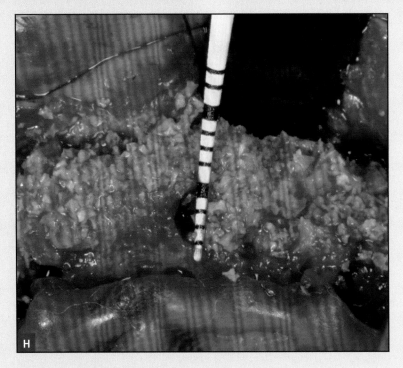

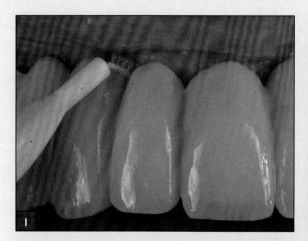
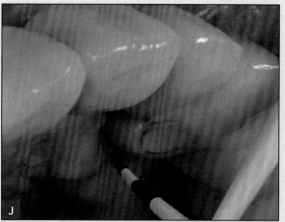

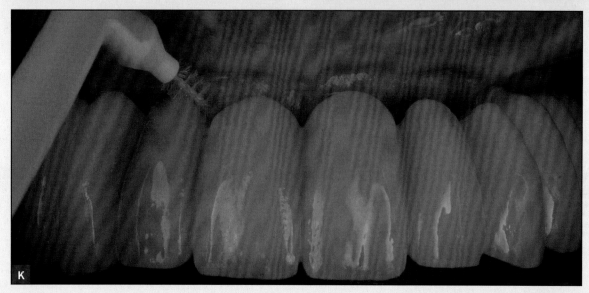

病例6的启发

- 重度骨丧失的种植体一般预后无望。

- 无功能或无生物力学作用的种植体应判为预后无望。

- 种植体预后和治疗方式的选择取决于其在颊舌向的位置。

- 后牙区种植体的预后必须谨慎评估，因为种植体取出的后遗症会影响新种植体的植入，除非采用上颌窦提升等重大重建措施。

- 发现和解决不良修复体设计等局部促进因素是挽救将失败种植体的关键。

病例7（图24A～N） 两颗相邻的下颌种植体出现重度种植体周炎（边缘骨丧失≥种植体总长度的50%）。微创取出原种植体8周后植入短种植体（6mm）。术区可见残留的凹坑状缺损。为了获得足够的种植体初期稳定性，可以用自体骨、无机牛骨和可吸收屏障膜进行引导骨再生。12个月随访时可见种植体周软组织健康，影像学检测骨水平稳定。

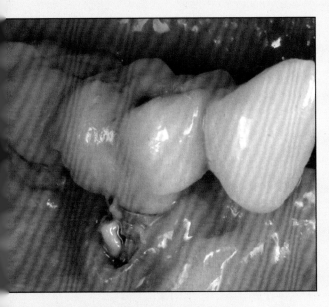

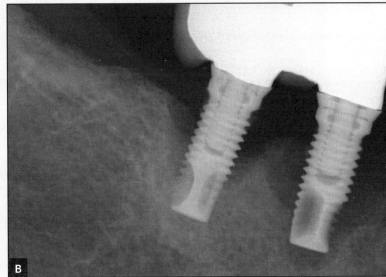

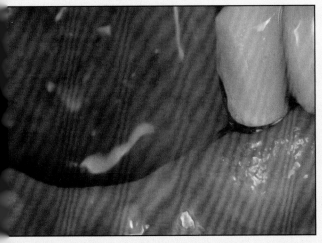

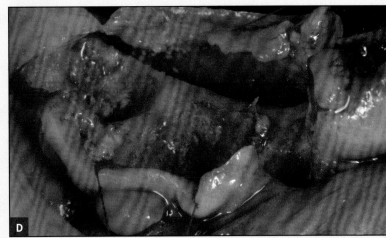

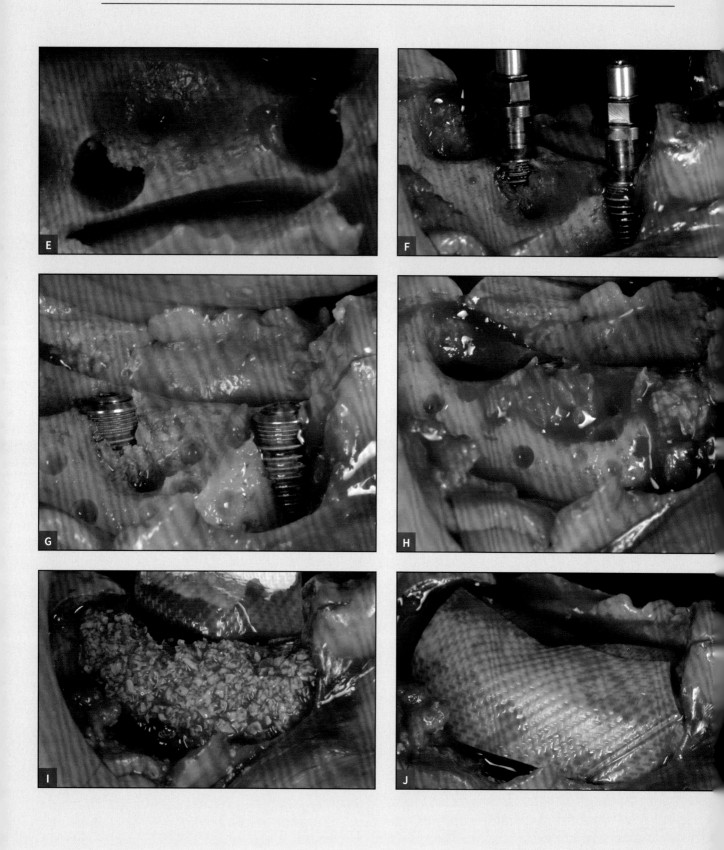

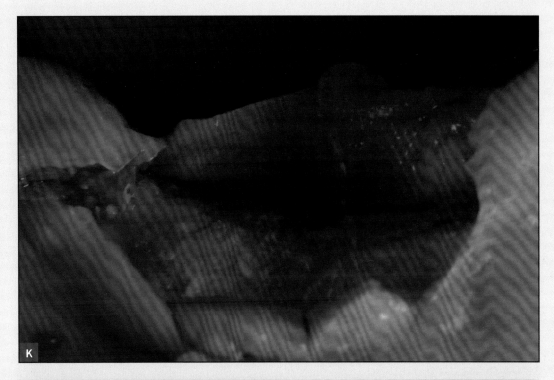

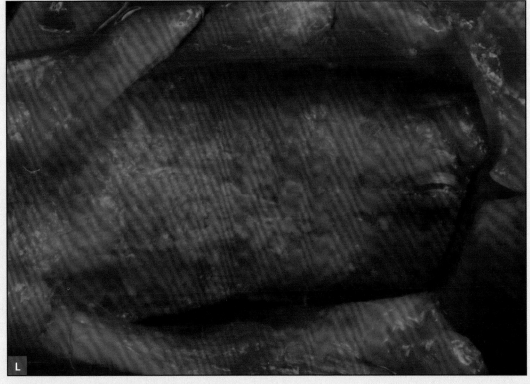

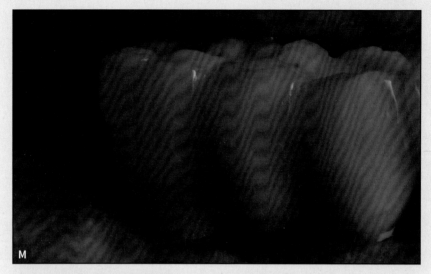

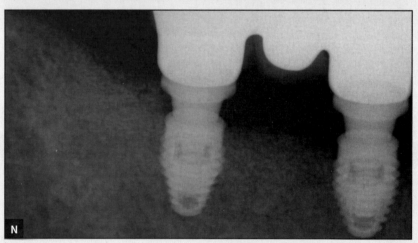

病例7的启发

- 边缘骨丧失≥50%的种植体一般预后无望。
- 由于感染和骨丧失的程度较重，取出种植体后不适合即刻植入。
- 对于非包绕型缺损，取出种植体的同时保留牙槽嵴的修复潜力不会影响后续引导骨再生的效果。
- 在取出种植体时保留或移植牙槽嵴可能使软组织的质量和弹性变差。
- 相比于拔牙后牙槽窝的尺寸变化，种植体取出8周后，硬组织的尺寸变化减少。
- 在垂直骨量不足的情况下，短种植体是一种有效的治疗选择。

病例8（图25A～L）　两颗相邻的上颌种植体出现重度种植体周炎（边缘骨丧失≥种植体总长度的50%）。有创地取出种植体。因缺损形态呈包绕型，同期用自体骨和无机牛骨以1∶1的比例引导骨再生以重建牙槽嵴缺损。手术后16周，植入一颗6mm的短种植体，借修复体连接于相邻的长种植体。12个月随访中可见软硬组织稳定。

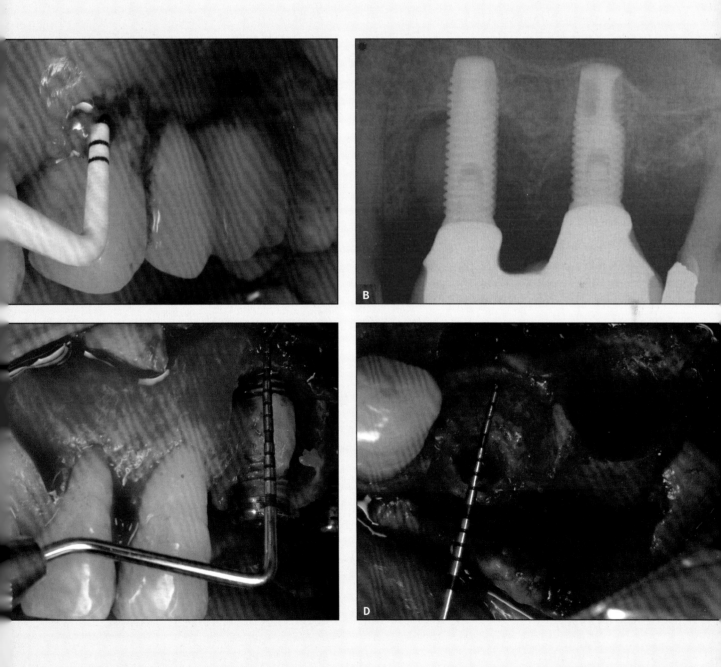

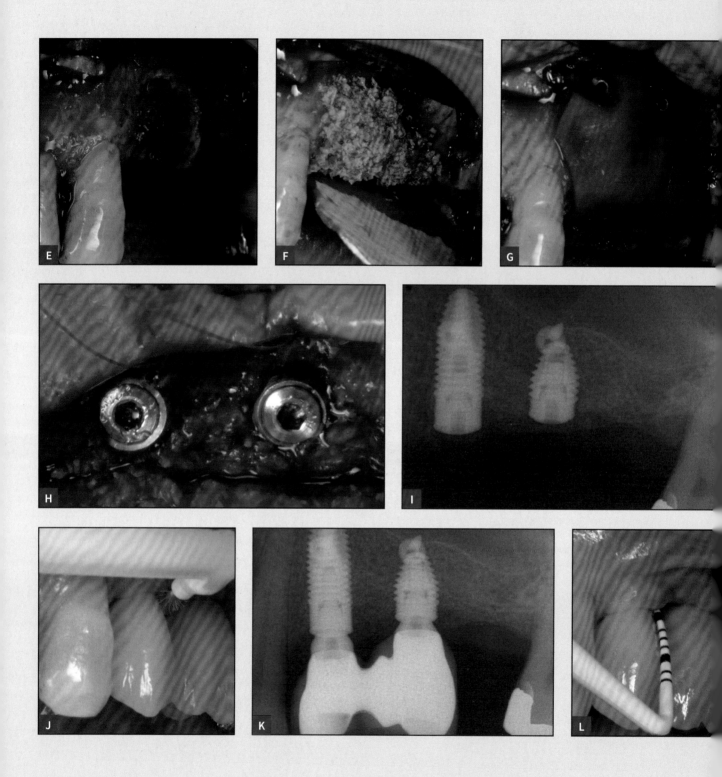

病例8的启发

- 边缘骨丧失≥50%的种植体一般预后无望。
- 由于感染和骨丧失的程度较重，取出种植体后不适合即刻植入。
- 对于包绕型缺损，取出种植体的同时保留牙槽嵴的修复潜力可能会影响后续引导骨再生的效果。
- 同期引导骨再生会阻碍上颌窦提升。
- 初期伤口严密缝合是引导骨再生成功的关键。
- 在垂直骨量不足的情况下，短种植体（≤6mm）是有效的治疗选择。

8. 结束语

处理失败的种植体的复杂性在于结合缺损局部的特点，了解所选治疗方式的适应证、疗效和局限性。划分预后分级有助于简化决策流程，能实现种植体周组织稳定和长期健康。

第14章

Guo-Hao Lin, José Nart, Gonzalo Blasi

种植体周炎的非手术治疗

NON-SURGICAL TREATMENT FOR PERI-IMPLANTITIS

摘要

在伴有骨缺损的种植体周清除菌斑是具有挑战性的，因此文献中关于种植体周炎的非手术治疗呈现出相互矛盾的结果。鉴于此，临床中出现了多种不同的治疗方法。种植体周炎的非手术治疗一般可分为：（1）手工器械；（2）局部辅助治疗（局部抗生素使用）；（3）空气喷砂；（4）全身抗生素使用；（5）激光治疗；（6）修复体改形。这些治疗方法已被证明在治疗种植体围黏膜炎方面具有良好效果。相对应的是，研究证据表明，在种植体周炎的治疗中，单独使用任何一种非手术治疗方法均无法完全消除炎症。然而，最近的系列病例报道表明，当将机械清创、空气喷砂与全身抗生素使用相结合时，非手术治疗效果得到显著的提高。本章旨在基于现有研究证据阐明治疗有效性并概述种植体周炎的各类非手术治疗方法。

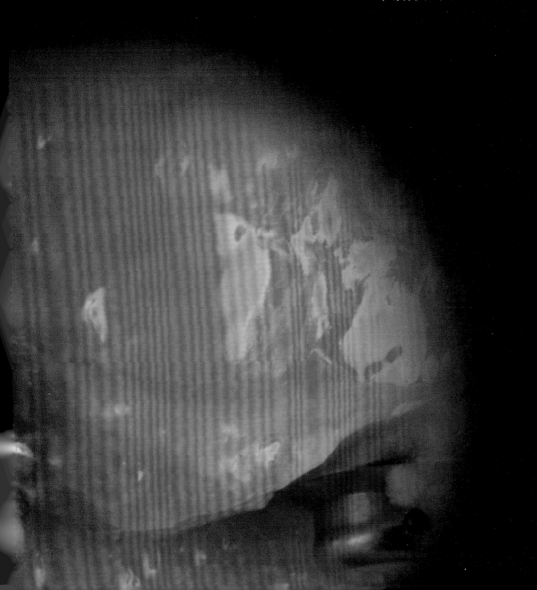

本章学习目标

- 介绍如何选择机械清创器械

- 展示机械清创的不同辅助疗法

- 探讨抗生素治疗的有效性

- 评估联合治疗在非手术治疗中的优势

- 阐明治疗种植体周炎最有效的非手术治疗方法

1. 引言

已有经典的牙周文献证明了非手术治疗在牙周病治疗中的临床有效性。炎症会随着菌斑生物膜的减少而消退。因此，非手术治疗可使得探诊深度（PD）和探诊出血（BOP）减少，以及临床附着水平（CAL）增加。同样，大多数现有的科学文献一致认为非手术治疗对种植体周黏膜炎有效。种植体周黏膜炎是种植体周炎的前驱症状，也被认为是该疾病发展的风险指标[1]。

因此，临床中应考虑对菌斑进行机械控制以预防种植体周炎。尽管非手术治疗已被认为能有效治疗种植体周黏膜炎，但种植体周炎的常规非手术治疗呈现出相互矛盾的结果。在伴有骨吸收的种植体周进行菌斑生物膜清除的困难之处在于种植体螺纹的存在、粗糙的种植体表面、种植体植入的深度和外形过凸的修复体，这些因素均影响了操作器械的进入。目前针对种植体周炎的治疗缺乏有力的证据，又因为长期结果显示手术治疗的成功率有限，手术治疗也存在争议[2]。本章的目的是回顾种植体周炎非手术治疗的不同治疗策略。

2. 种植体周炎非手术治疗的目标

■ 探诊深度恢复正常/降低（≤5mm）
■ 通过多种骨自身修复方法增加临床附着水平
■ 消除与探诊出血相关的过深的探诊深度
■ 减少厌氧菌和常驻微生物的数量
■ 帮助患者形成有效的居家口腔卫生习惯
■ 在重建手术治疗前，改善软组织炎症

3. 种植体周炎非手术治疗的基本原理

■ 治疗牙周炎的非手术治疗已被证明是有效的
■ 种植体周炎是一种菌斑生物膜介导的疾病
■ 建议在手术治疗之前改善软组织状况

■ 与手术治疗方式相比，发病率较低
■ 与手术治疗相比，术区瘢痕更少，尤其是在美学区
■ 更高的患者接受度
■ 更少的术后并发症

■ 轻度骨下缺损
■ 患者不愿取下上部修复体
■ 有不良生活习惯（如每天吸烟 > 10支）的患者不适合进行手术干预
■ 美学区的轻度至中度种植体周炎

4. 种植体周炎非手术治疗的缺点

■ 难以在直视下操作
■ 难以通过机械和化学清洁方法对种植体表面进行充分清洁
■ 难以通过骨自身修复增加种植体周支持组织
■ 无法增加种植体周角化黏膜

5. 非手术治疗的适应证

■ 种植体周手术治疗前
■ 种植体周炎表现为伴软组织肿胀的容纳型或水平型骨缺损

6. 手工器械（刮匙和超声设备）

市场上有多种用于种植体表面机械清创的刮匙。最常用的器械通常是由塑料、钛、聚四氟乙烯（PTFE）和碳纤维制成的。

塑料刮匙

是最脆弱的刮匙，它们对龈下清创的效果有限。

钛刮匙

由于钛刮匙与种植体表面具有相似的硬度（图1），因此钛刮匙既可对种植体表面进行良好清创，也不会损坏种植体表面。

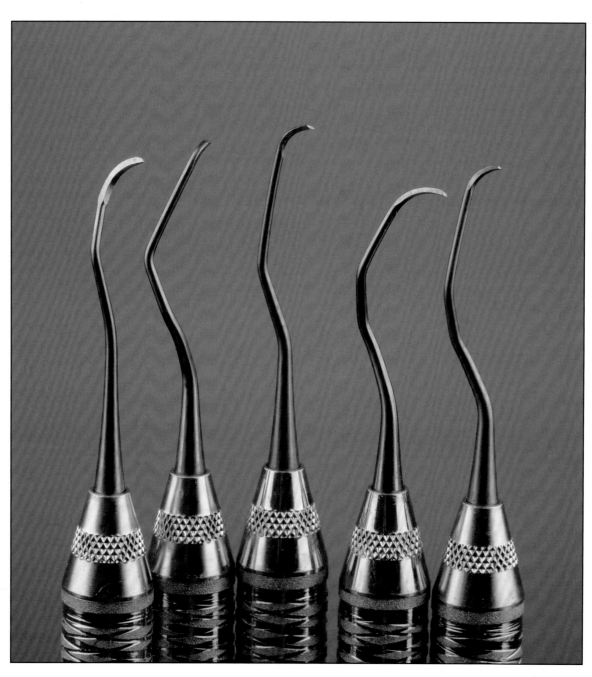

图1　钛刮匙不易造成种植体表面的损害。

聚四氟乙烯刮匙

其较钛刮匙更脆弱，临床使用中器械容易受到损坏。

碳纤维刮匙

与PTFE刮匙类似，碳纤维较钛质软。

不锈钢刮匙

其硬度优于钛，使用过程中会划伤种植体表面；因此，不锈钢刮匙不适合用于种植体周刮治治疗，除非将其谨慎地用于种植体骨下缺损清创（图2）。

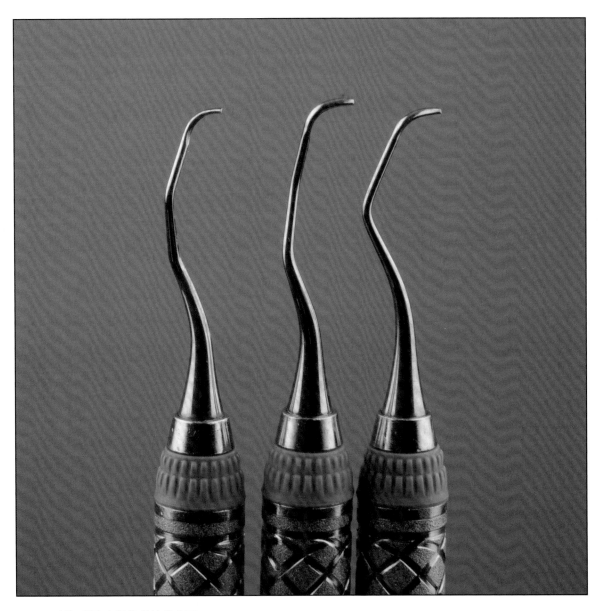

图2 不锈钢刮匙会损伤种植体表面。

与手工器械类似，超声设备也有不同的尖端。最常用的是由高科技聚醚醚酮（PEEK）纤维制成的尖端涂层[3]（图3）。

虽然超声PEEK尖端可对种植体周达到良好清创，但已有研究表明，其会在种植体表面周围留下PEEK残留物[4]。将超声设备和手工器械进行比较发现，二者在临床参数和微生物分析中没有观察到显著差异[5]。

手工器械治疗种植体周炎的目标是进行龈下刮治，同时尽量减少种植体表面的损伤/划伤。此外，成功的种植体周龈下刮治还应包括去除种植体周骨下缺损部分的肉芽组织。

现有的数据表明，未结合其他辅助治疗方法的机械清创在减轻种植体周炎中的效果较为有限且不可预测[6]。

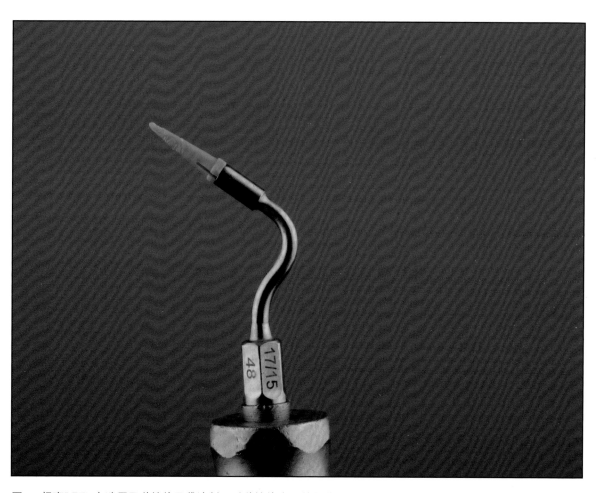

图3　超声PEEK尖端用于种植体周袋清创，对种植体表面的损伤最小。

7. 非手术治疗的辅助局部治疗（局部抗生素使用）

为了达到种植体表面清创的目的，目前临床中已提出多种与机械清创相结合的不同辅助治疗方法。

一项系统性综述和荟萃分析在评估非手术治疗有效性中，将单独的机械清创与联合治疗相比较发现，尽管差异很小，但联合治疗可获得更多的探诊深度减少[7]。

在对照试验中使用了两种不同的辅助药物：氯己定和米诺环素。

■ 已证明在机械清创中辅助使用米诺环素微球与光动力疗法均可减少黏膜炎症[8]

■ 将机械清创术联合氯己定与空气喷砂进行比较时，二者可获得类似的临床结果，但空气喷砂可显著减少出血[9]

■ 有研究针对氯己定凝胶联合碳纤维刮匙治疗中，是否应用米诺环素进行了临床试验，发现尽管反复应用米诺环素提高了临床治疗效果，但就临床指标（BOP和PD）的变化，局部给药的米诺环素所带来的附加治疗效果微乎其微[10-11]。当米诺环素用于治疗残留的种植体周袋时，也发现了类似的结果[12]

■ 在一项随机临床试验中将氯己定作为龈下刮治后的辅助用药，结果显示种植体周炎得到显著改善[13]

现有的科学证据表明，尽管前述提到的机械治疗辅助抗生素用药增加了患者的经济成本，但均提高了一定的治疗效果。有关局部抗生素应用的更多内容，详见第15章。

8. 空气喷砂设备

空气喷砂设备已被建议作为手工器械和超声设备的替代治疗方法，其目的是在不损伤种植体的前提下，有效地去除生物膜，清洁种植体表面[14]。改变种植体表面可能会迅速引起细菌生物膜的重新定植[15]。

体外研究表明，空气喷砂设备似乎具有良好的清洁潜力，可以与种植体螺纹形成充分接触，且不会对钛表面造成明显损伤[4,16-17]。尽管临床研究未能表明与机械清创相比，空气喷砂设备在处理种植体周黏膜炎方面具有优势[18]。然而，在利用空气喷砂设备对种植体周炎进行非手术治疗后，种植体周炎状况得到改善[19]。

最常用的粉末是碳酸氢钠和甘氨酸粉末。与碳酸氢钠相比，低磨损氨基甘氨酸粉末对种植体表面的磨损较小[20]。

总体来说，喷砂手机机头由一个带有水平出口的细长喷嘴组成，并使用减压来避免软组织气肿形成，从而便于进入牙周和种植体周袋（图4~图6）。

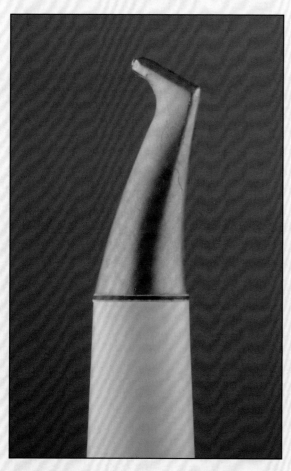

图4　空气喷砂设备可有效地清除生物膜，不会对种植体表面造成损害，这也是其被应用于种植体周维护的原因。

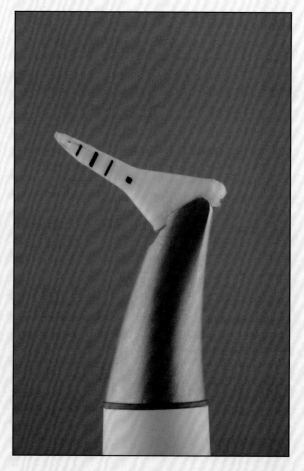

图5　PerioFlow作为清除生物膜的有效工具，在为患者带来最大舒适度的同时，也减少了对种植体表面的损伤。

一旦将喷嘴插入袋中，就会喷射出混有喷砂粉末的水流。厂家建议每个位点不得停留超过5秒。喷嘴应以非接触方式围绕种植体进行短时间旋转运动[21]。

使用喷砂设备存在一个缺点，即有病例报告描述了相关不良事件，例如气肿的形成[22]。而从临床安全性来看，目前并未发现喷砂设备相关不良影响[18]。

9. 非手术治疗的全身抗生素使用

迄今为止，关于全身抗生素对种植体周炎治疗影响的相关证据很少。目前尚无评估全身抗生素对种植体周炎影响的临床对照试验。在非对照研究中，显示出相互矛盾的结果。Stein等采用了软组织刮治以及利用聚维酮碘进行黏膜下空气喷砂的抗菌治疗方案。

在纳入的45名患者中，其中24名患者（患有严重的慢性牙周炎）接受了全身阿莫西林和甲硝唑的联合治疗。得出的结论是，全身应用抗生素对PD、CAL和BOP没有显著影响[23]。另一方面，Nart等提出了一种新的非手术方案，即使用超声设备进行机械清创、软组织刮治、黏膜下空气喷砂以及每8小时口服500mg甲硝唑，持续1周，最终在大多数病例中证明了该治疗方案能有效地阻止进行性骨丧失、减少探诊深度和溢脓以及放射学骨重建。然而，由于通过上述方案治疗后种植体周探诊出血仍时常出现，因此未能完全有效地取得成功的治疗结果[24]。

鉴于全身应用抗生素对患者潜在危害与益处的相关证据较为有限，笔者建议将全身抗生素的使用限制在急性感染和快速进展的种植体周炎病例（图6）。

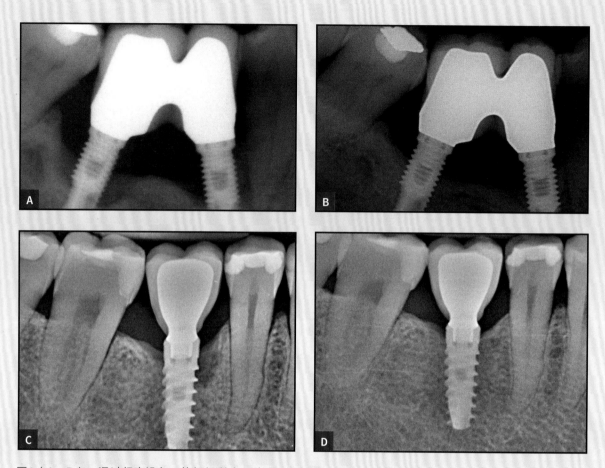

图6（A~D）   通过超声设备、软组织刮治、黏膜下空气喷砂和每8小时口服500mg甲硝唑，持续1周，进行非手术治疗后12个月随访时的放射学变化。

10. 非手术治疗中的激光治疗

由于牙周组织和种植体周组织复合体的差异，种植体周的骨吸收不会自行停止，即使在消除滞留的菌斑后，也可能表现出自发持续的疾病进展和进一步的骨吸收[25]。因此，在种植体周炎的治疗中，未与其他辅助治疗方法相结合的机械清创被认为是无效的[11]。基于上述原因，激光治疗被引入到种植体周黏膜炎和种植体周炎的治疗中，旨在阻止细菌活动和进一步解决种植体周组织的炎症。激光通常作为声波、超声波和手工器械等常规机械治疗的辅助手段[26]。本小节旨在回顾现有文献证据，评估非手术激光治疗在种植体周炎治疗中的有效性。

种植治疗过程中使用的激光类型

当用于治疗炎症时，激光具有多种组织相互作用。激光将光连贯地发射成小而强的光束，从而具有足够的能量来切割硬组织和/或软组织。激光的效果取决于发射的能量和目标组织对能量的吸收程度。这种能量是一种单色光，形成聚焦光束，通过散射、透射、吸收或反射与目标组织相互作用[27]（图7）。根据激光治疗的水平，能量的功率可能导致碳化、汽化、凝固、变性（用于高强度激光治疗）和活化（用于低强度激光治疗）[28]。

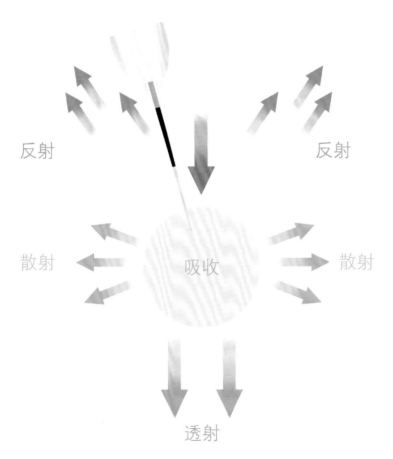

图7　激光能量是一种单色光，形成聚焦光束，通过散射、透射、吸收或反射与目标组织相互作用。

表1　所纳入的非手术治疗文献的特征

作者（年份）	研究设计	组别	激光类型	激光参数	患者数量	种植体数量	随访时间（月）	诊断	治疗结果（差异）						结论
									探诊深度（mm）	临床附着丧失（mm）	边缘骨丧失（mm）	探诊出血（%）	菌斑指数	黏膜退缩（mm）	
Schwarz等[29]（2005）	随机对照试验	激光	Er:YAG	2940nm，12.7J/cm²	10	16	6	种植体周黏膜炎和种植体周炎	0.8±0.83	0.7±0.6	NR	52.1±10.1	0±0.3	−0.1±0.4	激光组的BOP降低明显高于对照组
		塑料刮匙+氯己定	NA	NA	10	14			0.7±1	0.6±1	NR	21.5±14.0	0±0.3	−0.1±0.5	
Schwarz等[30]（2006）	系列病例研究	激光	Er:YAG	2940nm，12.7J/cm²	12	12	6	种植体周炎	1.8±0.6	0.8±0.7	NR	68.6±12.8	0.1±0.1	−0.2±0.3	使用Er:YAG激光对种植体周炎进行单疗程非手术治疗无法保留即将失败的种植体
Persson等[31]（2011）	随机对照试验	激光+喷砂	Er:YAG	100mJ/脉冲，10Hz（12.7J/cm²）	21	55	6	种植体周炎	0.9±0.8	NR	NR	NR	NR	NR	两种方法均未能减少细菌数量，临床改善有限
		喷砂	NA	NA	21	45			0.8±0.5	NR	NR	NR	NR	NR	
Revert等[21]（2011）	随机对照试验	激光	Er:YAG	100mJ/脉冲，10Hz（12.7J/cm²）	21	55	6	种植体周炎	0.8±0.5	NR	−0.3±0.9	NR	NR	NR	使用Er:YAG激光或喷砂进行清创改善临床效果相似
		喷砂	NA	NA	21	45			0.9±0.8	NR	−0.1±0.8	NR	NR	NR	

（续表）

作者（年份）	研究设计	组别	激光类型	激光参数	患者数量	种植体数量	随访时间（月）	诊断	治疗结果（差异）						结论
									探诊深度（mm）	临床附着丧失（mm）	边缘骨丧失（mm）	探诊出血（%）	菌斑指数	黏膜退缩（mm）	
Deppe等2013[32]	试点研究	喷砂+激光（中度骨吸收）	二极管	660nm，100mW，照光功率为60mW/cm²	16	18	6	种植体周黏膜炎植体周炎	0.4±0.6	1.4±0.9	−0.3±0.7	NR	NR	0.2±0.4	通过二极管激光进行非手术治疗可以阻止种植体周的中度骨缺损的骨吸收，但不能阻止重度骨缺损的骨吸收
		喷砂+激光（重度骨吸收）							−0.7±0.9	−0.2±0.9	1.9±0.8	NR	NR	0.7±1.2	
Schär等（2013）[8]	随机对照试验	手动刮治+喷砂+过氧化氢+激光	二极管	660nm，100mW	20	20	6	种植体周炎	0.3±0.3	0.1±0.4	NR	1.5±1.4～4±1.6（探诊出血阳性位点）	0.1±0.1	0.2±0.5	两种治疗方法在消除炎症和减少探诊深度上的治疗效果相当，但两种治疗方法均无法完全消除炎症
		钛刮匙+喷砂+米诺环素			20	20			0.4±0.5	0.1±0.4	NR	2.1±1.5～4.4±1.4（探诊出血阳性位点）	0.18±0.14	0.3±0.6	
Thierbach and Eger（2013）[33]	系列病例研究	手动刮治（塑料刮匙）+激光处理溢脓位点	二极管	660nm，照射10秒	28	17	7	种植体周炎	0.4±0.1	1.7±0.3	NR	85.9±11.5	NR	NR	非手术治疗对于不伴脓液形成的种植体周炎具有良好的治疗效果。对于伴有脓液形成的种植体周炎则需要结合手术进行再生治疗
		手动刮治（塑料刮匙）、未使用激光处理溢脓位点		660nm，照射10秒		33			1.1±0.1	1.3±0.9	NR	54.9±28.1	NR	NR	

（续表）

作者（年份）	研究设计	组列	激光类型	激光参数	患者数量	种植体数量	随访时间（月）	诊断	治疗结果（差异）探诊深度（mm）	临床附着丧失（mm）	边缘骨丧失（mm）	探诊出血（%）	菌斑指数	黏膜退缩（mm）	结论
Mettraux等[34]（2016）	系列病例研究	手动刮治（碳纤维刮匙）+激光	二极管	810nm, 2.5W, 50Hz, 照射30秒，重复3次[2]	15	23	24	种植体周黏膜炎和种植体周炎	颊侧最深探诊深度3.7±0.7～7.5±2.6 舌侧最深探诊深度3.8±0.9～7.7±2.1	NR	NR	至少伴有一个位点探诊出血的种植体比例为：43%～100%	NR	NR	使用二极管激光对种植体周炎进行非手术治疗，从2年后的结果来看，临床症状显著改善
		手动刮治（碳纤维刮匙）+氯己定	NA	NA				种植体周炎							
Schwarz等[35]（2015）	系列病例研究	激光	Er:YAG	2940nm, 单次照射1分钟, 12.7J/cm²	17	24	6	种植体周黏膜炎	0.1±0.6	NR	NR	38±23.1	NR	NR	使用手动刮治联合氯己定或使用激光治疗对种植体周黏膜炎进行非手术治疗，可在短期内获得显著的临床改善
					17	21		种植体周炎	1.0±0.9	NR	NR	27.9±18.5	NR	NR	
Al Amri等[36]（2016）	临床对照试验	手动刮治+激光	二极管	660nm, 100mW	34	34	12	种植体周炎+种植体周黏膜炎	NR	NR	-0.1±0.1	33.9±4.87	NR	NR	在2型糖尿病患者中，与单纯手动刮治相比，手动刮治联合二极管激光治疗可获得更佳的治疗效果
		手动刮治（超声洁治）	NA	NA	33	33			NR	NR	0.0±0.21	21.2±3.3	NR	NR	

（续表）

作者 （年份）	研究 设计	组别	激光 类型	激光参数	患者 数量	种植体 数量	随访 时间 （月）	诊断	治疗结果（差异）						结论
									探诊 深度 （mm）	临床附 着丧失 （mm）	边缘骨 丧失 （mm）	探诊出血 （%）	菌斑 指数	黏膜退缩 （mm）	
Lerario 等 （2016）[37]	临床对照 试验	手动刮治 +激光	二极管	810nm，1W， 单次照射 30秒	21	101	12	种植体周 黏膜炎和种 植体周炎	2.6±1	NR	NR	85.1	NR	NR	二极管激光几 乎可作为治疗 种植体周黏膜 炎和种植体周 炎的有效方 法。可观察到 探诊深度和探 诊出血显著 减少
		手动刮治 （超声洁 治+钛刮 匙）	NA	NA	6	24		种植体周 炎+种植体 周黏膜炎	0.9±1.1	NR	NR	27.7	NR	NR	
Romeo 等 (2016)[38]	随机对照 试验	手动刮治 +激光	二极管	670nm， 75mW	40	63	6	种植体 周炎	3	NR	NR	100	43%	NR	与常规治疗相 比，光动力疗 法可降低探诊 深度、探诊出 血和菌斑指数
		手动刮治	NA	NA		59			2	NR	NR	90	37%	NR	

NA：不适用；NR：未报告。

研究总结

非手术治疗种植体周炎可有效改善临床症状。然而，它似乎不能彻底解决疾病。同样，使用激光作为种植体周炎治疗的辅助疗法，有利于改善种植体周黏膜炎和种植体周炎的临床症状，但缺乏将激光与其他治疗方式进行对比的有力证据，因此不建议将激光作为治疗种植体周病的唯一干预措施。

　　病例1（**图8A～F**）　存在大量探诊出血的种植体周炎病例，由于细菌侵袭而出现了边缘骨丧失。通过手工器械进行非手术治疗，包括使用刮匙和超声设备，以及加强口腔卫生措施。可以注意到在术后6个月随访时种植体周炎已经消退。

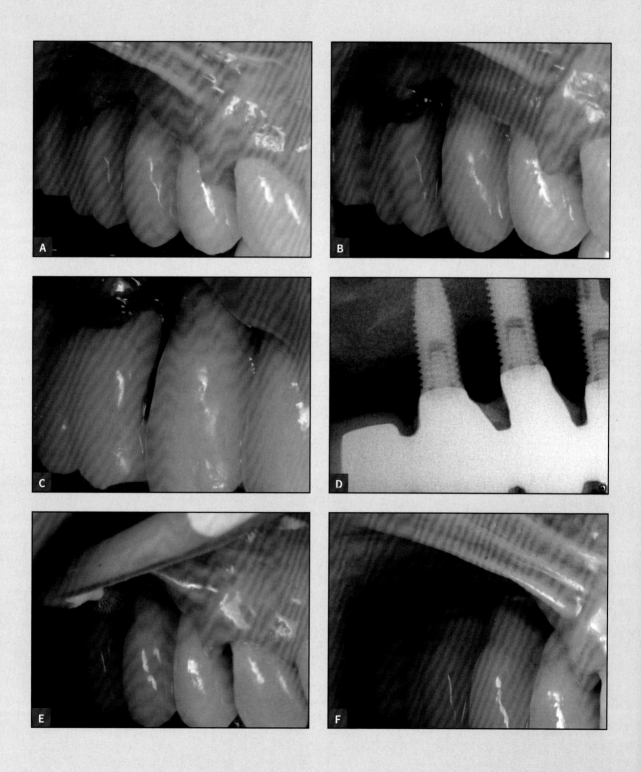

病例2（图9A～E）　种植体远中骨吸收的初始根尖片。起初相邻牙齿的修复体悬突和过凸的修复体轮廓导致种植体周黏膜和牙龈红肿。在邻牙重新冠修复后4个月的随访中，可以看到健康的种植体周组织。

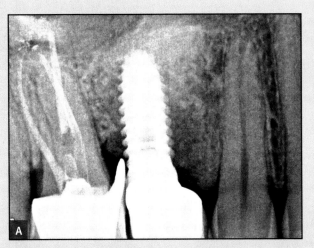
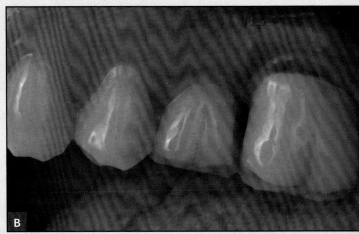
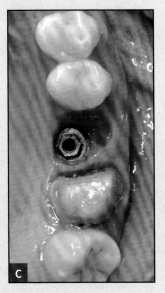
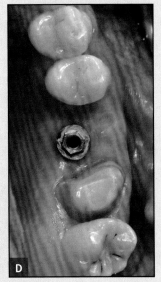
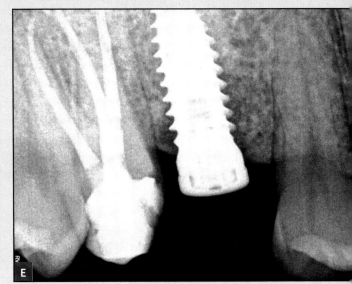

病例3（图10A~D）　通过超声设备、软组织刮治、黏膜下空气喷砂和每8小时口服甲硝唑500mg，持续1周，进行非手术治疗。

在12个月的随访中，种植体周软组织炎症消退，放射学检查可见种植体周牙槽骨得到恢复。

最初临床情况

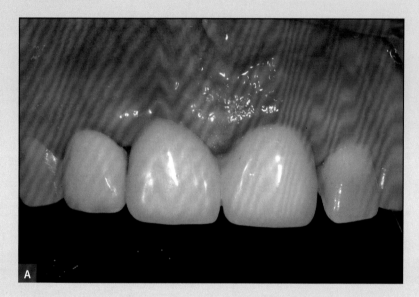

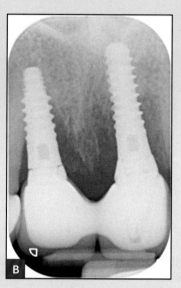

临床指标（11）	近颊	颊侧	远颊	近舌	舌侧	远舌
探诊深度（mm）	11	8	7	9	7	7
改良龈沟出血指数	1	1	1	1	1	1
溢脓	1	1	1	1	1	1
菌斑指数	1	0	1	1	1	1

临床指标（21）	近颊	颊侧	远颊	近舌	舌侧	远舌
探诊深度（mm）	8	6	6	8	5	5
改良龈沟出血指数	1	1	1	1	1	1
溢脓	1	1	1	1	1	1
菌斑指数	1	0	1	1	1	1

12个月时随访的临床情况

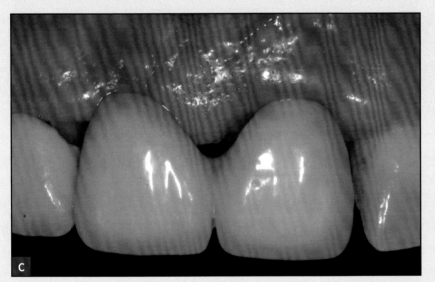

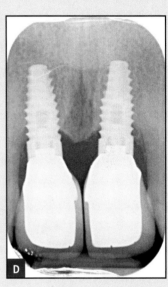

临床指标（11）	近颊	颊侧	远颊	近舌	舌侧	远舌
探诊深度（mm）	5	4	4	5	3	4
改良龈沟出血指数	0	0	0	0	0	0
溢脓	0	0	0	0	0	0
菌斑指数	0	0	0	0	0	1

临床指标（21）	近颊	颊侧	远颊	近舌	舌侧	远舌
探诊深度（mm）	5	4	3	4	3	3
改良龈沟出血指数	0	0	0	0	0	0
溢脓	0	0	0	0	0	0
菌斑指数	0	0	0	0	1	0

几种波长的激光（图11）已用于牙周和种植体周治疗，包括二氧化碳（CO_2；9600～10600nm）、铒：钇铝石榴石（Er:YAG；2940nm）、铒，铬：钇钪镓石榴石（Er,Cr:YSGG；2780nm）、钕：钇铝钙钛矿（Nd:YAP；1340nm）、钕：钇铝石榴石（Nd:YAG；1064nm）和二极管激光器（810～1064nm）。大多数上述激光可用于软组织清创；Er:YAG和Er,Cr:YSGG也可用于硬组织清创，原因在于这些激光只会被表面吸收，不会穿透和散射到组织深处。然而，需要注意的是Nd:YAG的辐照峰值功率较高，可能会导致粗糙的钛表面大量熔化，因此在种植体周治疗中使用这一激光时应谨慎操作[39]（图11）。

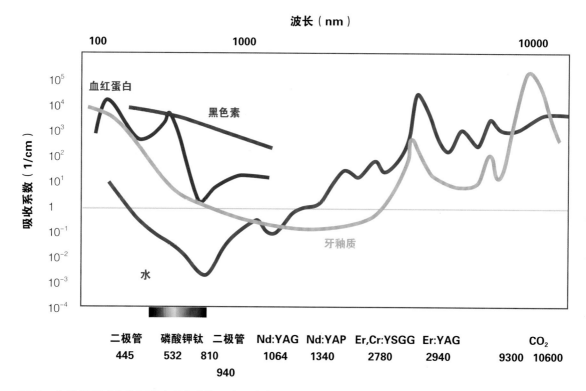

图11 各种组织成分的近似净吸收曲线。（图片由Donald Coluzzi博士提供）

激光的临床治疗方案

建议采用以下方法来有效地使用激光对种植体周炎进行治疗：

■ 在进行充分的局麻后，可使用常规器械去除种植体表面的牙石和附着物。得益于Er:YAG或Er,Cr:YSGG激光具有硬组织消融的能力，可使用这些激光来去除牙石

■ 在常规器械清洁之后，可辅以激光治疗来达到软组织清洁。在进行种植体周炎的非手术激光治疗时，应检查激光设备的推荐功率设置，以达到正确的能量设置和理想的照射。通常设置低于平均功率，以减少龈沟内的微生物。由于Nd:YAG激光具有较高的峰值功率，因此在修复体周围使用该激光时应谨慎操作

■ 非手术激光治疗旨在用激光能量实现种植体周袋的充分照射。因此，激光束应对准衬里软组织，交替重叠照射。当达到充分照射时，应在处理过的组织表面上观察到新鲜的出血

■ 对衬里软组织进行彻底清洁后，需再次使用激光进行术区凝血，利用纤维蛋白凝块建立良好的冠方封闭。该凝结过程应在相对较短的时间内完成，并通过自根方向冠方运动的方式来操作激光束，以确保在种植体周袋的冠方完成该过程。一旦手术完成后，即可获得一个清洁和密封的环境，便于组织愈合

■ 在激光治疗后可使用手指轻压软组织，以提高软组织对种植体表面的适应。术后指导应包括用漱口水或温盐水进行龈上冲洗。应避免任何形式的龈下冲洗，以免影响软组织附着

使用非手术激光疗法治疗种植体周炎的证据

激光已广泛用于牙周炎的非手术和手术治疗[28,40]，但是使用激光进行种植体周炎非手术治疗的证据尚无定论[27]。为了重建种植体周牙槽骨，大多数种植体周炎的治疗方式是手术治疗，包括使用各种移植材料[41]。2018年美国牙周病学会Best-Evidence Review认为在非手术治疗中，激光辅助治疗种植体周炎的证据不足。短期随访的数据表明，激光或许有利于减少探诊出血，然而没有长期随访的数据支持这一临床效果[27]（表1）。

2018年Best-Evidence Review中纳入了6篇文章，随访期为6~12个月[8,21,29,31,37,42-43]。在这6篇文章中，4项研究[8,37,42-43]使用了二极管激光，另外两项研究[21,29,31]使用了Er:YAG激光。现有数据仅评估这两种类型的激光作为种植体周炎非手术治疗辅助手段的临床效果。荟萃分析的结果表明，在非手术治疗中，辅助使用激光对种植体周炎进行治疗时，激光组与非激光组在减少种植体周袋、增加临床附着水平、减少软组织退缩和减少菌斑聚集上没有显著差异[27]。有趣的是，在经过6~12个月的短期随访后，激光辅助非手术治疗似乎可减少探诊出血。这可以由激光治疗后组织的凝结或汽化来解释，并且组织炎症的长期控制可能与维护治疗方案而

非积极治疗有关。因此，使用激光后可减少炎症表现具有可预期性，但仍无法证实其可引起感染种植体周的长期探诊深度减少和骨重建。

光动力疗法

光动力疗法利用可被微生物吸收的光敏剂。在暴露于适当波长的光后，光敏剂将被激活至激发态。通过激活光敏剂，来自光的能量将转移到分子氧，从而引发针对细胞的细胞毒性作用[44]。各种光敏剂已用于治疗种植体周炎，包括甲苯胺蓝O（TBO）[45-46]和亚甲基蓝[38]。口腔医学中使用的大多数光敏剂的波长为630～700nm[47]，这是可以激活TBO（635nm）或亚甲蓝（660nm）的理想波长。光源可以是激光、发光二极管（LED）灯或可见光。

大多数种植体周炎治疗的相关研究是通过翻开黏骨膜瓣以暴露种植体表面进行清创的方式进行治疗[45-46,48-49]，因此使用光动力疗法辅助非手术治疗的相关证据十分罕见。Romeo等使用波长为670nm的二极管激光器结合亚甲基蓝作为光敏剂，对40名种植体周炎患者进行了治疗。研究结果表明，在6个月的随访中，与常规机械治疗相比，行非手术光动力疗法的位点平均多减少1mm的种植体周袋、10%的BOP及6%的菌斑指数[38]。然

而，仍需要更多的临床试验来证实这一治疗方法的潜在优势。

11. 对影响清洁的修复体进行改形

目前，修复体轮廓对种植体周健康的影响引起了重视。在一项横断面研究中，Katafuchi等将穿龈角度超过30°的修复体轮廓视为种植体周炎的风险指标[50]。同样，Nart和Liñares等率先将修复体轮廓改形用于治疗种植体周炎，并获得了可预期的治疗结果[24,51]。此外，de Tapia等在一项临床随机试验中，对存在修复体轮廓过凸的种植体周黏膜炎病例进行治疗时，在试验组中进行机械清创术及修复体改形，而在对照组中并没有对修复体进行改形。在6个月的随访中，与对照组相比，试验组的黏膜炎症显著减少[52]。

12. 结束语

目前关于非手术治疗解决种植体周炎的临床证据十分有限。近期的证据表明，种植体周非手术治疗有利于改善种植体周临床参数。然而，在绝大多数情况下，非手术治疗不足以彻底解决种植体周病。机械清创中哪些辅助疗法具有最佳的治疗效果仍有待明确。

第15章

Marcelo Freire, Karim El Kholy

种植体周炎的药物联合治疗

PHARMACOLOGIC ADJUNCTS FOR THE MANAGEMENT OF
PERI-IMPLANTITIS

摘要

新兴研究表明，种植体周炎需要替代治疗方案。种植体周病的病因源于机体
对机械、化学或细菌刺激的异常炎症反应。目前已发现由于种植体周菌斑的
增加，种植体周病的发生率与加深的探诊深度直接关系。本章旨在探讨为维
持种植体周健康而设计的经典和新型药物输送途径。局部和全身应用抗生素
作为常规菌斑控制的辅助用药，可以改善种植体周的健康状况。除了支持性
牙周治疗外，辅助用药还可调节致病性生物膜，影响免疫表型，并恢复种植
体周稳态。氧化脂肪酸来源的新型特异免疫介质被视为治疗种植体周病的新
方法，其主要通过激动剂信号调节免疫系统。针对生物膜和免疫系统因素的
联合治疗方法对种植体周健康的治疗与维持具有重要意义，本章将就这一主
题做进一步讨论。

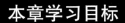

本章学习目标

- 明确用于治疗种植体周炎的各类辅助药物

- 评估支持使用局部药物治疗种植体周炎的现有证据

- 评估支持使用全身抗生素和其他全身药物治疗种植体周炎的现有证据

- 介绍全身用药的临床应用

- 了解宿主调节剂在种植体周炎治疗中的作用

1. 引言

如今，种植义齿因其极佳的生物和机械性能而成为口腔临床中最常用的义齿修复选择。由于临床治疗方案的差异、不同类型的种植体植入以及缺乏合适病例选择的具体标准，导致临床中被诊断为种植体周病的病例日益增加。种植体周病治疗的目标是预防、消除感染和炎症，控制疾病进展，重建功能组织以及恢复美观。虽然目前尚未对特定方案进行广泛研究，但新的药理学和手术方案已经开始出现，其目标是应对生物膜失调的炎症反应，有效控制病因。

由于牙周微生物学和口腔免疫学的进步，我们对牙周炎发病机制的理解有了长足的进步，也为探索种植体周学领域打下了坚实的基础。特定微生物的数量和功能受到生物膜水平的动态变化、宿主反应、微环境相互作用的控制。细菌与其宿主之间的复杂相互作用会影响疾病模式、严重程度、传播和进展。种植体表面的菌斑积聚和炎症指数与天然牙的发生模式相似。研究表明，如果每48小时至少进行一次有效、准确的口腔卫生清洁，可以防止牙龈炎症的严重程度增加。通常建议已行种植修复的患者在种植体植入区域采用适宜清洁方式进行口腔卫生清洁。菌斑指数升高与探诊深度增加、种植体周黏膜炎发生密切相关。因此，菌斑控制和支持性牙周治疗的目标应为始终保持黏膜和种植体周的稳态，并破坏致病性生物膜。除了传统的菌斑控制之外，本章提供的证据旨在总结与种植体周病治疗和进展相关的药物辅助治疗方面的内容。

2. 药物辅助治疗的目标

- 局部和全身给药（图1）
- 到达种植体周环境中其他治疗方式无法进入的区域
- 破坏病原生物膜
- 降低微生物再定植率
- 改善全身和局部组织炎症
- 提高种植体周非手术和手术治疗的疗效

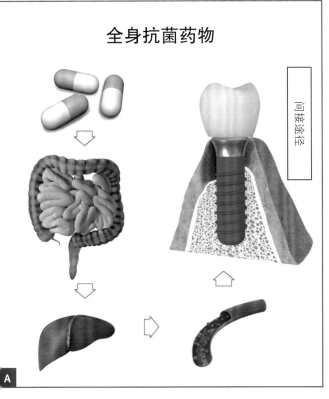

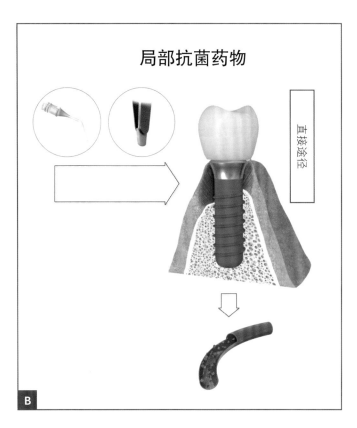

图1（A，B） 全身（A）和局部（B）药物输送途径。

3. 药物种类

局部用药

被诊断为种植体周病的患者或许是采用局部用药（LDDAs）治疗的理想选择[1-2]。种植体周病是由针对细菌生物膜的炎症反应引起的。局部用药在治疗种植体周病方面的临床疗效正逐渐被临床医生所发现[3-5]。局部用药被用作辅助治疗以增强被细菌感染的种植体表面的机械清创效果（图2和图3）。表1列出了最常见的局部用药。

虽然使用局部用药治疗种植体周病的研究极少，甚至不存在，但可从局部用药治疗牙周病的研究中获得相关证据。美国食品药品监督管理局（FDA）认为将米诺环素和多西环素用于种植体周病是超适应证的；然而，考虑到微生物和免疫成分，它们可以安全地用于种植体周治疗。米诺环素和多西环素均是四环素类药物，对革兰阳性和革兰阴性微生物具有广谱影响，也适用于治疗种植体周黏膜炎。氯己定是一种具有广谱活性的双胍类防腐剂，其在欧洲以2%浓度的凝胶形式提供给临床，而在美国则以0.12%浓度的溶液或可溶解的药片形式供临床使用。氯己定溶液可以对种植体周龈沟进行冲洗，从而渗透局部组织。虽然在种植体周病中使用局部抗生素的基本原理尚未完全阐明，但下文所述的牙周病研究为此类局部用药治疗的基本原理提供了更为准确的证据。

表1　用于局部用药的药物种类

产品名称	抗菌药物	剂量	输送系统	生产商
Arestin	盐酸米诺环素	1mg	微球	OraPharma
Atridox	多西环素	42.5mg	聚合物	DenMat
Actisite	盐酸四环素	12.7mg	纤维	Procter and Gamble
PerioChip	葡萄糖酸氯己定	2.5mg	基质	Dexcel
Elyzol	苯酰甲硝唑	250mg	凝胶	Colgate
Dentomycin	盐酸米诺环素	1mg	凝胶	Blackwell

由于研究之间的高度异质性，目前关于使用局部用药作为辅助治疗的临床指南尚未制订。但临床经验表明，局部抗微生物药物的辅助使用或许对某些人群有一定积极意义，例如糖尿病患者和吸烟患者[6-7]。

最近的一项系统评价表明，辅助使用局部抗微生物药物可改善临床结果。龈下应用四环素纤维、多西环素和米诺环素治疗慢性牙周炎时可在一定程度上降低探诊深度（加权平均差值0.5～0.7mm）。该作者得出如下结论：辅助使用局部抗微生物药物或可作为深部和复发性牙周炎位点刮治及根面平整（SRP）的相关辅助治疗[8]。

根据Paquette等2003年的一项研究，在降低吸烟患者的探诊深度方面，根面平整加局部给药的米诺环素微球比单独进行根面平整更为有效[6]。然而也有部分研究显示，使用局部抗微生物药物未发现任何积极作用。2010年发表的一篇系统评价认为，目前支持在吸烟患者中使用局部抗微生物药物的相关证据不足且尚无定论[10]。

最近的研究中一项三臂随机试验研究了在常规牙周治疗中添加局部抗菌药物的作用，并检测了血清炎症标志物和胆固醇水平。除了牙周组织炎症标志物降低外，C反应蛋白也出现了系统性降低[11]。这表明辅助使用局部抗微生物药物，或许对吸烟患者和患有系统性疾病的患者来说具有一定积极意义。

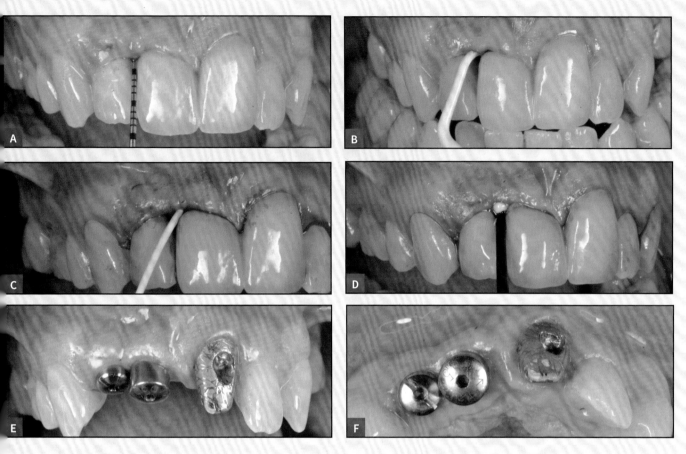

图2（A~F） 机械清创结合局部应用多西环素凝胶和氯己定。可见黏膜红肿消退。（经Nevins和Wang许可转载[9]）

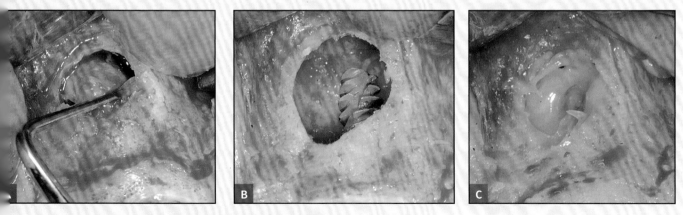

图3（A~C） 对种植体周囊性病变进行机械清创后，局部涂布四环素。

Van Dyke等在一项随机、评估者盲法研究中，采用不设盲与四臂平行设计，评估了米诺环素微球对中重度牙周炎患者的疗效。根据牙周炎是否处于活动期来纳入患者，定义为至少两颗牙齿各有一个位点的探诊深度≥6mm，同时龈沟液中前列腺素E_2（PGE_2）水平>66.2ng/mL。将根面平整与米诺环素微球联合治疗组与根面平整组、米诺环素微球治疗组、不治疗组进行比较。与其他治疗组相比，在每个治疗后的时间点，根面平整与米诺环素联合治疗组的探诊深度和临床附着水平（CAL）均显著降低。根面平整与米诺环素联合治疗组与根面平整组相比，第3个月时探诊深度降低和临床附着水平增加具有统计学意义。以上证据进一步支持了在根面平整治疗牙周炎的缓释载体中辅助使用米诺环素的有效性[12]。

目前仍需对照研究和荟萃分析来阐明每种试剂和给药系统的疗效。Salvi等研究了3种缓释可生物降解聚合物，包括多西环素聚合物、甲硝唑凝胶和葡萄糖酸氯己定。该研究共纳入47人，研究者在报告中提出3种控释聚合物均增加了牙龈附着水平，并且接受多西环素聚合物治疗的患者较其余两种改善稍明显[13]。

综上所述，将药物输送到种植体周区域的新技术对于克服部分临床限制和困难至关重要。为了将药物输送至牙周/种植体周袋的复杂解剖结构，进入牙周/种植体周袋深层，并克服软组织中细菌的存在，需要生物和化学相容的输送系统，同时还需要物理稳定的药物来防止根面平整后的微生物重新定植。

局部用药的附加治疗效果对患有系统性疾病、复杂疾病的患者以及吸烟患者具有一定积极意义。

全身用药

目前，在种植治疗中进行全身用药（SDDAs）仍然存在争议。最初的Brånemark治疗方案中建议使用全身抗生素（术前使用青霉素V）作为辅助用药预防种植体失败，但抗生素预防是否可以减少早期种植体失败和术后感染仍然存在争议[14-15]。此外，种植体周的临床治疗和管理策略仍然难以定论（表2）。

由于存在微生物耐药性的风险，临床中应尽量减少抗生素的使用。使用前应考虑的因素包括患者的一般状况（口腔和全身健康）、手术范围、治疗类型、外源性移植材料的使用、手术环境是否无菌以及手术和修复方案。目前已知并非所有病例均需要全身使用抗生素。事实上，只有当患者的病史中存在反复感染时才应使用抗生素；如果患者对感染高度易感，应强烈建议使用抗生素。由于个体和人群存在耐药菌株的风险[16]，因此需要制订新的抗生素使用方案。2013年发表的Cochrane Review回顾了6项研究，共包括1162名在种植治疗中使用或不使用全身抗生素的患者。研究发现，在接受全身抗生素治疗组中，种植体丧失的可能性降低了67%。该研究的目的是为了预防种植体失败，目前尚无具有同样证据强度的种植体周病治疗研究完成[15]。

表2 全身用药的药物种类

药物种类	抗菌药物	剂量	临床用法
青霉素类	青霉素	500mg	每天3次，连续8天
	阿莫西林	500mg	每天3次，连续7天
	阿莫西林/克拉维酸钾	500mg	每天3次，连续7~8天
大环内酯类	阿奇霉素	250mg（初始剂量：500mg）	每天1次，连续4~7天
	红霉素	250mg	每天2~4次，连续5天
	克拉霉素	250~500mg	每天2次，连续5天
四环素类	多西环素	100~200mg	每天2次，连续21天
喹诺酮类	环丙沙星	500mg	每天2次，连续8天
氟喹诺酮类	左氧氟沙星	250~500mg	每天1~2次，连续7~10天
林可霉素衍生物	克林霉素	300mg	每天3次，连续8天
硝基咪唑类	甲硝唑	250~500mg	每天3次，连续8天

建议在以下情况中使用全身抗菌药物，包括：慢性牙龈炎和牙周炎、顽固性牙周炎、牙周附着持续丧失和宿主抵抗力低下。此外，在侵袭性牙周炎、患者存在易患牙周炎以及急性和严重病变的情况下同样建议使用全身抗菌药物[17-18]。

表2中列出的用药剂量是基于成人治疗牙周病的常用抗生素方案。以上方案是在回顾患者病史、牙周诊断和抗菌实验后制订的。临床医生须查阅药理学相关资料和厂家关于用药须知、与体重和年龄相关的用法用量、

禁忌证和注意事项等产品说明后，再制订抗生素应用方案。

在一项随机临床试验设计中，Hallström等对使用和不使用全身抗生素的种植体周黏膜炎非手术治疗进行了研究。患者在接受阿奇霉素治疗4天后，进行6个月随访。虽然在对使用或不使用全身抗生素的非手术清创进行比较时，治疗效果不显著，但使用抗生素组的PD减少了0.9mm，最深部位的改善更大（减少1.4mm）[19]。

第六届欧洲牙周病学研讨会认为将全身抗生素作为种植体周炎非手术治疗的辅助手段的证据有限[20]，尽管研究结果显示治疗结果有所改善。一项网络荟萃分析显示，非手术治疗在4个月时获得了0.7mm的CAL改善，较手术治疗低1mm[21]。抗生素联合非手术治疗未显示出显著的附加治疗效果[21]。Heitz-Mayfield等报告了在12个月的随访中，使用或不使用抗生素辅助对种植体周炎进行种植体表面治疗时均获得了成功[22]。使用抗生素

所存在的风险（如耐药性）可能会影响临床医生和有影响力的口腔协会的治疗策略。关于耐药性的发展，一项研究调查了120名患者共160颗种植体周炎位点的微生物组成。结果表明，在全身应用抗生素后，微生物的耐药基因增加。事实上，71.7%的被调查患者表现出黏膜下细菌病原体对一种或多种测试抗生素有耐药性，包括克林霉素（46.7%耐药）、阿莫西林（39.7%耐药）、多西环素（25%耐药）和甲硝唑（21.7%耐药）[23]（表3）。

表3 使用局部用药和全身用药治疗种植体周炎的科学依据

辅助治疗方法	研究主要信息				抗生素（处方）	治疗方法	治疗结果
	作者年份	研究类型	随访时间（月）	患者数量／植体数量种			
局部用药	Salvi等（2007）[24]	个案报告	12	25/31	盐酸米诺环素	机械清创	用盐酸米诺环素作为辅助用药对种植植体周炎进行机械处理，可显著降低探诊深度
	Büchter等（2004）[25]	随机对照试验	4.5	28/48	多西环素	通过刮匙进行非手术机械清创	通过非手术清创与多西环素对种植体周炎联合治疗可显著增加临床附着
	Renvert等（2006）[26]	随机对照试验	12	32/NA	盐酸米诺环素	通过刮匙进行非手术机械清创，并采用氯己定含漱口	用盐酸米诺环素作为辅助用药对种植体周炎进行机械处理，可降低探诊深度
	Renvert等（2008）[27]	随机对照试验	12	25/31	盐酸米诺环素	非手术治疗	用盐酸米诺环素作为辅助用药对种植体周炎进行机械处理，可降低探诊深度
	Mombelli等（2001）[28]	系列病例研究	12	25/30	盐酸四环素纤维	局部清创，0.2%氯己定冲洗	通过盐酸四环素纤维对种植体周炎进行局部治疗，可减少探诊出血
全身用药	Mombelli和Lang（1992）[29]	前瞻性队列研究	12	9/9	奥硝唑（每天1g，持续10天）	局部清创，0.5%氯己定冲洗	通过奥硝唑辅助治疗种植体周炎，可降低探诊深度，减少探诊出血
	Heitz-Mayfield等（2012）[22]	前瞻性队列研究	12	24/36	阿莫西林+甲硝唑（500mg/400mg，每天3次，持续7天）	翻瓣清创，利用手工器械清洁种植体表面后生理盐水冲洗	翻瓣清创，辅助抗生素治疗可显著降低种植体周炎位点的探诊深度，并减少溢脓
	Carcuac等（2016）[30]	随机对照试验	12	100/179	阿莫西林（750mg，每天2次，从术前3天开始，持续10天）	切除型手术及种植体表面清创	总体探诊深度降低：（2.58±1.97）mm 探诊出血平均减少：41.9%

NA：不适用。

研究总结

关于全身/局部应用抗生素治疗种植体周炎效果的科学证据有限。短期数据表明，局部和全身抗生素的辅助使用可能会改善种植体周炎治疗的临床结果。

用于预防和治疗种植体周病的理想抗生素疗法应对种植体周的病原体具有特异性、异源性、实质性，安全无毒且价格经济。口腔细菌对诸多抗生素敏感，但没有任何一种药物可以抑制所有牙周病原体。因此为了消除种植体周袋内的大多数病原体，可能需要多种药物联合使用，临床医生应选择正确的抗菌药物。抗菌药物的不良反应包括过敏反应、肠道和皮肤反应、口腔病损、耐药菌株的产生、呕吐和恶心等。全身用抗生素的主要缺点包括不能穿透生物膜表层、存在全身副作用以及起效时间晚。全身抗生素的主要优点则是可提高手术和非手术干预的治疗效果。

综上所述，非手术和手术干预的不同辅助治疗组合可达到成功的种植体周炎治疗（表3）。但仍需要更多关注种植体周病已知药物应用的随机对照试验。针对免疫系统自然进程和炎症消除的新策略将使临床医生更好地应对微生物挑战，并预防未来可能出现的微生物耐药性[31]。

4. 未来展望：炎症的消退

对于包含牙周炎和种植体周炎在内的炎性疾病，理想的治疗结果是通过损伤组织的修复或再生来实现完全愈合，从而恢复组织稳态[32]。在任何一种炎性疾病的初始阶段，生理性炎症是一种保护机制，旨在消除外来损伤。在种植体周炎的情况下，如果微生物侵袭被炎症反应所消除，理想情况下病变应出现消退，并重新建立组织稳态。然而，当病原生物膜覆盖种植体表面或组织损伤严重时，情况并非如此。最初的急性炎症将转变为长期存在的慢性炎症，伴随间歇性的组织修复和瘢痕形成。因此，从炎症组织中完全清除浸润的白细胞是理想的治疗结果，但需要内源性激活剂。虽然治疗牙周炎和种植体周炎的慢性炎症主要是为了去除细菌这一始动因素，但如果免疫细胞及其信号未能适当激活炎症解决的生化途径，则无法达到组织内稳态和组织再生[33]。

最近，参与炎症自然消退的新途径被研究发现，包括脂类介质作为激动剂能够激活细胞以终止局部炎症。这类含氧脂肪酸由膳食中的 $\omega-3$ 多不饱和脂肪酸（PUFA）代谢而来[34]，消散素和保护素则来自二十碳五烯酸（EPA）和二十二碳六烯酸（DHA），它们是鱼油中的主要 $\omega-3$ 多不饱和脂肪酸[35]。上述途径的发现引出了如下结论，即炎症的解决不仅仅是由促炎细胞因子下降导致的被动过程，而是由一类新的促溶脂类介质受体激动剂介导的协调促进修复的主动过程。这为这类前消散分子在中和、调节炎症损伤中的潜在利用提供了新思路[36]，消散素和保护素作用的特点是促进中性粒细胞凋亡并吸引非炎性单核细胞分化成促炎消散巨噬细胞，吞噬凋亡的中性粒细胞并增强清除黏膜表面的细菌，促进稳态恢复[37]（表4）。

消散素（resolvin）在预防和治疗牙周炎方面的有效性已在动物模型中进行了研究，但尚未进行人体研究。例如消散素E1（RvE1）可以有效地防止组织破坏，还可用于治疗已确诊的牙周炎。尽管RvE1没有已知的直接抗菌作用，但它的应用导致微生物群落和细菌生物膜的组成发生了显著变化。此外，消散素类分子可促进抗菌肽的释放，如防御素和杀菌/渗透增加蛋白（BPI），并提高促炎消散巨噬细胞对细菌的清除[38]。

促进炎症消退的临床疗法可以通过防止组织破坏直接发挥重要作用，也可以通过改变细菌生态间接发挥重要作用，这有利于与健康相关的需氧物种。对于粗糙钛表面上生物膜几乎无法被机械清除的区域，这一方法将展现出巨大优势。但目前面临的问题是：我们能否将收集到的关于牙周炎发病机制、进展和治疗的大量信息，应用于种植体周炎？有证据表明，已明确的生物膜在这两种疾病的发生和发展中起着重要作用[35]。事实上，人类和动物的横断面研究发现，来自种植体周炎和牙周炎位点的微生物种类高度相似。

表4　免疫调节剂——特异性促炎症消退介质（SPM）

家族	前体	序列	缩写
脂氧素类	花生四烯酸	A、B型	LXAn
消散素	二十碳五烯酸	E型	RvEn
	二十二碳六烯酸	D型	RvDn
噬消素	二十二碳六烯酸	D型	MaRn
保护素/神经保护素	二十二碳六烯酸	D型	PDn / NPDn

n：特定化学异构体的数量。

　　欧洲骨结合学会发表了一份共识性报告，包含了4项系统评价，其中包括2项关于种植体周炎手术和非手术治疗结果的研究。研究提供了使用非手术治疗、切除性手术和再生性手术改善临床效果的短期证据。但也强调了这样一个事实，即目前无法证明上述治疗的长期性和稳定性，表明种植体周炎在治疗后的复发率很高。这使得探索新的治疗策略以调节炎症，防止进一步组织破坏的临床需求日益增加[39]。

　　迄今为止，关于宿主调节剂治疗种植体周炎的研究较少。在实验性牙周炎动物模型中，双膦酸盐（帕米膦酸钠）的使用已被证明可以抑制牙槽骨破坏的进展[40]。非甾体抗炎药（NSAIDs）已被建议作为牙周病[41]和种植体周病[42]的潜在治疗方法。最近的一篇文章研究了沙雷菌蛋白酶（SPEP）和非甾体抗炎药作为辅助用药治疗牙列缺损患者种植体周炎的有效性。结果表明，当患者接受SPEP治疗时，治疗结果有显著改善，而与不进行辅助用药治疗相比，NSAIDs只产生轻微影响。由于缺乏确凿的证据，加上不良的药物副作用，使得长期使用上述药物治疗种植体周炎的可能性不大。此外，需要评估脂肪酸保健品与阿司匹林以及新发现的消散素和保护素的可能用途，因为这些是天然存在的分子，几乎没有副作用，并且有大量的体外和体内证据表明，它们在调节炎症方面的有效性。如果能成功应用，将有可能改变以消除生物膜为出发点的常见治疗策略。

5. 未来展望

种植体周炎的药物联合治疗是具有远大前景的临床策略，特别是对于患有系统性疾病、复杂疾病的免疫功能低下或免疫抑制患者以及吸烟患者。尽管种植体周炎的主要病因是细菌生物膜，但宿主炎症反应在微生物和病变的发展，以及局部和全身影响中起到决定性作用。过度的免疫系统反应也是造成严重组织破坏和疾病进展的原因。在种植体周炎中调节宿主反应的临床尝试很少，且这些抗菌和免疫药物存在相关副作用，因此不被建议使用。目前需要新的人体临床试验来研究这些药物的有效性和安全性。关于新型抗菌药物以及在炎症消退过程中利用分解激动剂的新发现，为将其用于治疗各种炎症疾病并最终激活内稳态的恢复提供了新思路。针对微生物和免疫系统元素等新领域的联合治疗方法对治疗及维持慢性疾病（包括种植体周病）至关重要。

6. 结束语

现有的科学证据表明，局部和全身抗生素的辅助使用可能有利于种植体周炎的短期治疗。然而，由于缺乏长期数据，因此无法提供强有力的结论性陈述。此外，鉴于种植体周炎的特性，使用宿主调节剂是一种具有应用前景的辅助治疗手段，可以更有效地控制种植体周炎。

此外，需要更多结合免疫调节剂和抗菌药物的创新试验，以达到对种植体周新出现的感染性疾病的预防和治疗。发现这些有效的靶点将可提供新的生物标志物，以协助临床医生监测健康和疾病，促进精准医学和口腔医学的发展。

第16章

Donald Clem, Markus Schlee, Hom-Lay Wang

种植体表面去污策略

STRATEGIES FOR IMPLANT SURFACE DETOXIFICATION

摘要

寻求一种正确有效的清洁受污染种植体表面的方法是种植体周炎治疗的主要挑战之一。机械、化学和药理学的方法已用于种植体表面去污处理。尽管体外试验已证实这些方法可行有效,但临床疗效仍不确切。然而,种植体表面去污的处理是治疗种植体周炎的一个关键步骤。因此,为了有效地控制复杂的种植体周炎,需要全面了解现有种植体表面去污的机械、化学和药理学方法及试剂。

本章学习目标

- 种植体表面去污是解决种植体周炎的关键要素的理论依据

- 种植体周炎治疗中表面去污的不同方法

- 机械、化学和药物去污方法的有效性及其优缺点

- 正确使用牙科激光和电化学方法进行种植体表面去污

1. 引言

　　口腔种植被认为是牙科领域最重要的进步，但其不可避免地存在并发症。种植体周炎是种植体周出现进行性、感染性的骨丧失的表现。结合患者的影像学病史来判断种植体周骨丧失是最佳的诊断指标，若病史资料不足，影像存在骨丧失 ≥ 3mm 和/或探诊深度（PD）≥ 6mm，同时有明显探诊出血（BOP）也可以诊断为种植体周炎[1]。种植体周出现持续性骨丧失的病因可能来源于排斥反应、微生物群改变、碎屑颗粒、咬合过载等方面。临床医生需要处理感染的骨缺损以及严重污染的种植体表面。由于种植体宏观和微观的结构特点，处理种植体表面污染的相关菌群是临床医生面临的一项重大挑战。口腔内健康种植体的显著特点为骨水平长期稳定并形成无炎症的软组织复合体。由于天然牙与种植体的软组织附着存在差异，使得评估种植体周软组织可能更加困难。在天然牙中，牙龈纤维束会附着在牙根表面的牙骨质上，而种植体周却没有种植体–黏膜纤维附着。种植体周软组织黏膜的边缘与牙槽骨的轮廓一致，健康种植体周位点 PD 的测量值可能比健康天然牙周位点更深[2]。因此，临床医生基于对 BOP、PD 和边缘骨丧失的检查，做出诊断是非常重要的。种植体表面相对干净，无致病菌污染是建立健康的种植体–软组织–骨复合体的必要条件。

2. 种植体表面去污的方法

　　种植体表面合理有效地去污是成功治疗种植体周病的前提之一。种植体表面去污目的是消除致病因素，创造一个无污染的表面，促使再次骨结合形成[3-4]。既往文献中报道了多种对种植体表面进行去污的机械方法，或作为唯一的去污方法使用，或与化学去污方法结合使用。化学和药理学方法在消除种植体表面菌斑和残余物，增强再次骨结合表面特性等（适用时）方面发挥着关键作用，因此可作为机械治疗的辅助手段。表1列出了目前可用于种植体表面去污的机械方法和化学方法，以及它们的主要优缺点。

表1 用于种植体表面去污的机械和化学代表方法的优缺点

去污方式	试剂方法	优点	缺点
机械法	抛光膏研磨	■ 清除细菌	■ 颗粒残留
	空气颗粒喷砂	■ 避免表面损伤	■ 空气栓塞 ■ 外科皮下气肿 ■ 生物膜清除不足
	带金属工作尖的超声洁治器	■ 平滑表面 ■ 减少表面不规则性 ■ 有效去除生物膜和结石 ■ 可探入深部	■ 表面划损 ■ 效果待观察
	带塑料工作尖的超声洁治器	■ 平滑表面 ■ 减少表面不规则性 ■ 可探入深部	■ 效果待观察
	金属刮治器	■ 减少表面不规则性 ■ 有效去除生物膜和结石	■ 表面划损 ■ 对细微螺纹种植体作用效率低 ■ 效果待观察
	橡皮抛光杯	■ 平滑表面 ■ 粗糙度显著降低	■ 残留橡胶颗粒 ■ 效果待观察
	种植体表面成形术	■ 表面明显光滑 ■ 明显去除细菌	■ 温度升高 ■ 种植体结构损伤 ■ 钛和金属颗粒释放 ■ 种植体结构减弱
	金属刷	■ 有效去除生物膜和结石 ■ 对微螺纹种植体有效	■ 温度升高 ■ 种植体结构损伤 ■ 钛和金属颗粒释放
电解法		■ 完全去除生物膜 ■ 不损伤种植体表面	■ 效果待观察 ■ 设备新而缺乏研究证据

（续表）

去污方式	试剂方法	优点	缺点
化学法	无菌盐水	■ 安全 ■ 便宜	■ 效果未确定
	柠檬酸	■ 明显去除细菌	■ 形成酸性环境 ■ 效果待观察
	四环素溶液	■ 明显去除细菌 ■ 可靠	■ 形成酸性环境 ■ 效果待观察
	氯己定	■ 可靠 ■ 抗菌	■ 味觉改变 ■ 着色 ■ 效果近期被质疑
	过氧化氢	■ 明显去除细菌 ■ 产生气泡	■ 长期暴露会损伤软组织 ■ 效果待观察
药物法	抗生素的局部应用	■ 靶向治疗 ■ 易于使用 ■ 局部使用	■ 细菌耐药 ■ 效果待观察 ■ 无法去除生物膜和结石
激光和光动力法		■ 靶向治疗 ■ 易于使用 ■ 止血 ■ 杀菌	■ 种植体表面的可能改变 ■ 缺乏推荐类型的激光以及功率、波和模式设置的信息 ■ 损伤软组织 ■ 效果待观察

机械法

机械方式被认为是在种植体表面去污过程中彻底去除生物膜、结石和碎屑的必要手段。尽管机械方法去除种植体周的残留物非常有效，但结合种植体宏观和微观结构特点，推荐辅助使用化学和药物去污方法。

抛光膏研磨

一项动物实验研究通过对比使用旋转刷抛光膏研磨和生理盐水棉球对种植体表面清洁。结果表明，这两种方法在消减炎症损伤和允许新骨形成方面等效。研究者还观察到一薄层结缔组织结构将种植体表面与新生成骨分离[5]。然而，需要更多的研究来了解抛光膏研磨对种植体表面去污的效果。

空气颗粒喷砂（气泵喷砂）（图1）

空气颗粒喷砂最初用于去除牙釉质表面的污渍，现也被用于治疗牙周炎和种植体周炎[6-7]。喷砂粉末颗粒包括氨基碳酸氢钠（粒径：40μm）、酸性甘氨酸（粒径：25μm）或赤藓糖醇（粒径：14μm），由压缩空气和水形成的气流驱动粉末喷射。该方法的喷射压力为65~100psi，这已在体内、体外研究中被证明能有效清洁受污染的种植体表面[7-8]。空气颗粒喷砂的优势在于能够强力清洁受污染的种植体表面，同时避免对其造成损坏（图2）。但它也存在引发皮下气肿的潜在风险，破坏种植体和周围黏膜之间的

软组织密封[7,9-10]。操作时建议工作尖与种植体保持45°角（范围：30°~60°），以防潜在的并发症发生[11]。曾有一项体外研究评估了空气颗粒喷砂对种植体钛离子涂层表面的影响，利用空气颗粒喷砂垂直种植体表面约4mm喷砂5秒。结果显示，钛离子涂层表面的变化极小，表面边缘和角度略圆钝，表面偶见点蚀样。此外，空气颗粒喷砂可100%去除种植体表面暴露的细菌。故研究者得出结论，空气喷砂可以有效去除附着在种植体表面的细菌[6]。

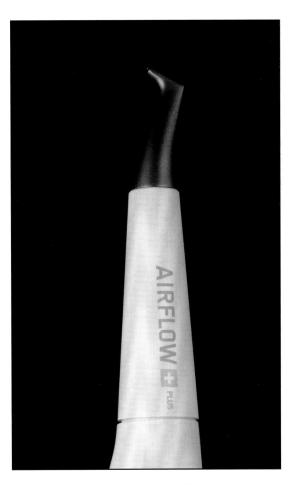

图1 空气颗粒喷砂，用于感染的种植体表面去污。

进一步的临床研究报道，单独使用空气颗粒喷砂，或联合其他方式，都可以观察到种植体周PD明显减少并形成新的骨充填[12-15]。有文献报道在使用空气颗粒喷砂和压缩空气清创后，26.8%的病例出现再次骨结合[13]。Parma-Benfenati等的系列病例报告中显示（6名患者，9颗种植体），在经过包括空气颗粒喷砂（氨基甘氨酸1分钟，后用碳酸氢钠颗粒1分钟），结合光动力和四环素治疗3分钟的再生方法之后，平均能获得91.3%的骨填充，平均增加4.33mm骨量[16]。当

然，阳性结果不能只归因于采用了空气颗粒喷砂[16]。尽管文献综述报告了空气喷砂在体外能高效清洗钛板，但临床上使用空气颗粒喷砂进行的非手术清洁却被证实是无效的，并且缺乏用以支持手术治疗的临床证据。虽然空气喷砂处理的钛板上细菌的黏附减少，但细菌的数量仍然较多。相关动物实验证实可出现骨充填，但再次骨结合只是有限的39%～47%，与其他治疗方式相比，空气颗粒喷砂没有表现出更大的优势。再者，该方法不能确保在治疗后种植体表面完全无菌。

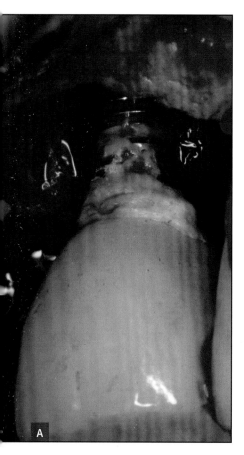 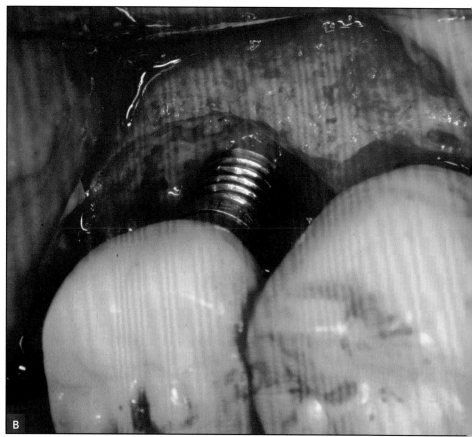

图2（A，B）　空气颗粒喷砂，用于感染的种植体表面去污。A. 种植体周炎缺损，有明显的粘接剂残留；B. 空气颗粒喷砂去污后的缺损。

金属或塑料工作尖的超声洁治器

体外研究证明，与塑料工作尖相比，使用金属工作尖的超声洁治器能够去除粗糙表面的突起物形成更光滑的表面，也更能有效地去除细菌[17]。超声工作尖可以将菌斑指数从73%降低到53%，减少出血指数；然而，在PD检查结果没有差异[18]。在非手术治疗中，龈下使用该设备时，需要警惕温度升高。无论是声波还是超声波装置，如适当冷却洁治都不会升高种植体的温度[19]。金属工作尖可以打磨粗糙表面，这有利于通过家庭口腔卫生措施来去除细菌[17]。机械加工表面会被改变，种植体表面上的划痕不会明显影响其上附着生物膜的总量。事实上，体内研究表明，种植体表面粗糙度降低到一定的阈值以下时（Ra=0.2μm），对龈上、龈下的微生物构成不产生重大影响[20]。带金属工作尖的超声洁治器可能会改变种植体表面或基台的形貌特征；然而，这种变化可能不是很明显，未来仍需加强菌斑清洁和控制[11]。为了避免划伤种植体表面，可以采用带塑料工作尖的超声洁治器，但临床效果仍有待确定。多数个体实践经验表明，刮治无法达到种植体表面去污的目的。

金属刮治器

金属刮治器可以改变种植体的表面[21]，包括明显的不规则突起（图3A）和异物的去除[22]。在扫描电镜（SEM）水平下观察到使用钛制刮治器的损伤较小[23]（图3B）。一项体外研究使用表面轮廓仪，检测到不锈钢合金制成的金属刮治器可以减少粗糙种植体表面粗糙度和血链球菌的附着，血链球菌是口腔中重要的早期定居菌[24]。另一项研究表明，在用不锈钢金属刮治器清洁30分钟后，伴放线聚集杆菌（血清型a）、嗜酸乳杆菌、心绞痛链球菌的数量减少。基线和6个月的微生物学样本之间没有存在差异[25]。有研究已证实单独用不锈钢器械刮治对黏膜增生或BOP评分没有影响。4周时，菌斑指数存在一些轻微的改变；12周时，倾向于恢复到基线水平。单独使用刮治时，PD和临床附着水平（CAL）保持不变[26]。使用不锈钢器械的一个优点是，它们可以每20秒从粗糙的表面平均去除0.83μm的表面材料。相比之下，钛刮治器和塑料超声工作尖平均只能去除0.19μm[22]。考虑到81%的种植体周炎的病例存在多余的粘接剂残留在种植体表面，因此使用金属刮治器可能是有利的[27]。

去除种植体周粘接剂非常重要，但在大多数病例中，完全去除种植体周粘接剂比较困难。此外，一些粘接剂对种植体周组织具有化学毒性[28-29]。因此，相比于增加种植体表面粗糙带来的风险而言，去除种植体表面紧密附着的材料（包括粘接剂）更加重要[22,27]。此外研究表明，与龈上区域（17.3%±23.1%）相比，龈下区域（0.8%±1.0%）在粗糙种植体表面的生物膜数目没有明显增加[30]。此外，使用金属刮治器去除粘接剂可能比使用超声设备有利，因为使用超声设备可能会在种植体周组织中留下粘接剂的微小颗粒。

橡胶抛光杯

研究已证实橡胶抛光杯可以通过清除种植体表面碎片，修整未处理过的基台表面的尖锐机械沟槽，抛光钛表面，显著降低粗糙度[25]。另一项体外研究表明，橡胶抛光杯、塑料刮治器和空气颗粒喷砂不改变种植体表面[22]。使用抛光膏研磨和橡胶杯抛光种植体表面，结合氯己定冲洗并全身使用抗生素，可控制种植体周炎患者的厌氧菌群和出血指数[31]。

使用旋转器械：金属刷和种植体成型钻

若不改变种植体初始几何特征，例如在重建治疗中，建议使用金属刷作为表面去污的机械方法。此外，种植体表面成形术是一种用旋转器械打磨和抛光粗糙的表面、消除种植体螺纹，来达到使种植体表面去污、降低菌斑附着的技术[32-33]（图4）。

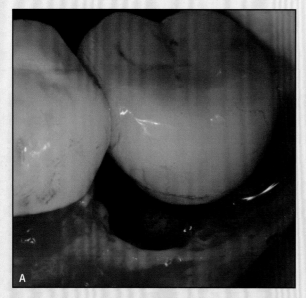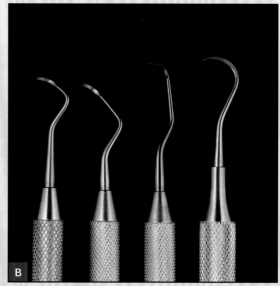

图3（A，B）　用于感染的种植体表面机械去污的金属刮治器。A. 用金属刮治器清洁骨缺损区域，导致种植体表面的刮伤；B. 使用金尖端金属洁治器减少划伤种植体表面的不良影响。

曾有几位学者研究了钛刷（图5）对种植体表面去污的效果[34-36]。最近的一项体外研究得出结论，超声工作尖和钛刷是应对种植体周炎最有效的机械去污器械，治疗后残余人工结石分别为0和2.89%。研究者还发现机械去污器械会导致种植体表面的形貌变化[35]。一项动物研究评估了4种不同的表面去污策略，包括使用钛刷（单独使用氯己定或配合使用H_2O_2），结论是此类器械在消除炎症和增加CAL方面有优势[37]。最后，最近的一项随机临床试验表明，相较于对照组［使用超声聚四氟乙烯（PTFE）工作尖和3% H_2O_2冲洗进行种植体表面去污］，钛刷在种植体周炎再生治疗的12个月后，可以显著降低PD、稳定骨水平、成功率更高[36]。

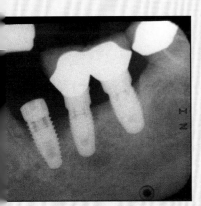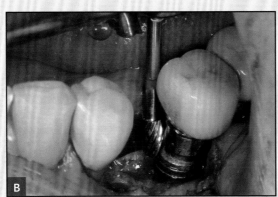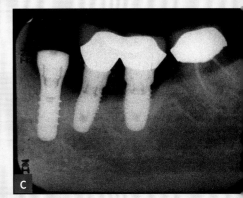

图4（A~C） 种植体表面成形术应用于受污染的种植体表面去污。A. 手术前影像学评估；B. 翻瓣清创术后的种植体表面成形术过程；C. 12个月随访时的影像学结果。

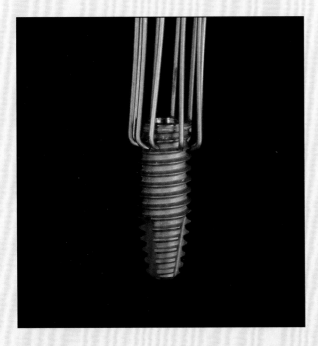

图5 使用R-Brush（Neobiotech）钛刷对受污染的种植体表面进行去污。

虽然操作过程中导致种植体升温和过热被认为是种植体表面成形术的主要缺点，一项评估种植体表面成形术有效性和热力变化的研究表明，在适当的水雾条件下，只会产生极少的升温（1.5℃）[38]。另一个与种植体表面成形术相关的问题是由于种植体直径缩小而导致的种植体强度发生改变。在一项体外研究中，研究表明，与未接受成形术的种植体相比，直径小于3.75mm且内部连接的种植体在成形术后更容易因折断而失败[39]。当侧壁厚度不足以抵抗弯曲力时，种植体会断裂。进行种植体表面成形术时应小心，以避免种植体沿着长轴方向出现壁厚不均匀变薄。因此，宽种植体更适合进行种植体表面成形术，以防发生种植体折断的可能性[39]。同样，如果种植体的内径仅轻微减小，种植体表面成形术似乎不会明显降低标准直径的外连接钛种植体的抗折强度[40]。Gehrke等比较了3种锥形种植连接设计（外六角、内六角和莫氏锥度），对比种植体表面成形术前后对准静态非轴向负荷（30°±2°）的抵抗力，发现莫氏锥度连接比外六角、内六角的种植体内壁更厚[41]。最后，种植体表面成形术的另一个问题是钛颗粒的释放，推测这可能加剧种植体周炎的进展[42-45]。因此，在种植体表面成形术中，需要在缺损处使用不同的屏障方法，如骨蜡，减少钛颗粒在周围组织中的扩散（图6）。

就其有效性而言，研究发现采用切除性治疗和种植体表面成形术治疗的种植体的存留率为100%。对于接受切除性治疗而不进行种植体表面成形术的种植体，这一比例为78%。尽管由于样本量小，没有显著性差异，但种植体表面成形术组显示出较少的边缘骨丧失，并且改善了PD和BOP指数[32]。当种植体表面成形术结合上皮下结缔组织移植治疗，6个月后发现PD和软组织退缩显著减少[46]。一项2年的研究结果表明，严重的种植体周炎病损再生性治疗使用环形钛刷进行种植体表面去污，对于阻止种植体周炎、稳定骨水平的位置有效[47]。

综上所述，虽然需要更多的证据来表明种植体表面成形术是一种有效的种植体表面去污/修整方法，特别是对已经实施过切除性治疗的种植体周炎，这种方式似乎特别有效（图4）。另一方面，若不想改变种植体的原始形貌特征，如在再生性治疗的病例中，我们推荐使用金属刷进行有效的表面去污（图5）。

机械法的研究总结

种植体表面去污是有效治疗种植体周炎的关键。目前，机械工具，如空气颗粒喷砂和带有金属和塑料工作尖的超声洁治机，是对已暴露的种植体表面定期维护的最佳工具。金属刮治器是清除残余粘接剂首选工具。已证实种植体周炎的手术治疗过程中需进行种植体表面去污，空气颗粒喷砂、超声洁治器以及刮治器可以有效清除生物膜和碎屑。有学者建议种植体周出现骨上缺损时，推荐使用种植体表面成形术，以尽量减少暴露于口腔/种植体周间隙内的螺纹和微粗糙结构上面的生物膜黏附与滞留。种植体表面成形术的应用是一个有争议的话题，但临床结果表明，种植体表面成形术在临床使用时有效。

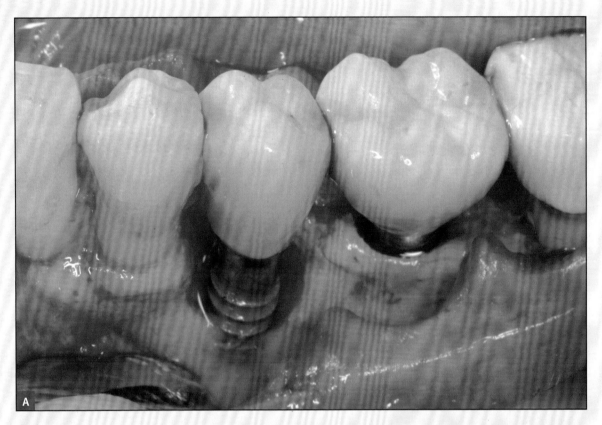

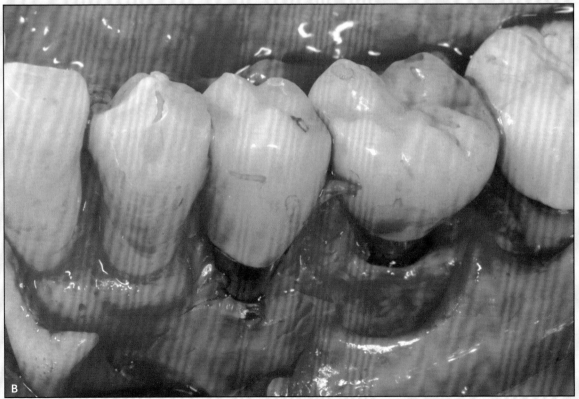

图6（A~D）　种植体表面通过种植体表面成形术进行机械去污。A. 翻瓣清创。种植体周炎骨缺损明显；B. 在种植体周炎缺损处放置骨蜡，防止/减少钛颗粒渗进骨缺损处；C. 使用种植体成型钻（Brassler）对骨上种植体周螺纹进行成形；D. 种植体表面成形术后。

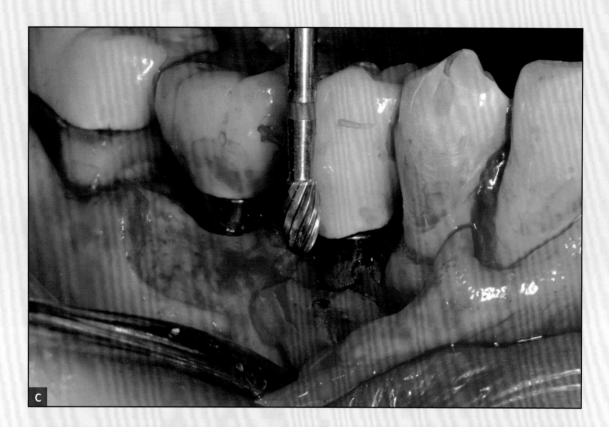

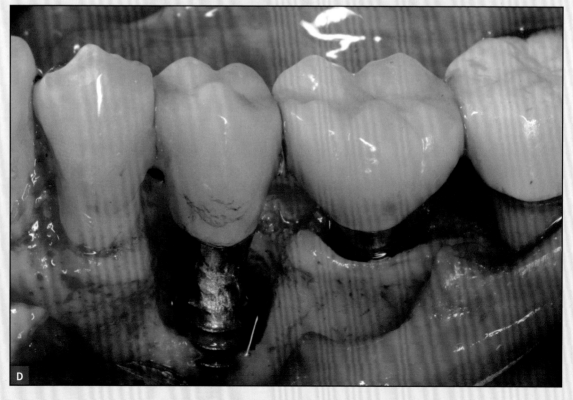

电解法

电解法相对较新，因此支持其应用的证据有限。一项体外研究发现，将被细菌污染的种植体嵌入到导电明胶块中，施加0～10mA的连续电流，一端作为阳极，另一端作为阴极。这种方法很大程度上改变了所有种植体的pH[48]。Zipprich等将外覆成熟的生物膜的种植体作为阴极，并在其周围填充碘化钾溶液作为阳极，扫描电镜分析显示生物膜被完全去除。种植体表面经过电解处理后呈亲水性特征[49]。在体外试验中，将电解方法与空气颗粒喷砂方法进行比较，处理外覆成熟生物膜的不同形态表面和合金构成的种植体。空气颗粒喷砂组能检测到细菌，而电解法组未培养出细菌[50]。该小组开发了一种电解装置，能够在种植体上施加电压和一个最大值为600mA的电流[51]。该装置提供电压并通过喷头泵入甲酸钠溶液，该喷头必须通过手指压力压入种植体中以实现电传导。在蠕动泵的驱动下，甲酸钠溶液通过阳极的喷头喷入，在种植体表面形成液体膜。电流把水分解成氢氧阴阳离子。阳离子穿透膜后从种植体表面带出一个电子。氢气气泡将生物膜从种植体表面剥离[51]。在一项动物研究中，在组织学上证明电解法可以实现再次骨结合。研究者进行了一项随机临床试验，包括24例患者包含有24颗种植体带有周围炎，需要接受骨再生治疗，包括使用电解方法或将空气颗粒喷砂方法和电解方法结合来对种植体表面进行去污（图7和图8）。两组间的差异无统计学意义[51]。然而，23颗种植体没有出现炎症迹象，12颗种植体再次实现完全骨结合。这些发现使研究者得出结论，不需要通过空气颗粒喷砂进一步的机械清洗，仅采用电解法使得周围炎感染的种植体出现再次骨结合是可能的[51]。此外，研究者还发现，在组织学评估中发现了在经过电解处理后，可出现高达50%的再次骨结合（未发表的数据）。但需要更多的证据来验证该方法的有效性和长期效果。

电解法的研究总结

电解法是一种有前景的方法，已有研究证实在种植体表面的清洁/去污方面非常有效；尽管如此，仍需要在这一领域继续研究来验证。

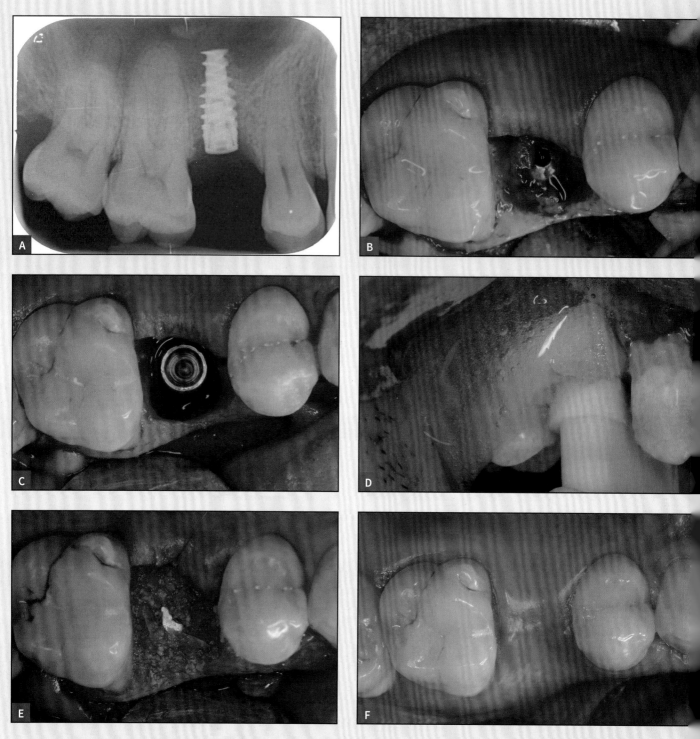

图7（A~K） 使用电解法进行表面去污，以促进再次骨结合。A. 术前的影像学评估显示种植体周有凹坑状骨缺损；B. 翻瓣后可见一层分离的肉芽组织；C. 周围环形缺损比影像学上更严重，到达窦腔顶端，鼻窦膜完好无损；D. 电解装置的喷头与种植体接触，氢气从种植体表面生物膜上逸出；E. 缺损处充填自体骨和无机牛骨矿物质的混合物（1∶1比例）；F. 4周时愈合良好；G. 随访6个月时的影像学分析证实有骨再生；H. 当第二阶段手术翻瓣分离时，发现种植体被骨覆盖；I. 去除多余的骨暴露种植体；J. 6个月后进行种植体周健康的临床评估；K. 随访1年影像学显示骨量有增加。

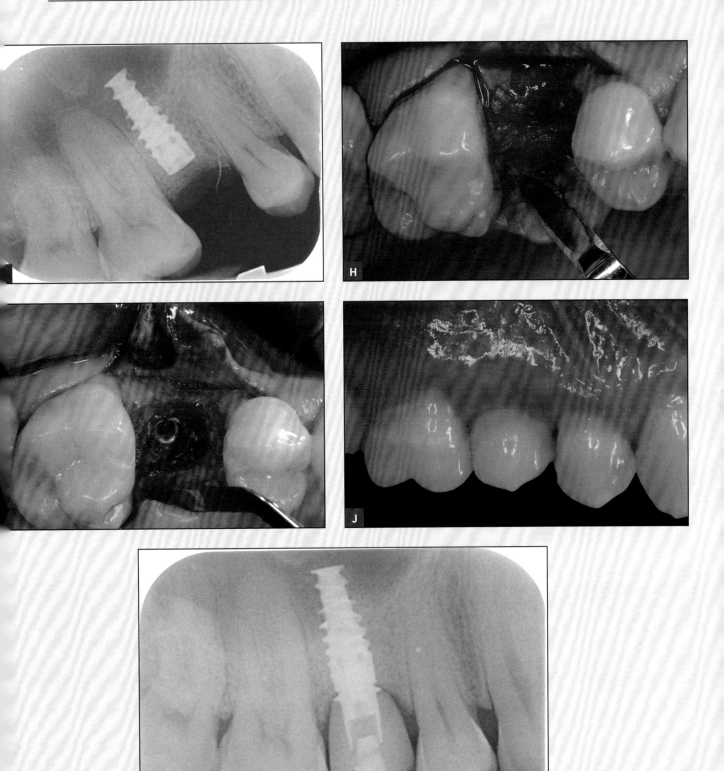

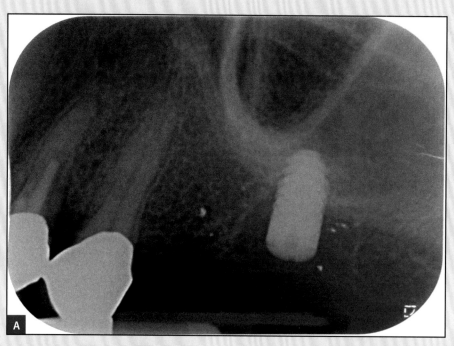

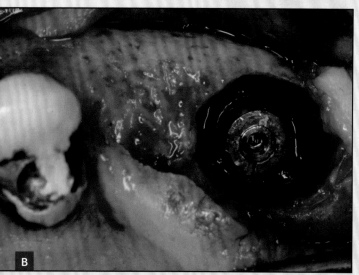

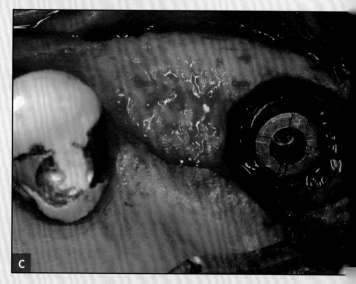

图8（A~I）　使用电解法进行表面去污，以促进再次骨结合。A. 术前X线片显示种植体周有凹坑状骨缺损；B. 翻瓣后发现环形的骨缺损；C. 骨缺损区域经过电解清洁去污；D. 将自体骨和无机牛骨矿物质的混合物（Bio-Oss，Geistlich）植入骨缺损区域；E. 4周时愈合情况可；F. 随访6个月的X线片显示骨量增加；G. 翻瓣可见骨再生；H. 穿龈愈合2周后；I. 影像学评估显示骨量增加。

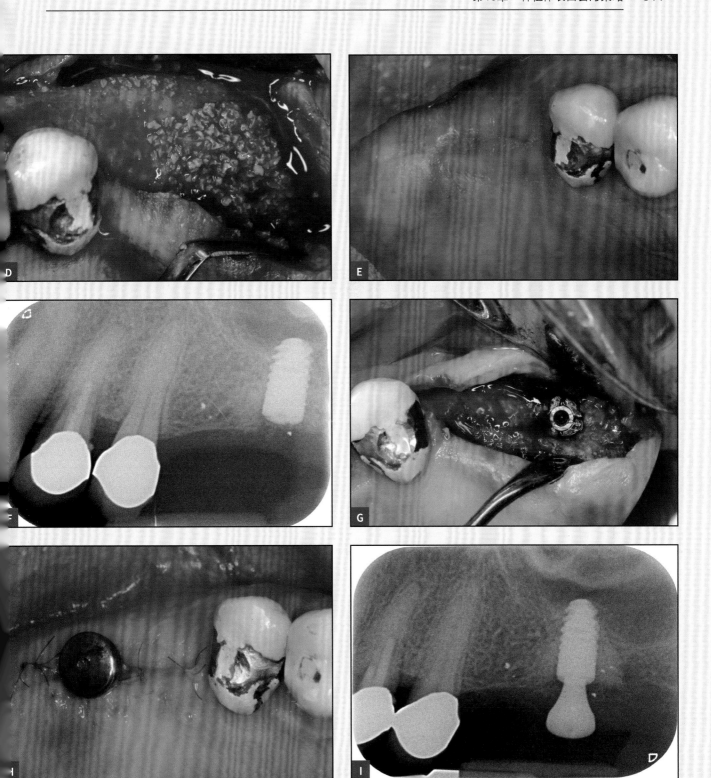

化学和药物法

如前所述，化学和药物法是作为机械方法应用后辅助表面去污的首要选择。

无菌盐水

用无菌盐水浸泡抛光去污后的钛表面1分钟，对种植体周炎治疗有效，可使得其上脂多糖（LPS）水平显著低于未处理的种植体[52]。由于无菌盐水总是与其他去污剂联合使用，因此无菌盐水作为种植体表面去污效果的相关性仍有待评估。一项研究表明，在感染部位系统性使用抗生素（阿莫西林和甲硝唑）和无菌盐水进行术区清创，在诱导种植体周炎病变的犬模型中未被证实存在再次骨结合[53]。这是因为受污染的种植体表面带有细菌不良产物，经常导致纤维包裹，影响实现再次骨结合的效果[53]。从本研究中可以推断，在钛表面的去污质量对钛-骨再结合具有决定性的作用。在一项动物研究中，应用空气颗粒喷砂、柠檬酸、无菌盐水和氯己定并加入自体骨，并以PTFE（ePTFE）膜覆盖，也未能实现再次骨结合[54]。相比之下，与其他治疗方式相比，用无菌盐水和氯己定联合自体骨颗粒和富含血小板纤维蛋白胶治疗的种植体周炎缺损的再次骨结合程度显著增加。然而，单独采用无菌盐水却无法获得阳性结果[55]。

柠檬酸（图9）

使用柠檬酸（CA）治疗种植体周炎是归因于其对牙周炎的有利影响，而不是科研结果支持其使用[56]。CA的阳性反应在牙周炎中已被广泛证实，有报道称这种化学制剂可以增加牙骨质，并增加建立新附着的成功率[57~60]。此外，CA已被证明可以抑制牙周病牙根表面细菌的生长[61]。在种植体周炎的治疗方面，间隔30秒、1分钟和3分钟，使用CA能清洁和中和被内毒素污染的羟基磷灰石（HA）表面[52]。表面去污的最佳时长可能是30~60秒，涂层改变最小[62]（图9F）。然而，尽管CA能够减少钛表面沉积的微生物总量[63]，但是证明单独使用CA有效去污种植体周炎表面的研究是有限的。

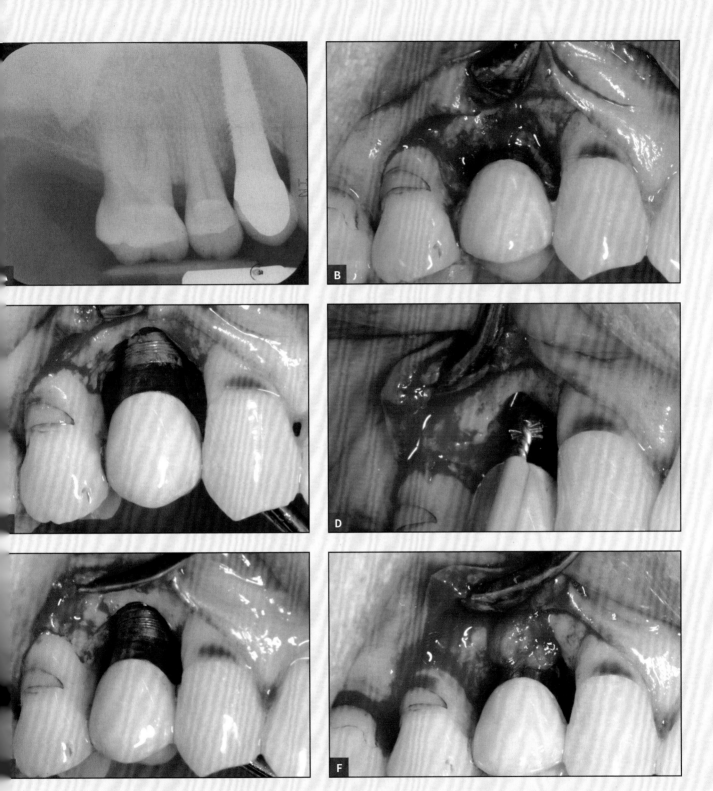

图9（A~K）　CA和CHX 0.12%进行种植体表面化学去污。A. 术前X线片显示中度骨丧失；B. 翻瓣后可见明显肉芽组织；C. 刮治器去除肉芽组织术后；D. 使用钛刷（Neobiotech）对种植体表面进行清洁；E. 钛刷清洁种植体表面术后；F. 涂刷CA（pH=1）3分钟处理污染的种植体表面，用生理盐水彻底清洗；G. 用0.12%的CHX冲洗骨缺损处；H. 缺损处充填矿化同种异体骨（Puros cancellous bone gral, Zimmer/Biomet 3i），覆盖胶原蛋白膜；I. 使用致密聚PTFE（dPTFE）无张力缝合（Cytoplast suture, Osteogenics）；J. 5年后随访症状缓解；K. 5年随访影像学显示骨量增加。

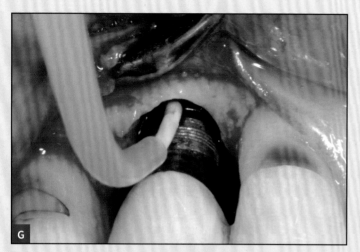

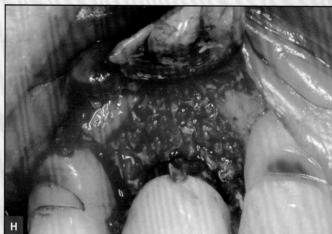

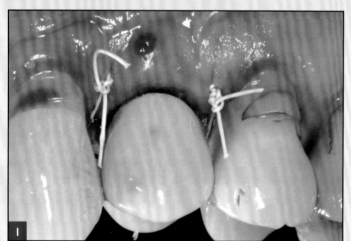

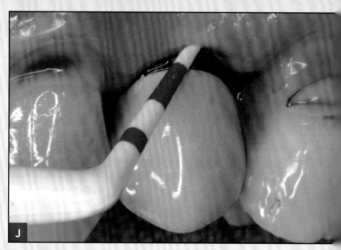

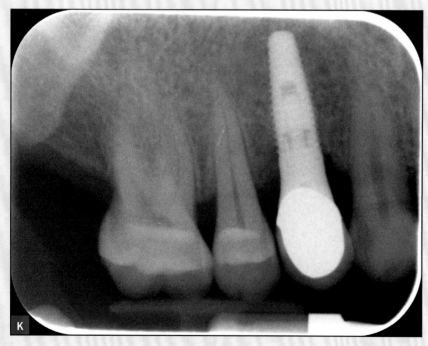

应用重组人骨形态发生蛋白-2（rhBMP-2）用于治疗种植体周炎缺损[64]，结果显示rhBMP-2具有促进骨形成和再次骨结合的潜力。使用CA饱和溶液棉纱在种植体表面去污60秒，然后进行空气颗粒喷砂15秒。该研究中并不能推断出CA的效用；仅知道CA结合空气颗粒喷砂改变种植体表面特性，可能使rhBMP-2在促进再次骨结合中发挥作用[64]。两项犬类研究比较了3个不同的表面处理方式：（1）用CA充分浸泡过的棉球擦拭种植体30秒，然后用无菌盐水冲洗（图9）；（2）用牙刷清洁种植体，然后用生理盐水冲洗；（3）用10%的H_2O_2棉球擦拭种植体1分钟，然后用无菌盐水冲洗[62-63]。两项研究都得出了相同的结论：（1）所有的处理方式都能产生新的骨-种植体接触；（2）被菌斑污染的粗糙表面可以重新形成骨结合[65-66]。一项体外研究测试了两种化学试剂，评估药物对去除钛片上变异链球菌生物膜的作用[67]。在所有测试药物［乙二胺四乙酸、CA、十六烷基氯化吡啶、辅助局部活性氧应用（Ardox-X，Ardoz Healthcare）、H_2O_2、氯己定和水］中，浓度为40%的CA在杀死和清除细菌生物膜方面具有最强去污能力[67]。

氯己定（CHX）

CHX在牙周病治疗中已被广泛应用。已证实其在减少牙周炎症和控制龈下菌斑方面有效[68]。该药品的作用是非特异性的，可以直接干扰细菌胞壁使其裂解[62,69]。使用CHX（图9G）疗效确切，此药物能被口腔软硬组织吸收，并随着时间的推移释放，可以持续12小时。此外，体外研究已证明CHX可以附着在钛和等离子喷涂的HA种植体表面[70]，可以作为控制菌斑的贮藏池，同时可以抑制成纤维细胞分化[71]。但使用CHX也存在一些缺点，如味觉改变、染色和结石形成的轻微增加[69]。

CHX已被广泛用于种植体周炎疾病的辅助治疗。一项犬的动物实验，用0.12%的CHX和甲硝唑（每天每千克体重20mg）进行机械和化学清洗，持续10天，比较了4种不同表面结构：（1）钛等离子喷涂（TPS）；（2）喷砂和酸蚀；（3）加工光滑表面；（4）TPS分叉（TPS），冠状设置穿孔模拟分叉。结果表明，喷砂和酸蚀表面的骨缺损填充程度最高，而机械加工表面的再次骨结合的程度最低。此外，通过有效的抗菌治疗来控制感染，种植体周感染的骨缺损可能会实现骨填充；然而，真正的再次骨结合似乎是很难实现的[72]。

一项为期3年的随访研究表明，非手术治疗对种植体周炎病变是无效的，翻瓣手术填充自体骨（盖膜或不盖膜）是种植体周骨缺损治疗的合适方案。在该研究中，研究者使用0.2%CHX、CA（pH=1）处理种植体表面1分钟，H_2O_2和0.9%生理盐水进行种植体表面去污。因此，无法探究单独使用每种去污方式的确切作用[73]。Schou等在8项猴子研究中，使用CHX进行种植体周表面去污，并用与不同膜和充填材料组合来处理骨缺损。翻瓣和去除肉芽组织后，用含有0.1%CHX和生理盐水纱布交替清洁种植体表面，重复20次。该研究得出结论，自体骨或无机牛骨矿物质盖或不盖ePTFE膜都能获得相当可观的骨再生[74-76]。

一项动物研究比较了CHX和生理盐水在不同种植体系统的种植体周炎的手术治疗中的作用，发现局部使用CHX并不有效，治疗结果受到种植体表面特性的强烈影响[77]。一项随机对照临床试验研究了在种植体周炎手术治疗中辅助全身和局部抗生素治疗的作用[78]。100例患者随机分为4组：（1）0.2%CHX和系统性使用阿莫西林，（2）系统性使用阿莫西林；（3）0.2%CHX；（4）CHX和系统性使用阿莫西林[78]。他们发现平均治疗成功率为45%，且种植体表面特性强烈影响其治疗效果。事实上，非改良种植体表面的治疗成功率为79%，而改良种植体表面的治疗成功率仅为34%。局部使用CHX对手术结果没有影响，而系统性使用抗生素对改良种植体表面有积极的影响[78]。然而，针对改良表面种植体的全身抗生素的好处并不能持续超过3年[79]。

过氧化氢（H_2O_2）

H_2O_2对细菌有氧化作用[62]，牙龈下冲洗可抑制放线菌（Λa）[80]。H_2O_2和次氯酸钠是传统的口腔消毒剂，广泛应用于减少可摘义齿上积累的生物膜[81]。使用10% H_2O_2联合抗生素处理有暴露的种植体周炎部位，5年随访至少58%的种植体平均牙龈出血有显著减少[82]。与其他种植体表面去污剂一样，无法推断H_2O_2的有效性[83]。使用CO_2激光和H_2O_2组合与使用无菌盐水棉球清洗种植体表面相比，激光+H_2O_2或盐水溶液这两种方法都获得了相似的再次骨结合率（提高了21%～22%），在喷砂酸蚀表面种植体分别为82%～84%。一个病例的组织学表现证明，可以使用塑料刮治器进行机械清创和稀释次氯酸钠、H_2O_2和无菌盐水进行化学去污[84]。

化学法的研究总结

体外研究揭示了化学方法对受污染的种植体表面独立去污是无效的。建议使用化学方法作为辅助手段，以提高应用机械治疗的表面去污的程度。没有一种特定的方法被证明有明显优势，H_2O_2和CA显示出了良好应用结果，并且使用它们的缺点并不多。

抗生素的局部应用

抗生素的辅助使用可以改善种植体周黏膜炎的非手术治疗结果和种植体周炎的手术/非手术治疗结果[85]（图10）。抗生素可局部或系统地治疗种植体周炎病变，它们通常与其他治疗方式联合使用。因此，对于抗生素究竟能多有效难以定论。另一方面，研究已经得出结论，抗生素能够降低细菌的总量。许多不同的抗生素可以在全身或局部应用。这些抗生素包括但不限于：强力霉素、米诺环素微球和四环素（TC），这些是用于种植体表面去污处理最常用的抗生素。TC是一种广谱的抗生素，其作用机制是在核糖体水平上抑制代谢。TC抑制上皮生长因子–层粘连蛋白，增强纤维连接蛋白，从而促进成纤维细胞增殖和附着[86]。与机械清洁相比，CHX和连续10天使用奥硝唑1000mg治疗种植体周炎病变，可降低PD、BOP指数和细菌量[31]。后来在一项人体研究中证实，局部使用1mg盐酸米诺环素微球（Arestin，OraPharma）后，Aa、连翘曲霉菌（Tf）、牙龈卟啉单胞菌（Pg）和齿垢密螺旋体（Td）减少[87]。尽管整体减少这些病原体，在1年后只有Aa低于基线水平[87]。关于使用系统性抗生素治疗种植体周炎的长期治疗结果的文献信息却很少。5年随访数据表明，机械清创结合系统性抗生素控制种植体周炎是部分成功的[82]。

此外，一项实验诱导种植体周炎模型的研究使用1%的地莫匹醇水溶液进行局部去污，发现系统性使用抗生素（阿莫西林和甲硝唑），联合骨缺损刮治和常规菌斑控制可以解决种植体周炎病变[88]。在局部使用TC[56]、米诺环素[89]、CHX结合米诺环素微球[90]和强力霉素[91]治疗后，有研究报道BOP和PD指数减少。一项随机临床研究表明，采用光动力非手术治疗种植体周炎，并辅助给予米诺环素微球长达12个月同样可以减少种植体周黏膜炎症[92]。值得关注的是一项系统综述的结论，局部使用抗生素辅助黏膜下清创、甘氨酸空气颗粒喷砂或激光处理，可以很大程度上减少种植体周黏膜炎症的临床症状[93]。

药物法的研究总结

考虑到种植体周炎作为一种感染性疾病，局部使用抗生素具有合理性。但抗生素对种植体表面去污的能力有限。因此，抗生素药物应该与机械和化学疗法结合使用。

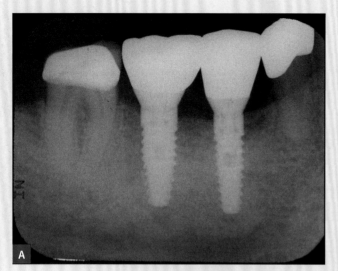
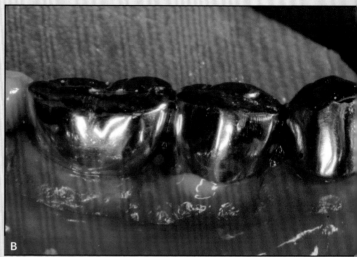

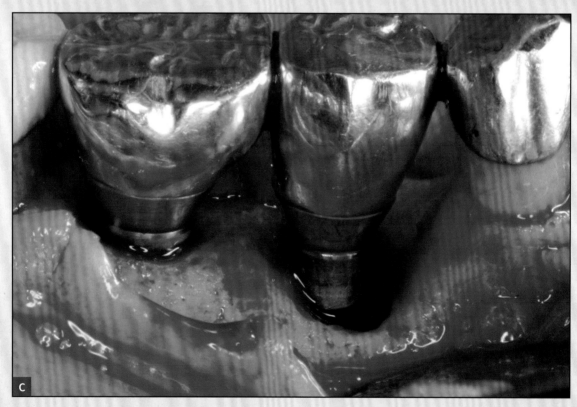

图10（A～G）　使用TC溶液进行种植体表面药物去污。A. 术前的X线片显示种植体周近中骨丧失；B. 临床照片显示种植体周感染；C. 翻瓣清创；D. 用TC溶液（250mg TC粉混合2.5mL生理盐水）处理3分钟，然后用生理盐水彻底冲洗；E. 用人矿化同种异体骨（MinerOss，BioHorizons）和脱细胞真皮基质膜（AlloDerm，BioHorizons）治疗骨缺损；F. 用4-0 Vicryl（可吸收）缝线（Ethicon）缝合；G. 8年后随访影像学见边缘骨高度增加。

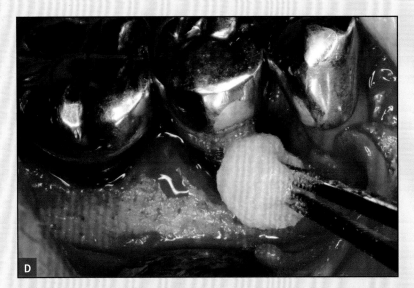

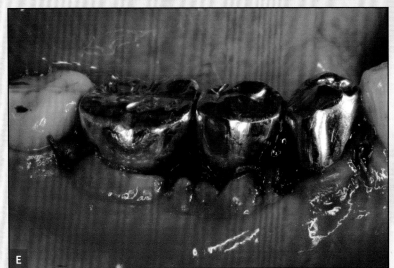

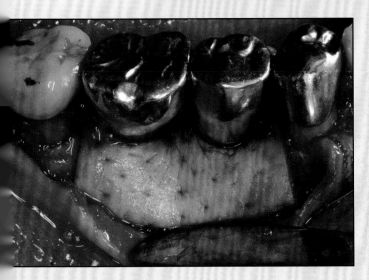

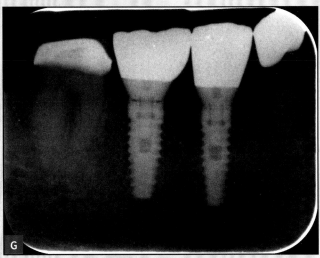

激光和光动力法

牙科激光和光动力治疗已被推荐用于种植体表面的去污，从而缓解种植体周炎的症状[94]。目前有几种类型的激光器：CO_2、Nd:YAG、Er:YAG（图11）、Er,Cr:YSGG和二极管。不同波长的激光在牙科中的应用依赖于它们对软组织的作用及其治疗和抗菌效果[95]。

CO_2激光器由于其在水分子中有良好吸收能力而具有杀菌的潜力。在犬类模型中，已证实激光消毒可以使暴露的种植体表面灭菌，从而实现再次骨结合[96]。这是因为CO_2激光产生的能量没有被金属表面显著吸收，从而减少了对周围组织的热损伤和对种植体结构的损伤[97]。CO_2激光可以从钛种植体表面去除血链球菌和Pg，不引起种植体表面改变或温度升高[98]。

最近，一种1064nm的Nd:YAG激光器也显示了在不损害种植体表面的情况下去除受感染种植体上的污染物[95]。同样，双波长的Er:YAG激光也被证明具有很强的杀菌潜力，并在不改变种植体形态特征的情况下治疗种植体周炎病变[99-100]。Er:YAG激光器对3种不同的种植体表面进行去污作用测试：SLA、钛等离子喷涂和羟基磷灰石涂层。在2940nm波长处，在脉冲能量为60mJ时，3个表面的细菌平均减少99.16%；在脉冲能量为120mJ时，细菌平均减少99.9%，温度没有过度升高，种植体形态也未改变[99]。此外，在一项比格犬的分口试验设计研究中，Er:YAG似乎比超声清洁或塑料刮治器结合局部甲硝唑抗生素能更促进再次骨结合[101]。

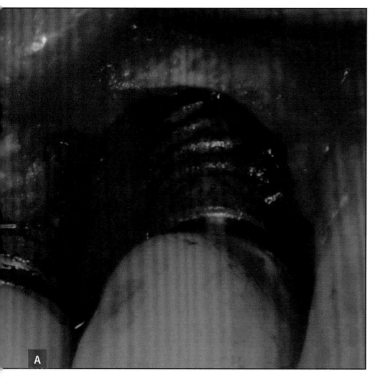
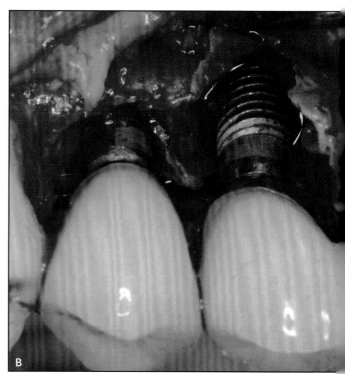

图11（A，B）　使用Er:YAG激光进行表面清洁。A. 翻瓣见种植体周骨明显缺损；B. 使用Er:YAG行种植体表面去污。

此外，一项对15名有种植体周炎的临床和影像学表现的患者研究已证明二极管激光的作用。激光应用前后采集细菌样品，结果表明，波长为690nm的二极管激光器作用60秒后，Aa、Pg和中间普氏菌的初始值显著降低，但细菌并没有被完全消除[102]。

总之，激光治疗是仅出现有限的种植表面损伤的去污方式，结合强化措施可以有效地治疗种植体周病变[103]（图12）。但研究结果显示，远期疗效激光和常规方法之间没有差异[104]。

如前所述，一些化学表面去污可改善种植体周炎的表面特性[105]，但种植体表面彻底去污效能较低，并且在非手术治疗中存在局限性。因此，临床医生和研究人员选择探索其他方式。光动力治疗（PDT）是已证实的治疗慢性牙周炎和种植体周炎的非手术方法，具有潜在优势。PDT是通过牙周袋内的光敏剂对光的吸收来实现的。这种治疗依赖于应用光敏剂，通常是甲苯胺蓝，进入牙周或种植体周袋使细菌失活[106]；利用光能激活光敏剂，产生可对细菌杀伤的单线态氧和自由基。尽管最初学者对这种治疗方法充满热情，但证明其临床意义的证据仍然薄弱。大多数的临床建议都是基于专家的意见，而非基于传统的机械清创方法和PDT之间的差异分析[107]。

尽管文献提出了手术方法来处理种植体周病变，但未达成最佳治疗的共识。由于缺乏对照试验支持激光应用于种植体周炎，很难评价激光作为单一疗法对种植体周炎的疗效。因此，人们普遍认为激光作为单一疗法治疗种植体周病变的临床意义不大。

种植体表面应用的激光能量高度依赖于所使用的单个激光器的波长。虽然生物膜和细菌污染物可以被各种激光破坏，但种植体表面和周围组织灼伤是主要问题。激光清洁种植体与再生方法能相结合，依赖于控制种植体表面和骨缺损清创时的热传导。一旦使用了激光，不同结果可能取决于激光应用本身以外的因素，如缺损形态、不同再生材料和生物制剂、术后维护，这些因素使得研究对比困难。

例如Schwarz等评估了Er:YAG激光或塑料刮治器+棉球+SS的应用，所有部位均添加了无机牛骨和胶原膜。在2年的随访中，与基线临床测量相比，没有显著的差异。该研究得出结论，尽管采用了去污/清创术的方法，但必须考虑到对晚期种植体周炎病变的联合手术治疗很难长期稳定[108]。该研究结果与近期显示骨充填增加和PD减少的研究结果相反，但这些研究都没有临床随机对照试验的支持[109]。

虽然文献推荐了许多种植体表面去污的方法，但对种植体表面本身以及周围软硬组织的影响尚不明确。Yamamoto和Tanabe报道了两种激光波长对于种植表面本身的热传导[110]。在最佳功率设置下，Er:YAG波长在使用水雾喷雾时，使种植体表面的温度提高了3℃；在不用水雾喷雾的情况下，使用这个波长将温度提高了30℃[110]。这种温度的上升小于采用最大气冷降温CO_2激光，后者温度提高了50℃，这超过了骨修复的上限[111]。尽管证据有限，CO_2和Er:YAG激光在联合再生材料的治疗种植体周炎的手术方法中仍然最适合，Er:YAG因其对水分子的微爆破以及对种植体表面杀菌作用且升温最小而受到青睐。关于二极管和Nd:YAG波长的数据很少，但是可能导致温升过高和涂层熔化，这些波长可能禁用于种植体表面的治疗[108]。曾有2篇连续12个月的前瞻性病例系列报告，证实了严重的种植体周炎病变采用手术翻瓣治疗，同时辅助Er:YAG激光用于表面去污和去除炎症肉芽，能够重建、减少牙周袋深度和种植体周骨缺损填充修复[112-113]。

激光和光动力法的研究总结

牙科激光和PDT已被建议用于种植体周炎病例中种植体表面的去污。目前，已经证明低功率CO_2、Nd:YAG、Er:YAG、Er,Cr:YSGG和PDT可以短期改善种植体周的条件（如减少细菌总量、减少炎症），但关于长期效果的证据很少。这一领域未来的研究需要评估激光在治疗种植体周炎中的表现，同时评估其他治疗方法未能解决的种植体周炎病例。

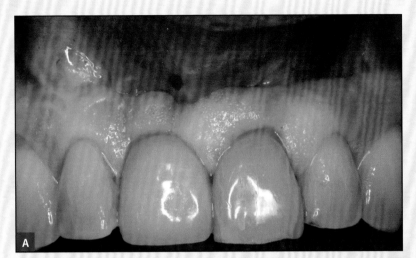
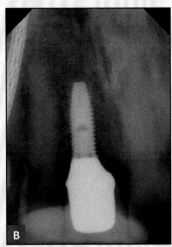
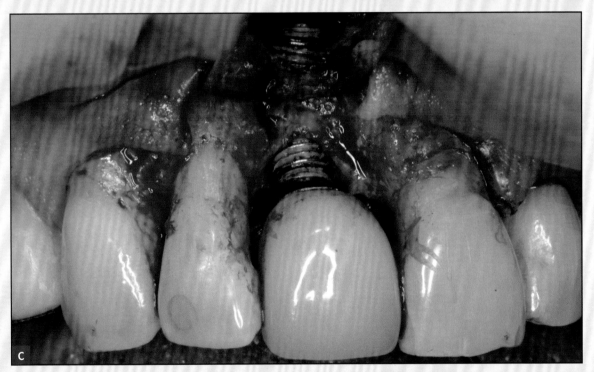

图12（A~I） 使用Er:YAG激光器进行表面去污。A. 临床评估显示在种植体周有感染；B. 术前X线片显示种植体周骨吸收；C. 翻瓣和清创；D. 用Er:YAG激光器（每秒25次脉冲和50mJ）处理受污染的种植体表面；E. 然后用矿化同种异体移植物（MinerOss）修复缺损；F. 放置脱细胞真皮基质（AlloDerm），用5-0羊肠线固定；G. 用3-0 dPTFE缝线（细胞质体）固定皮瓣；H. 18个月的随访影像学显示骨量增加；I. 在18个月的随访临床状况。

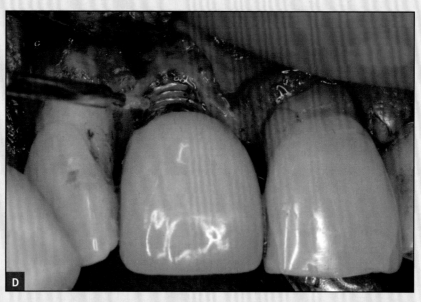

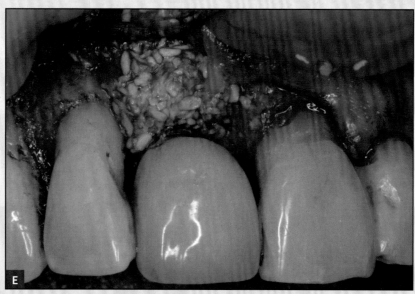

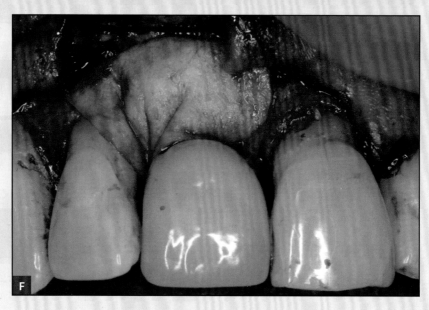

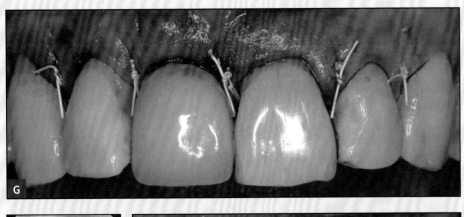

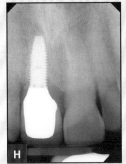
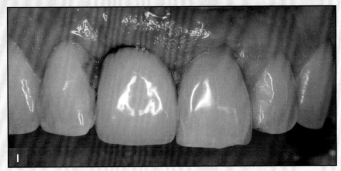

3. 结束语

种植体表面去污处理对有效管理种植体周炎起着至关重要的作用。尽管期望再次骨结合出现，但目前没有证据表明其对种植体周炎的治疗结果有重要意义。几种机械和化学的方法可用于受污染种植体表面的去污。已证明机械方法，如机械打磨、空气颗粒喷砂、金属或塑料的超声工作尖、金属刮治器和橡胶杯，可以机械去除生物膜和颗粒，但没有任何化学方法被证明具有优越性。因此，考虑到表面去污的重要性，我们推荐应用已被证实具有生物学合理性的方法，例如CA、H_2O_2或TC溶液等。激光被证明在受污染种植体表面能有效去污，但与其他机械方法相比，其临床效果还有待证实。

第17章

Alberto Monje, Ausra Ramanauskaite,
María Elisa Galárraga-Vinueza, Frank Schwarz

手术治疗的时机选择

SURGICAL RESECTIVE THERAPY OF PERI-IMPLANT DEFECTS: WHEN AND HOW?

摘要

种植体周炎治疗的主要目的是通过降低探诊深度来减少特定微生物。然而，种植体周炎的手术方式根据缺损形态不同来抉择。一般来说，切除术是针对出现牙槽嵴以上缺损的病例。在此，成功的治疗取决于软组织在冠方重新获得附着的能力，这依赖软组织下方骨轮廓能否获得一个有利或平坦的形态。此外，考虑到表面去污是一个具有挑战性的长期过程，在某些情况下，可采用种植体表面成形术，以促进种植体周健康的维持。

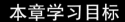

本章学习目标

- 为种植体周炎的切除术提供理论依据

- 提出种植体表面成形术作为辅助种植体周炎切除治疗措施的基本原理

- 评估术前和术中软硬组织特征，指导决策制订过程

- 提供切除治疗的手术方式及是否采用种植体表面成形术

- 评估文献中提及种植体周炎手术切除治疗方式的有效性

1. 引言

　　实现种植体周炎治疗的可评价目标是缓解炎症的临床表现和建立有氧环境，减少探诊深度（PD）（图1）。传统上，重建术是针对骨内缺损，而切除术是针对无修复可能的牙槽嵴上缺损。在传统牙周炎的治疗范围内，选择切除术是基于缺损的深度和余留牙根的长度，其目的是获得一个有利或者平坦的形态来维持稳定而避免暴露局部影响因素，例如根分叉。然而，对于种植体周炎的治疗，还应考虑其他相关因素。例如种植体

周炎加速发展被认为是特定表面被改变所导致的。因此，在对种植体周炎进行切除治疗时，暴露于口腔的种植体会促进种植体表面生物膜积累，这可能导致治疗结果的失败。因此，有人建议进行种植体表面再次塑形（即种植体表面成形术），这涉及种植体的微观和宏观设计的改变。

　　本章旨在阐明实施的切除治疗（无论是否联合种植体表面成形术）的基本原理和步骤方法。

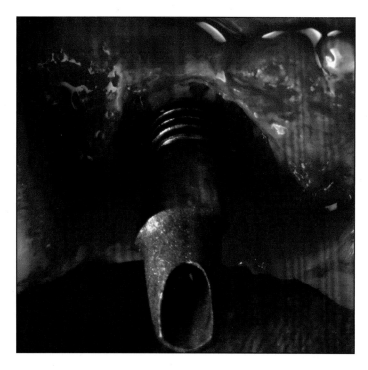

图1　种植体表面内的菌斑生物膜堆积是种植体周炎的主要病因。

2. 种植体周炎切除术的治疗目的

- 消除/减少PD（＜6mm）
- 消除探诊出血（BOP）的深牙周袋
- 减少厌氧菌和特定微生物聚集（图2）
- 帮助患者实现有效的家庭口腔卫生措施

3. 种植体周炎切除术的基本原理

- 通过抛光特定区域（螺纹），减少菌斑在种植体表面的黏附
- 方便患者的家庭口腔保健
- 改变种植体表面以实现有效的机械去污

- 未经治疗的种植体周炎会呈加速发展的趋势
- 未得到有效控制的种植体周炎，通常短期和长期预后不佳

4. 切除术结合种植体表面成形术的基本原理

- 通过抛光特定区域（螺纹），减少菌斑在种植体表面的黏附
- 方便患者的家庭口腔保健
- 改变种植体表面以实现的有效机械去污

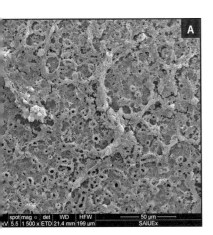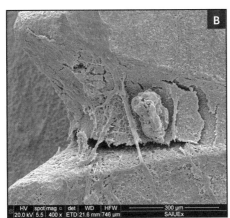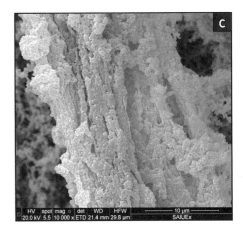

图2（A～C）　菌斑生物膜是种植体周炎的主要病因。

5. 切除治疗的适应证和禁忌证

表1列出了治疗种植体周炎的切除治疗的适应证和禁忌证。

6. 种植体表面成形术作为表面塑形辅助治疗的优缺点

表2为种植体表面成形术辅助表面塑形的优缺点。

表1　切除治疗的适应证和禁忌证

影响因素	适应证	禁忌证
牙周条件	控制	不受控制
全口菌斑指数	<20%	≥20%
全口出血指数	<20%	≥20%
非手术机械疗法	不能令人满意	成功的
吸烟状况	<10支/天	—
系统疾病情况	控制	不受控制
缺损形态	骨上缺损或水平骨丧失（牙槽嵴以上）	开裂（种植体在缺损以外）、环形或凹坑状缺损
种植体位置	在牙槽嵴轮廓以外	—
美学要求	低	高
角化黏膜	存在（优选）	缺乏（部分禁忌证）
种植体磨耗情况	没有磨耗	磨耗
患者意愿	高	低/没有

表2 种植体表面成形术辅助表面塑形的优缺点

优点	缺点
生物膜附着较少（表面粗糙度＜20μm）[1]	种植体变薄，导致生物机械并发症[2]
高效的机械去污[3]	释放颗粒*[4]
基台重新抛光[5]	形成颗粒和生物膜隐匿点
更好的软组织愈合[6]	技术敏感和治疗时间长[7]

* 钛颗粒已经证实会损伤上皮细胞的DNA，引起炎症反应。但目前还没有证据表明释放的钛颗粒会对整体健康产生潜在影响。

7. 切除治疗结合种植体表面成形术的适应证和禁忌证

种植体表面成形术的适应证和禁忌证（表3和图3）。

表3 种植体表面成形术的适应证和禁忌证

影响因素	适应证	禁忌证
缺损形态	非开放性缺损或水平骨丧失（牙槽嵴上）	裂开（种植体位于凹坑内），周围或凹陷缺损
缺损位置	牙槽嵴以上部分	骨内部分
邻牙情况	种植体	牙齿
种植体直径	＞3.75mm	≤3.75mm
种植体位置	在牙槽嵴轮廓之外	—
美学要求	低	高
角化黏膜	存在（优选）	缺乏（部分禁忌证）
种植体磨耗情况	没有磨耗	磨耗
患者意愿	高	低/没有

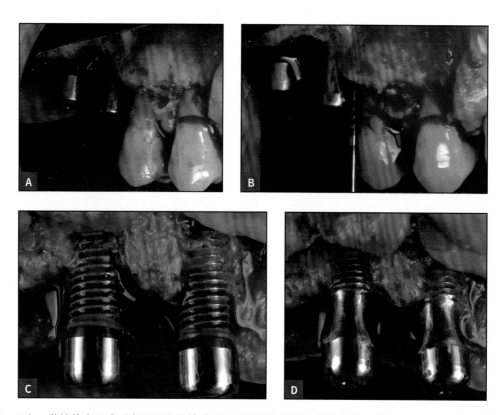

图3（A～D）　种植体表面成形术可以为维持种植体周的健康提供更好的条件。然而，在该过程中释放的钛颗粒对种植体周组织稳定性的影响尚不清楚。

8. 结合或者不结合种植体表面成形术的切除治疗对种植体周炎的疗效

切除治疗是公认的用以处理种植体周炎导致的牙槽嵴上缺损部分的治疗方案。一般提倡种植体采用穿龈愈合后，配合施行牙槽嵴修整术和牙槽嵴顶黏膜重塑。关于这种治疗方式的有效性的证据是有限的，缺少长期结果的支持[8-10]（表4）。

同样，种植体表面成形术也被推荐用于种植体表面去污和修整（详见第16章）。简而言之，它是一种环形的种植体表面抛光技术，目的是消除种植体宏观和微观设计引起的细菌因素。但仅有短期的系列病例的证据[23-24]。根据现有数据，种植体表面成形术似乎优于结合根向复位瓣的骨重建手术[25]（表5）。

表4　切除治疗不结合种植体成形后治疗结果的研究报告

作者（年份）	研究设计	种植体周炎病例定义	随访周期（月）	种植体/患者	去污方法	骨的重建	潜入式/非潜入式术后愈合	全身抗生素的应用	探诊深度（mm）	探诊出血变化（%）	溢脓变化（%）	X线检查结果（mm）	并发症
de Waal等[10]（2013）	随机临床试验	PD≥6mm+BOP和/或溢脓+骨丧失>3mm	12	15/31	0.12%氯己定+0.05%氯化羟乙基吡啶	+	非潜入式牙槽嵴顶翻瓣	—	4.3	96.8	29	5	对照组2例患者中有9颗种植体因严重的持续性种植体周炎而丢失
				15/48	安慰剂	+	非潜入式牙槽嵴顶翻瓣	—	3.7	94	15.8	3.9	
de Waal等[8]（2015）	随机临床试验	PD≥6mm+BOP和/或溢脓+骨丧失>2mm	12	22/49	2.0%氯己定	+	非潜入式牙槽嵴顶翻瓣	—	3	77	10.4	4.2	对照组3名患者中有5颗种植体由于严重种植体周炎的持续种植体被移除。试验组有1颗种植体因骨折而被移除
				22/59	0.12%氯己定+0.05%氯化羟乙基吡啶	+	非潜入式牙槽嵴顶翻瓣	—	2.9	68	1.9	4.1	
Carcuac等[9]（2016）	随机临床试验	PD≥6mm+BOP和/或溢脓+骨丧失>2mm	12	27/47	钛涂层刮治清创术+0.2%氯己定	+	非潜入式	阿莫西林2×750mg（10天）	2.8	39	13	0.18	
				25/46	钛涂层刮治清创术+生理盐水（2分钟）	+	非潜入式牙槽嵴顶翻瓣	阿莫西林2×750mg（10天）	3.4	34.8	6.5	0.5	6颗种植体被分解并移除
				24/49	钛涂层刮治清创术+0.2%氯己定	+	非潜入式牙槽嵴顶翻瓣	—	2.16	44.4	22.2	0.6	
				24/37	钛涂层刮治清创术+盐水（2分钟）	+	非潜入式牙槽嵴顶翻瓣	—	1.69	51.4	31.4	0.9	
Koldsland等[11]（2018）	前瞻性病例系列	PD≥6mm+BOP和/或溢脓+骨丧失>2mm	6	45/143	钛刮治清创术+浸泡在3%过氧化氢中的棉球清洁+盐水冲洗	+	非潜入式	阿莫西林500mg×3+甲硝唑500mg×3（10天）	4.9	32	NR	4.6	NR

（续表）

一般信息					治疗方式				治疗结果				
作者（年份）	研究设计	种植体周炎病例定义	随访周期（月）	种植体/患者	去污方法	骨的重建	潜入式/非潜入式术后愈合	全身抗生素的应用	探诊深度（mm）	探诊出血变化（%）	溢脓变化（%）	X线检查结果（mm）	并发症
Hentenaar等[12]（2017）	随机临床试验	PD≥5mm + BOP和/或溢脓+骨丧失>2mm	3	14/31	用钛刮匙和浸泡在盐水中的棉球+35%磷酸（pH 1; 1分钟）进行清创	+	非潜入式	—	4.1	76.7	20	NR	NR
				14/22	用钛刮匙和浸泡在盐水中的棉花球进行清创	+	非潜入式	—	3.5	50	10	NR	
Sarmiento等[13]（2018）	前瞻性病例系列	PD≥5mm + BOP和/或溢脓+骨丧失>2mm	6	5/5	使用超声设备和种植体保护帽+钛刷进行清创60秒+5%过氧化氢60秒+用0.9%盐水冲洗+Er:YAG激光应用60秒	+	非潜入式	2g阿莫西林手术前1小时服用	3.63	0	NR	NR	NR
				9/9	使用超声设备和种植体保护帽+钛刷进行清创60秒+5%过氧化氢60秒+用0.9%盐水冲洗+Er:YAG激光应用60秒	—	非潜入式	2g阿莫西林手术前1小时服用	4.3	14.3	NR	NR	

NR: 未报告。

研究总结

研究结果表明了切除术结合伴或不伴有骨修复数术的相向复位辦对于治疗有牙槽嵴上缺损的种植体周炎的合理性和有效性。这种治疗方式已被证明能够有效地阻止进行性骨丧失并部分解决临床症状。

表5 切除治疗结合种植体成形后治疗结果的研究报告

作者（年份）	患者	随访周期（月）	干涉	辅助的机械去污方式	种植体存留率（%）	X线检查到的骨丢失*（mm）	探诊深度（mm）	探诊出血（%）	探诊分泌物（%）
Bianchini等（2019）[14]	23/32	36	骨切除术后修整	种植体表面成形术	87	0	—	10.7	0
Dalago等（2019）[15]	9/9	36	翻瓣术	—	88.8	0.5	4.3	—	—
	6/6		翻瓣术+结缔组织移植	—	83.3	0.4	3.8	—	—
Englezos等（2018）[16]	8/8	24	翻瓣术	种植体表面成形术	100	0.8	4.13	—	—
	25/40		翻瓣术	种植体表面成形术	100	0.2	3.3	25	2.5
Lasserre等（2020）[17]	16/22	6	翻瓣术	种植体表面成形术	90.9	(+) 0.2	2.7	33	20
	15/20		翻瓣术	甘氨酸颗粒气流	100	(+) 0.6	2.3	26	21
Monje等（2021）[18]	29/104	24	骨切除术后修整	种植体表面成形术	100	0	2.8	11	6
Pommer等（2016）[19]	72	108	翻瓣术	种植体表面成形术	91.9	—	—	—	—
	47		非手术治疗	激光	87.2	—	—	—	—
	23		非手术治疗+翻瓣术	种植体表面成形术+激光	82.6	—	—	—	—
Ravidà等（2020）[20]	19（30）	36	切除治疗	种植体表面成形术	90	0.7	1.3	88.5	0
	22（38）		切除治疗	—	81.6	0.8	1.2	81.5	23.1
Romeo等（2005/2007）[21-22]	10（20）	36	切除治疗	种植体表面成形术	100	0	3.2	0.6（改良出血指数）	—
			切除治疗	—	87.5	1.5	5.5	2.3（改良出血指数）	—

* 在最新检查中。

研究总结

基于非常有限的数据，种植体表面成形术似乎是一个合理和有效的方法来管理种植体周围炎和维持治疗结果。其有效性是基于临床炎症症状的解决和阻止进行性骨丢失。

9. 术前考虑

基于现有种植体和患者相关因素的治疗预后（表6）：

- 全面了解解剖
- 非手术机械治疗（愈合期＞6周）
- 对于多种病变种植体：评估种植体的磨耗来制订应对措施
- 对于支持全牙弓修复/半口修复的病变种植体：评估用覆盖义齿替换固定修复体的可能性
- 对于单一病变的种植体：评估减少相邻牙齿的支持的好处/成本
- 术前抗生素（优选）：术前1小时阿莫西林750mg（过敏者：术前1小时克林霉素）
- 在黏膜角化充足的情况下：术前取出修复体并放置覆盖螺丝或愈合基台以便于手术
- 在角化黏膜不足的情况下：考虑做软组织增量——带上皮的游离龈瓣或带蒂龈瓣移植（详见第19章）

- 使用口腔内X线摄影、临床检查和如果可能的话，使用CBCT来全面评估缺损的形态
- 检查是否需要修改修复体设计以便于自洁

10. 术中注意事项

基于现有种植体和缺损相关因素的治疗预后（表7）：

- 牙槽骨内的三维植入位置（考虑如何在施行根向复位瓣同期对种植体可能暴露在口腔中的部分行修整术）
- 评估相邻牙列的支撑水平
- 检查种植体周炎严重程度
- 评估邻牙骨水平
- 合适的根向复位瓣的缝合
- 使用牙周敷料施压和减少黏膜回弹
- 患者是否有强烈即刻修复的欲望，并且即刻修复是否可行
- 如果不能即刻修复，拆线后再放置义齿

表6 基于现有种植体和患者相关因素的治疗预后

影响因素	治疗预后		
	有利	不确定	不利
存在角化黏膜	X		
初始治疗部分成功	X		
初始治疗失败		X	X
吸烟		X	X
中度（>25%）或重度（≥50%）骨丧失		X	X
轻度（<25%）的边缘骨丧失	X		
种植体紧邻天然牙			X
患者更换修复体的意愿	X	X	

表7 基于现有种植体和缺损相关因素的治疗预后

影响因素	治疗预后		
	有利	不确定	不利
种植体在骨弓轮廓内	X	X	
种植体位于骨弓之外（过于偏颊）	X	X	
种植体位于骨弓之外（偏向冠方）			X
多颗种植体的不同冠方顶端位置			X
相邻牙列的一个骨峰（一颗或多颗种植体）			X
相邻骨丧失（≥2颗种植体）	X	X	
轻度（<25%）骨丧失	X		
中等（>25%）或重度（≥50%）骨丧失		X	X

11. 术后注意事项

基于术后情况确定的治疗预后（表8）：

- 严密缝合

- 炎症程度（血肿、肿胀）
- 存在感染
- 存在感觉异常
- 术区口腔卫生情况
- 评估药物止痛

表8 基于术后情况确定的治疗预后

影响因素	治疗预后		
	有利的	可疑的	不利的
感染			X
根向复位瓣	X		
冠部黏膜回弹			X
菌斑控制不足			X

12. 术后患者护理

炎症反应

- 布洛芬600mg，每天3次，持续7天

疼痛控制

- 布洛芬1g，每天3次，持续5天

感染控制

- 严重术前感染：阿莫西林500mg+甲硝唑250mg，每天3次，持续7天
- 中/低术前感染：阿莫西林500mg或750mg，每天3次，持续7天
- 药物过敏：克林霉素300mg，每天3次，持续7天

菌斑的自我控制机械：手术/软刷邻近牙齿/种植体

- 机械：在邻近的牙齿/种植体上，使用手术/软毛刷进行刷洗
- 化学：0.12%氯己定冲洗和涂布凝胶，直到拆线

专业实施的菌斑控制

- 专业的菌斑控制后的2个月中，每2周对邻近牙齿/种植体进行维护
- 种植体周术后 >4个月探查以确定治疗结果
- 此后每3个月进行一次支持性种植体周维护
- 每年提供完整的牙周和种植体周维护，根据风险情况调整种植体周支持性维护

义齿拆卸

- ≥4周

13. 切除治疗步骤，包括或不包括种植体表面成形术（表9）

1. 麻醉后使用探针探查以识别缺损的形态和严重程度。

2. 切口设计
- 在足够的角化黏膜情况下：在颊侧（角化黏膜2mm）或腭侧区域（>2mm）设计切口，在腭/舌区切口设计可以不太保守
- 角化黏膜不足（<2mm）：血管旁切口减少PD。考虑进行软组织调节，以同时增强角化黏膜
- 根据缺损的位置和延伸程度，切口应或多或少地保守，以减少PD

3. 清创和肉芽组织清除术
- 使用坚硬的仪器，如洁治器（包括超声）和刮治器来有效地清除碎片
- 如果计划进行种植体表面成形术，建议切除肉芽组织，并进行表面修整，以消除嵌在肉芽组织内的钛颗粒

4. 骨修整
- 使用金刚砂钻来修整骨骼
- 尽量减少使用高速旋转器械，以避免皮下气肿
- 构建了一个平坦或有利的形态，帮助黏膜重塑

表9 种植体周炎切除治疗的各个阶段

时期	临床说明
术前评估局部特征，包括软组织特征	
切除分离致密病变组织和翻起黏膜瓣	
骨切除术/骨成形术（包括或不包括种植体表面成形术）	
根向复位瓣	
随访评估监测健康和自我口腔卫生	

5. 种植体表面成形术

■ 使用碳化钨钻进行种植体表面成形术

■ 只有在相邻的种植体周/牙周条件限制了器械的进入时，才会考虑仅在颊侧进行种植体表面成形术

■ 将种植体表面成形术限制在可能暴露的螺纹深度（图4）

■ 去除螺纹后，使用低速旋转仪器中的抛光车针，如Arkansas车针（图5～图8）

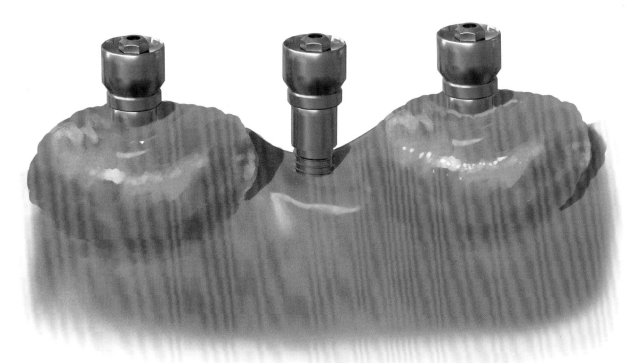

图4　种植体表面成形术作为种植体周炎的辅助治疗，因为它改善在切除术后种植体粗糙表面暴露于口内容易污染的情况。

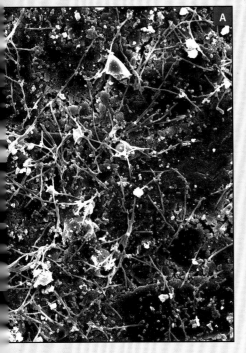
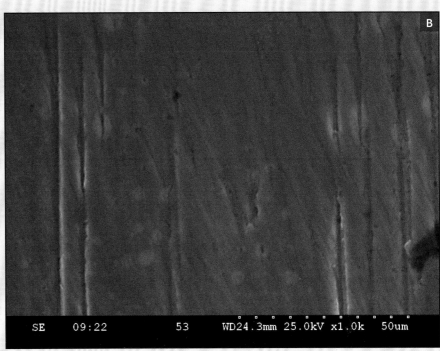

图5（A，B） A. 喷砂、大颗粒、酸蚀的种植体表面的生物膜；B. 种植体表面成形术后，其暴露表面生物膜污染较少，减少了复发的风险。

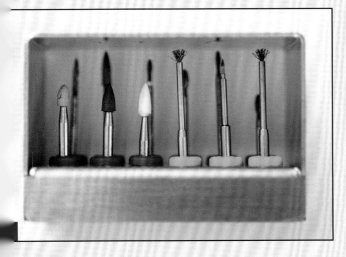
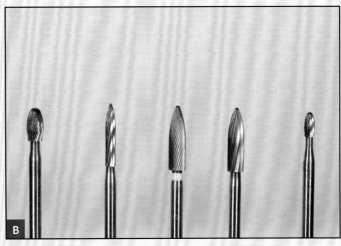

图6（A，B） 种植体周炎工具盒（MonjePeriodoncia，Hager & Meisinger），包括种植体成型钻和抛光刷。

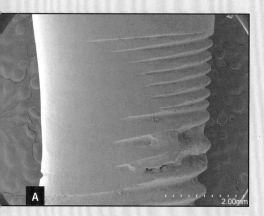

图7（A～C）　A. 通过种植体表面成形术获得的表面局部调整的种植体；B，C. 注意到在更高的放大倍数下粗糙度的降低。

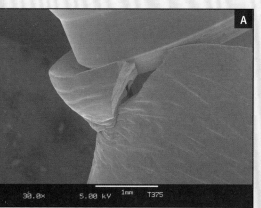
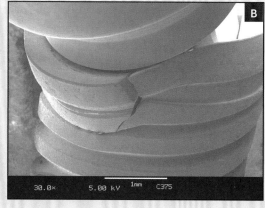
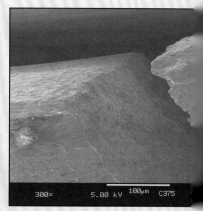

图8（A～C）　种植体表面成形术（直径≤3.7mm），因为种植体的屈曲强度降低，可能导致种植体折断。（经Chan等许可转载[2]）

病例1（**图9A～E**） 在晚期种植体周炎的病例中，由于邻近区域的严重萎缩，维持远中种植体对种植覆盖义齿保留至关重要。

在12个月的随访中可以注意到角化黏膜的重要性，在24个月随访期间进行种植体周探查健康状况。

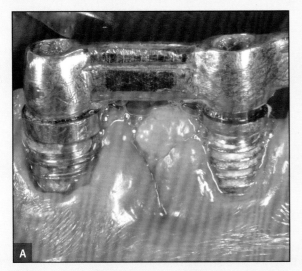
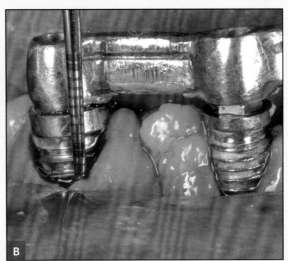
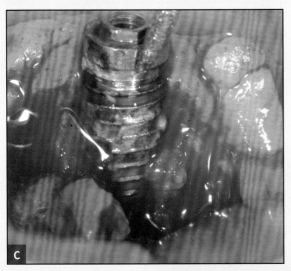
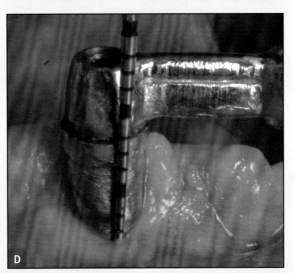
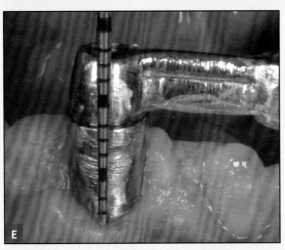

病例2（图10A～G） 下颌2颗种植体涉及种植体周炎。经过非手术治疗后再评估，我们仍然能注意到远端种植体周溢脓和2颗种植体周都存在严重的探诊出血现象。外科手术入路展示了无修复潜力的颊侧感染。由于感染的特性，对感染种植体进行种植体表面成形术和术后抛光。再用垂直褥式缝合牙槽嵴顶软组织。24个月随访种植体周炎治愈情况。

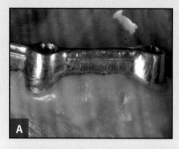
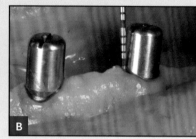
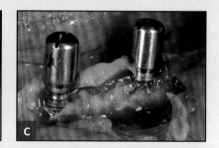
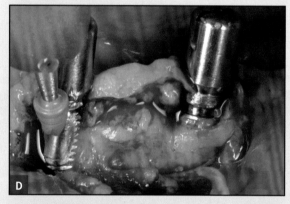
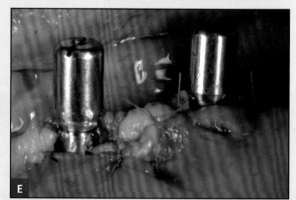
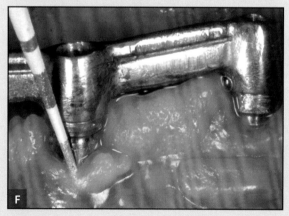
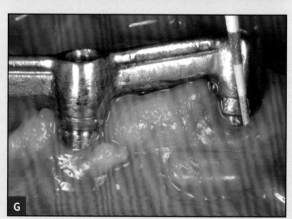

6. 皮瓣缝合

■ 皮瓣应采用水平或垂直褥式缝合技术（图11）

■ 建议不可吸收或可缓慢吸收的缝线来减少菌斑附着，如尼龙、聚丙烯或聚四氟乙烯

7. 伤口保护

■ 牙周敷料可用于保护伤口，减少并发症

■ 由于口腔内伤口的唾液表皮生长因子的增加而限制了伤口的愈合，因此预计伤口会延迟愈合

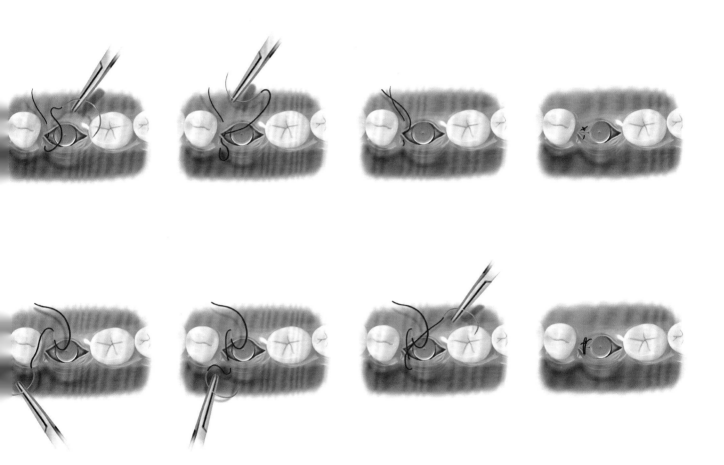

图11 切除术配合根向复位瓣后的水平或垂直褥式缝合。

病例3（**图12A～F**）　包含有较深的种植体周袋和严重的探诊出血的2颗上颌种植体患有种植体周炎病例。由于颊侧骨丧失导致的无修复潜能的开裂性骨缺损，施行种植体表面成形术和术后抛光。垂直褥式缝合牙槽嵴顶的软组织。术后随访24个月证明种植体周炎得到治愈。

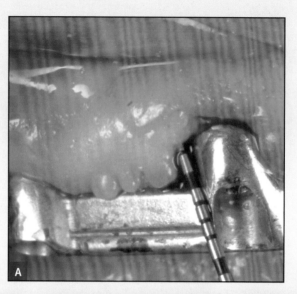

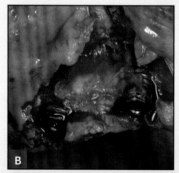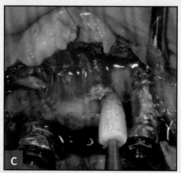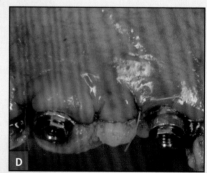

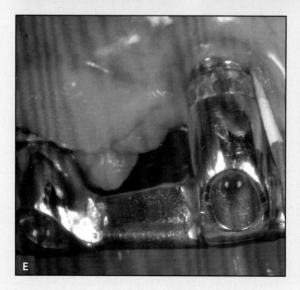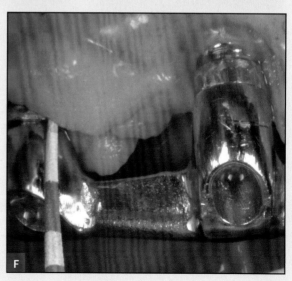

病例4（图13A～I）　上颌种植体支持式固定义齿的种植体周炎病例。临床检查有深PD和大量BOP，X线检查显示有炎性骨吸收。失败的修复体显示大量菌斑在种植体–基台交界面堆积。由于牙槽嵴上缺损，种植体没有任何修复潜能。给予种植体施行成形术以及术后根向复位瓣来减少牙周袋的深度。术后随访24个月证明颊腭侧位点和X线检查均显示骨稳定。

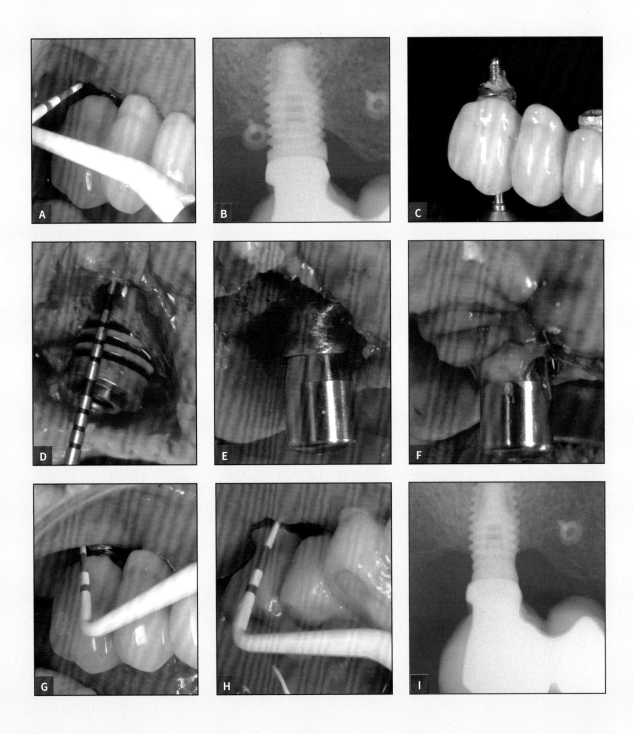

病例5（图14A～O） 下颌种植体周自发溢脓表现的种植体周炎病例。临床检查观察到种植体周自发溢脓和大量BOP。外科手术探查显示无修复潜能的缺损，并施行减少病理性牙周袋的切除术。对于细直径的种植体，种植体表面成形术导致的种植体断裂风险更高。为了提高患者刷牙时的舒适度和保护种植体区域，利用取自于牙槽嵴顶黏膜的游离龈瓣或者胶原膜来增加软组织厚度和角化龈厚度。游离龈瓣取自于牙槽嵴顶黏膜而不是腭部，是为了减少术后出血和减轻术后不适感。随访6个月患者获得了良好的口腔卫生和种植体周组织的健康。随访的第24个月种植体周炎治愈。

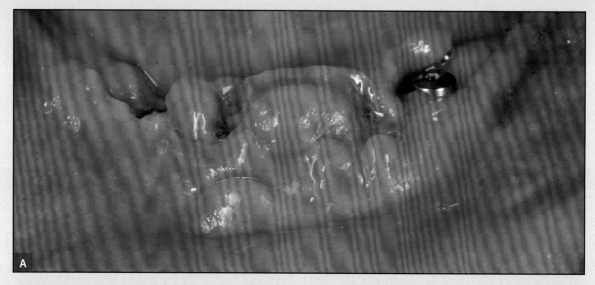

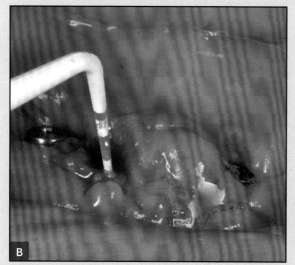

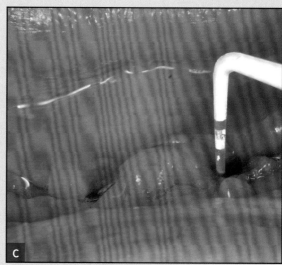

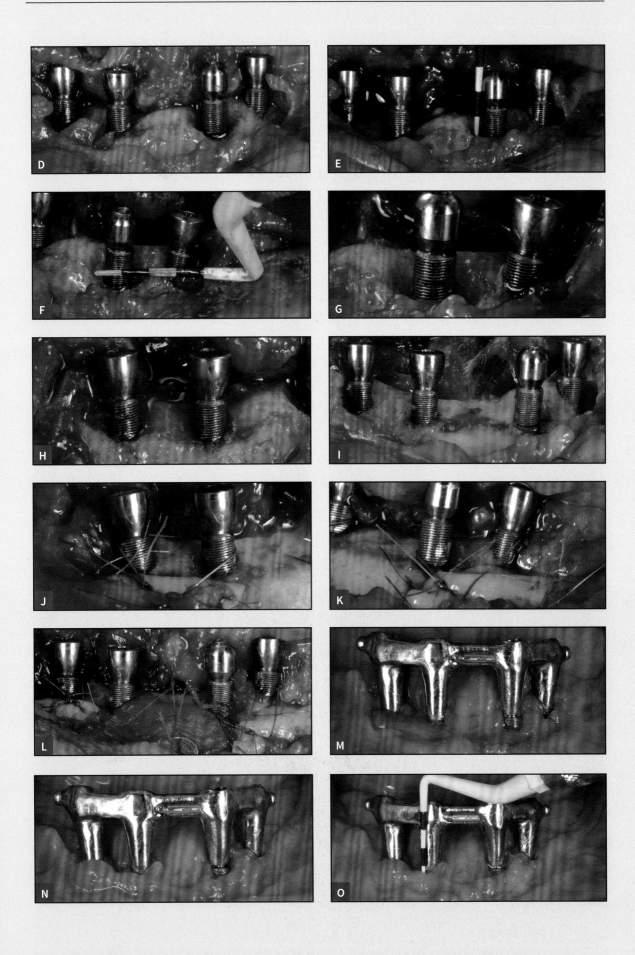

病例6（图15A～F）　上颌种植体支持式覆盖义齿，因其设计妨碍了患者的口腔卫生自洁而导致的晚期种植体周炎病例（A）。（B）观察到患者足够的角化黏膜宽度。（C）外科入路显示，牙槽嵴顶骨吸收（Ⅱ度）。（D）修整吸收的牙槽嵴形成一个平面结构。同时辅助种植体修整术来修整种植体表面。（E）在此之后缝合皮瓣。（F）随访第12个月显示种植体周炎治愈。

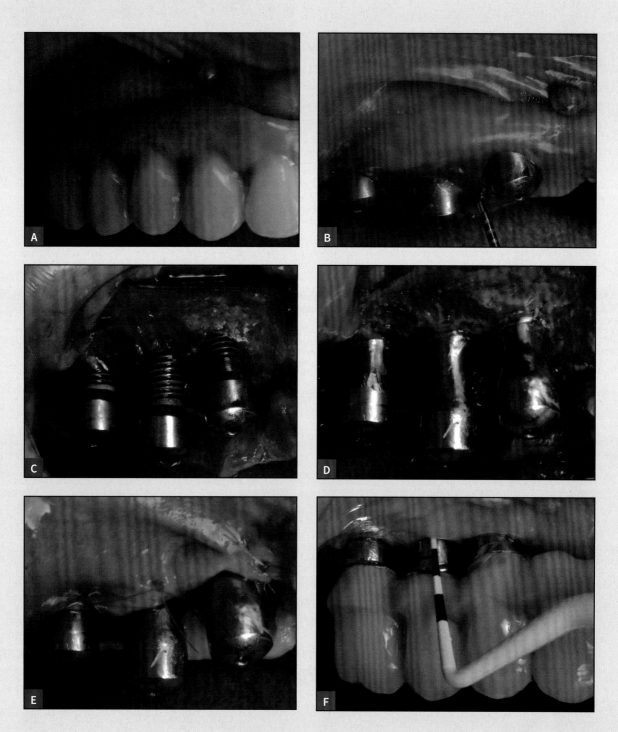

病例7（**图16A～D**） 种植体邻面有不同程度结构缺损（**B**）的中度种植体周炎（**A**）。例如（**C**）适用于恢复性治疗的种植体周骨下缺损（Ⅰ度），适用于骨修整术和种植体表面成形术的牙槽嵴上缺损（Ⅱ度）。（**D**）随访第12个月PD大幅减少、BOP和SOP消除，种植体周炎治愈。

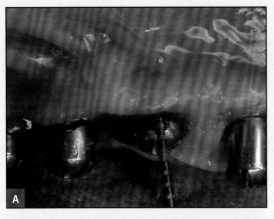
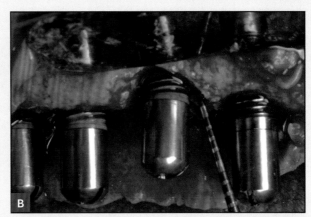
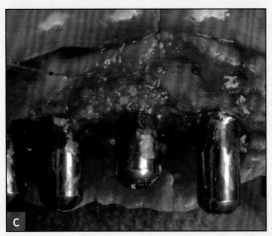
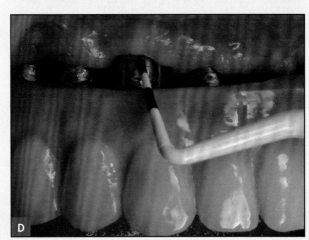

14. 结束语

有效的种植体周炎手术治疗已被证明可以解决炎症的临床表现，并阻止进行性骨丧失。它主要应用于出现牙槽嵴上骨缺损的情况。根据初步研究结果，应用种植体表面成形术修整机械表面似乎有助于口腔卫生清洁。然而，种植体表面成形术中所释放钛颗粒的后续影响还有待观察。

第18章（第一部分）

Alberto Monje, Istvan A. Urban

种植体周炎再生性治疗

PART I: RECONSTRUCTIVE THERAPY FOR THE MANAGEMENT OF PERI-IMPLANTITIS

摘要

目前，已经有多种方式治疗种植体周炎。种植体周炎治疗成功的标准是种植体周探诊深度恢复到健康范围，因此需要对骨缺损进行再生性治疗。绝大多数情况下，种植体周炎的骨缺损表现为骨下袋，有利于缺损的硬组织再生。因此，正确识别骨的"修复潜力"至关重要，根据病情预测疗效并酌情制订治疗方案。

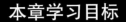

1. 引言

再生性治疗对于牙周角形缺损有可靠的临床效果。再生性治疗能够增加种植体周的附着，减少探诊深度，预防软组织进一步退缩[1]。然而，异常动度和吸烟是引导组织再生成功的不利因素。经典研究表明，狭窄的牙周角形缺损更可能获得理想的X线骨填充[2-3]。这一显著发现在引导骨再生领域得到了进一步验证[4]。因此，与较宽的骨缺损相比，牙槽嵴内的骨缺损（＜150°）获得可预期的侧壁骨增量成功率更高。

种植体周炎治疗的主要目标是控制炎症并阻止种植体周骨质的进一步流失。已证实外科手术治疗是成功的治疗方法，术式取决于种植体周骨缺损的形态[5]。因此，存在骨缺损的种植体周炎能够通过手术治疗方式得到有效控制。此外，一些临床前期及临床研究表明，种植体表面特性可能会影响种植体周炎的治疗。光滑表面、喷砂表面、大颗粒表面、酸蚀表面种植体相比于其他中等粗糙表面的种植体，更有利于种植体周炎预后[6-7]。

鉴于骨缺损形态是种植体周炎治疗愈后的重要因素，一些研究总结归纳了种植体周骨缺损形态并进行分级（图1～图4）。Schwarz等指出，种植体周炎通常表现为环形骨缺损[8]。Serino等也发现66%的种植体周炎存在环形骨缺损[9]。García-García等发现，种植体周炎手术治疗时约30%的缺损呈现环形缺损，约25%的缺损同时伴有颊侧骨缺损[10]。最近，Monje等通过CBCT测量证明，种植体周炎55.1%的缺损是二壁或三壁骨缺损，常伴随颊侧骨缺损[11]。这些数据阐明了单纯的再生性手术或结合切除性手术治疗种植体周炎的潜力。

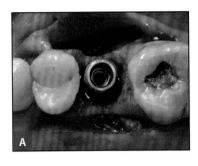
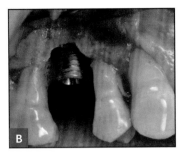
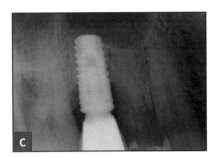

图1（A~C） 骨下缺损合并骨上缺损的复合型骨缺损。

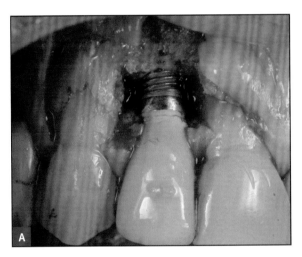
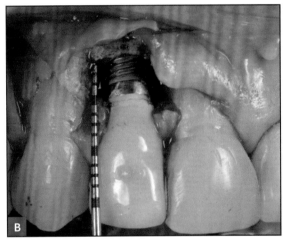

图2（A，B） 种植体周缺损通常表现为伴随颊侧壁缺失的二壁、三壁骨缺损。

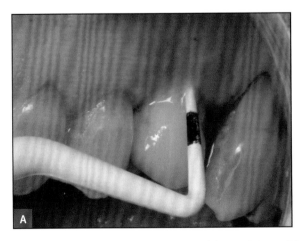
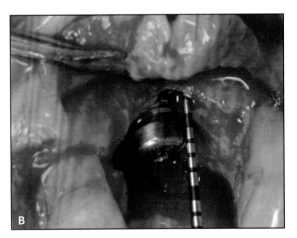

图3（A，B） 种植体周骨缺损在颊侧表现为窄深、孤立的骨下缺损。

再生性治疗种植体周炎的系统性评价表明相关研究证据有限，并且研究设计和植入材料存在异质性。因此，无法得出有关再

生性治疗种植体周炎的潜力和局限性的结论[12-14]。

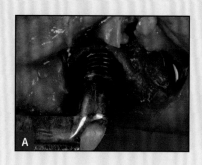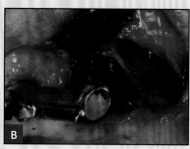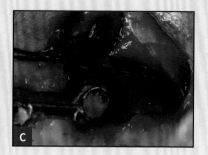

图4（A~C）　种植体周炎表现为三壁骨缺损，颊侧骨壁部分缺失是由于种植体植入位置不当所导致的。

2. 再生性治疗种植体周炎的目标

■ 消除/减少探诊深度（PD）（＜6mm）
■ 增加临床附着水平（CAL）
■ 影像学可见骨量增加（注意："再次骨结合"是一个组织学术语，无法通过临床和影像学评估进行验证）
■ 减少探诊出血（BOP）的深种植体周袋
■ 减少厌氧菌和可疑微生物
■ 促进有效的患者口腔卫生管理

3. 再生性治疗种植体周炎的基本原理

■ PD与疾病进展/复发相关
■ 已证实引导骨再生（应用/不应用屏障膜）能有效地修复骨缺损
■ BOP和深PD相关

4. 再生性治疗结合屏障膜的原理
（图5）

- 隔离细胞迁入形成分区
- 在暴露病例中，为移植材料提供机械保护

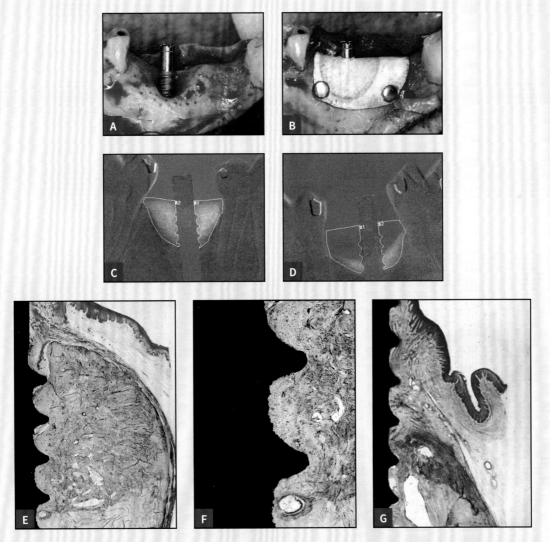

图5（A～G） 通过屏障膜和骨移植的再生性治疗能够在组织学水平上再次骨结合。（经Schou等许可转载[15]）

5. 再生性治疗中选择埋入式而非埋入式愈合的效益

- 无菌愈合
- 减少骨再生区域的机械性破坏
- 降低膜的降解速率
- 降低术后感染的风险
- 减少因术后即刻修复导致的菌斑附着
- 二期暴露种植体时，切口偏腭/舌侧可增加颊侧角化黏膜

6. 再生性治疗种植体周炎的关键原则

要在种植体周炎的再生性治疗中取得成功，必须遵循4个主要的生物学和手术操作原则。这些原则都是根据早期的引导骨/组织再生领域的建议衍生而来[16-17]（图6~图8和表1）。

7. 再生性治疗的适应证和禁忌证

表2列出了种植体周炎治疗中再生性治疗的适应证和禁忌证。

表1　引导骨再生的原则

原则	目的	关键因素
伤口初期愈合	无干扰无菌愈合	治疗前10~14天拆除修复体换覆盖螺丝
血管生成	提供营养和氧气	必要时使用皮质类固醇药物
创造并维持成骨间隙	提供间隙防止塌陷	屏障膜和骨填料的物理与生物学特性
伤口血凝块的稳定性	血凝块形成	伤口初期愈合

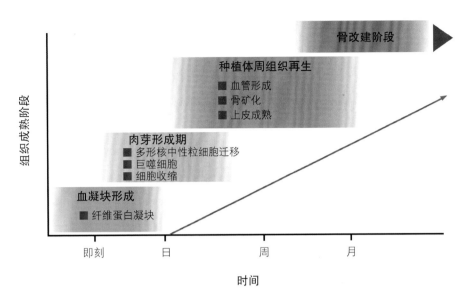

图6　种植体周愈合和再生过程。（改编自Padial Molina等[18]）

表2　再生性治疗的适应证和禁忌证

影响因素	适应证	禁忌证
牙周情况	牙周炎已控制	牙周炎未控制
全口菌斑情况	<20%	≥20%
全口出血指数	<20%	≥20%
非手术机械治疗	效果不佳	治疗有效
吸烟习惯	<10支/天	≥10支/天
系统性疾病	可控制	未控制
骨缺损形态	存在骨壁支持	不存在骨壁支持
稳定移植物/膜的能力	能稳定	不能稳定
种植区域	位于骨轮廓内	位于骨轮廓外
角化黏膜	有	缺乏（部分禁忌证）
种植体留存	可保留	不可保留
患者手术意愿	高	低/无

8. 再生性治疗种植体周炎的效果

病例系列研究中评估了再生性治疗种植体周炎的有效性（表3）。近年来，在随机临床试验中对其进行了进一步评估（表4）。总的来说，系统综述表明，这种治疗方式对于影像学可见骨增量及CAL和减少PD是安全有效的[13-14,19]。相比之下，回顾性随机对照试验中检索到的数据，PD和BOP评分与进行翻瓣手术的对照组相比没有显著差异[14]。

表3 再生性治疗结果的相关研究汇总

作者（年份）	研究设计	随访（月）	患者（n）	消毒方式	干预措施	随访结果					
						探诊出血减少	探诊深度减少（mm）	临床附着水平增加（mm）	黏膜退缩（mm）	X线骨增量（mm）
Behneke等[20]（2000）	系列病例	NR	NR	NR	AB（块状或颗粒状）	NR	2.7	2.2	NR	3.9
Khoury和Buchmann[21]（2001）	类实验研究	36	7	CHX + H₂O₂	AB	NR	5.1	NR	NR	2.4
			11		PTFE + AB	NR	5.4	NR	NR	2.8
			7		CM + AB	NR	2.6	NR	NR	1.9
Deppe等[22]（2007）	类实验研究	63	7	AA	ePTFE	NR	2.3	2.1	0.2	NR
			9	AA + CO₂		NR	2.5	2.7	−0.2	NR
Roos–Jansåker等[23]（2007）	类实验研究	12	17	H₂O₂ + NaCl	PDB + CM	0.56	2.8	1.5	−1.2	1.5
			19	H₂O₂ + NaCl	PDB	0.46	3.4	1.8	−1.6	1.4
Schwarz等[24]（2008）	随机对照试验	12	22	PC + NaCl	AP	0.3	1.1	0.6	0.4	NR
			23		XG	0.5	2.5	2.0	0.5	NR
Schwarz等[5]（2010）	系列病例	12	27	IP + NaCl	XG +CM	0.4	1.9	1.5	0.4	NR
Aghazadeh等[25]（2012）	随机对照试验	6	30	H₂O₂ + NaCl	AB + CM	0.4	2.0	NR	NR	0.2
			30		XG + CM	0.5	3.1	NR	NR	1.1

（续表）

作者（年份）	研究设计	随访（月）	患者（n）	消毒方式	干预措施	随访结果				
						探诊出血减少	探诊深度减少（mm）	临床附着水平增加（mm）	黏膜退缩（mm）	X线骨增量（mm）
Schwarz等（2012）[26]	随机对照试验	24	14	IP + NaCl	XG	0.5	1.5	1.2	0.3	NR
			10	IP + Er:YAG		0.7	1.1	1.0	0.1	NR
Matarasso等（2014）[27]	系列病例	12	11	H₂O₂ + NaCl	XG + CM	0.7	4.1	3.0	1.3	2.8
Roccuzzo等（2017）[28]	系列病例	84	24	H₂O₂ + NaCl	XG	0.6	3.4	NR	NR	1.9
Nart等（2018）[29]	系列病例	12	13	H₂O₂ + NaCl	AL + ATB（万古霉素和妥布霉素）+CM	0.7	4.2	NR	NR	3.6
Monje等（2020）[30]	系列病例	12	15	H₂O₂	XG + AB	1.5（已解决），1.62（未解决）	4.1（已解决），2.2（未解决）	NR	1.22（已解决），-1.3（未解决）	2.2（已解决），2.6（未解决）
Roccuzzo等（2020）[31]	系列病例	120	14	H₂O₂ + NaCl	XG	0.6（SLA）0.7（TPS）	3.4（SLA）3.8（TPS）	NR	NR	2.7（SLA）2（TPS）

CHX：氯己定；H₂O₂：过氧化氢；AA：空气颗粒喷砂；CO₂：二氧化碳激光；NaCl：氯化钠；PDB：植物源性；PC：塑料刮匙；IP：种植体表面成形术；e-PTFE：膨体聚四氟乙烯；CM：胶原膜；XG：异种移植物；AL：同种移植物；AP：异质材料；AB：自体骨；ATB：抗生素；NR：未报告；SLA：酸蚀喷砂；TPS：等离子喷钛。

研究总结

目前文献中使用了多种再生性治疗方法，在临床和影像学方面均未表现出差异性c。但再生性治疗种植体周炎，在降低PD、探诊出血、黏膜炎症指数、影像学骨缺损水平等表现出有效性。

表4 再生性手术实验组与翻瓣清创术对照组的治疗结果总结

作者 （年份）	研究 设计	随访 （月）	患者 （n）	干预 措施	随访结果				
					探诊出 血减少	探诊深度 减少 （mm）	临床附着水平 增加 （mm）	黏膜退缩 （mm）	X线骨增量 （mm）
Isehed等 （2016）[32]	随机 对照试验	12	13	翻瓣 清创术	0.2	4.0	NR	NR	0.2
			12	釉基质 衍生物	0.2	2.5	NR	NR	0.7
Jepsen等 （2016）[33]	随机 对照试验	12	26	翻瓣 清创术	0.3	2.6	NR	NR	1.0
			33	钛颗粒	0.3	2.8	NR	NR	3.6
Andersen等 （2017）[34]	随机 对照试验	84	16	翻瓣 清创术	0.5	2.0	NR	NR	0.1
			16	钛颗粒	0.3	1.7	NR	NR	2.0
Renvert等 （2018）[35]	随机 对照试验	12	27	翻瓣 清创术	0.4	2.5	1.5	0.7	0.2
			30	异质材料	0.3	3.6	NR	0.2	0.7

NR：未报告。

研究总结

由于证据有限，目前无法得出关于再生性治疗优于非再生性治疗的结论。但是与翻瓣清创术相比，再生性治疗在影像学水平的骨增量方面有效性相对更加明显。

9. 美学区域的再生性治疗

　　考虑到种植体周炎手术治疗的并发症（即黏膜退缩），是否进行再生性治疗种植体周受损组织以及手术时机取决于患者的意愿及美学需求。因此，患者必须了解再生性手术瘢痕，可能导致无法弥补的美学并发症。以患者为中心的预后评价需要依据以下特征进行评估：

■ 骨缺损形态：种植体暴露可能会严重损害美观和发音，因此无骨壁支持的骨上型缺损是前牙美学区域的再生性治疗的禁忌证

■ 笑线和美学期望：患者必须知晓可能出现黏膜退缩的美学并发症，特别是中晚期种植体周炎患者

10. 术前考量

　　基于现有种植体和患者相关因素的预后评估（表5）：

■ 充分评估解剖情况

■ 进行非手术治疗（愈合期 > 6周）

■ 考虑生物学原则

■ 无牙颌种植固定修复，评估使用覆盖义齿替换固定修复体的可能性

■ 术前预防性使用抗生素（推荐）：术前1小时750mg阿莫西林（如过敏：术前1个小时600mg克林霉素）

■ 采用埋入式愈合或使用愈合基台穿龈愈合，需提前（7~10天）拆除修复体更换覆盖螺丝

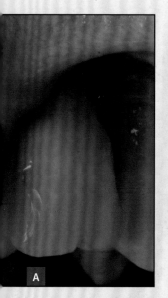
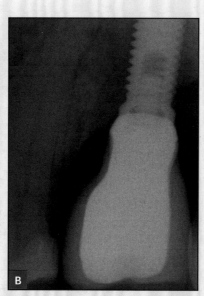
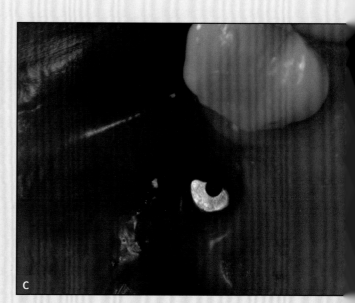

图7（A~C）　修复体拆除后的软组织自发向内生长。

- 通过口内X线片、临床检查充分评估骨缺损形态，有条件的情况下可以使用CBCT
- 检查是否需要通过切口设计或软组织移植（分阶段）增加颊侧角化龈的宽度

- 检查是否需要调整修复体设计以获得更好的自洁效果

表5 基于现有种植体和患者相关因素的预后评估

影响因素	治疗预后		
	有利	不确定	不利
存在角化黏膜	X		
基础治疗部分成功	X		
基础治疗失败		X	X
吸烟		X	X
环形骨缺损	X		
二壁或三壁骨缺损		X	
种植体位于骨轮廓内的骨开裂	X		
种植体位于骨轮廓外的骨开裂			X

11. 术中考量

基于现有种植体和骨缺损相关因素的预后评估（表6）：

- 种植体的三维位置在牙槽骨轮廓内
- 邻面骨水平
- 清创后的骨缺损形态
- 种植体周炎的严重性
- 减张关闭创口的需求（一期愈合是理想的愈合方式）
- 既往手术所表现出的骨膜再生特性

表6　基于现有种植体和骨缺损相关因素的预后评估

影响因素	治疗预后		
	有利	不确定	不利
种植体位于骨轮廓内	X	X	
种植体位于骨轮廓外			X
多个种植体冠根位置不同		X	X
邻近种植体处存在高耸骨嵴	X		
相邻的骨缺损（≥2颗种植体）		X	X
环形骨缺损	X		
种植体位于骨轮廓内的骨开裂	X		
种植体位于骨轮廓外的骨开裂			X
轻度（<25%）骨丧失	X		
中度（>25%）或重度（≥50%）骨丧失		X	X

12. 术后考量

基于术后情况的预后评估（表7）：

■ 出现伤口裂开和/或种植体暴露

■ 炎症程度（充血、肿胀）

■ 出现感染

■ 出现感觉异常

■ 术区口腔卫生维护

■ 疼痛管理（通过药物）

表7　基于术后情况的预后评估

影响因素	治疗预后		
	有利	不确定	不利
早期伤口裂开（＜4周）			X
晚期伤口裂开（≥4周）		X	
感染			X
埋入式愈合	X		
炎症		X	X
菌斑控制不充分			X

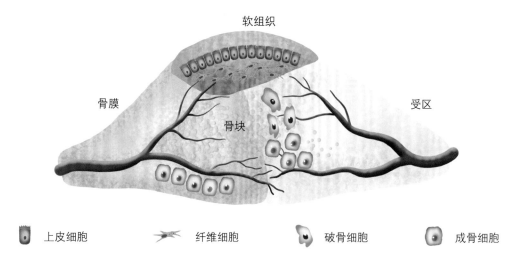

图8　可预期的再生性治疗基于引导骨再生的原则，即依赖骨内膜（受区）和骨膜的血管再生，以促进硬组织修复。

13. 术后患者护理

炎症

■ 布洛芬600mg，每天3次，持续7天

疼痛控制

■ 对乙酰氨基酚1g，每天3次，持续5天

炎症控制

■ 术前严重感染：阿莫西林500mg＋甲硝唑250mg，每天3次，持续7天

■ 中度/低度术前感染：阿莫西林500mg，每天3次，持续7天；阿莫西林750mg，每天两次，持续7天

■ 过敏情况下：克林霉素300mg，每天3次，连续7天

患者自我的菌斑控制

■ 机械控制：邻近牙齿/种植体使用手术器械/软毛牙刷清洁

■ 化学控制：手术后立即用0.12%氯己定冲洗液和凝胶，直到拆除缝线

专业的菌斑控制

■ 前2个月：每2周对邻近牙齿/种植体进行术后预防治疗

■ 术后4个月以上：探诊种植体周以确定治疗结果

■ 此后每3个月：进行一次支持性种植体周维护

■ 每年：记录完整的牙周及种植体周大表，根据风险状况调整支持性种植体周维护

安装修复体

■ 埋入式愈合：≥8周
■ 穿龈愈合：≥4周

14. 再生性治疗后软组织整塑治疗序列

种植体周炎治疗的目的是在种植体行使功能期间有效地控制炎症并防止进一步感染。因此，获得充分暴露感染种植体以彻底地进行种植体表面杀菌至关重要。此外，埋入式愈合比穿龈愈合预后更佳[36]。为了实现伤口初期愈合，建议术前拆除修复体更换覆盖螺丝，促进软组织自发向内生长。此外，通过切口设计确保颊部有足够的角化黏膜（≥2mm）可能有利于种植体周软组织的长期健康。再生性治疗后的流程如图9所示。

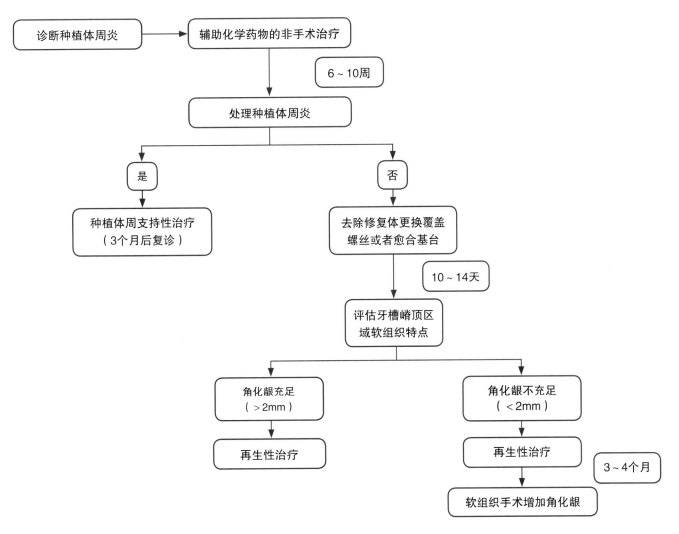

图9　种植体周炎再生性治疗术前流程。

15. 再生性治疗的分步解析

1. 局麻下探诊，确定骨缺损的形态和严重程度。

2. 切口设计
- 角化龈充足：颊侧区域行沟内（2mm角化龈或非联合缺损）或沟旁（＞2mm的角化龈伴有联合缺损）切口，无须保守地采用偏腭/舌侧切口
- 角化龈不充足（＜2mm）：根据骨缺损形态行沟内或沟旁切口。在再生性治疗后，可考虑软组织增量手术增加角化黏膜
- 根据骨缺损形态，为了减少PD，无论采用再生性联合切除性手术方法或单纯采用再生性手术方法，切口都应尽量保守

3. 清创和去除肉芽组织
- 使用刮治器（包括超声装置）和刮匙等硬质工具有效清除碎屑
- 如果计划在骨上区域行种植体表面成形术，建议先进行种植体表面成形处理，再刮除嵌入钛颗粒的肉芽组织

4. 评估骨修复的潜力
- 骨修复潜力是预测骨再生的区域，通常位于最根方的骨峰到邻近峰之间（图10）
- 骨修复潜力区域以上的部分将暴露于口腔内，建议进行种植体表面成形术（即联合治疗）
- 种植体周炎具有骨再生修复潜力的情况具有一定特点，即骨下袋且种植体位于骨轮廓区域外（图11）

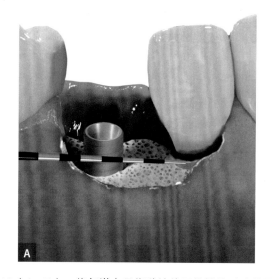 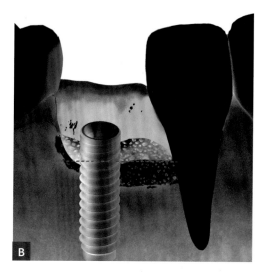

图10（A，B）　修复潜力是指种植体周能够骨重建的骨缺损区域，该区域骨缺损的形态能够稳定血凝块和骨移植物。从最根方的骨峰到相邻的骨峰之间为预测可能骨再生的区域，该区域可以在术中使用探针或根据术前根尖X线片评估。

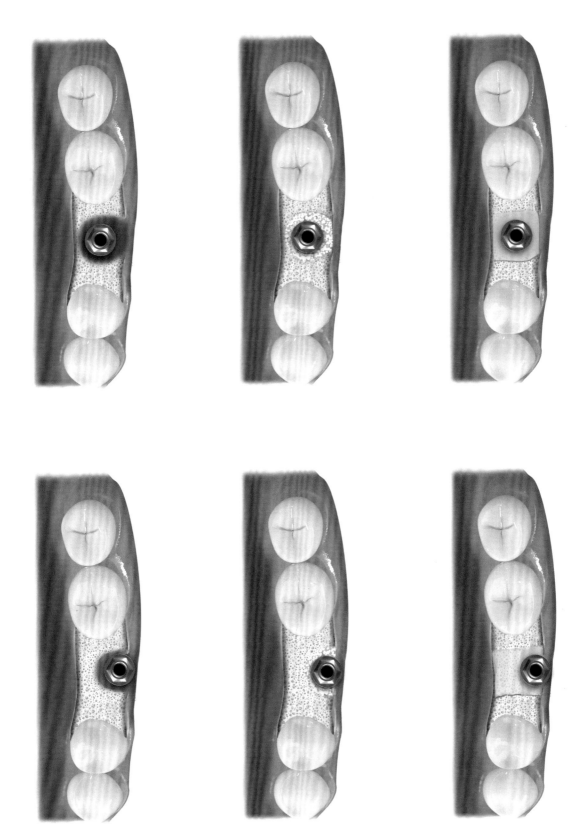

图11 种植体位于骨轮廓外且合并骨下袋，可以针对缺损的区域采取再生性治疗。对于颊侧暴露于口腔的种植体，建议采用种植体表面成形术。

5. 骨下袋的表面去污

■ 机械去污，使用刮匙或特殊器械（如钛刷）（图12）

■ 去除可见结石和生物膜后，必须进行化学和/或药物和/或电解方式去污（详见第16章）（表8）

6. 移植物植入过程

■ 根据骨缺损区域的大小修剪可吸收屏障膜

■ 需要联合治疗的情况，可以在骨移植之前或之后，利用"帐篷"技术放置长效可吸收膜[37]（表9）

■ 使用充足的移植材料填充骨下缺损

表8　种植体表面去污的化学法和药物法

方法	优点	缺点
无菌盐水	安全	非特异性
枸橼酸	有效	酸性环境
EDTA	有效	酸性环境
氯己定	直接	味觉改变
过氧化氢	明确	—
抗菌药物	明确	表面去污效率低
电解法	明确	咸味

表9 种植体周炎的再生性治疗阶段

阶段	临床图片
术前评估局部特征，包括软组织特征和严重程度	
拆除修复体，软组织自发向内生长	
术中评估骨修复潜力	
必要时可进行骨上部分种植体表面成形术以及机械/化学去污	

（续表）

阶段	临床图片
骨下缺损放置移植材料	
使用屏障膜阻止软组织细胞	
关闭创口	

■ 使用小颗粒的人工合成、异体或同种骨替代物

■ 建议将骨替代物与从受区获取的自体骨混合，特别是使用异种或同种异体骨移植材料时尤为重要

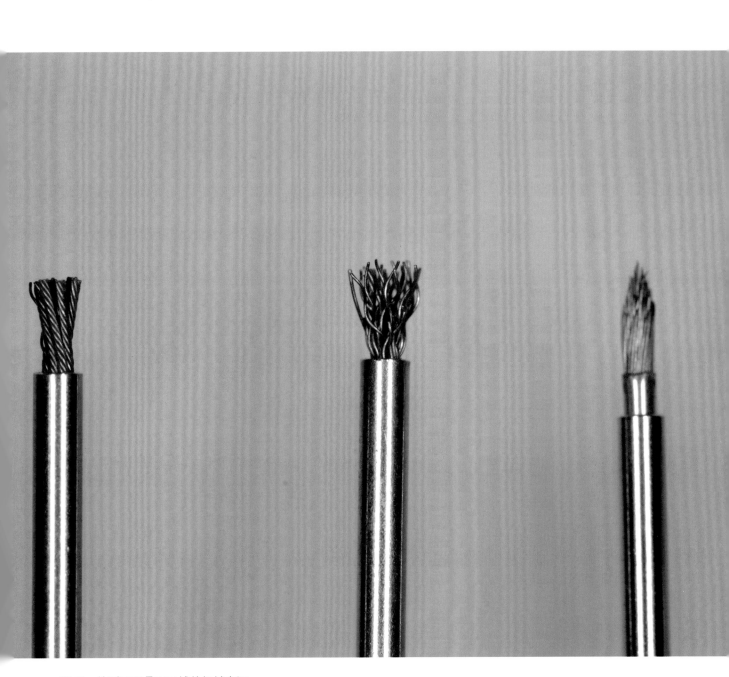

图12 钛刷用于骨下区域的机械去污。

7. 黏膜瓣的关闭

■ 黏膜瓣应向冠向推进，以实现伤口初期愈合

■ 建议采用骨膜减张切口，以实现无张力闭合创口

■ 建议使用不吸收或缓慢可吸收的缝线，如尼龙、聚丙烯或聚四氟乙烯

■ 伤口内侧建议采用水平褥式缝合

■ 如果采用联合治疗，建议使用垂直褥式缝合，使黏膜边缘向根向移动从而减少PD

8. 保护伤口

■ 牙周敷料可用于保护伤口，略微降低感染率

■ 口内伤口会使唾液表皮生长因子增加，伤口愈合延迟

9. 再评估

■ 进行临床和影像学评估治疗结果（图13和图14）

■ 再生治疗6个月后再评估较为安全

■ 术后支持性种植体周维护治疗，并进行临床监测

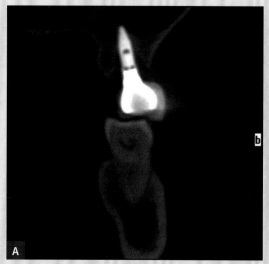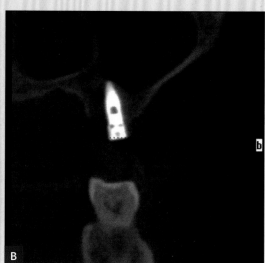

图13（A，B）　CBCT显示中度种植体周炎（A）和再生治疗后的愈合情况（B）。

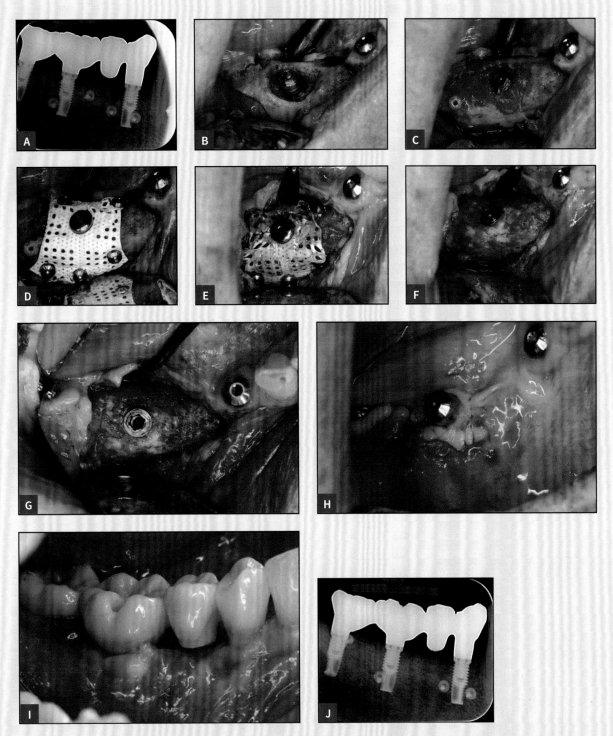

图14（A~J） 代表性病例，患者接受了穿孔d-PTFE膜和电解法处理表面。在4个月时再次检查，发现自体骨颗粒移植后骨完全形成。软组织通过条状表皮移植术进行调整，临床和X线检查显示软硬组织稳定。

病例1（图15A～H） 下颌后牙区中度种植体周炎合并骨下袋。患者表现为种植体周炎，具有复合骨缺损形态（Ⅲb类），由于骨再生修复潜力低，骨上需进行种植体表面成形术。从受体部位获取自体骨，与异种骨颗粒（Bio-Oss，Geistlich）以1∶1的比例混合，使用可吸收屏障膜（Bio-Gide，Geistlich）在骨下区域进行引导骨再生，实现伤口初期闭合。注意术后30个月随访时软硬组织稳定性。

基线病例资料

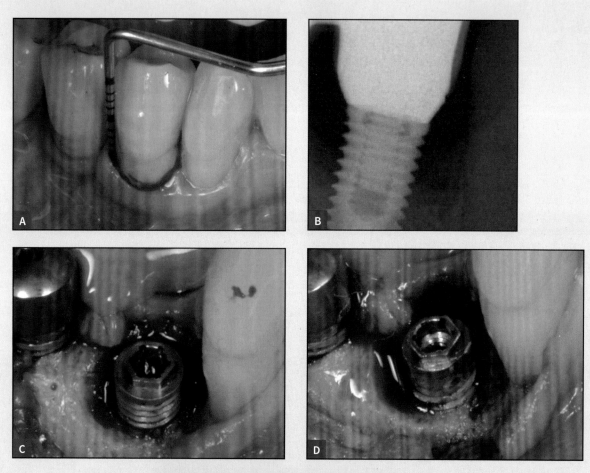

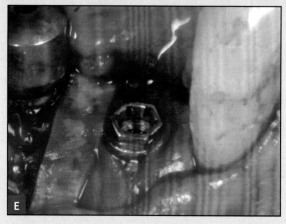

临床指标	近颊	颊侧	远颊	近舌	舌侧	远舌
探诊深度（mm）	7	6	6	6	6	6
改良龈沟出血指数	1	3	3	0	0	0
溢脓	0	0	0	0	0	0
菌斑指数	1	1	1	0	0	0

30个月后再评估

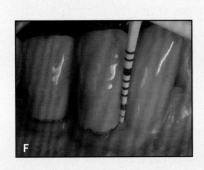 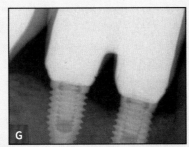 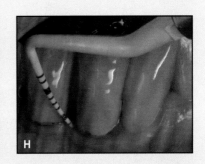

临床指标	近颊	颊侧	远颊	近舌	舌侧	远舌
探诊深度（mm）	2	2	2	2	2	2
改良龈沟出血指数	0	0	0	0	0	0
溢脓	0	0	0	0	0	0
菌斑指数	0	0	0	0	0	0

病例2（图16A～P）　　种植体位于上颌骨轮廓外的中度种植体周炎合并三壁骨下缺损。患者表现为种植体周炎，Ⅰb类缺损，三壁骨下缺损，颊侧壁缺失，种植体位于颌骨包绕外。考虑到种植体颊侧骨修复潜力为0，建议进行种植体表面成形术。首先对种植体进行机械去污，并使用矿化/脱矿物质同种异体骨颗粒（LifeNet Health）和可吸收屏障膜（Creos Xenoprotect，Nobel Biocare）进行骨下缺损重建治疗，实现伤口初期愈合。18个月随访时软组织和硬组织稳定。

基线病例资料

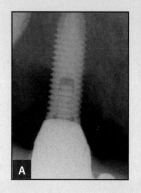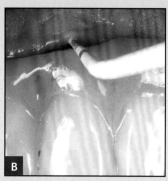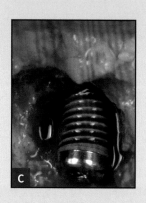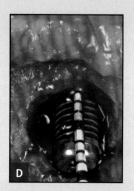

临床指标	近颊	颊侧	远颊	近舌	舌侧	远舌
探诊深度（mm）	8	8	6	6	7	7
改良龈沟出血指数	1	2	2	1	1	1
溢脓	1	1	1	0	0	0
菌斑指数	1	1	1	1	0	0

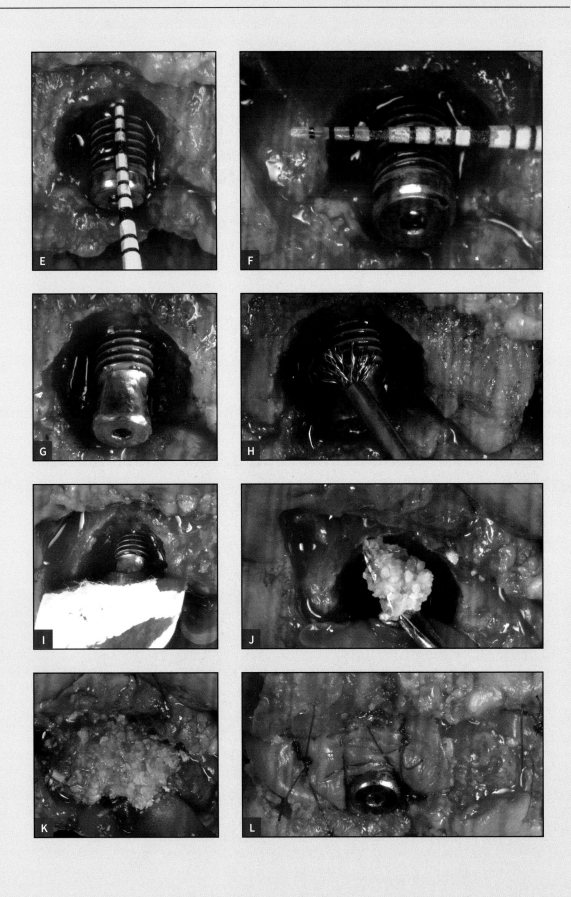

18个月后再评估

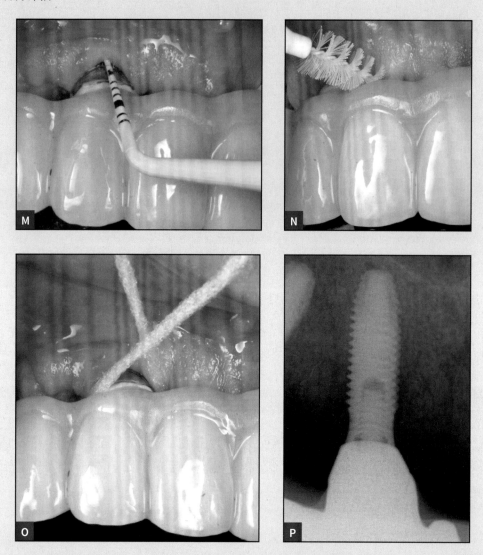

临床指标	近颊	颊侧	远颊	近舌	舌侧	远舌
探诊深度（mm）	2	3	3	2	2	2
改良龈沟出血指数	0	0	0	0	0	0
溢脓	0	0	0	0	0	0
菌斑指数	0	0	0	0	0	0

病例3（图17A～N） 下颌后牙区中度种植体周炎，种植体位于骨包绕区域外合并骨下袋。患者表现为种植体周炎，Ⅰb类缺损，三壁骨下袋骨缺损，颊侧骨壁缺失，种植体部分位于骨轮廓外。种植体表面经过严格的机械去污，乙二胺四乙酸（EDTA）用于种植体表面的化学去污，并使用钨钢车针进行种植体表面成形术。从受体部位获取的自体骨与异种骨颗粒（Bio-Oss）以1∶1的比例混合进行骨下袋的再生性治疗。覆盖可吸收屏障膜（Bio-Gide），实现伤口初期愈合。注意24个月随访时软组织和硬组织稳定性。制作新的修复体并嘱咐患者加强口腔卫生。

基线病例资料

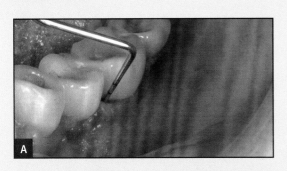

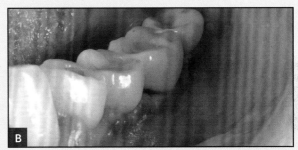

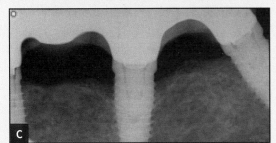

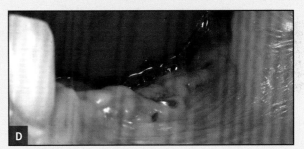

临床指标	近颊	颊侧	远颊	近舌	舌侧	远舌
探诊深度（mm）	6	6	6	7	5	6
改良龈沟出血指数	1	1	1	2	2	2
溢脓	0	0	0	0	0	0
菌斑指数	1	1	0	1	0	0

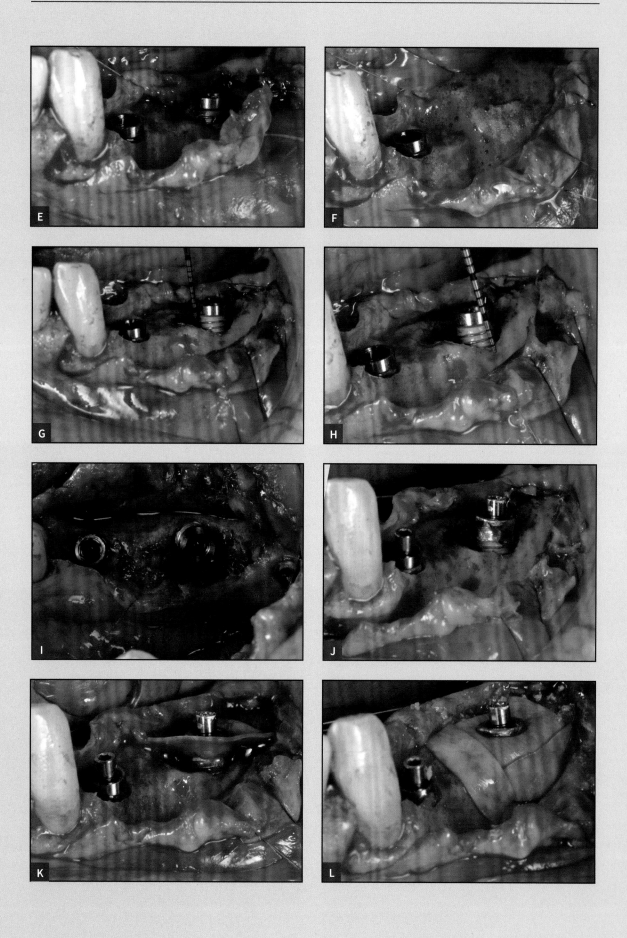

24个月后再评估

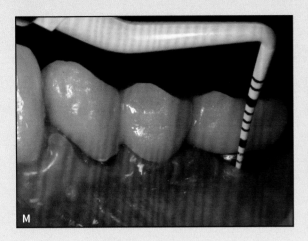

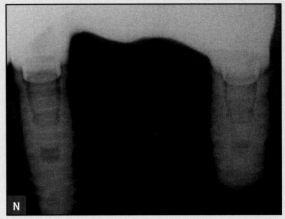

临床指标	近颊	颊侧	远颊	近舌	舌侧	远舌
探诊深度（mm）	2	2	3	2	2	3
改良龈沟出血指数	0	0	0	0	0	0
溢脓	0	0	0	0	0	0
菌斑指数	0	0	0	0	0	0

病例4（图18A～K） 上颌后牙区合并骨下袋骨缺损的晚期种植体周炎。该种植体周炎病例表现为骨下联合骨上三壁骨缺损形态。临床检查可见大量探诊出血，影像学检查显示种植体周骨吸收，远中种植体植入位置不当（过深）。局部应用四环素凝胶进行化学去污。种植体表面成形术适用于骨上部分。将自体骨与异种骨颗粒（Bio-Oss）以1∶1的比例混合，并使用可吸收屏障膜（Creos Xenoprotect）。注意36个月随访时软硬组织稳定性。

基线病例资料

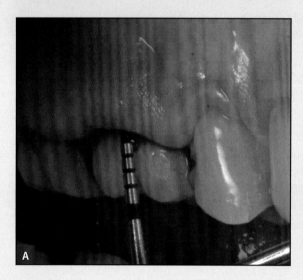
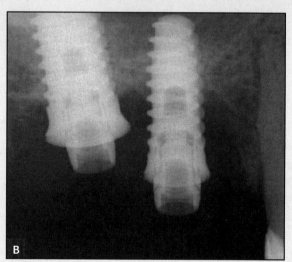

临床指标 （16）	近颊	颊侧	远颊	近舌	舌侧	远舌
探诊深度（mm）	7	8	6	6	6	6
改良龈沟出血指数	2	2	2	1	1	1
溢脓	0	1	0	0	0	0
菌斑指数	1	1	1	1	1	1

临床指标 （17）	近颊	颊侧	远颊	近舌	舌侧	远舌
探诊深度（mm）	6	8	6	6	6	6
改良龈沟出血指数	2	2	2	1	1	1
溢脓	0	1	0	0	0	0
菌斑指数	1	1	1	1	1	1

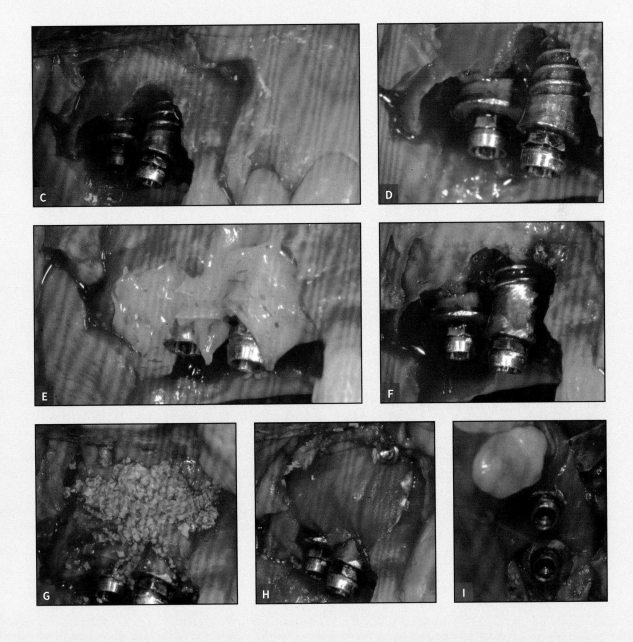

36个月后再评估

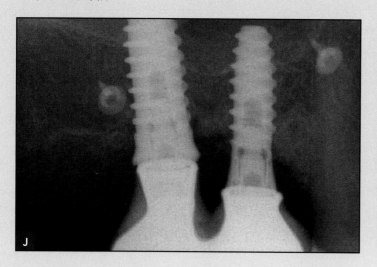

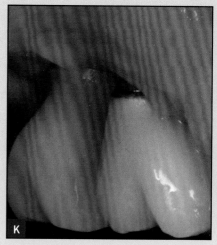

临床指标（16）	近颊	颊侧	远颊	近舌	舌侧	远舌
探诊深度（mm）	3	2	2	1	2	3
改良龈沟出血指数	0	0	0	0	0	0
溢脓	0	0	0	0	0	0
菌斑指数	0	0	0	0	0	0

临床指标（17）	近颊	颊侧	远颊	近舌	舌侧	远舌
探诊深度（mm）	2	2	1	2	2	2
改良龈沟出血指数	0	0	0	0	0	0
溢脓	0	0	0	0	0	0
菌斑指数	0	0	0	0	0	0

病例5（图19A～J） 下颌后牙区相邻种植体合并骨下袋的种植体周炎。该病例表现为复合的三壁骨下袋骨缺损结构（Ⅰb类），颊侧骨壁缺失，种植体位于骨内。临床检查可见大量探诊出血，PD增加。刮治并应用5%H$_2$O$_2$进行机械和化学联合清创。将自体骨与异种骨颗粒（Bio-Oss）1：1混合，使用可吸收屏障膜（Creos Xenoprotect），实现伤口初期愈合。注意12个月随访时硬软组织稳定性。（经Monje等许可转载[30]）

基线病例资料

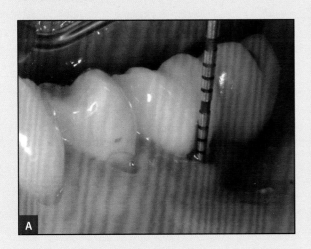

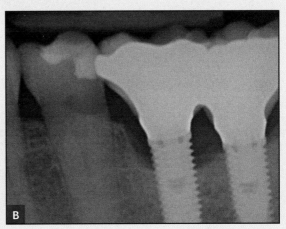

临床指标	近颊	颊侧	远颊	近舌	舌侧	远舌
探诊深度（mm）	7	7	7	4	4	4
改良龈沟出血指数	2	2	2	1	0	0
溢脓	0	1	0	0	0	0
菌斑指数	0	1	0	1	0	0

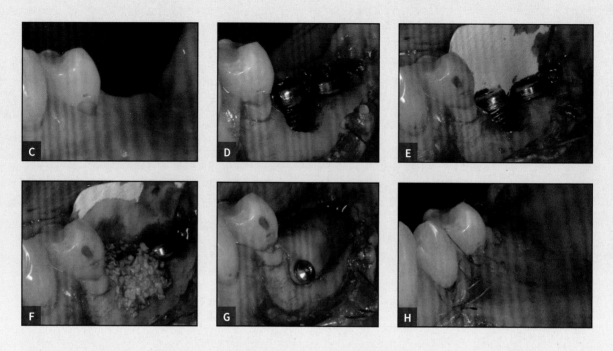

12个月后再评估

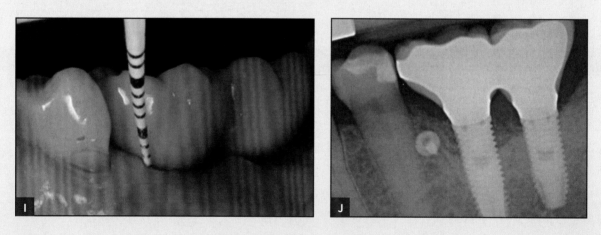

临床指标	近颊	颊侧	远颊	近舌	舌侧	远舌
探诊深度（mm）	2	2	2	0	0	0
改良龈沟出血指数	0	0	0	0	0	0
溢脓	0	0	0	0	0	0
菌斑指数	0	0	0	0	0	0

病例6（图20A～J） 晚期种植体周炎，三壁骨下袋合并骨上缺损。该病例与基线相比有大量探诊出血，且探诊深度增加。X线片显示骨上和骨下二壁至三壁（Ⅲb类）的复合骨缺损。局部使用四环素凝胶进行化学去污，骨上部分进行种植体表面成形术，用骨刨从邻近区域采集自体骨。将自体骨和异种骨（Bio-Oss）以1∶1的比例混合。采用帐篷技术，应用可吸收屏障膜（Creos Xenoprotect），实现伤口初期愈合。注意12个月随访时软硬组织稳定性。（经Monje等许可转载[30]）

基线病例资料

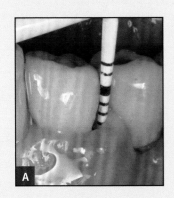
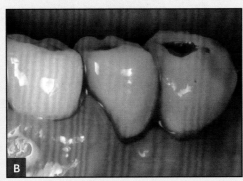
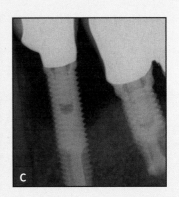

临床指标（26）	近颊	颊侧	远颊	近舌	舌侧	远舌
探诊深度（mm）	7	7	8	7	7	7
改良龈沟出血指数	2	2	2	1	1	1
溢脓	0	1	1	0	0	0
菌斑指数	1	1	1	1	1	1

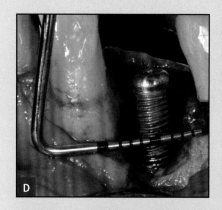
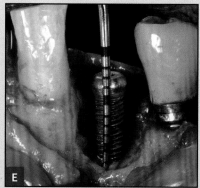
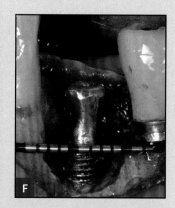

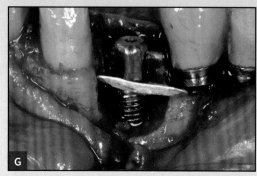
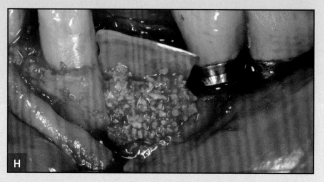

12个月后再评估

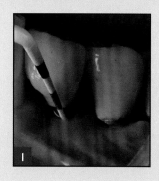
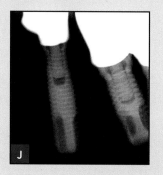

临床指标	近颊	颊侧	远颊	近舌	舌侧	远舌
探诊深度（mm）	4	3	3	4	4	4
改良龈沟出血指数	1	0	1	0	0	0
溢脓	0	0	0	0	0	0
菌斑指数	1	0	1	0	0	0

病例7（**图21A～L**）　相邻种植体中晚期种植体周炎，合并种植体周骨缺损。两颗相邻种植体因种植体周感染，发展到晚期导致下颌骨前部中重度骨吸收。骨缺损的区域（Ⅲb类）能够提供部分支撑，缺失和受损的种植体周组织可进行再生性手术。种植体表面成形术可减少骨上生物膜附着。异种骨颗粒（Bio-Oss）和自体骨1∶1比例混合，利用可吸收屏障膜（Creos Xenoprotect）进行再生性治疗。利用篷帐钉技术，屏障膜覆盖两颗种植体。注意24个月随访时种植体周软硬组织稳定性。（经Monje等许可转载[38]）

基线病例资料

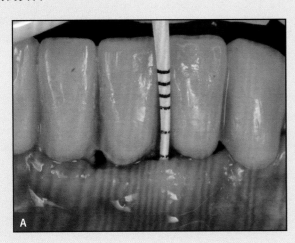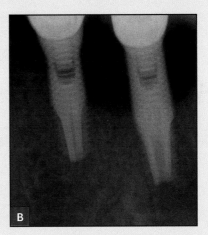

临床指标（31）	近颊	颊侧	远颊	近舌	舌侧	远舌
探诊深度（mm）	8	8	8	7	6	7
改良龈沟出血指数	1	1	1	1	1	1
溢脓	0	0	0	0	0	0
菌斑指数	1	1	1	1	1	1

临床指标 （31）	近颊	颊侧	远颊	近舌	舌侧	远舌
探诊深度（mm）	6	7	6	5	5	6
改良龈沟出血指数	1	0	1	0	0	1
溢脓	0	0	0	0	0	0
菌斑指数	1	1	1	1	1	1

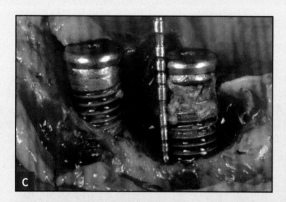
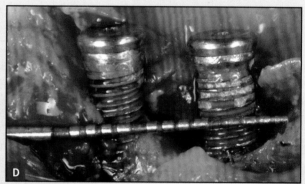
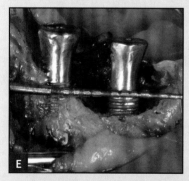
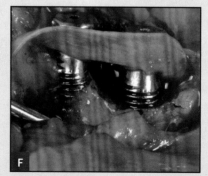
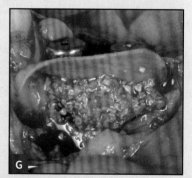
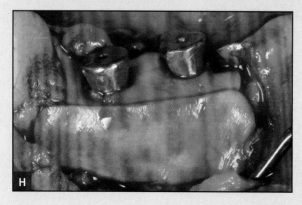
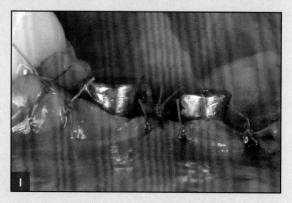

12个月后再评估

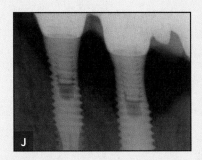
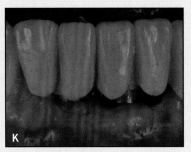
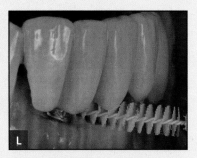

临床指标（31）	近颊	颊侧	远颊	近舌	舌侧	远舌
探诊深度（mm）	3	3	3	3	3	3
改良龈沟出血指数	0	0	0	0	0	0
溢脓	0	0	0	0	0	0
菌斑指数	0	0	0	0	0	0

临床指标（41）	近颊	颊侧	远颊	近舌	舌侧	远舌
探诊深度（mm）	3	3	4	3	3	4
改良龈沟出血指数	0	0	0	0	0	0
溢脓	0	0	0	0	0	0
菌斑指数	0	0	0	0	0	0

病例8（图22A～K） 上颌骨后部相邻种植体中度种植体周炎，舌侧呈现较大的骨缺损。种植体周感染晚期，下颌前部的相邻种植体出现骨吸收。骨缺损的区域（Ⅲb类）提供部分支撑，缺失和受损的种植体周组织可进行再生性手术。种植体表面成形术可减少骨上生物膜附着。通过矿化/脱矿同种异体骨移植（LifeNet Health）和交联可吸收屏障膜（Ossix Plus，Datum Dental）进行骨缺损区的再生性治疗。根据帐篷技术，利用屏障膜覆盖两颗种植体。注意12个月随访时种植体周软硬组织稳定性。（经Monje等许可转载[37]）

基线病例资料

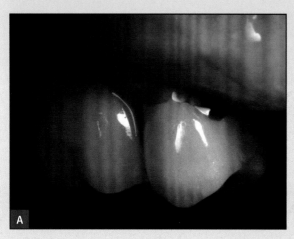

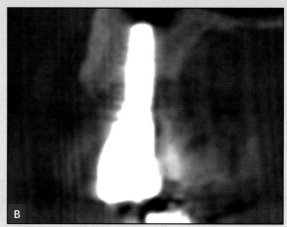

临床指标 （16）	近颊	颊侧	远颊	近舌	舌侧	远舌
探诊深度（mm）	10	7	11	9	6	11
改良龈沟出血指数	3	3	3	2	2	2
溢脓	1	1	1	0	0	0
菌斑指数	1	1	1	1	1	1

临床指标 （17）	近颊	颊侧	远颊	近舌	舌侧	远舌
探诊深度（mm）	9	6	8	6	6	6
改良龈沟出血指数	3	3	3	2	2	2
溢脓	1	1	1	1	1	1
菌斑指数	1	1	1	1	1	1

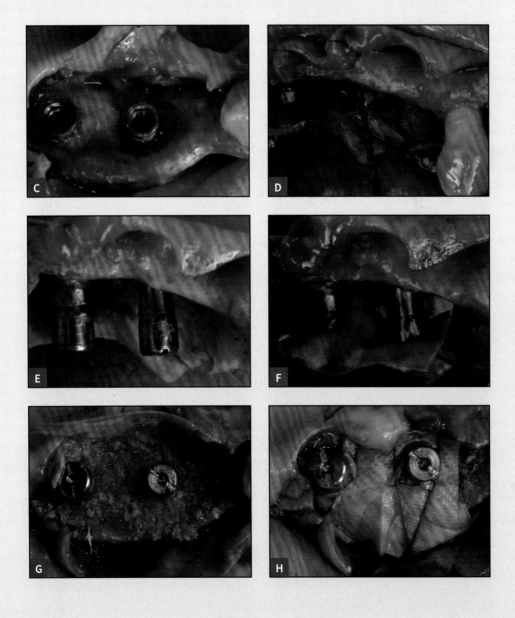

12个月后再评估

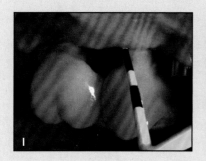 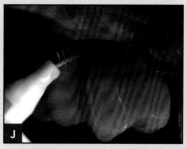 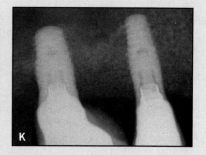

临床指标 （16）	近颊	颊侧	远颊	近舌	舌侧	远舌
探诊深度（mm）	3	3	3	3	3	3
改良龈沟出血指数	0	0	0	0	0	0
溢脓	0	0	0	0	0	0
菌斑指数	0	0	0	0	0	0

临床指标 （17）	近颊	颊侧	远颊	近舌	舌侧	远舌
探诊深度（mm）	3	3	3	3	3	3
改良龈沟出血指数	0	0	0	0	0	0
溢脓	0	0	0	0	0	0
菌斑指数	0	0	0	0	0	0

病例9（图23A～K） 美学区域的中重度种植体周炎合并三壁骨下袋。种植体周骨缺损为Ⅰb类，种植体位于上颌骨前部的颌骨轮廓内。切口设计为牙槽嵴顶旁切口，以保护的龈乳头。对种植体表面进行仔细的机械和化学（5% H_2O_2）去污后，通过矿化/脱矿同种异体骨移植（LifeNet Health）进行再生性治疗。本病例没有使用屏障膜，而是利用游离结缔组织移植补偿治疗后软组织塌陷。12个月随访时PD显著降低，黏膜垂直向变化最小。

基线病例资料

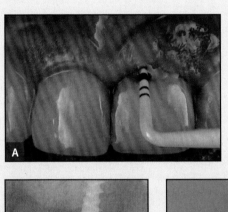
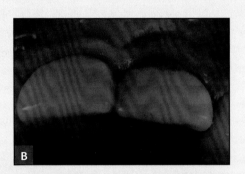
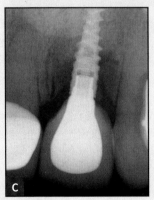
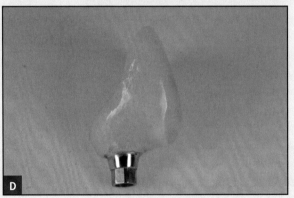

临床指标（21）	近颊	颊侧	远颊	近舌	舌侧	远舌
探诊深度（mm）	4	10	12	3	3	3
改良龈沟出血指数	3	3	3	0	0	0
溢脓	1	1	1	0	0	0
菌斑指数	1	1	1	1	1	1

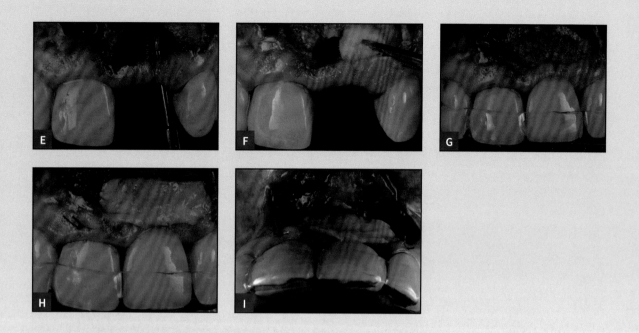

12个月后再评估

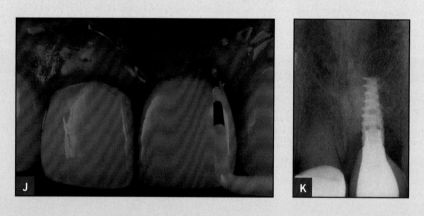

临床指标 （31）	近颊	颊侧	远颊	近舌	舌侧	远舌
探诊深度（mm）	3	5	3	3	3	3
改良龈沟出血指数	0	0	0	0	0	0
溢脓	0	0	0	0	0	0
菌斑指数	0	0	0	0	0	0

病例10（**图24A～Q**） 低笑线的美学区晚期种植体周炎，合并三壁骨下袋。种植体周骨缺损为Ⅰb类，种植体位于骨内。对种植体表面进行仔细的机械和化学去污。从邻近区域获取自体骨，将自体骨和异种骨颗粒（Bio-Oss）1：1混合，并用双层可吸收屏障膜（Creos Xenoprotect）隔离该区域，伤口实现良好的初期愈合。再生性手术8周后进行二期手术。注意20个月随访时软硬组织稳定性，可见黏膜退缩带来的美学并发症相对明显。

基线病例资料

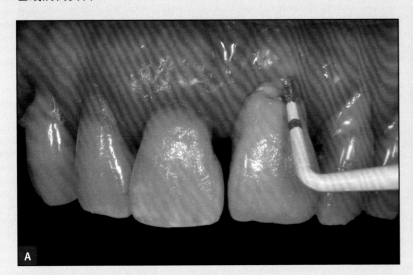
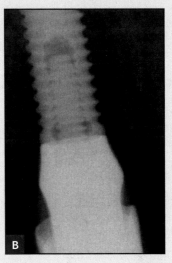

临床指标	近颊	颊侧	远颊	近舌	舌侧	远舌
探诊深度（mm）	7	8	8	5	5	5
改良龈沟出血指数	2	2	2	1	1	1
溢脓	1	1	1	0	0	0
菌斑指数	1	1	1	1	1	1

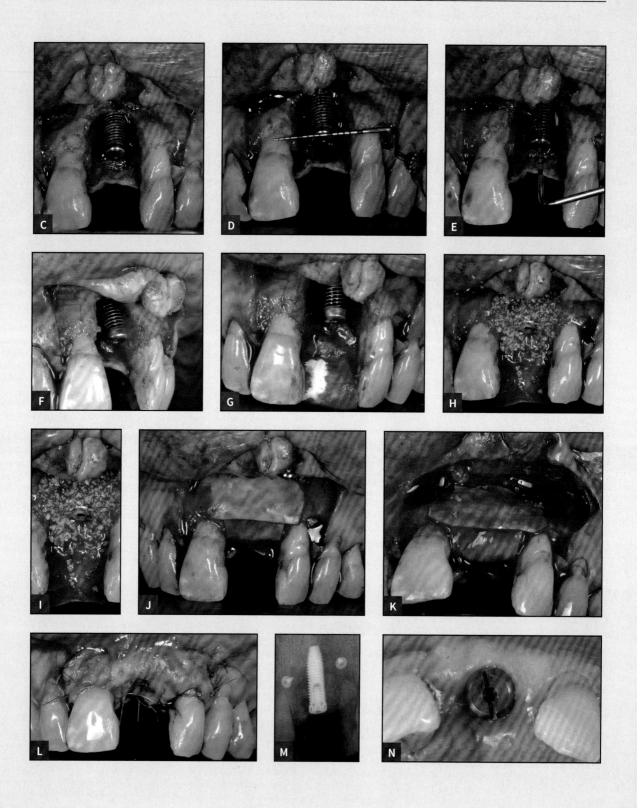

20个月后再评估

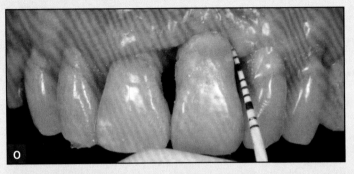

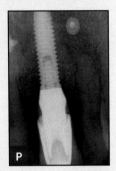

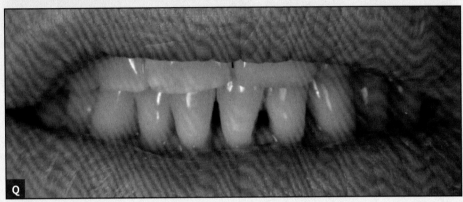

临床指标	近颊	颊侧	远颊	近舌	舌侧	远舌
探诊深度（mm）	3	3	3	3	2	3
改良龈沟出血指数	0	0	0	0	0	0
溢脓	0	0	0	0	0	0
菌斑指数	0	0	0	0	0	0

病例11（图25A～J）　低笑线美学区晚期种植体周炎，合并三壁骨下缺损。CBCT显示种植体周骨缺损为Ⅰb类，种植体位于骨轮廓内。对种植体表面进行仔细的机械和化学去污。从邻近区域获取自体骨，将自体骨和异种骨颗粒（Bio-Oss）以1∶1混合，使用双层可吸收屏障膜（Creos Xenoprotect）隔离该区域，伤口获得良好的初期愈合。再生性手术8周后进行二期手术。注意20个月随访时软硬组织稳定性，黏膜退缩带来的美学并发症相对明显。

基线病例资料

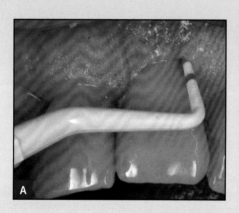
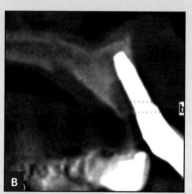

临床指标	近颊	颊侧	远颊	近舌	舌侧	远舌
探诊深度（mm）	9	9	9	9	9	9
改良龈沟出血指数	2	2	2	2	2	2
溢脓	0	1	0	0	0	0
菌斑指数	0	0	0	1	0	0

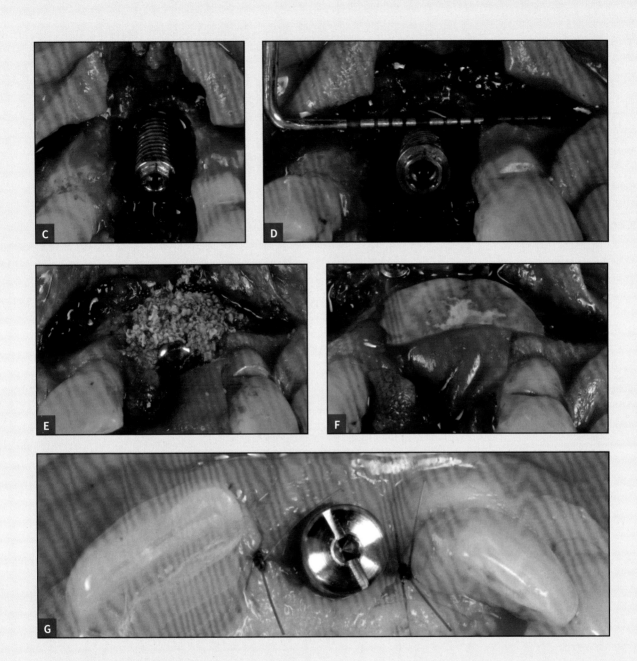

20个月后再评估

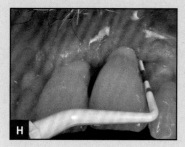
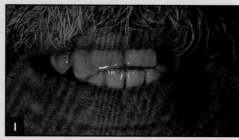
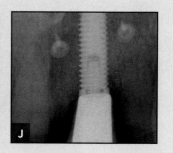

临床指标	近颊	颊侧	远颊	近舌	舌侧	远舌
探诊深度（mm）	3	3	2	2	2	2
改良龈沟出血指数	0	0	0	0	0	0
溢脓	0	0	0	0	0	0
菌斑指数	0	0	0	0	0	0

16. 结束语

迄今为止有限科学证据能证实再生性治疗种植体周炎的有效性。现有证据表明，种植体周炎的再生性治疗可有效减少影像学水平的骨缺损，并减少病理性深袋残留的概率。治疗成功与否取决于对骨缺损区域修复潜力的充分预判，因此需要对再生性治疗的潜力和局限性进行辩证的评估。此外，引导骨再生的生物学和手术原则对成功至关重要。治疗效果的长期稳定性取决于术后规律的种植体周支持性治疗。

第18章（第二部分）

Hom-Lay Wang, Shih-Cheng Wen

再生性治疗的EP–DDS原则 ——种植体周炎治疗的新见解

PART II: THE EP-DDS PROTOCOL FOR RECONSTRUCTIVE THERAPY. A NEW PERSPECTIVE IN THE MANAGEMENT OF PERI-IMPLANTITIS

摘要

本章介绍治疗种植体周炎的再生性治疗的EP–DDS原则，包括：明确病因、伤口初期愈合、清创、清除感染和确保伤口稳定性。该原则包括5个步骤。第一，明确并去除种植体周炎的致病因素，明确是否可以通过该方案治疗骨缺损并消除相关的致病因素。第二，拆除原有修复体，进行组织瓣减张设计，实现无张力关闭创口至关重要。第三，对炎症肉芽组织进行清创，确保伤口无炎症组织残留。第四，种植体表面去污是任何骨再生的先决条件。种植体表面去污可以通过使用空气颗粒喷砂、钛刷或激光来完成。第五，利用骨移植材料和体积稳定的屏障膜创造与维持成骨空间。

本章学习目标

- 掌握EP-DDS原则再生性治疗种植体周骨下缺损

- 评估合适EP-DDS原则的种植体周骨缺损类型

- 掌握EP-DDS原则的步骤，包括实现无张力初级伤口闭合的关键

- 明确EP-DDS原则最有效的种植体去污方法

- 明确EP-DDS原则创造成骨空间和稳定伤口的重要性

1. 引言

尽管手术治疗对于种植体周炎治疗较为有效，但仅限于某些特定情况，并且预后仍然难以预测。据研究报道，手术治疗的长期成功率低于60%[1-3]。一些研究使用了骨移植材料和屏障膜组合的方式对种植体周的骨缺损进行再生性治疗[4-5]。一项系统回顾和荟萃分析得出结论，再生治疗能够获得平均2.2mm的影像学骨增量，探诊深度平均减少3mm[6]。此外，这项研究还得出结论，没有足够的证据说明哪种再生性治疗的方法更好。无独有偶，美国牙周病学会的一篇综述称，与其他治疗方式（翻瓣清创术、切除性手术、骨移植或使用骨替代物）相比，骨移植和屏障膜的组合取得了最佳的临床预后结果（平均2.2mm影像学上骨增量和平均3.2mm探诊深度减少）[7-8]。绝大多数种植体周炎再生性治疗都采用了穿龈愈合而不是埋入式愈合。

本章内容是前一章（第18章：第一部分）的扩展内容，重点介绍了一种非常具体的再生性治疗方法：EP-DDS原则。EP-DDS代表：明确病因、确保伤口初期愈合、清创、种植体去污和确保伤口稳定性[9]。因此，本章的目的是解析该治疗原则，并通过病例来阐述种植体周骨下缺损的再生性手术过程。

2. EP-DDS治疗原则解析

专业的菌斑控制

■ 成功的种植体周再生性手术，首先需要明确病因、评估缺损形态，消除致病因素。为了预测再生性治疗的效果，应该选择合适的手术适应证（即环形或二壁、三壁骨下缺损）[10-11]。如前所述，通常认为菌斑是导致种植体周炎的主要原因，此外还存在一些需要解决的诱发因素（详见第7章）。吸烟或糖尿病等特征在种植体周组织起破坏性作用（详见第8章）。尽管这些因素有一些仍存有争议，但解决这些因素对预测的种植体周骨缺损修复潜力非常重要

■ EP-DDS的适应证包括具有骨下袋的垂直骨缺损（Schwarz等，Ⅰ类缺损形态）[10]和骨内缺损（伴或不伴颊侧或舌侧骨壁），但也不完全局限于以上适应证。根据Monje等报道[11]，此类骨缺损归类于Ⅰb-c类和Ⅲa-c类缺损。该情况通常推荐通过种植体表面成形术和再生性治疗同期进行，改善种植体表面情况。建议对水平骨缺损进行种植体表面处理，并在骨下袋内进行骨再生治疗，确保有骨壁支撑稳定血凝块和移植材料。因而，该治疗方式不适合骨上缺损

伤口的初期关闭

- 成功引导骨再生：必须实现伤口初期愈合关闭，才能获得PASS原则中所建议的可预测的治疗结果（伤口初期愈合关闭、血管生成、创建和维持骨再生和伤口稳定的空间）[12]。因此，临床医生必须拆除现有修复体并进行减张的翻瓣设计，无张力关闭创口，确保伤口至少6~9个月不受干扰。Schwarz等表明，与穿龈愈合相比，埋入式愈合再生性的骨充填效果更好，并且能避免缝合引起的种植体周炎损伤[13]。这进一步表明，伤口初期愈合关闭对于种植体周再生性治疗的重要性

- EP-DDS治疗原则：最大的难点是组织瓣的减张，减张的目的是可以获得伤口初期愈合闭合，以确保伤口不受干扰的愈合。表1列出了5种能够实现伤口初期愈合的手术技术，包括膜龈联合口袋瓣[15]、冠向复位瓣[16]、骨膜口袋瓣[17]、颊侧骨膜减张冠向复位瓣和舌侧改良舌侧瓣[18]

去除肉芽组织增生

- 彻底清除所有肉芽组织对于骨再生治疗至关重要。通常使用金属刮匙和/或牙科激光（如CO_2或Er:YAG）完成

种植体表面去污

- 种植体表面去污是EP-DDS再生治疗成功的关键。目前，建议使用空气颗粒喷砂、钛刷、种植体表面成形术或牙科激光

- 化学去污后，建议使用四环素溶液（Ph1-3）等药物3分钟，以减少细菌存留

维持伤口的空间和稳定性

- EP-DDS原则最后一步是放置合适的骨填充物，用屏障膜覆盖骨缺损，以建立并维持成骨空间。EP-DDS原则根据Urban等提出的原理，优选自体骨移植和无机牛骨或同种异体骨的1∶1混合物[18]，尽可能提高自体骨的比例，减少缓慢吸收材料或同种异体骨的比例。充填移植混合植骨材料后，使用钛增强致密聚四氟乙烯（d-PTFE）膜或增强PTFE网（PRM），并用固位钉固定，确保伤口稳定性，维持成骨空间

愈合时间

- 建议愈合8~9个月，使骨完全成熟

    图1描述了EP-DDS治疗原则的流程。

    图2~图4展示了3例采用EP-DDS治疗原则成功治疗种植体周骨下缺损的临床病例。

表1   伤口初期愈合组织瓣减张的技术及工具

	翻瓣减张的工具	减张的量	注意事项/潜在问题
膜龈联合口袋瓣[14]	Lagrange剪刀做双侧垂直切口并进行骨膜减张	6～8mm	术后肿胀，瓣穿孔
冠向复位瓣[16]	15c刀片或者显微刀片	6～8mm	术后肿胀，瓣穿孔
骨膜口袋瓣[17]	Steigmann软组织分离器（Hu-Friedy, Chicago, Il, USA）	5～8mm	穿孔，减张空间受限
颊侧：骨膜减张冠向复位瓣[18] 舌侧：改良舌侧瓣[18]	Mini me（Hu-Friedy, Chicago, Il, USA）	≥8mm	三区（前磨牙区）需要谨慎操作，钝性分离前向根方推进减张，避免穿孔 颊侧减张避免触及颏孔
W-TLC减张瓣[9]	W-TLC（Wen and Wang）张力梳（Kohler, Bodenseeallee, Stockach, Germany）	≥6mm	较薄的黏膜有穿孔的风险

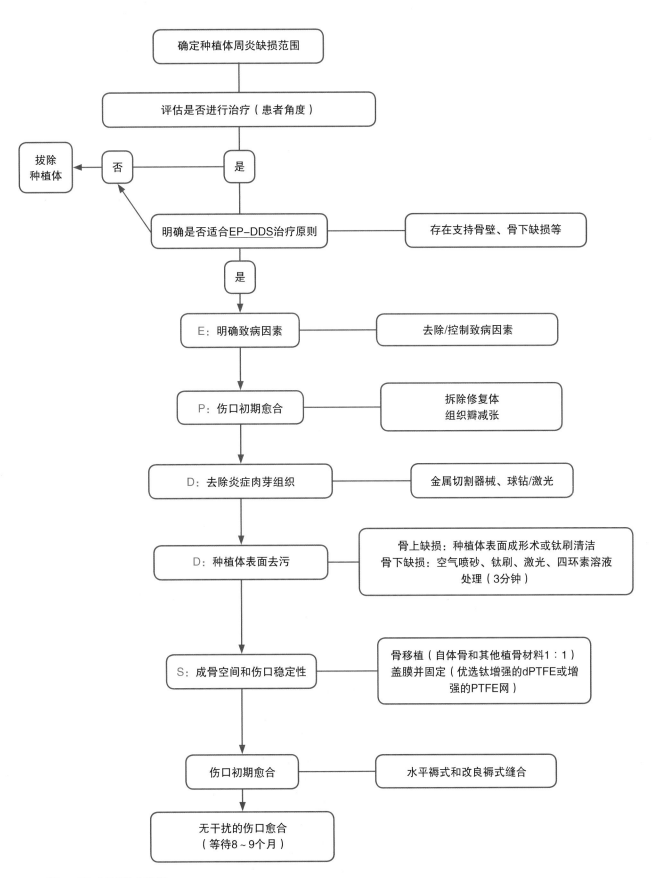

图1 EP-DDS治疗流程。

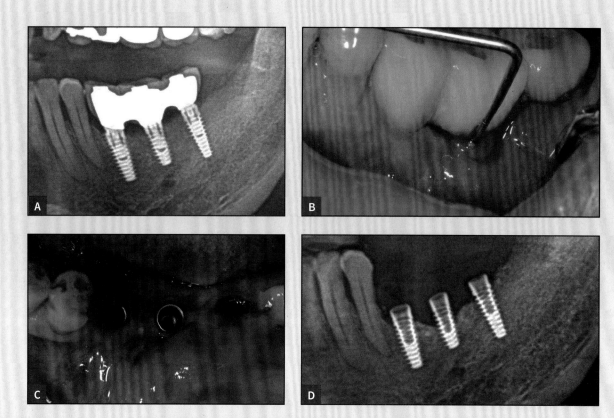

图2（A~Z6） A. X线片显示修复体戴入后种植体周骨水平正常；B. 修复体功能负荷3年后，可见探诊10mm深袋伴出血，修复体外形过凸；C. 拆除修复体后咬合面观；D. X线片显示3颗种植体有明显的边缘骨丧失；E. CBCT显示35i有垂直向和水平向骨吸收；F. CBCT显示36i有垂直向和水平向骨吸收；G. CBCT显示37i有垂直向和水平向骨吸收；H. 颊侧观：翻开软组织瓣，刮除炎症肉芽组织，可见35i、36i和37i种植体周骨缺损，3颗种植体的垂直骨缺损；I. 咬合面观：用钛刷清洁种植体表面，用CO_2激光（日本东京吉田Opelander Pro）去污，然后用生理盐水冲洗；J，K. 颊侧观：成型钻对骨上缺损暴露区域行种植体表面成形术（Brassler USA，Savannah，GA，USA）；L. 使用Air Flow Perio®和甘氨酸粉末（EMS，Nyon，Switzerland）对种植体表面进行去污；M. 使用刮匙或骨收集器从手术相邻部位获得的自体骨，自体骨与无机牛骨［Cerabone®（Botiss，Zossen，Germany）］以80%：20%比例植入骨缺损中；N. 修剪钛增强的d-PTFE膜（Osteogenics Biomedical，Lubbock，TX），避免与邻牙接触，表面打孔促进血供，用6枚钛钉固定；O. 设计减张组织瓣，通过水平褥式缝合以及间断缝合实现伤口初期愈合封闭；P. 手术后的X线片显示，移植物位于种植体上固定；Q. 咬合面观：术后8个月；R. 术后8个月再次手术；S. 去除d-PTFE膜后，种植体螺纹顶部明显有骨形成；T. 牙周探针测量水平骨宽度约10mm；U. 治疗后8个月的X线片显示3颗种植体的骨再生水平均稳定；V. CBCT显示35i种植体周缺损100%骨再生；W. CBCT显示36i种植体周缺损100%骨再生；X. CBCT显示37i种植体周缺损100%骨再生；Y. 二次手术2个月后，软组织完全愈合；Z1. 骨再生后进行软组织手术，受区进行翻瓣；Z2. 将游离软组织放置在颊侧，并用缝线固定，确保移植物无活动性、无死腔；Z3. 术后2个月；Z4. 二期手术，行嵴顶切口增加角化黏膜；Z5，Z6. 手术后2个月后，种植体颈部周围软组织愈合不佳。

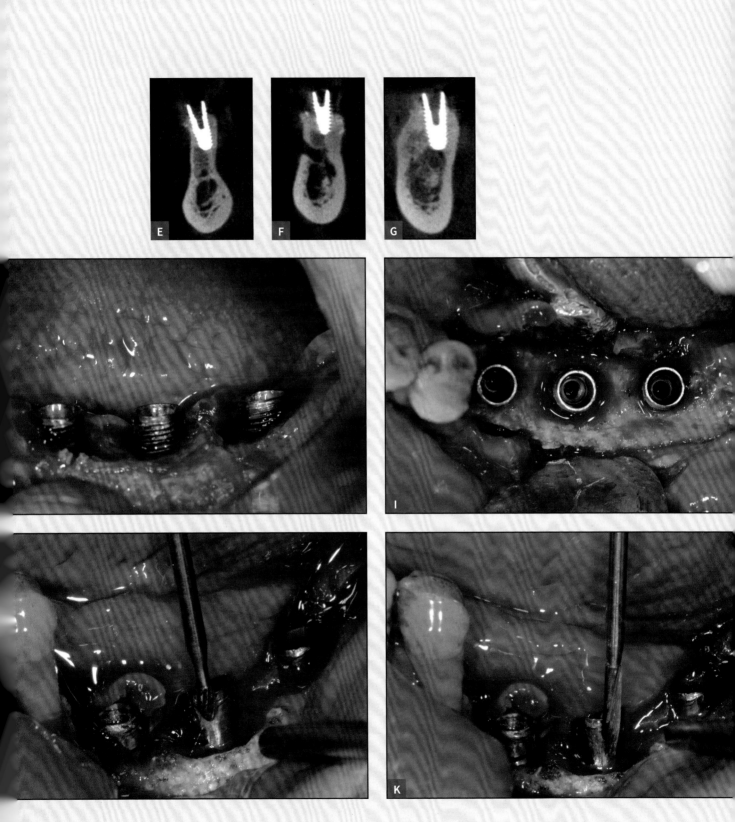

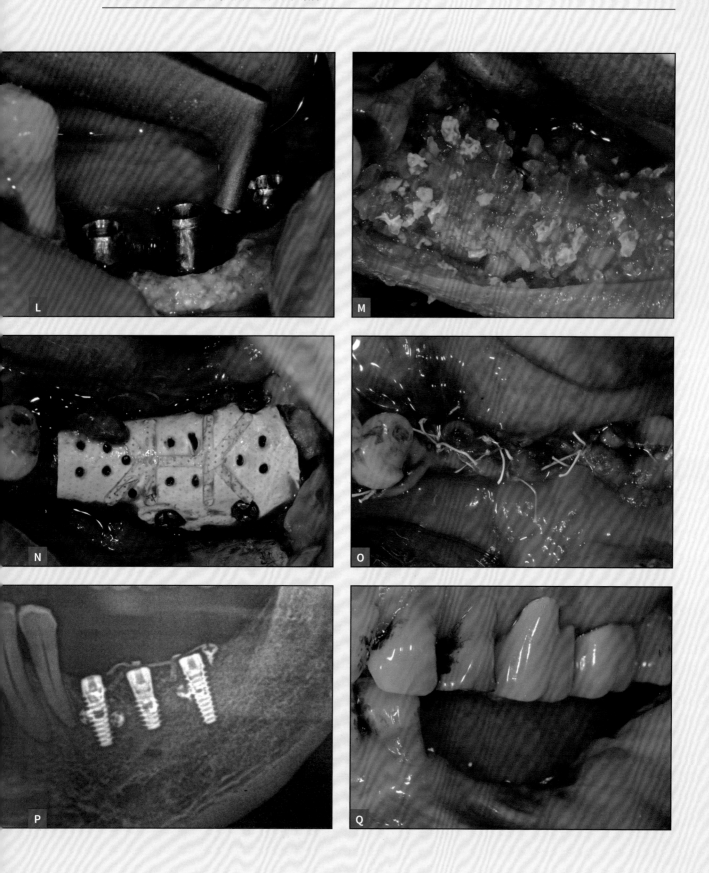

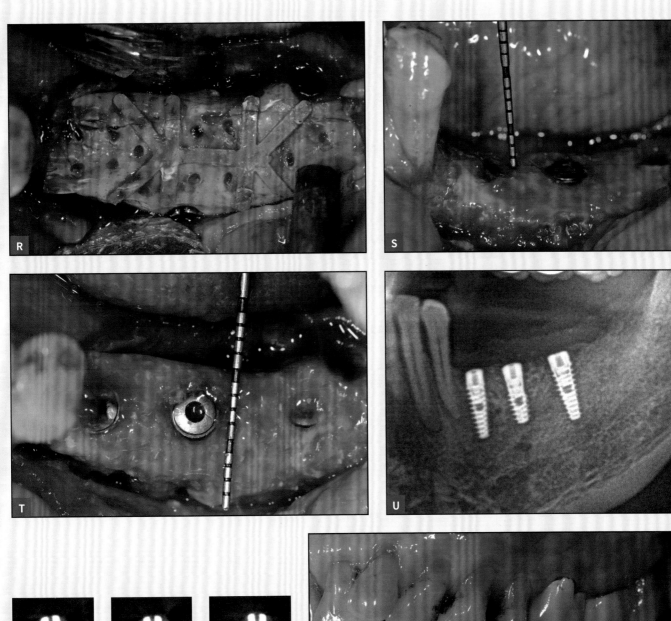

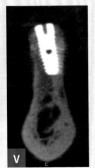
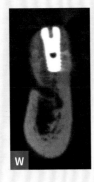
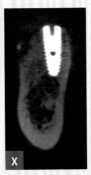

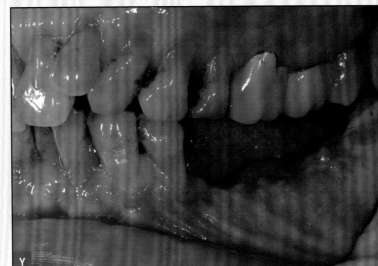

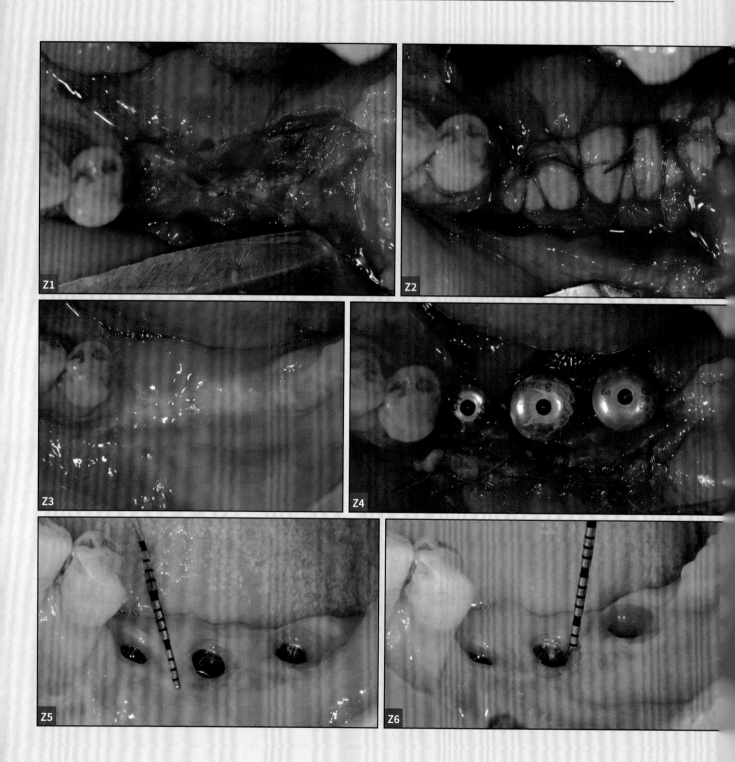

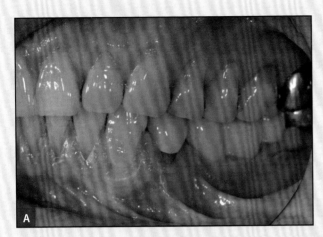
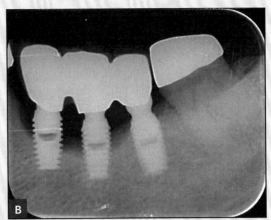
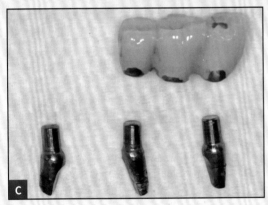
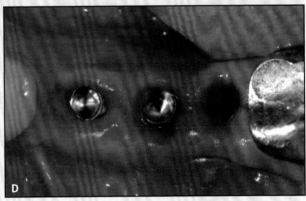

图3（A~W） 再生性治疗EP-DDS原则。A. 种植体修复（轮廓过凸）10年后临床照片显示修复体放置10年；B. X线片显示3颗种植体（34i、35i和36i）有明显骨吸收；C. 拆除修复体和基台；D. 拆除种植体后咬合面观；E. 软组织愈合6周后；F. 咬合面观可见34i、35i和36i上种植体周明显骨缺损；切开、翻瓣、刮除肉芽肿组织，3颗种植体上可见明显的垂直骨缺损；G. 颊侧像显示3颗种植体周明显骨吸收；H. 用种植体表面成形术钻（Brassler USA，Savannah，GA，USA）治疗骨上缺损；I. 种植体表面用含甘油粉末的Air Flow Perio®（EMS，Nyon，Switzerland）清洁；J. Ph1-3四环素溶液对污染种植体表面处理3分钟，再用生理盐水冲洗；K. 使用ACM骨收集器（Neobiotech，Seoul，South Korea）从手术相邻部位获得的自体骨，并与同种异体骨（Maxgraft®，Botiss，Zossen，Germany）50%：50%比例混合充填骨缺损部位；L. 仔细修剪钛增强的d-PTFE膜（Osteogenics Biomedical，Lubbock，TX）避免与相邻牙接触，用6枚钛钉固定；M. 设计减张组织瓣，行水平褥式缝合和间断缝合，实现伤口初期愈合关闭；N. 手术后8个月咬合面观，伤口初期愈合情况良好；O. 8个月后再次手术；P. 去除d-PTFE膜后，种植体螺纹顶可见骨形成，探针探查骨密度；Q. 从腭部获取两条游离上皮移植物；R. 行根向复位瓣并固定游离上皮，增加角化黏膜宽度；S. 术后2个月后，伤口愈合良好；T. 二期手术显示再生性手术形成的骨质覆盖种植体；U. 用钨钢球钻去除多余骨露出种植体；V. 在3颗种植体上放置3mm的愈合基台，确保适当的骨上高度；W. 二期手术缝合。

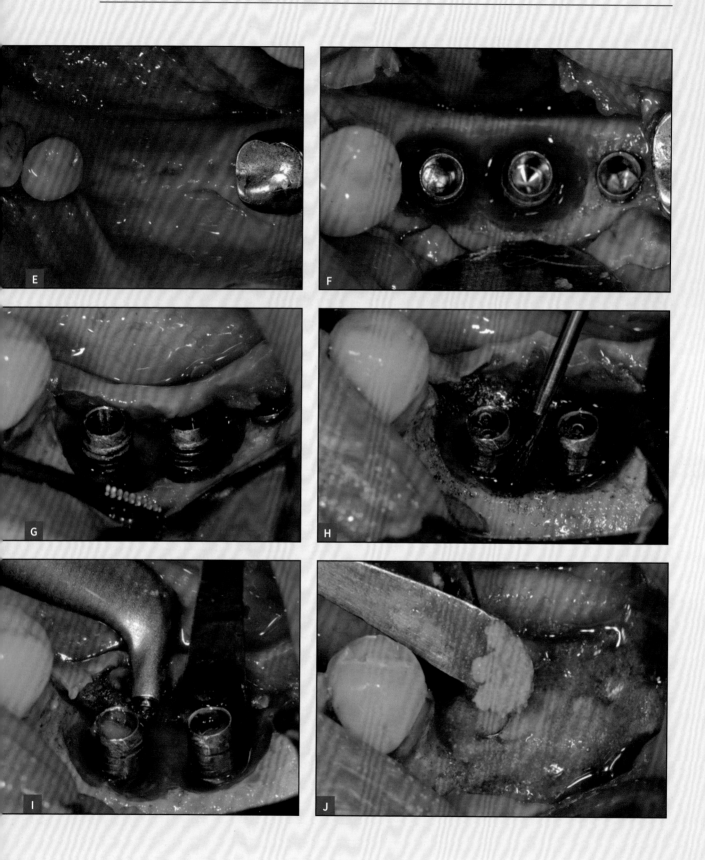

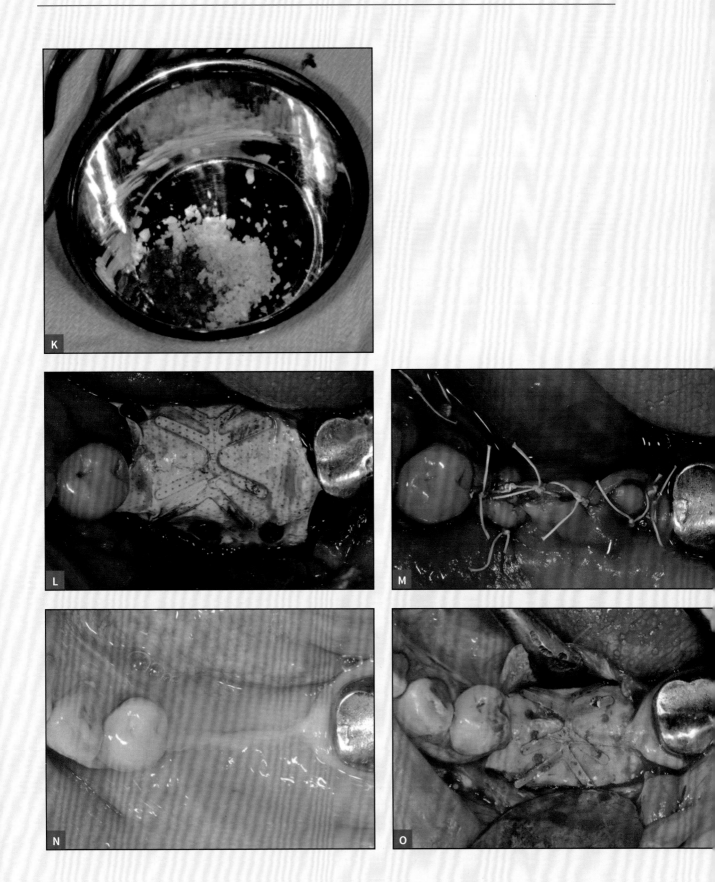

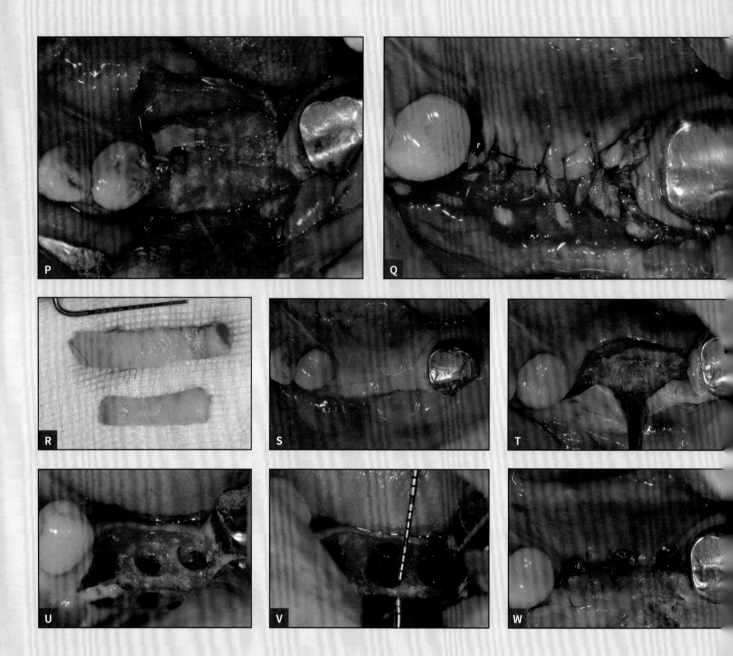

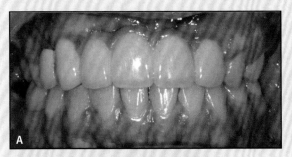

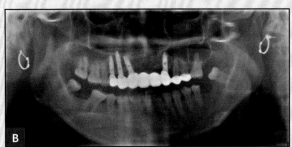

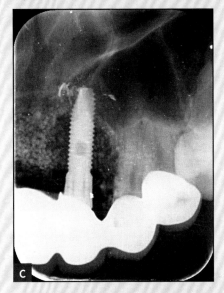

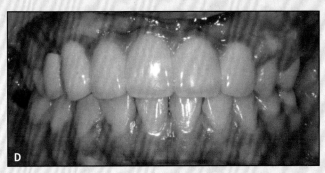

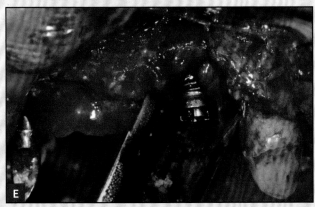

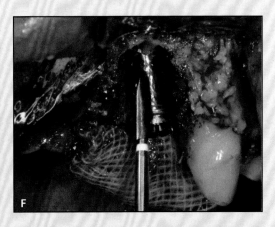

图4（A~M）　A. 术前口内修复体像；B. 术前全景片显示种植体23i周围大致骨水平；C. 根尖片显示种植体23i周围明显骨吸收；D. 修复体设计不合理，无法有效去除菌斑；E. 翻瓣后可见大量软组织；F. 暴露的种植体表面上进行种植体表面成形术；G. 用钛刷（Roto-brush®，Salvin Dental，Charlotte，NC，USA）进一步清洁种植体表面；H. 垂直向缺损深度为11mm；I. 水平向缺损宽度为7mm；J. 四环素溶液Ph1-3对污染的种植体表面处理3分钟，再用生理盐水冲洗表面；K. 从相邻手术部位获得的自体骨，与人矿化同种异体骨（Maxgraft®，Botiss，Zossen，Germany）1∶1混合，充填骨缺损至平齐骨缘；修剪钛增强d-PTFE膜，以避免与相邻牙接触，用6枚钛钉固定；L. 设计减张组织瓣，实现伤口初期愈合；M. 8个月后二期手术。

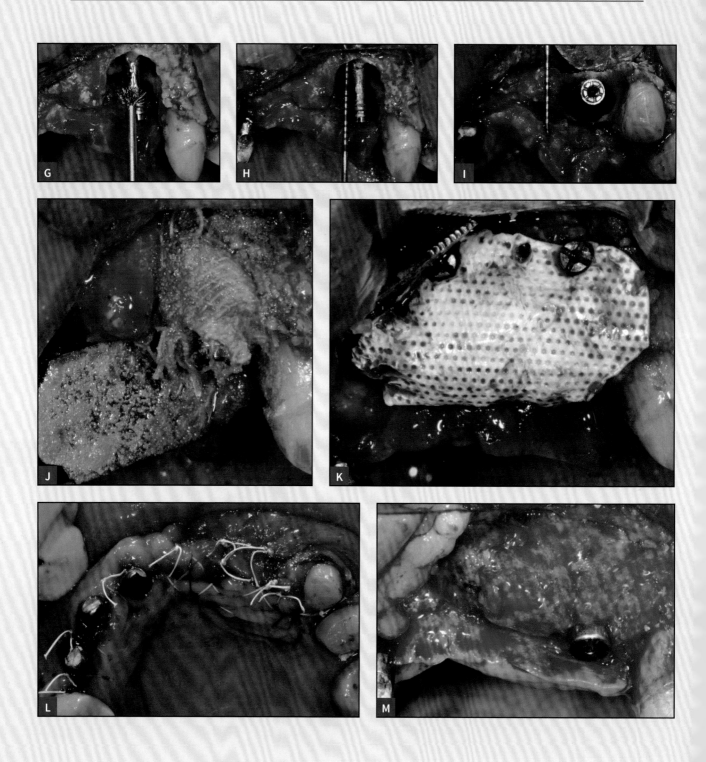

3. EP-DDS原则的基本原理

EP-DDS原则不同步骤的基本原理如下：

骨下缺损的埋入式骨再生

位于骨下的缺损是符合EP-DDS治疗的适应证。由于种植体植入位置不佳导致的骨缺损，尤其是植入位置偏颊侧，是该治疗方法的禁忌证。拆除现有的修复体并充分减张，是实现伤口初期不受干扰愈合的关键。既往文献报道，骨再生与伤口暴露呈负相关关系[19]。因此，临床医生实现初期伤口愈合对于确保植骨成功和可预期的治疗效果至关重要，这一点在牙槽骨重建的PASS原则中已被充分阐述[12]。一项临床前研究进一步证明，尽管埋入愈合治疗组和穿龈愈合治疗组的临床参数都得到了显著改善，但埋入治疗组中的种植体获得了更好的结果，并且更容易再次骨结合[13]。Wen及其同事最近在一系列病例中使用致密PTFE膜并结合埋入愈合，获得了成功的种植体周骨填充[9]。他们强调伤口必须获得初期愈合，才能优化骨再生治疗效果。

种植体表面去污

尽管对受感染的种植体表面进行充分清洁非常困难，但这在任何再生手术中都至关重要[20]。本治疗原则推荐使用刮匙、钛刷、种植体表面成形术钻和Er:YAG或CO_2激光等组合方法进行种植体去污[9]。第16章讨论了当前可用于彻底清洁种植体表面的工具，本章的目的不是重复本前述内容。激光已经成功地用于种植体表面清洁，特别是Er:YAG和CO_2激光[21-23]，这两种激光都显示出较强的降低细菌负荷和生物调节（生物刺激）的能力[24-26]。文献报道建议种植体清洁后都需用无菌盐水冲洗，但没有明确建议将化学试剂（即氯己定、过氧化氢、柠檬酸）应用于感染的种植体表面去污。笔者认为，使用四环素溶液（Ph1-3）处理感染的种植体3分钟有一些尚未证实的优点。笔者推荐四环素处理种植体表面后将再次用无菌盐水冲洗，以确保周围没有四环素残留。四环素冲洗种植体周骨缺损作为EP-DDS治疗原则的一部分，还需要进一步的研究来证实四环素的潜在优势。

通过种植体表面成形术对骨上种植体进行表面塑形

EP-DDS手术结合再生性治疗和种植体表面处理两个关键部分。通过种植体表面成形术对骨上种植体暴露的部位进行表面处理。种植体表面成形术是去除暴露的感染种植体表面，目的是去除受污染的种植体表面并形成光滑接触面，从而降低菌斑黏附，促进种植体表面的清洁以及骨再生[27-28]。因此，在EP-DDS治疗过程中，采用该方法确保种植体表面无污染，获得光滑面更容易控制菌斑，从而促进骨再生尽可能达到最冠方。Schwarz等[10]建议于骨轮廓外的Ⅱ类骨上缺损不能够获得可预期的骨再生，建议进行种植体表面成形术或拔除患病的种植体。因此，种植体冠方骨缺损或骨修复潜力较差时，种植体表面最好处理光滑，减少再次感染的可能性。

自体骨和缓慢可吸收骨移植复合材料

自体移植物具有成骨性、骨诱导性和骨传导性，是骨移植物材料的金标准[29]。自体移植物是前成骨细胞的来源，具有骨诱导作用。骨诱导是指诱导受体的间充质细胞分化为成骨细胞的过程。目前，使用刮削器、骨凿或钻削器从受体部位附近收集浅表骨，以微创的方式进行自体骨移植。自体骨移植能够实现较高水平的骨再生。因此，可以通过单独使用自体骨或将其与骨替代物（如同种异体或异种）混合实现，二者比例最好不超过1∶1[30-31]。单独或以更高比例的骨替代物通常会导致骨形成量更少[32]。与骨替代物相比，自体骨还可以加速骨形成并缩短愈合时间[32]。根据Urban等提出的概念的基本原理[18]，自体骨移植为骨再生、异种移植、同种异体移植提供了所需的间充质细胞和生长因子，并建立骨形成所需的空间。Urban等在一项比较临床试验的荟萃分析中报告，与其他移植材料相比，使用自体骨和异种骨的组合在垂直骨增量方面优于其他移植材料[34]。因此，建议使用自体骨移植和无机牛骨或同种异体骨移植的1∶1比例混合物，作为EP-DDS的移植材料。此外，尽可能增加自体骨的比例是最优选择。

使用体积稳定的不可吸收膜

放置好移植物后，用坚固的屏障膜（称为"空间维持膜"）保护骨再生的区域。d-PTFE相比于非可吸收胶原膜能利用膜的刚性创造成骨空间，以适当保护和维持其下方的成骨空间。在不可吸收膜暴露的情况下，可以覆盖一层胶原膜在d-PTFE膜的顶部，进一步保护不可吸收膜免受口腔环境的影响。为了防止膜暴露，必须适当修整d-PTFE膜，避免膜与邻牙/种植体接触，并用4～6枚钛钉固定以确保伤口稳定性和空间维持，这是骨再生的两个重要条件[9]。

愈合时间

基于Urban等在使用自体骨和异种骨移植复合物进行垂直骨移植时所做的观察，建议至少8～9个月的愈合时间[35]。根据笔者的初步经验，如果在6个月时再次进行骨移植，前期成骨尚不完全。与异种移植物相比，同种异体骨替代材料转换替代过程更快。迄今为止，这种技术的证据尚有限，建议在再次植骨时需慎重。

4. 结束语

EP-DDS是一种疗效可预期的种植体周骨下缺损再生性治疗方法。明确并去除种植体周炎致病因素、保证伤口初期愈合、彻底清创及种植体表面去污、创建/维持稳定的成骨空间是该方法取得成功治疗效果的关键。目前，仍需要更多的数据来验证该治疗方案是否能作为某些类型种植体周炎的治疗原则。

第19章

Alberto Monje, Giulio Rasperini, Ignacio Sanz Sánchez

软组织整塑以预防和管理种植体周炎

SOFT TISSUE CONDITIONING FOR THE PREVENTION AND MANAGEMENT OF PERI-IMPLANTITIS

摘要

种植体周角化黏膜的重要性虽然一直存在争议，但有效的口腔卫生措施对种植体有益处这一观点达成了普遍的共识。菌斑是种植体周病的首要病因，所以，通过整塑软组织以强化菌斑控制来预防疾病的复发是合理的。因此，增加角化黏膜宽度及牙槽嵴黏膜厚度是我们所提倡的干预方式。本章的目的是总结采用自体或异体移植物整塑种植体周软组织来预防和治疗种植体周炎的软组织管理策略。

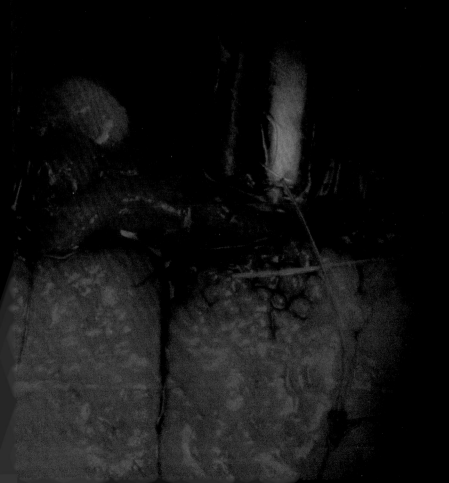

本章学习目标

■ 提供软组织整塑用于种植体周炎管理的基本原理

■ 介绍增加角化黏膜的不同治疗方式

■ 评价角化黏膜缺损区软组织移植的生物和技术原则

■ 介绍自体软组织供区的处置方法

■ 评价用于降低供区相关并发症的生物材料的可行性和有效性

1. 引言

　　强有力的证据表明，慢性牙周炎病史、菌斑控制不良和种植体周维护不规律等危险因素与种植体周炎的进展有关[1]。此外，种植体周角化黏膜（keratinized mucosa，KM）的缺失与菌斑、炎症、探诊出血（bleeding on probing，BOP）、黏膜退缩和边缘骨丧失的水平升高有关[2-4]（图1）。尽管有这些支持性的证据，但是不同文献也存在相互冲突的数据（详见第5章）[5-9]。研究表明，角化黏膜的重要性取决于种植体周支持治疗的频率。Monje和Blas证实，种植术后维护依从性差的患者中（＜2次就诊/年），角化黏膜宽度＜2mm的患者与角化黏膜≥2mm的患者相比，除溢脓指标外，所有临床和影像学指标均显著升高。角化黏膜宽度≥2mm的患者在刷牙时的舒适度明显更佳，且具有统计学差异[10]。因此，对于依从性差的患者，角化黏膜宽度≥2mm对维持种植体周健康至关重要。另外，Lim等对术后维护治疗依从性好的患者进行了5年的回顾性分析表明，角化黏膜的宽度对种植体周病患病率的影响可以忽略不计[11]。这些研究强调了支持性维护治疗对角化黏膜的益处（图2）。并且，其他影响口腔卫生措施的情况也与缺乏角化黏膜有关，例如口腔前庭沟深度过浅或刷牙时不适[10,12]。此外，角化黏膜存在时，前列腺素E$_2$的分泌水平更低[13]，这可能解释了角化黏膜有利于人体实验性黏膜炎的消退[14]。

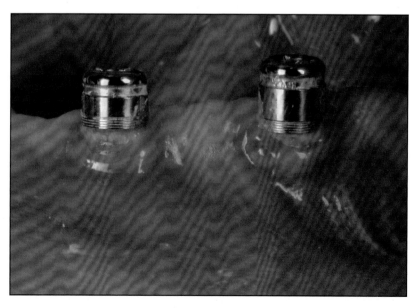

图1　下颌种植体周缺少角化黏膜引起的不适感影响了患者的口腔卫生措施。

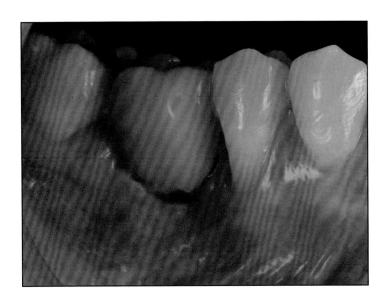

图2　两个主要的局部因素引起菌斑积聚导致种植体周炎：角化黏膜缺失和不良修复体设计。

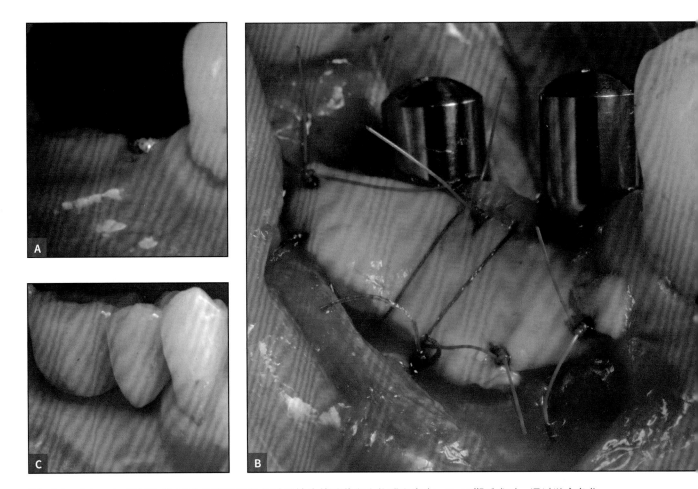

图3（A~C）　A. 种植体植入3个月表现出角化黏膜缺失伴随菌斑生物膜和炎症；B. 二期手术时，通过游离角化上皮移植行软组织整塑以改善种植体周条件；C. 注意12个月随访时种植体周组织的稳定性。

因此，我们建议通过软组织增量的方式来整塑种植体周组织（图3）。具体而言，我们提供了以下4种主要方法：

■ 根向复位瓣
■ 根向复位瓣和自体组织移植
■ 根向复位瓣和胶原蛋白基质移植
■ 带蒂组织瓣

此外，鉴于种植体周结合上皮的形成是上皮细胞在修复体安装后才迁移到结缔组织上的，因此结缔组织的厚度对维持骨水平极为重要。在人体中，研究表明，种植体植入12周后，软组织厚度约为3.6mm，包括1.9mm的上皮屏障和1.7mm的结缔组织部分[15]。Berglundh和Lindhe的一项具有里程碑意义的研究表明，与较厚的黏膜区域（＞2mm）相比，薄黏膜区域（＜2mm）会出现更多的骨吸收和更明显的角形骨缺损[16]。因此，为了

维持骨水平和减小垂直骨吸收，软组织厚度应该超过嵴顶上附着组织的厚度。在厚度不足的情况下，建议进行软组织增量以增厚牙槽嵴黏膜。

本章目标是从角化黏膜的存在及其厚度的方面，阐明软组织整塑的策略，以维持/促进种植体周组织的健康。

2. 角化黏膜增量的基本原理

■ 减少黏膜炎症
■ 增加刷牙时舒适感
■ 减少黏膜退缩
■ 减少种植体、基台表面的菌斑附着
■ 增强软组织封闭（图4）

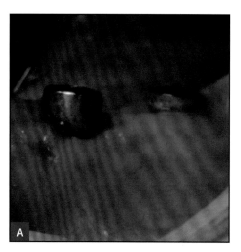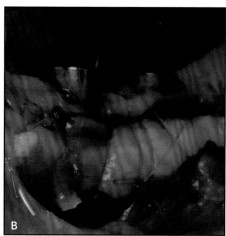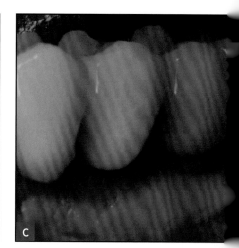

图4（A～C） 下颌后牙区游离上皮黏膜移植对种植体周炎的初级预防。

病例1（图5A～F） 种植体周炎的初级预防。该病例在种植体植入10周后出现了角化黏膜的缺失。能透过组织隐约观察到种植体，这说明种植体颊侧骨板出现无菌性吸收。将游离上皮黏膜移植并固定在骨膜上。再次评估时可观察到软组织的稳定性取决于软组织的特性和修复体的可清洁性。

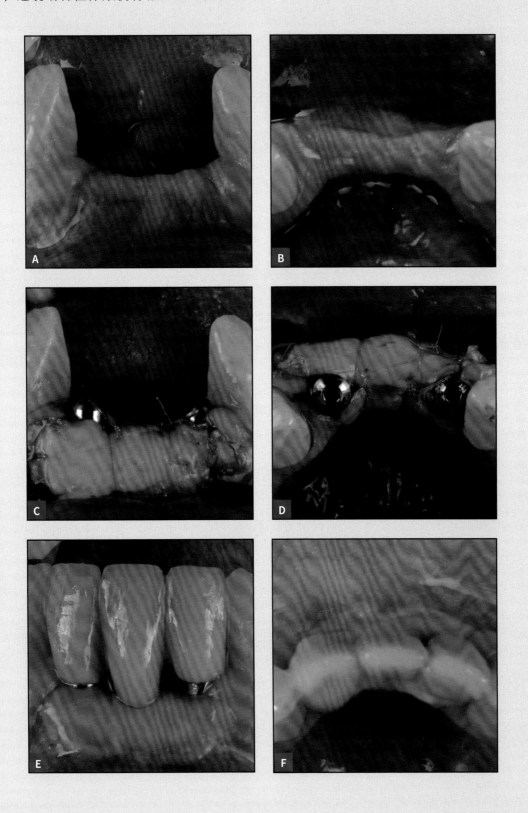

病例2（图6A ~ E）   种植体周炎的次级预防。下颌后牙区种植体出现角化黏膜缺失，前庭深度较浅，且伴随炎症。通过厚（＞1.5mm）游离上皮移植进行了软组织整塑。Lugol染色显示角化黏膜获得了足够的增量。游离的上皮移植物在磨牙区的收缩大于前磨牙区。在36个月的随访时种植体周组织的健康状况良好。

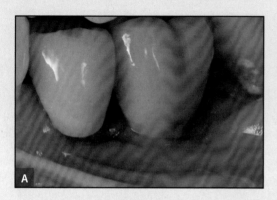
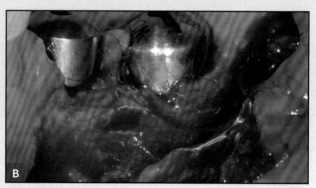
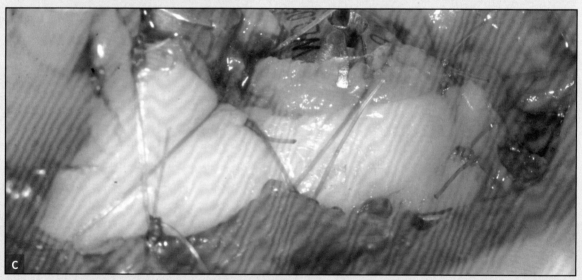
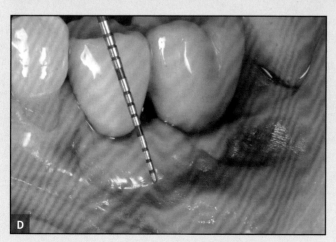
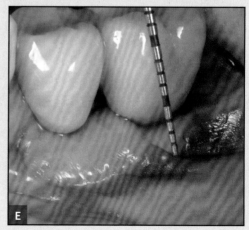

病例3（图7A～D） 种植体周炎的次级预防。种植体周出现种植体周黏膜炎伴角化黏膜缺失。存在探诊出血和红斑，同时刷牙时有不适感。使用游离上皮移植进行了软组织整塑。在24个月随访时种植体周软组织的稳定性和健康状况良好。

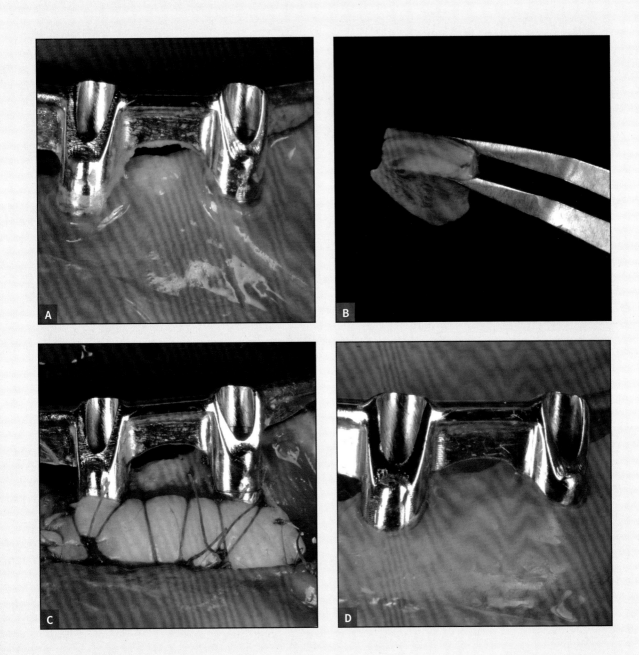

3. 角化黏膜的增量方式

　　根据临床情况，我们提出了5种干预模式
来获得种植体周的角化黏膜（表1）。

表1　角化黏膜的增量方式

方式	临床指征	优点	缺点
根向复位瓣+自体游离上皮组织移植	角化黏膜缺失	效果可准确预测	颜色不匹配 存在并发症 收缩明显
根向复位瓣+自体游离结缔组织移植	角化黏膜缺失	效果可预测	颜色不匹配 存在并发症 收缩明显
根向复位瓣+异种软组织替代移植物	角化黏膜宽度不足2mm	颜色匹配 并发症少 来源充足	效果可预测性较低 收缩明显 外形坍塌
根向复位瓣+二期愈合	角化黏膜宽度不足2mm	并发症少	效果可预测性低 外形坍塌
带蒂结缔/上皮组织瓣	角化黏膜缺失或宽度不足2mm	效果可预测 颜色匹配 中等并发症发生率 收缩较小	技术敏感性高

角化黏膜增量措施的有效性

　　一篇系统性回顾的结果显示，与对照组（未行软组织增量）相比，软组织增量会使牙龈指数显著降低。此外，与未进行软组织增量的对照组相比，根向复位瓣加自体牙龈移植有利于维持边缘骨水平，且具有统计学差异[17]。这些发现已被其他综述和荟萃分析证实[18-21]（表2）。

表2　应用不同干预措施增宽角化黏膜和改善种植体周条件的临床证据

作者（年份）	试验设计	随访时间（月）	患者（n）	干预措施	随访末指标					
					改良牙龈指数	探诊深度（mm）	边缘骨丧失（mm）	菌斑指数	角化黏膜增量（mm）
Lorenzo等（2012）[22]	随机对照研究	6	12	异种胶原蛋白基质	0.33	2.08	NR	NR	2.8
			12	上皮下结缔组织移植	0.20	1.60	NR	NR	2.75
Basegmez等（2013）[23]	随机对照研究	12	32	游离龈移植	0.28	3.18	NR	0.18	2.57
			32	口腔前庭成形	0.37	3.62	NR	0.28	1.58
Buyukozdemir Askin等（2015）[24]	前瞻性队列研究	6	20	游离龈移植	0.65	2.29	−0.55	0.21	4.4
			20	角化黏膜宽度＜2mm，种植体周支持治疗	1.32	2.29	−0.81	0.45	0.60
			20	角化黏膜宽度＞2mm，种植体周支持治疗	0.56	2.43	−0.72	0.06	3.90
Roccuzzo等（2016）[25]	前瞻性队列研究	120	98	游离龈移植	0.27	2.95	−0.56	0.27	NR
Oh等（2017）[26]	随机对照研究	18	14	游离龈移植	NR	2.7	NR	NR	3
			14	口腔卫生宣教	NR	3.4	NR	NR	NR
Thoma等（2018）[27]	前瞻性队列研究	3	9	根向复位瓣	NR	NR	NR	NR	1.93
				异种胶原蛋白基质	NR	NR	NR	NR	4.63
				游离龈移植	NR	NR	NR	NR	3.64

NR：未报告。

研究总结

通过软组织干预来增加角化黏膜的宽度是非常常见的，可促进种植体周健康。与各

类异种移植材料相比，使用游离自体上皮黏膜移植物在角化黏膜增量和种植体周稳定性方面效果更佳。

软组织移植物的尺寸变化

文献报道的软组织移植的主要缺点之一是尺寸不稳定。实际上，尺寸的改变是不可避免的，并且会影响到手术的最终效果。因此，为了预测愈合后的结果，了解移植物尺寸变化是至关重要的（表3）。

表3   关于天然牙和种植体位点软组织移植物的尺寸变化的临床研究

作者（年份）	随访时间（月）	移植物	尺寸变化	
			天然牙（%）	种植体（%）
James和McFall（1978）[28]	6	游离龈移植物	24.85（暴露面）48.31（骨膜面）	NA
Hatipoğlu等（2007）[29]	6	游离龈移植物	32.1	NA
Monje等（2020）[30]	12	游离龈移植物	NA	42.4
Mörmann等（1981）[31]	12	游离龈移植物	45（非常薄）44（薄）38（中等）30（较厚）	NA
Orsini等（2004）[32]	6	结缔组织移植物	43.25	NA
Sanz等（2009）[33]	6	结缔组织移植物	60	
		胶原蛋白基质	67	
Silva等（2010）[34]	3	游离龈移植物	44（不吸烟）58（吸烟）	NA
Rateitschak等（1979）[35]	48	游离龈移植物	25	NA
Urban等（2015）[36]	12	胶原蛋白基质+游离龈移植物（条带）	NA	43

NA：不适用。

研究总结

对于游离牙龈/上皮移植物，预计收缩率大约为40%。较厚的移植物收缩程度明显更小（图8）。结缔组织移植物更容易出现更大幅度的收缩。关于胶原蛋白基质收缩的数据比较有限。

游离自体上皮移植物的愈合

尺寸改变和移植物愈合是一系列生物学事件的结果。了解游离上皮移植物的愈合阶段对预测软组织整塑的成败是必要的（表4）。

表4　游离自体上皮移植物的愈合阶段

作者（年份）	愈合（阶段）
Oliver等（1968）[37]	■ 与游离皮肤移植物相似 ■ 早期再血管化：血管吻合 ■ 4天：移植物中血清碳阳性 ■ 4~7天：血管密度增加 ■ 7~11天：纤维与骨膜形成稳固结合 ■ 7~14天：血管密度降低 ■ 14天：正常上皮 ■ >14天：正常血管型，28天：角化
Sullivan和Atkins（1968）[38]	■ 24小时：血浆循环 　－从受体床扩散≥48小时 　－主要通过纤维蛋白凝块起效 ■ 2~4天：初次收缩43%，与弹性纤维的数量有关（较厚的移植物中更多） ■ 1~8天：血管化 　－毛细血管增生（1天） 　－毛细血管吻合/移植物内血液渗透（2~3天） 　－获得足够血供（8天） ■ 4~10天：机体结缔组织结合 　－纤维附着 　－二次收缩→薄的移植物中更大

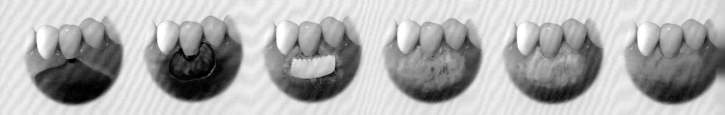

图8　游离自体上皮移植的愈合阶段。早期几天内，预计初次收缩约43%，与弹性纤维的数量有关。此后会发生毛细血管吻合和机体组织结合。完全愈合及尺寸变化大约需持续90天。

种植体周炎管理中软组织整塑的决策

在角化黏膜缺失中，必须考虑诸如缺损形态和植入位置等特定位点因素（表5），以成功处理炎症和软组织整塑。表6阐述了软组织整塑的各个步骤。

表5　伴角化黏膜缺失病例的软组织整塑手术方案

分类	缺损形态	种植位置	示意图	复杂程度	治疗种植体周炎的手术方式	软组织成形时机	涉及的软组织成形术式
Ⅰ类	骨开裂或牙槽嵴顶裂	在牙槽嵴内		简单	根向复位瓣	同期	■ 表面去污后，在邻间区骨水平位点做游离上皮移植 ■ 受区应≥70%血供 ■ 软组织移植物应有足够厚度（≥1.5mm）以补偿骨缺损 ■ 只要有可能，考虑从上腭和邻近部位移植带蒂龈瓣
Ⅱ类	骨开裂或牙槽嵴顶裂	在牙槽嵴外		中等	根向复位瓣+种植体表面成形术	同期	■ 表面修整后，在暴露的骨膜上做游离上皮移植 ■ 受区应有100%血供 ■ 可不考虑软组织厚度，因为目的是提供角化黏膜 ■ 只要有可能，考虑从上腭和邻近部位移植带蒂龈瓣
Ⅲ类	混合缺损	牙槽嵴内		中等至复杂	根向复位瓣	分期（3~4个月）至骨再生	■ 在邻间区骨水平位点做游离上皮移植 ■ 受区应为骨膜 ■ 软组织移植物应有足够厚度（≥1.5mm）以保护缺损重建区域 ■ 只要有可能，考虑从上腭和邻近部位移植带蒂龈瓣

表6 软组织整塑细分步骤

阶段	临床示例
术前评估局部情况，包括种植体的颊舌向位置	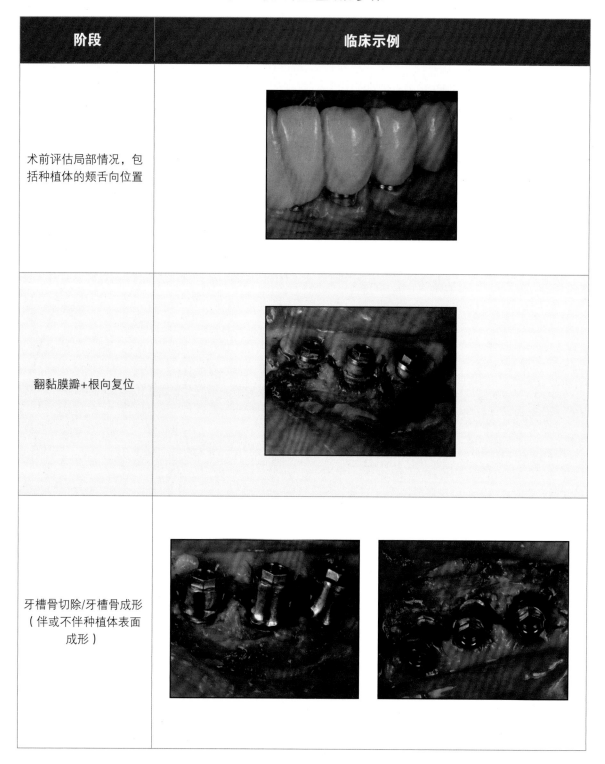
翻黏膜瓣+根向复位	
牙槽骨切除/牙槽骨成形（伴或不伴种植体表面成形）	

（续表）

阶段	临床示例
通过缝合的方式将游离上皮移植物固定在受区血管床（＞2/3移植物尺寸）	
术后早期评估（第3周），确认移植物正常结合	
种植体周监测和支持治疗	

病例4（图9A～I） 种植体周炎（Ⅱ类）的抗感染治疗及种植体表面成形术作为软组织整塑的同期辅助治疗。在牙槽嵴顶区翻全厚瓣，并通过骨成形术平整嵴顶，颊侧只翻起黏膜瓣以保留牙槽骨上附着的骨膜。

同时，对暴露于口腔环境的种植体表面进行种植体表面成形术修整。将游离的上皮化黏膜移植物固定在骨膜上。注意在随访时角化黏膜的增量和种植体周炎临床症状的消退。

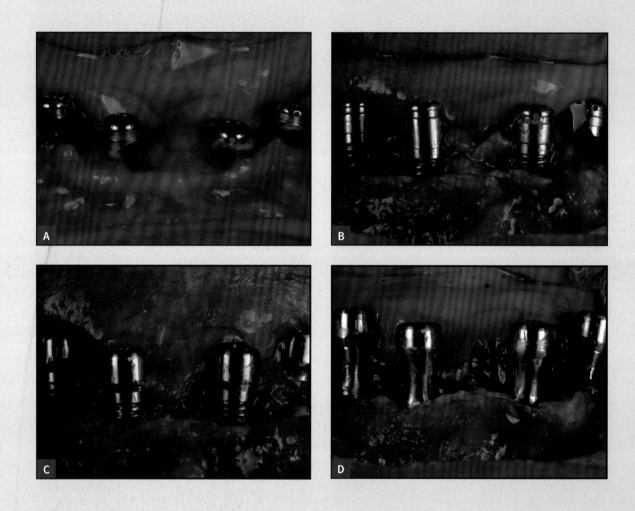

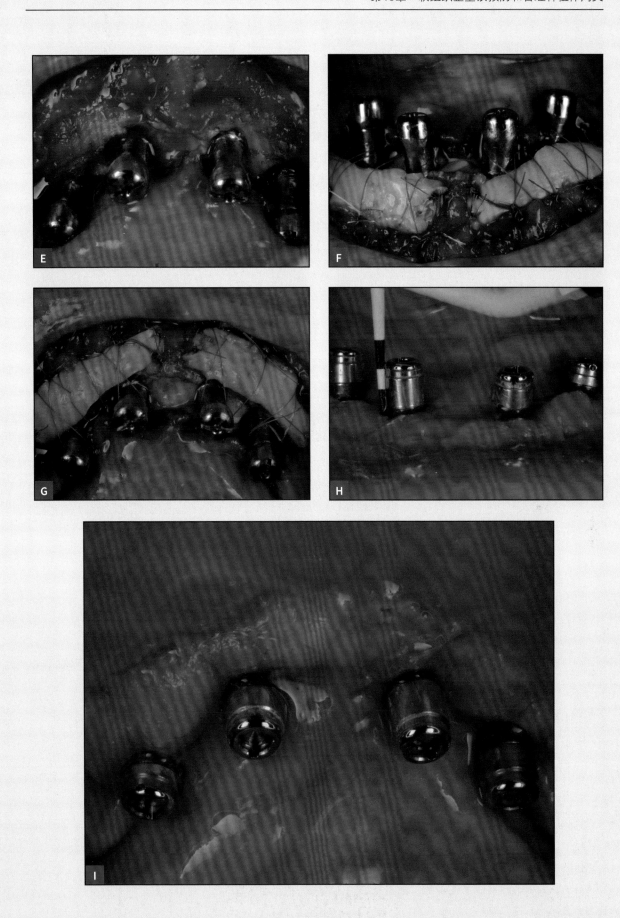

病例5（图10A～F） 种植体周炎（Ⅲa类）的抗感染治疗，种植体表面成形术作为软组织整塑的同期辅助治疗。在骨膜受区稳定固定了一块薄的游离上皮移植物。注意在12个月随访时软组织的稳定性。治疗的成功之处在于角化黏膜的增量（如Lugol染色所示），改良修复体设计以促进患者实施口腔卫生措施，并维持龈瓣根方的稳定以降低龈袋的深度。

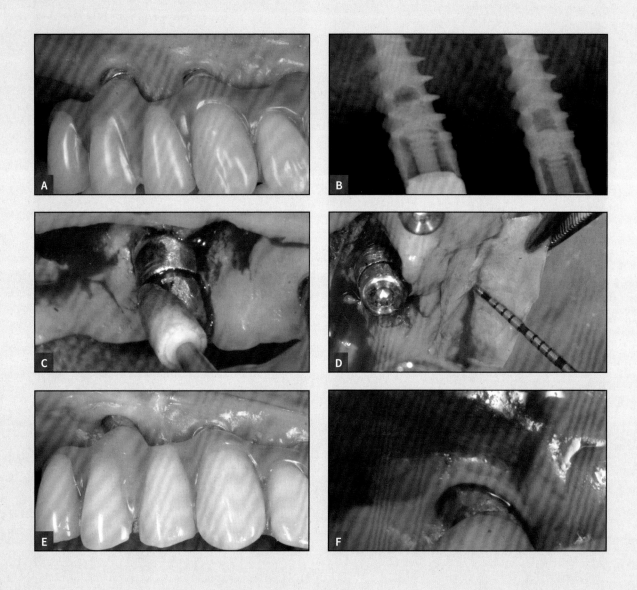

病例6（图11A～I） 种植体周炎（Ⅱ类）的抗感染治疗，种植体表面成形作为软组织整塑的同期辅助治疗。注意在感染种植体的附近有肉芽肿病损。种植体周炎导致了中度牙槽骨吸收。翻全厚瓣平整牙槽嵴顶，颊侧仅翻起黏膜瓣，保留附着在牙槽骨上的骨膜。将游离上皮移植物固定在受区的血管床上。注意在12个月随访时种植体周炎的临床症状消退。

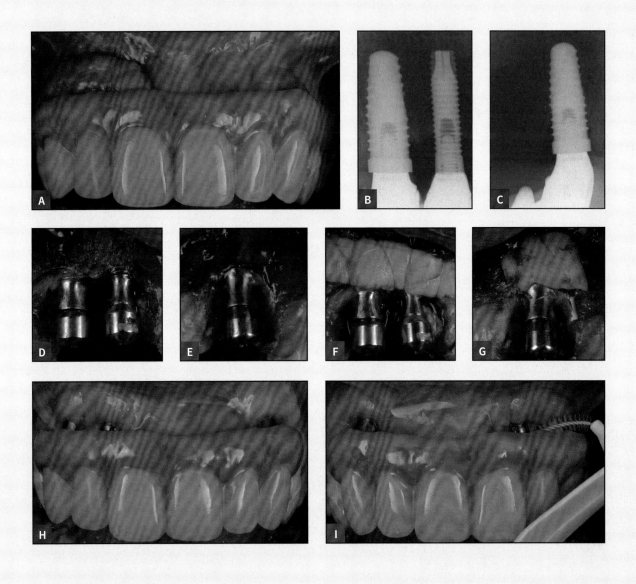

病例7（**图12A～G**）　种植体周炎（Ⅲa类）的抗感染治疗，种植体表面成形作为软组织整塑的同期辅助治疗。对种植体在牙槽嵴外的部分进行了种植体表面成形术。采用游离上皮移植进行了软组织整塑。注意移植物的根方稳定性以确保和受区的吻合。术后随访，2周时术区愈合良好；12个月时因角化黏膜宽度增加、口腔前庭加深和龈袋深度减小，种植体周炎的临床症状消退。

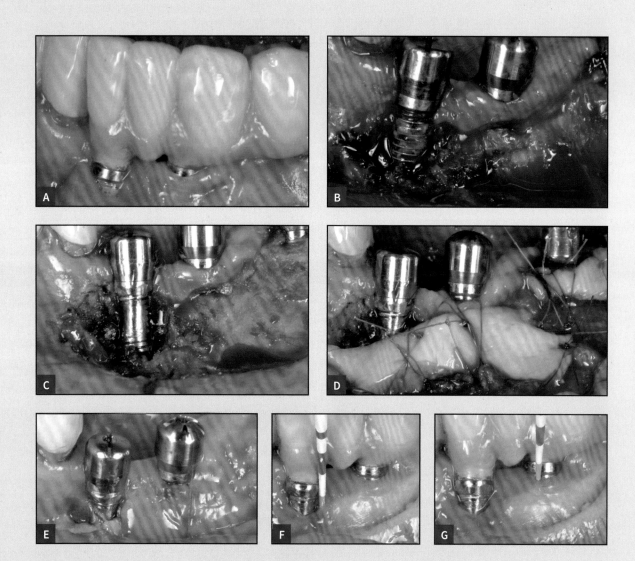

病例8（图13A～D） 种植体周炎（Ⅱ类）的抗感染治疗，种植体表面成形作为软组织整塑的同期辅助治疗。注意未附着的黏膜导致种植体周的封闭不良。对种植体在牙槽嵴上的部分进行了种植体表面成形术。龈瓣向根方固定后，游离上皮移植物固定于骨膜上。在12个月随访时可见软组织稳定性佳，病损消退。

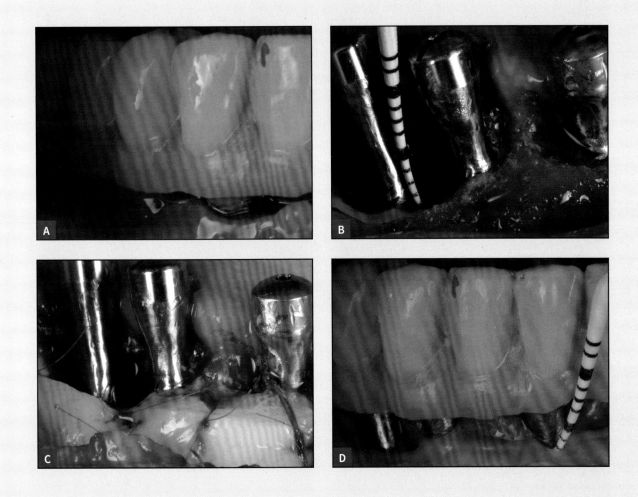

病例9（**图14A ~ F**）　种植体周炎（Ⅲa类）的抗感染治疗，种植体表面成形术作为软组织整塑的同期辅助治疗。对图示种植体有骨开裂的区域进行了种植体表面成形术，以修整其表面。再将薄的游离上皮移植物固定在受区血管床上。术后12个月随访时病损消退。角化黏膜的充分增量有助于提高患者的舒适度和生活质量。（经Monje等许可转载[30]）

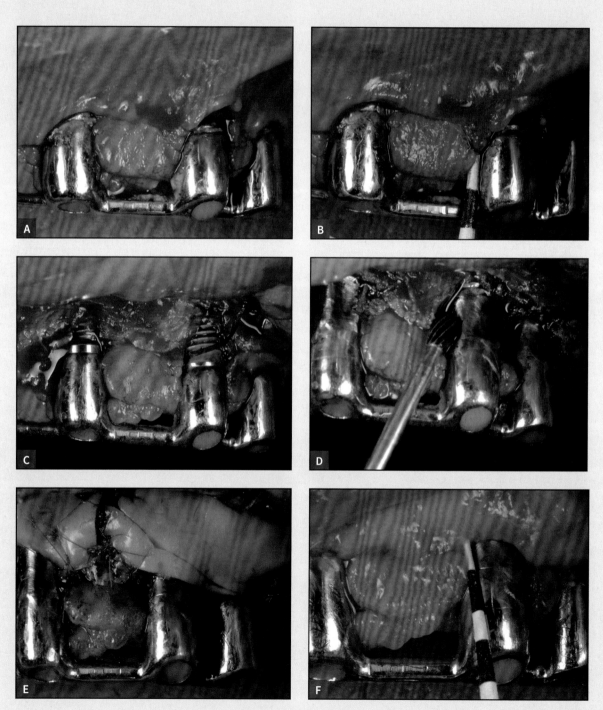

病例10（**图15A ~ D**） 种植体周炎（Ⅱ类）的抗感染治疗，种植体表面成形术作为软组织整塑的同期辅助治疗。将游离上皮移植物固定在受区。软组织整塑12个月后，软组织稳定、种植体周健康，且前庭加深。（经Monje等许可转载[30]）

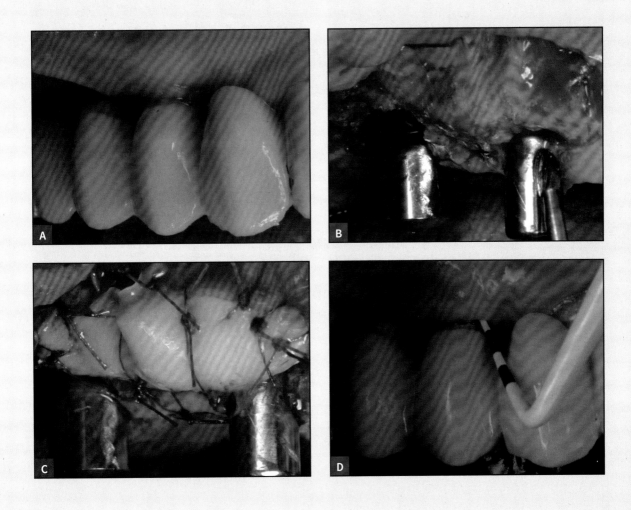

病例11（图16A～G）　种植体周炎
（Ⅲa类）的抗感染治疗，种植体表面成形
术作为软组织整塑的同期辅助治疗。种植体
表面成形适用于暴露在牙槽嵴顶的种植体部

分。将游离上皮移植物固定在骨膜上。术后5
天和20天软组织愈合良好。12个月随访时评
估显示种植体周炎的临床症状消退、软组织
稳定。

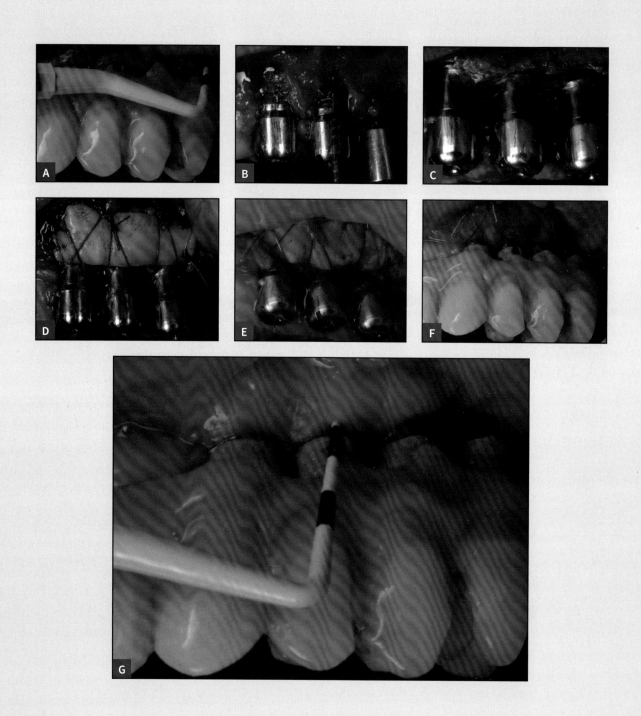

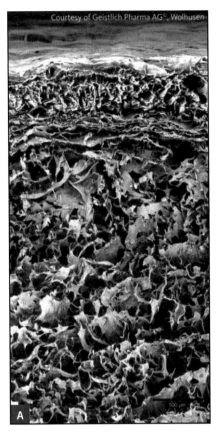

图17（A～C） 新研发的生物材料，例如异种猪源性胶原蛋白基质，作为邻近角化组织中的细胞和血管迁移长入的支架，以形成角化黏膜。（图片中Mucograft由Geistlich公司提供）

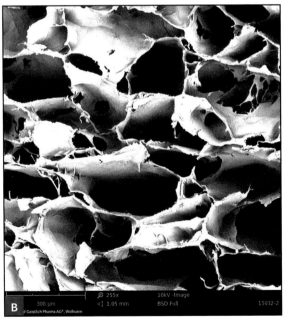

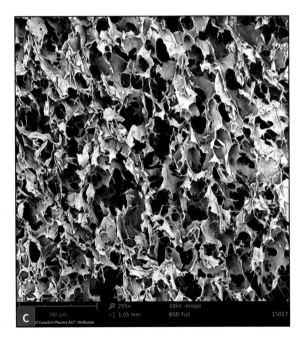

病例12（图18A～D）　种植体表面成形术作为种植体周炎（Ⅱ类）抗感染治疗的辅助措施，同时通过带蒂龈瓣结合胶原蛋白基质进行软组织整塑。翻全厚瓣以暴露骨缺损区及其结构。随后将龈瓣向前移动到最远中的种植位点并根向固定。将异种胶原蛋白基质从冠方缝合到带蒂龈瓣上，并覆盖裸露骨面。24个月的临床结果显示种植体周病消退，且在基线上角化黏膜不足的区域获得了角化黏膜增量。（经Monje等许可转载[39]）

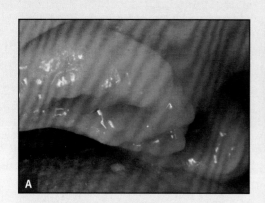
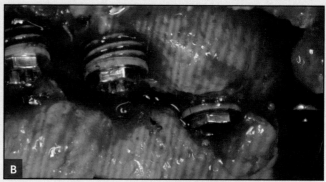
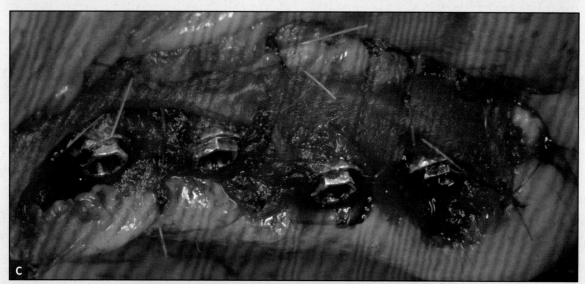
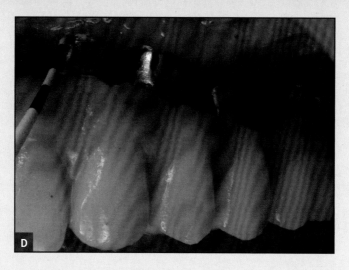

病例13（图19A ~ L） 下颌前牙种植体周炎的次级预防，病例表现为与角化黏膜不足相关的菌斑积聚和炎症。进行了半厚瓣根向复位术式。由于角化黏膜大面积缺失，将游离上皮移植物紧密固定在靠近种植体的位置，相邻区域移植胶原蛋白基质（Mucograft）以稳定血凝块、维持空间和减少受区术后并发症。在第7天、第14天和第21天的随访中，早期愈合情况表明，移植物已与受区组织充分结合。但需要注意，与自体移植物相比，胶原蛋白基质的塌陷程度略大。24个月随访时可以观察到种植体周炎的临床症状消退。

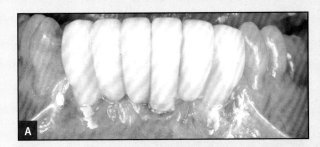

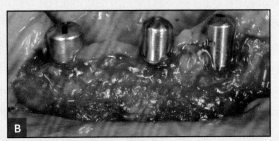

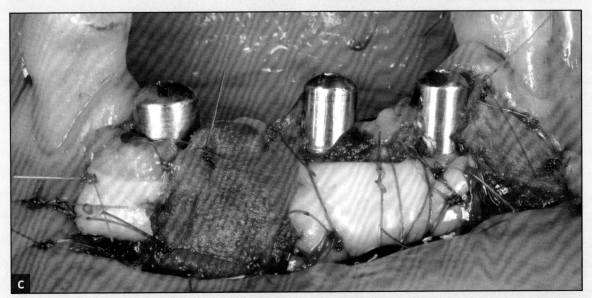

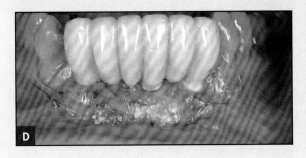

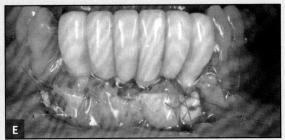

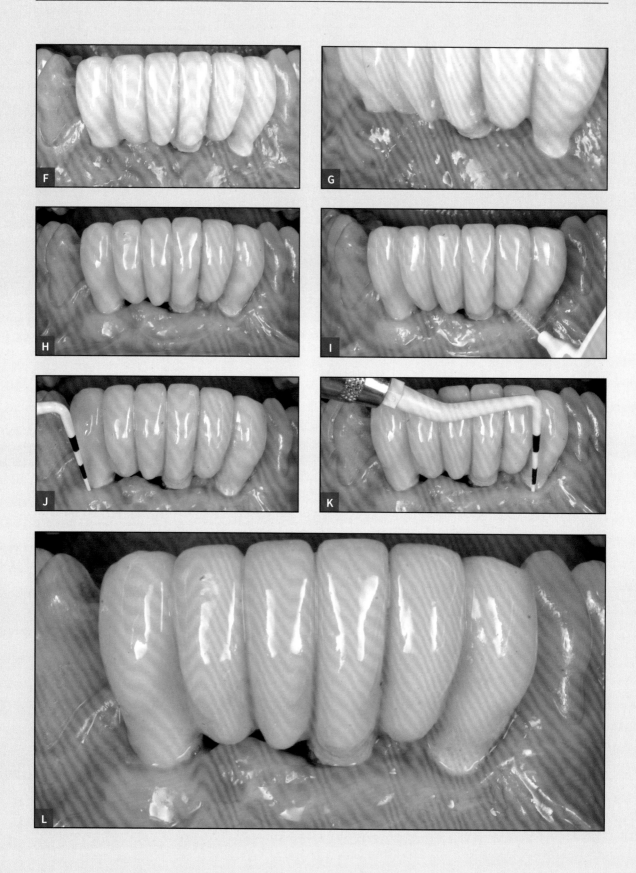

病例14（图20A～J）　缺乏角化黏膜的下颌种植体周炎的次级预防。患者自诉在咀嚼和刷牙时出现疼痛与不适。在基线处观察到颊侧有中等程度的炎症。在术区使用胶原蛋白基质（Mucograft）来维持空间，并为来源于游离上皮移植物的细胞提供支架。从术后第1周、第2周的随访中，通过愈合状况可以确认移植物的整合。第6周随访的愈合情况显示，软组织的健康状况和刷牙时的舒适度获得了明显改善。

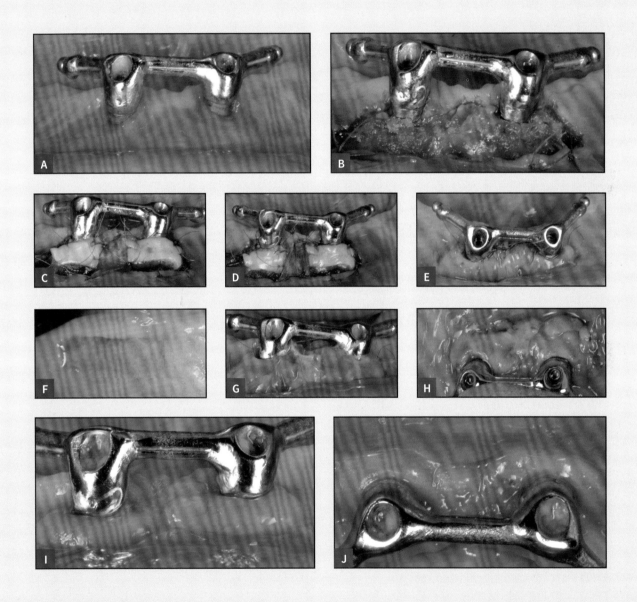

病例15（图21A～H）　在冠向复位瓣联合垂直骨增量术后，膜龈联合位置改变，胶原蛋白基质（Mucograft）用于增量角化黏膜。在这一过程中，包含至少1mm角化黏膜的根向复位瓣可提供至关重要的细胞和血管。这些细胞和血管可以向植有胶原膜的牙槽嵴区域迁移。

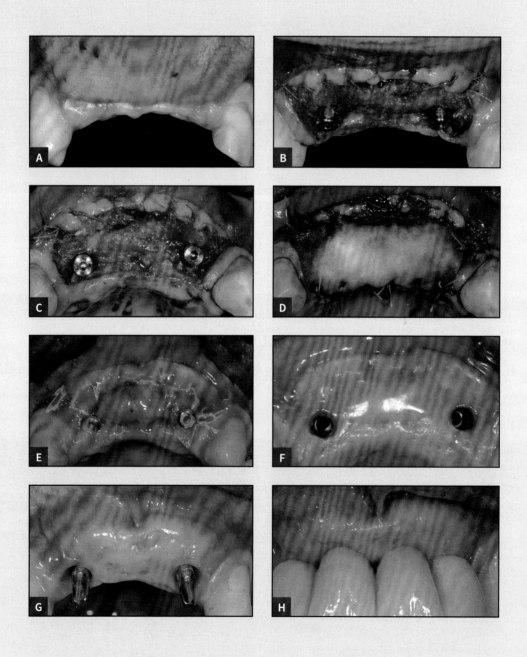

病例16（图22A ~ D） 种植体表面成形术作为种植体周炎（Ⅲa类）抗感染治疗的辅助措施，同时采用带蒂结缔组织瓣进行软组织整塑。带蒂的结缔组织瓣从腭侧翻起并翻转到种植体。术后30个月临床结果随访显示，种植体周病消退，角化黏膜增加。

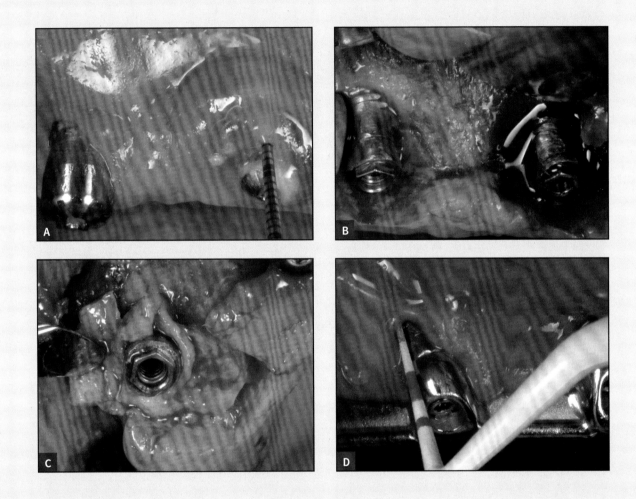

病例17（**图23A～E**）　种植体表面成形术作为种植体周炎（Ⅱ类）抗感染治疗的辅助措施，同时采用带蒂结缔组织瓣进行软组织整塑。从邻近区域制备带蒂龈瓣，再将带蒂龈瓣旋转并固定至种植体的颊侧，同时采用异种胶原蛋白基质固定于供区。在术后20个月的随访显示种植体周病损消退且角化黏膜增加。（经Monje等许可转载[39]）

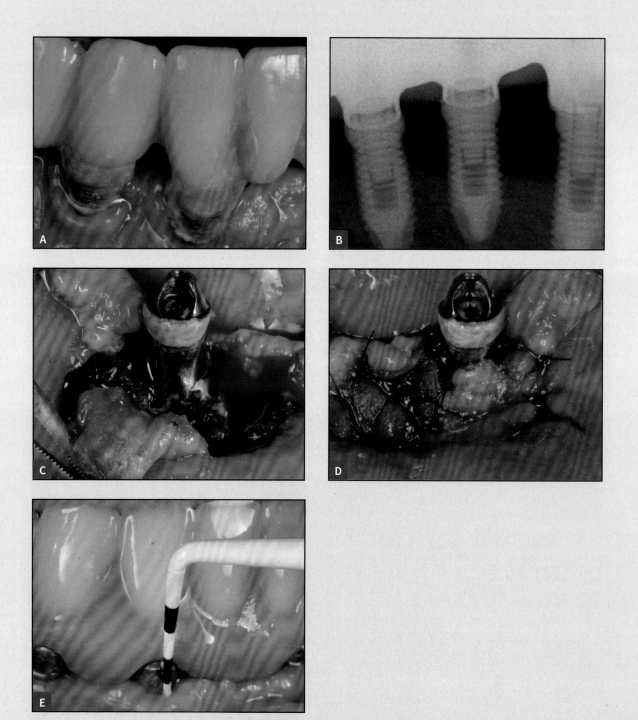

角化黏膜增量的推荐

- 在种植体/基台安置过程中进行微创干预，例如嵴旁切口，可以最大限度地减少后期软组织增量手术的需要
- 游离自体移植物需要固定在血供不低于2/3的区域（图24）
- 游离自体移植物应在1.5mm左右，以保证上皮细胞和固有层的存在
- 软组织移植物内的脂肪组织应在移植前切除
- 移植物收缩是预料之中的。考虑到2mm的角化黏膜对种植体周组织稳定性的有益作用，应采集≥4mm的移植物

- 移植物收缩和黏膜塌陷在下颌后牙区更为显著。因此，在该区域推荐更宽的移植物和黏膜切除术而不是根向复位瓣
- 邻近区域（腭部/邻牙）应考虑制备带蒂瓣膜，因为手术侵入性较小
- 胶原蛋白基质可用于增宽角化黏膜，然而，它的空间维持能力较弱，因此预期会出现更大的坍塌

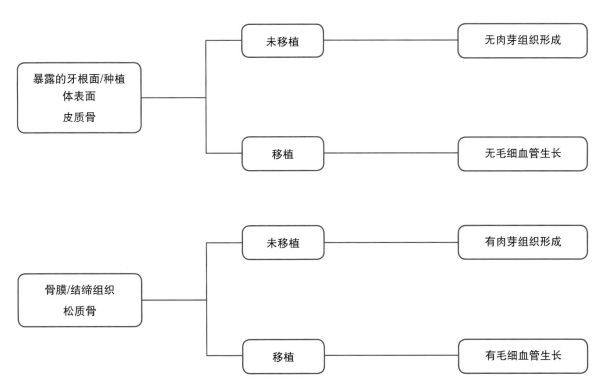

图24　在游离软组织移植物中，源于骨膜/结缔组织的毛细血管生长决定了移植物的结合和随后的成熟。（示意图改编自Sullivan和Atkins[38]）

4. 软组织增厚的原理

- 增加刷牙时舒适感
- 减少黏膜退缩
- 预防严重的生理性边缘骨丧失
- 减少软组织炎症

5. 软组织增厚的措施

以下为软组织厚度不足时，牙槽嵴黏膜软组织增厚的3种主要措施（表7）。

表7　软组织增厚的主要措施

方式	临床指征	优点	缺点
上皮下结缔组织移植	黏膜厚度＜2mm	效果可预测性佳	存在并发症 存在明显收缩
各类软组织替代物（图17）	黏膜厚度＜2mm	极少出现并发症	效果可预测性低 存在明显收缩
带蒂结缔组织瓣	美学区黏膜厚度＜2mm	效果可预测性一般	中等并发症发生率 技术敏感

软组织增厚的有效性

一项系统性回顾的结果显示，增加黏膜厚度的软组织移植手术，随着时间的推移并不能显著改善出血指数，但会显著减少边缘骨丧失（$P < 0.01$），在研究终点与未接受移植物的部位相比，边缘骨水平相当[17]。异种胶原蛋白基质的潜力最近被证实，其可获得与自体结缔组织移植物相当的治疗效果[40]（表8）。

表8　测试不同软组织增厚方式的临床研究

作者（年份）	试验设计	随访时间（月）	患者（n）	干预措施	随访末结局指标				
					探诊出血	探诊深度（mm）	边缘骨丧失（mm）	菌斑指数	角化龈宽度增量（mm）
Wiesner等（2010）[41]	左右半口自身对照随机临床试验	12	10	种植体表面成形术+上皮下结缔组织移植	NR	NR	-0.8	NR	1.20
			10	种植体表面成形术	NR	NR	-0.6	NR	-0.15
Linkevicius等（2015）[42]	前瞻性对照试验	12	34	种植体表面成形术（黏膜厚度<2mm）	NR	NR	-1.7	NR	1.54
			35	种植体表面成形术+脱细胞真皮基质	NR	NR	-0.32	NR	3.75
			34	种植体表面成形术（黏膜厚度≥2mm）	NR	NR	-0.45	NR	2.98
Puisys等（2015）[43]	前瞻性病例研究	3	40	种植体表面成形术（黏膜厚度<2mm）	NR	NR	NR	NR	3.75
Puisys和Linkevicius（2015）[44]	前瞻性对照试验	12	33	种植体表面成形术（黏膜厚度<2mm）	0.3	NR	-1.17	NR	NR
			32	种植体表面成形术+脱细胞真皮基质	0.33	NR	-0.22	NR	NR
			32	种植体表面成形术（黏膜厚度≥2mm）	NR	NR	-0.21	NR	NR

NR：未报告。

研究总结

软组织干预可有效增加牙槽嵴黏膜厚度。此外，旨在增加黏膜厚度的软组织移植可有效减少骨吸收。采用上皮下结缔组织移植和各类替代移植物在软组织增厚方面有类似的效果。

软组织增厚的推荐

■ 应根据初始厚度评估是否需要软组织增厚。如果牙槽黏膜厚度＜2mm，可能要进行软组织移植

■ 薄的牙槽嵴常见于下颌后牙区，尤其是当萎缩严重时

■ 使用异种移植物如脱细胞真皮基质时，与自体移植物相比有着相当的效果[42]。因此，这是一种并发症少和接受度更好的有效替代方法（图25和图26）

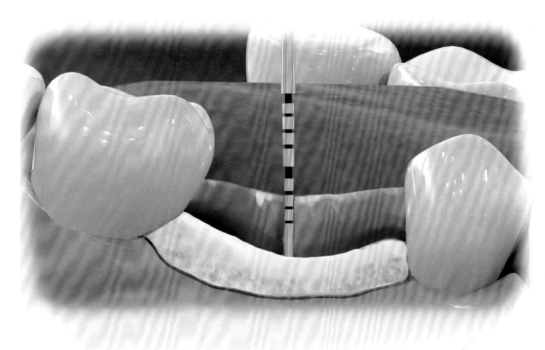

图25　牙槽嵴厚黏膜的图示（＞2mm）。

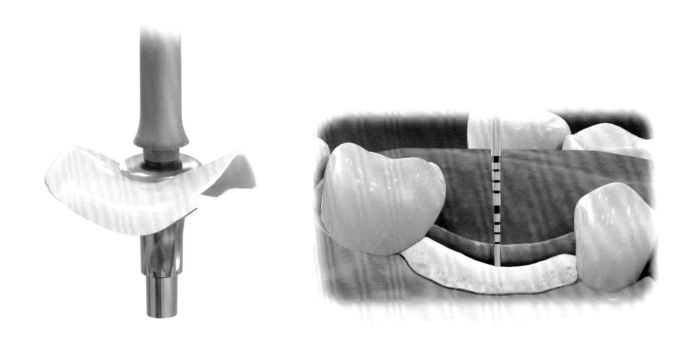

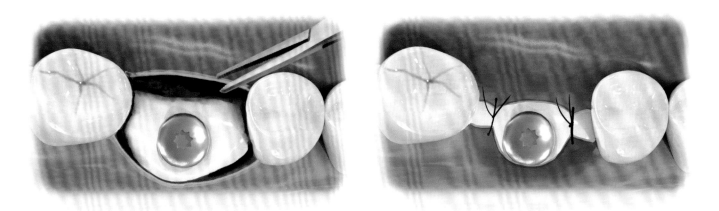

图26 薄的牙槽嵴黏膜（＜2mm）可以在种植体植入或基台放置同期进行移植手术。上述已提出了几种软组织移植物。需要注意的是，真皮基质不应暴露，而胶原蛋白基质/自体移植物可以暴露（如图所示）以增加角化黏膜。（美化加工后的临床图片来自Linkevicius等[42]）

6. 供区管理

与供区相关的术中和术后并发症是软组织整塑手术的最常见弊端。术后出血和疼痛是两种最常报道的供区相关并发症。虽然有研究表明，与上皮移植物相比，获取上皮下结缔组织移植物的疼痛感较低[45]，但当伤口使用可吸收止血材料覆盖时，近期的研究结果并不符合这一观点[46]。传统上，为了减少供区的疼痛和污染，建议使用伤口敷料和丙烯酸基敷料。如今，使用生物粘合材料成为了一种可选择的替代方法，如具有良好的封闭能力、抑菌和止血性能的氰基丙烯酸酯（图27～图30）。

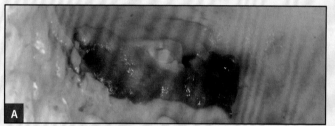
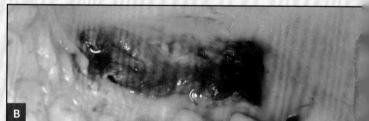

图27（A～C）　供区的管理对减少出血和疼痛等术后并发症至关重要。A. 该供区用富血小板生长因子和氧化再生纤维素处理；B. 在氧化再生纤维素表面涂布氰基丙烯酸酯；C. 术后14天增殖期随访的愈合情况，患者反映供区仅有轻微不适。

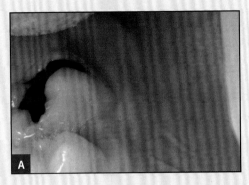
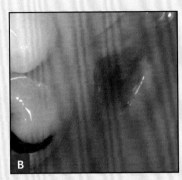
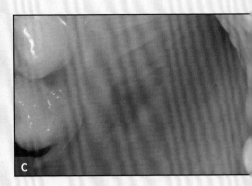

图28（A~C）　获取厚游离自体移植物后，使用氰基丙烯酸酯处理供区的效果。A. 基线；B. 14天；C. 20天。

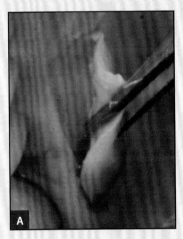
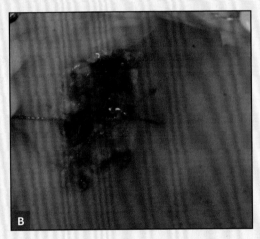
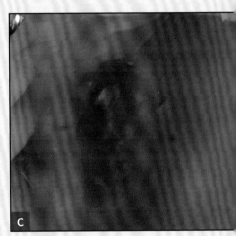

图29（A~C）　获取厚游离自体移植物后，使用氰基丙烯酸酯处理供区的效果。A. 基线；B. 14天；C. 14天时去除氰基丙烯酸酯后。

近年来研究表明，通过在伤口上固定胶原止血海绵并涂布一层氰基丙烯酸酯，可以有效地保护愈合过程中腭部的开放性伤口，从而有效控制游离上皮移植物后的并发症[47]。鉴于这种方法的有效性和简洁性，建议遵循此方法。

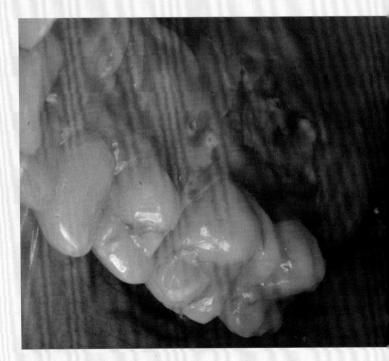

图30　建议用丙烯酸基敷料保护供区，以减少并发症。

供区管理的推荐

- 用含有血管收缩剂的局麻药控制初期出血
- 由于有唾液腺坏死的风险，在供体部位应温和注射，且控制血管收缩剂的使用量。这种术后并发症可能会导致剧烈疼痛
- 术前，临床医生应注意血管束（腭动脉），以尽量减少创伤，避免术中和术后的严重出血。一项系统性回顾显示，随着腭大动脉向前穿过上腭，除了在第二前磨牙区有增加趋势，其与上颌牙齿的距离逐渐减小。腭大动脉与牙齿之间的最小距离见于尖牙区（约10mm），最大距离见于第二前磨牙区（约14mm）[48]（图31）
- 在出血得到控制后，建议将可吸收的止血剂（如氧化再生纤维素）放置在移植后产生的缺损底部
- 氰基丙烯酸酯应在干燥表面或可吸收止血剂之上使用
- 一旦固化，应使用交叉缝合将氰基丙烯酸酯更稳定地固定在供区
- 使用丙烯酸敷料进一步保护供区，可能有助于预防术后出血和疼痛

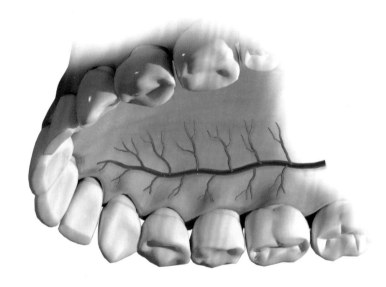

图31　腭大动脉与牙齿之间的最小距离见于尖牙区，而最大距离见于第二前磨牙区。

7. 结束语

　　鉴于软组织性质对种植体周炎的预防和管理具有重要意义，软组织整塑应被视为预防和干预治疗的一部分。在种植体周炎的手术治疗中，可能需要通过游离上皮移植物进行软组织整塑以促进疾病的消退，因为角化黏膜有提供舒适和减轻炎症方面的作用，否则这些问题将会不断发生。此外，在牙槽嵴黏膜菲薄时，还应考虑进行软组织增厚。在种植体植入时增厚黏膜，已被证实可以减少生理性骨吸收；然而其在预防和管理种植体生物学并发症中所发挥的作用尚不清楚。

第20章

Richard J. Miron, Anton Sculean

生物制剂在种植体周炎治疗中的应用：基本原理和疗效

THE USE OF BIOLOGIC AGENTS IN PERI-IMPLANTITIS THERAPY: RATIONALE AND EFFICACY

摘要

正如本书所强调的，种植体周病已成为临床医生日益关注的问题。尽管目前已经进行了大量研究来充分诊断和监测该疾病，但仍然缺乏有效的方法对种植体周病进行可预期的管理/治疗。本书的前几个章节阐述了关于种植体表面去污、药物治疗选择、再生性和切除性手术方案的前沿见解，在本章节中，我们将重点介绍用于加速组织再生的生物制剂在种植体周炎治疗领域的发展历程。本章首先阐述了再生牙科中常用生长因子的生物学基础，包括重组人血小板衍生生长因子和骨形态发生蛋白-2（recombinant human platelet-derived growth factor and bone morphogenetic protein-2, rhPDGF and rhBMP-2）和釉基质衍生物（enamel matrix derivative, EMD），同时对自体浓缩血小板作为天然生长因子的治疗方法进行论述。在阐明生物机制的基础上，对每一种再生方式的临床疗效进行讨论，并通过病例展示阐明各种再生方式的临床应用。

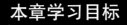

本章学习目标

- 在种植体周炎的治疗中，评估生物制剂用于软硬组织再生治疗的基本原理

- 评估富血小板浓缩物的应用合理性

- 阐明生物制剂应用于种植体周炎治疗的适应证

- 明确可用于种植体周炎治疗的生物制剂类型

- 评估生物制剂在种植体周炎传统治疗方案中的疗效和附加效益

1. 引言

种植体周炎已然成为日益沉重的全球疾病负担，据报道，约20%的种植患者罹患种植体周炎[1]。本书通过大量的篇幅解析种植体周病的发生及其相关并发症，而本章节的重点在于生长因子的临床应用，包括生物因子治疗/管理种植体周炎的生物学原理和临床意义。

长期以来，人们认为生物制剂/生长因子应用于组织再生可以加速创口愈合和组织再生[2]。此外，由于种植体周组织发生损伤时，充分地实现组织再生是相当复杂的，相比于其他多数组织的再生治疗，种植体周组织再生面临着更大的挑战。

20世纪90年代中期，大量的创新研究尝试利用不同来源和递送方式的生长因子实现组织再生的目的（表1）。第一代"超浓缩"生长因子的获取方式是通过离心外周血实现超生理浓度，由此命名为富血小板血浆（platelet-rich plasma，PRP）。与此同时，来源于常用生长因子的重组人源蛋白，包括rhPDGF和rhBMP-2，不仅被广泛应用于牙科手术，在其他医学领域也广受推崇。在20世纪90年代中期，对牙根牙骨质形成的认知带动了EMD的发展，将EMD用于牙周组织再生的原理是，EMD能够模拟正常组织的发育[3]。自此，EMD可有效促进硬组织再生的作用也有陆续报道，其中包括骨和种植体周组织[3]。本章简要介绍了每一种用于再生牙科的生物制剂/生长因子，包括它们的生物学原理和主要的临床适应证/用途。

表1 再生牙科常用生长因子的临床适应证和禁忌证

生物材料	适应证	局限/禁忌证
EMD	■ 牙周再生最常用的生物活性生长因子 ■ 超过20年的文献证据支持EMD促进骨内/根分叉缺损的再生 ■ 具有促软硬组织形成的潜力	■ 适应证局限于牙周再生 ■ 在牙周或种植体周手术中，必须与其他生物材料联合应用以防止组织瓣塌陷
rhBMP-2	■ 常见的市售生长因子，可用于骨再生 ■ 可替代自体骨用于一些特定的临床场景中 ■ 用于大范围的垂直/水平骨增量手术 ■ 用于口腔颌面部的大面积骨缺损	■ 价格昂贵 ■ 可能导致炎症/组织水肿 ■ 对于大多数骨再生疗法而言，rhBMP-2被认为是一种"过度治疗"，包括牙槽嵴保存术和上颌窦底提升术 ■ 在即刻种植牙科中应用极少
rhPDGF	■ 诱导细胞向缺损处快速募集和增殖 ■ 临床适应证包括骨内/根分叉缺损的牙周再生 ■ 促进软组织再生	■ 应对类似的临床指征，多数临床医生倾向于使用成本更低的PRF ■ 骨诱导潜能远低于rhBMP-2 ■ 对于骨再生的应用有限
PRP/PRF	■ 促进血管生成，对所有的组织再生发挥关键作用 ■ 因适应证相似，PRF已逐渐取代PRP ■ PRF能缓慢、渐进地释放生长因子，故而备受青睐 ■ PRF可作为生物活性屏障膜 ■ 压缩成塞状的PRF可用于拔牙窝（所有骨壁必须存在） ■ PRF可与GBR的植骨材料结合，提高移植材料的可塑性（即"黏性骨块"） ■ PRF具备更强的血管化潜能，可应用于上颌窦手术 ■ PRF可用于天然牙和种植体周的软组织移植/再生	■ PRF具有较快的吸收速率，10~14天 ■ 缺乏相关证据支持PRF的骨再生应用 ■ 无法代替结缔组织移植物

EMD（enamel matrix derivatives）：釉基质衍生物；BMP（bone morphogenetic factor）：骨形态发生蛋白；PDGF（platelet-derived growth factor）：血小板衍生生长因子；PRP（platelet rich plasma）：富血小板血浆；PRF（platelet-rich fibrin）：富血小板纤维蛋白；GBR（guided bone regeneration）：引导骨再生。

2. 再生牙科中的浓缩血小板

浓缩血小板作为一种收集血液生长因子（超生理剂量）的手段，被广泛应用于再生医学中。近年来，作为生长因子的自体再生来源，浓缩血小板技术蓬勃发展，其应用更是遍布各个医学领域（尤其是牙科领域），但仍需强调的是，浓缩血小板在外科手术的应用跨越了30年的历史[4]。最初研发浓缩血小板的设想是：收集自体来源的浓缩血小板于血浆溶液中，并作用于手术区域，其可释放超生理剂量的生长因子，最终实现促进局部愈合的目的[5-6]。20世纪90年代，相关研究将浓缩血小板重命名为富血小板血浆（platelet rich plasma，PRP），同时将其引入牙科领域[7-9]。PRP技术的目的在于最大限度地收集血小板中的生长因子，因此，PRP制备的离心时间必须大于30分钟，并在制备过程中辅以抗凝剂以防凝血。PRP最终成分包含95%以上的血小板，还包含了主动分泌生长因子的细胞，这些生长因子参与了各种细胞类型的伤口愈合，其中包括成骨细胞、上皮细胞和结缔组织细胞[7,10]。

自PRP商业化后，PRP的局限性逐渐显露。在PRP技术及其制备过程中，需额外添加牛凝血酶或$CaCl_2$以联合凝血因子，而这些成分对再生阶段的愈合过程具有抑制作用。此外，该方案具有技术敏感性，且制备过程包含多个分离阶段，其中一些分离阶段需持续30分钟以上，所以PRP技术无法实现高效的日常临床牙科治疗。为了克服PRP的各种弊端，第二代浓缩血小板（富血小板纤维蛋白platelet-rich fibrin，PRF）技术面世。PRF的优势是：在不添加抗凝剂的情况下，纤维蛋白基质包含大量的生长因子，并随着时间的推移缓慢释放生长因子[11]。第二代浓缩血小板与第一代大有不同，由于第二代浓缩血小板在配方中添加了高浓度的白细胞，其在改善宿主免疫系统对外来病原体防御功能的同时[12-17]，还可以促进利于组织再生的生长因子和细胞因子的分泌[18-19]。因此，PRF可加速新血管形成（血管生成），进而促进组织再生，尤其是软组织再生[14,20-23]（图1）。

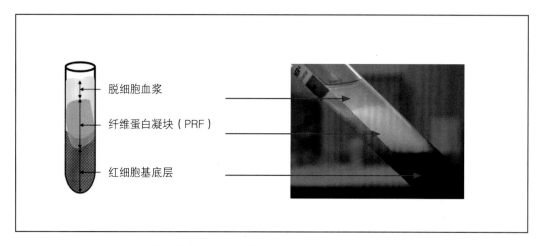

脱细胞血浆

纤维蛋白凝块（PRF）

红细胞基底层

图1　全血离心后的分层现象。玻璃管离心后显现的中间层是PRF凝块［在去血小板血浆（platelet-poor plasma，PPP）之下，在红细胞层之上］。（经Dohan等许可转载[21]）

在组织工程方面，人们一直认为生物活性支架材料必须具备促进组织再生的三大特性，才能最大限度地发挥生物活性支架的再生潜能，这三大特性分别是：（1）三维的基质支架以支撑组织长入；（2）局部释放的细胞可以调控组织生长；（3）释放的生物活性生长因子可以促进生物材料表面的细胞募集和分化。PRF具备了上述的3个性能，表现为：（1）纤维蛋白作为支架表面材料；（2）包括白细胞、巨噬细胞、中性粒细胞和血小板在内的细胞成分，可以在治疗区域招募更多具有再生潜能的细胞；（3）纤维蛋白作为生长因子的储蓄库，随着时间推移释放生长因子（10~14天）（图2）。

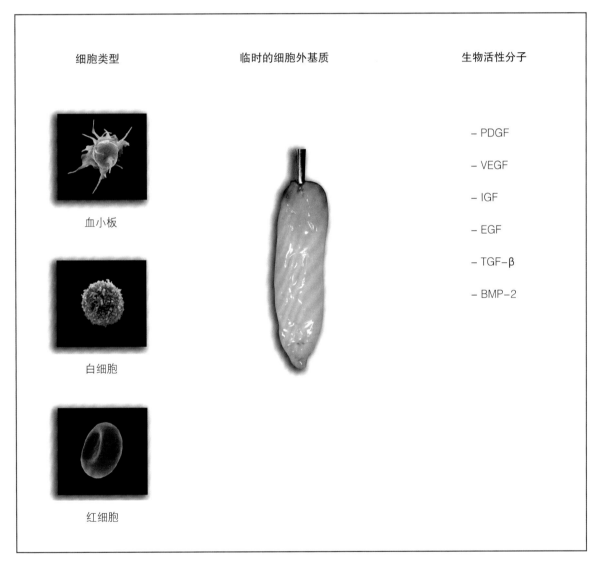

图2　PRF的天然成分包括：（1）各类细胞成分（血小板，白细胞，红细胞）；（2）一种由自体纤维蛋白（包括纤连蛋白和玻连蛋白）形成的临时细胞外基质三维支架；（3）100多种生物活性分子，包括血小板衍生生长因子（platelet derived growth factor，PDGF）、血管内皮生长因子（vascular endothelial growth factor，VEGF）、胰岛素生长因子（insulin-like growth factor，IGF）、表皮生长因子（epidermal growth factor，EGF）、转化生长因子-β（transforming growth factor-β，TGF-β）和骨形态发生蛋白（bone morphogenetic protein-2，BMP-2）。（经Miron等许可转载[24]）

浓缩血小板中最常见的生长因子有PDGF、转化生长因子-β（transforming growth factor-β，TGF-β）和血管内皮生长因子（vascular endothelial growth factor，VEGF）[18-19]。PDGF能有效促进间充质系细胞的迁移、增殖和生存。TGF-β作为一组由30多个成员组成的超家族，被称为纤维化因子[25-26]。简言之，TGF-β可以诱导成骨细胞、成纤维细胞大量合成基质分子，如Ⅰ型胶原和纤维连接蛋白。VEGF是诱导组织新血管形成（血管生成）的最强生长因子[27]。尽管各类生长因子在组织再生中发挥各自的作用，但需要注意的是，如本章节稍后所述，PDGF是浓缩血小板的主要生长因子之一，早已作为一种重组生长因子上市，其商标名为GEM21S（Lynch Biologics），应用于各类组织的再生治疗中[28-30]。

PRF的制备

去除抗凝剂的PRF在离心过程中可形成纤维蛋白凝块。由于去除了抗凝剂，凝块迅速形成。因此，血液采集后必须在数秒内进行离心，这就要求诊室配备离心机和血液采集系统。最初建立的PRF方案是简单易行的：从10mL的试管中抽取不含抗凝剂的血液，即刻进行700g、8分钟的离心操作。在未添加抗凝剂的情况下，仅需数分钟，血液样本中的血小板将与管壁接触并激活凝血级联反应。纤维蛋白原起初聚集于离心管的上层，然后在循环凝血酶的作用下转化为纤维蛋白。最后，纤维蛋白凝块在离心管的中上部形成（图3）。

为了方便PRF在牙科诊所中的应用，临床医生/工作人员必须熟悉掌握静脉采血技术。由于PRF的制备必须在短时间内完成，建议在血液采集之前，将离心机设置为合适方案，并开启机器备用。在未添加抗凝剂的情况下，血液采集必须尽快完成（理想的时间是90秒内）。近期，水平离心机被广泛应用于PRF的制备，该设备可以避免PRF离心管后壁的细胞损伤，最大限度地分离细胞层并收集生长因子[31]（图4）。

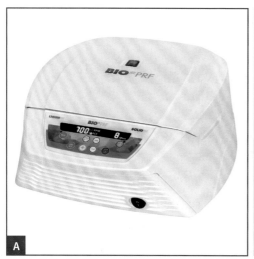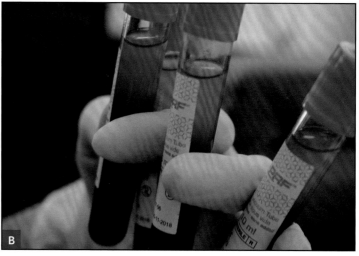

图3（A，B）　A. 椅旁水平离心机用于PRF的制备（Bio-PRF）；B. 经离心后，在凝块形成之前，离心管上层可见一层血浆层。

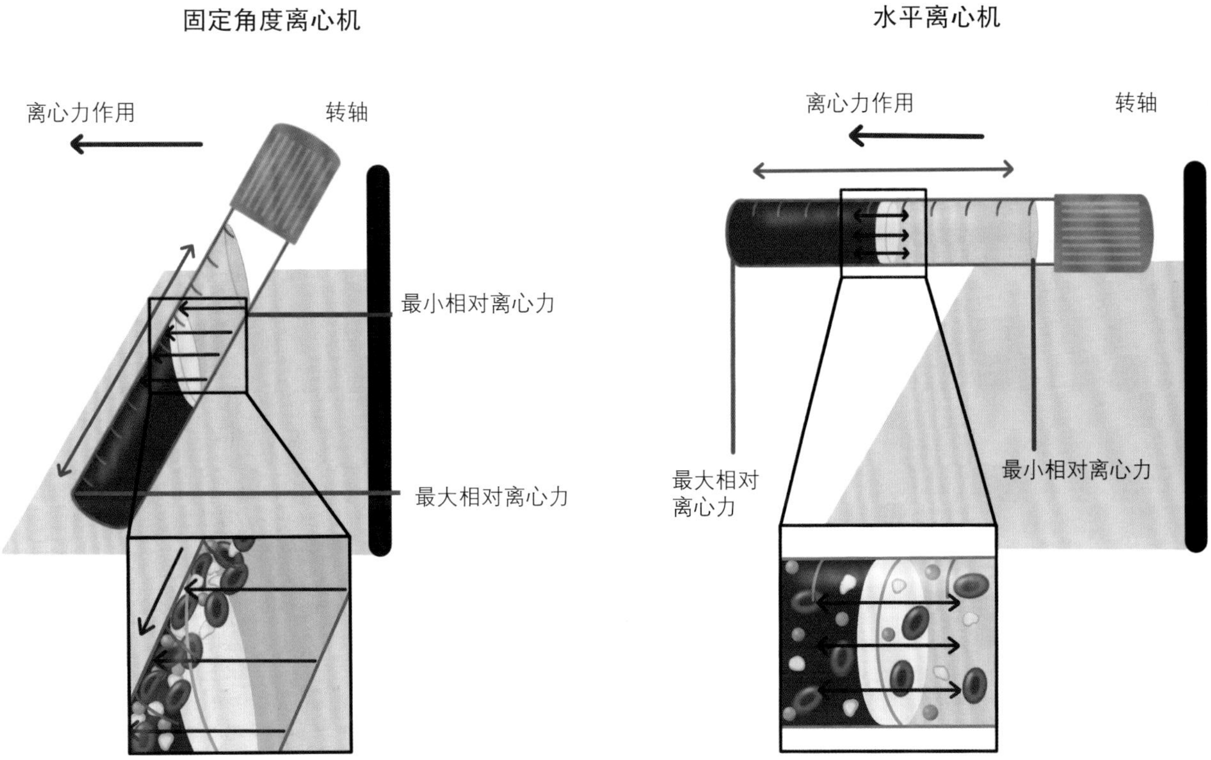

固定角度离心机　　　　　　　　　　　　　　　水平离心机

图4　图示固定角度离心机和水平离心机的差异。由于较大的相对离心力（relative centrifugal force，RCF；RCF数值为200～700g），细胞聚集于离心管的外下方。在固定角度离心机中，细胞聚集于离心管的后壁，由于细胞密度的差异，细胞随后向下/向上聚集。根据离心管后壁细胞的不同密度排列，上述的离心力在分离细胞时将对细胞产生额外的剪切力。然而，在水平离心机中，细胞可以自由移动，并根据自身的密度集聚于合适的分层中，实现了更为优化的细胞分离，并且减少了细胞的损伤/剪切力。

PRF的主要细胞成分：白细胞

　　在各种浓缩血小板（PRF）中，血小板是所有细胞成分的基石。理论上，在PRF中，纤维蛋白网格包裹着血小板，随着时间的推移，三维网格结构的纤维蛋白可以缓慢地、渐进地释放血小板及其相关的生长因子[32]。不同于PRP，PRF中的白细胞也被携裹于PRF膜内。白细胞作为关键的细胞成分，在伤口愈合中发挥重要作用。目前，多项研究表明，白细胞作为抗感染细胞，在免疫调节中发挥关键作用[33-35]。同时，相关白细胞作为

调控生物材料适应新环境的关键调节器，可以释放生长因子[15,17]。在宿主防御外源病原体的过程中，白细胞也扮演着重要的角色。研究表明，在拔除第三磨牙后，将PRF支架置于拔牙窝中，可将第三磨牙骨髓炎感染率降低10倍[36]。此外，在另外一项相关研究中，相比于对照组，接受PRF治疗的患者发生疼痛的程度较轻，且其服用的止痛药更少，其中最显著的原因在于免疫细胞发挥了防御作用，可以预防感染，促进伤口愈合，并减缓了患者的肿胀和疼痛[37]。

PRF在再生牙科中的应用

众所周知，就组织再生而言，生长因子的释放量并不是最重要的因素，而是随着时间推移保持低且恒定的浓度梯度释放。随着PRF在再生医学领域的稳定发展，PRF广泛应用于各种手术程序，其促进组织血管生成的作用备受关注，血管生成是所有组织再生的一个关键环节。离心后，从红色凝块中分离并取出PRF膜，随后将PRF膜放置于PRF盒中，进而形成屏障膜。此外，PRF凝块可制成塞状（直径1cm），用于拔牙窝填充，也可以将其切割成小碎片并与骨替代材料混合，以改善填充材料的临床可操作性，及其促进新血管形成的潜力（图5）。

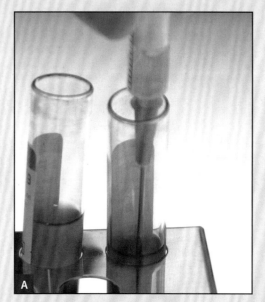
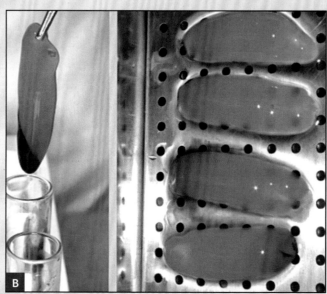
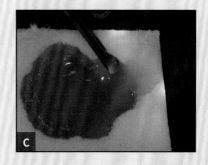
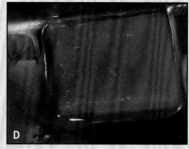
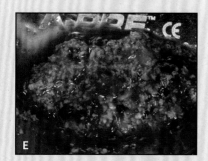

图5（A~E） A. 液态PRF收集；B. 离心后的PRF凝块；C. 将液态PRF的应用于胶原生物材料上；D. 装载液态PRF的胶原生物材料；E. 固态PRF、液态PRF和骨替代材料的联合应用。（经Miron和Choukroun许可转载[38]）

PRF用于软硬组织重建治疗的效果

近期的系统综述表明，相比于PRF在硬组织再生中的治疗效果，PRF用于软组织再生更有效。然而，相关研究也证实了PRF可用于拔牙窝填充[36,39-43]，可以联合骨替代材料用于引导骨再生（guided bone regeneration，GBR）[21]，也可用于上颌窦提升术[44-47]、牙龈退缩的治疗[48-50]、腭部伤口的填充[51-53]以及牙周缺损的再生[54]。由于PRF具备以下功能：（1）加速缺损组织的血运重建；（2）作为三维纤维蛋白基质，可以促进伤口愈合，因此，其在牙科领域被广泛应用。在种植体周的缺损再生方面，PRF中的白细胞在种植体周的抗感染治疗中发挥重要作用，其可以抵御外源性病原体，加速种植体周组织的血运重建（由于缺乏牙周膜，种植体周组织的血管减少），并且促进软组织愈合（图6～图8）。

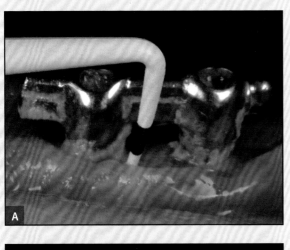
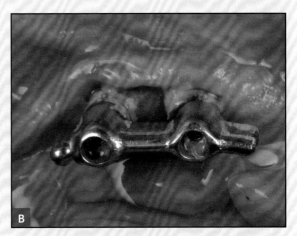
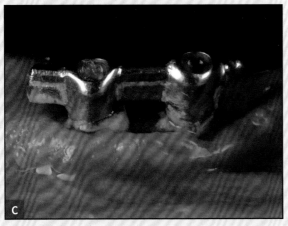
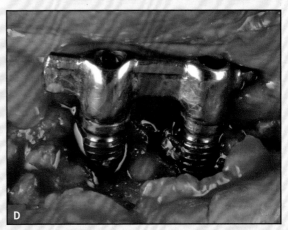

图6（A~K）　A~C. 两个相邻下颌种植体的种植体周炎，表现为骨上缺损；D~F. 种植体表面成形是一种应用于骨上缺损的机械去污方法；G~I. 为了改善种植体周的组织条件，使用游离自体移植物进行软组织增量是必要的。应用PRF的目的在于促进早期愈合，提高患者术后舒适度；J，K. 12个月随访，种植体周炎得到解决。（病例由Alberto Monje提供）

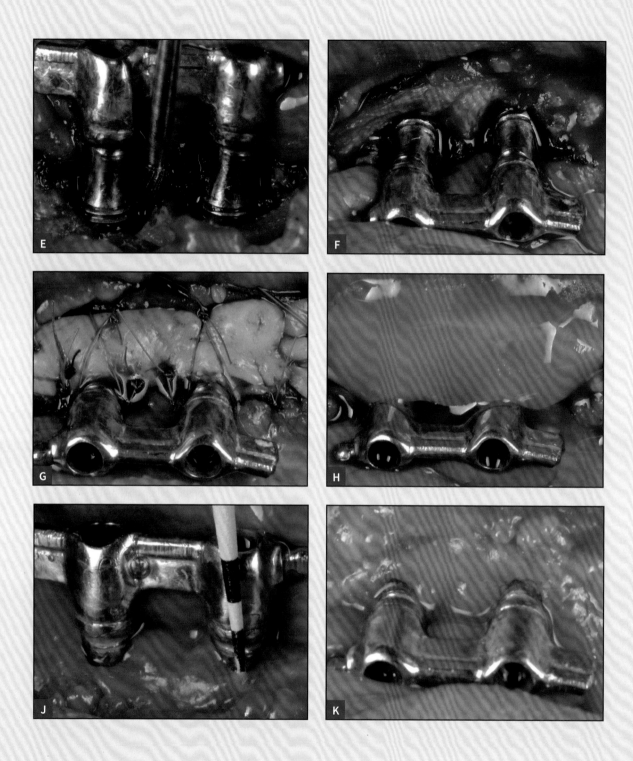

在一项研究PRF用于种植体周缺损再生的动物实验中，研究者在10只新西兰大白兔的胫骨上制备了2个单皮质的骨缺损（尺寸：7mm）[55]。随后将两颗牙科种植体（直径：3mm，长度10.0mm）植入于胫骨中。在实验组中，使用丝素粉末与PRF的混合移植物填充种植体周的缺损。而对照组的缺损则不予以处理。在第8周，对实验动物实施安乐死，并进行取出扭矩实验和组织形态学分析。结果显示，实验组的拆卸扭矩为（30.34 ± 5.06）Ncm，而对照组的拆卸扭矩为（21.86 ± 3.39）Ncm。实验组的平均新骨形成率为51.93% ± 27.90%，对照组的平均新骨形成率为11.67% ± 15.12%，此结果提示了PRF的应用使得新骨形成率提高了4倍以上。实验组的平均骨－种植体结合率也比对照组的高出3倍左右（43.07% ± 21.96% vs 15.37% ± 23.84%）[55]。

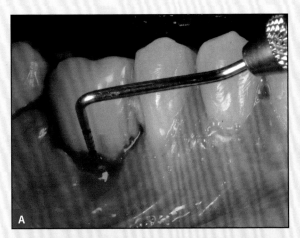

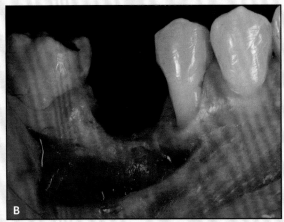

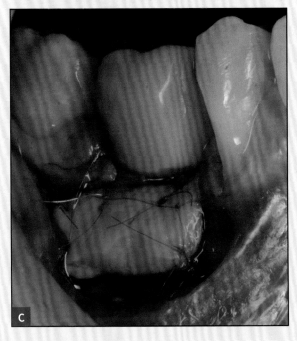

图7（A~H）　A~D. PRP用于软组织移植的辅助治疗，以改善种植体周炎区域的软组织健康情况，促进早期愈合并降低发病率；E~H. 术后6个月，种植体周软组织稳定。（病例由Alberto Monje提供）

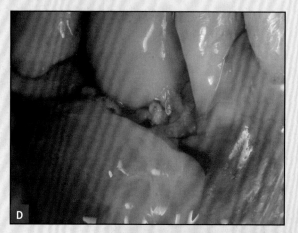

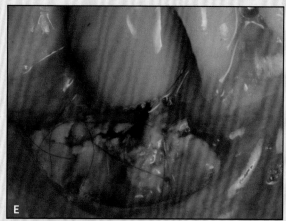

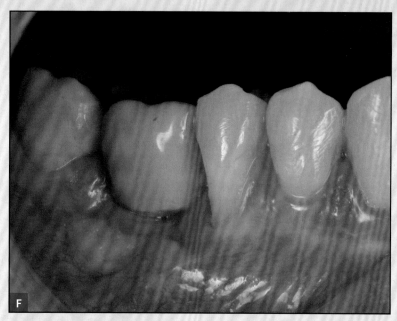

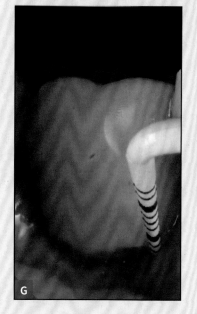

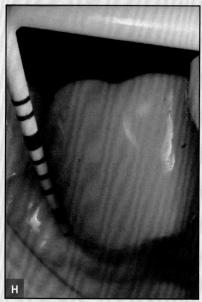

　　此外，另一项相关研究在8只新西兰大白兔胫骨制备两个窝洞用以植入牙科种植体，并在种植窝洞周围构建种植体周骨缺损（宽3.0mm×长5.0mm）[56]。然后，将两颗牙科种植体（直径：3.0mm，长度：8.0mm）植入于胫骨中。在实验组中，使用PRF填充骨缺损。而对照组的种植体周缺损不予以处理。8周后，组织形态定量分析结果显示，实验组的新骨形成率为29.30%±7.50%，而对照组为11.06%±8.94%。实验组的平均骨–种植体结合率为39.43%±7.39%，而对照组的平均骨–种植体结合率为17.11%±8.12%[56]。

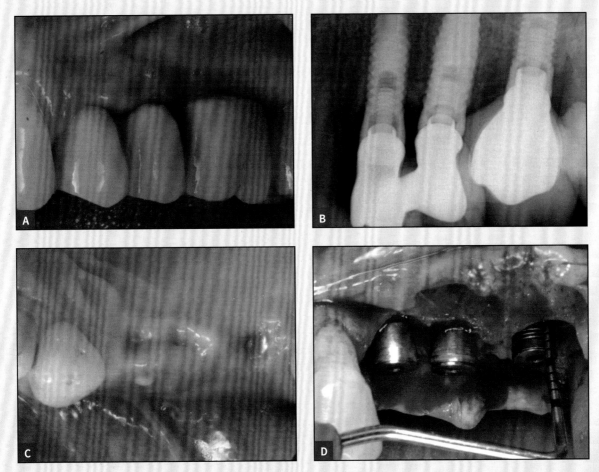

图8（A~K）　A~D. 两颗相邻上颌种植体的种植体周炎，表现为骨上缺损（Ⅱ类），以及一颗远中种植体的种植体周炎，表现为骨下缺损（Ⅰc类）；E~I. 对暴露的种植体进行种植体表面成形，并使用矿化和脱矿化的同种异体骨移植物（LifeNet Health）和可吸收屏障膜（Cytoplast RTM Collagen, Osteogenics）对骨缺损进行重建治疗；然后，将PRP放置于（移植材料）顶部，以促进早期愈合，并最大限度地降低创口开裂的风险；J，K. 12个月随访，可见软硬组织稳定。（病例由Alberto Monje提供）

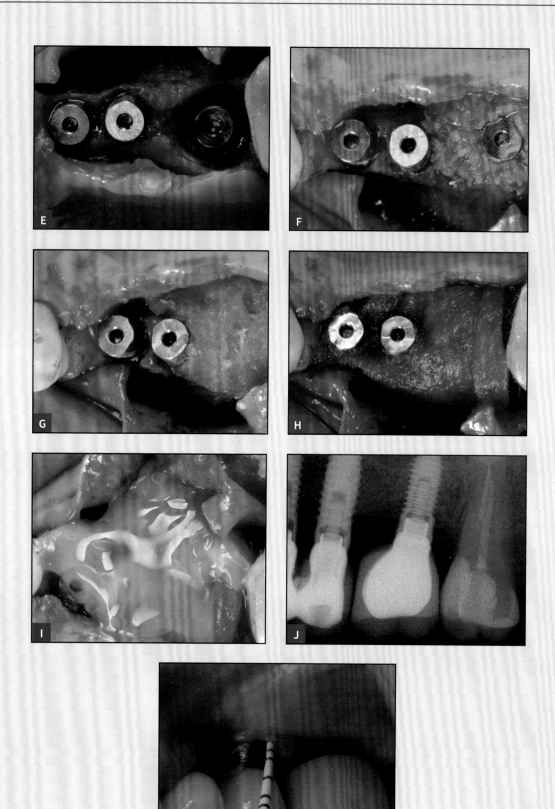

Hamzacebi等学者[57]的一项人体研究旨在探讨并比较应用PRF和传统翻瓣手术治疗种植体周骨吸收的临床有效性。将19名（8名女性，11名男性）种植体周骨吸收的患者随机分为两组，分别为PRF组（植入纤维蛋白支架）和对照组（仅接受翻瓣手术）。结果发现，在术后3个月和6个月，PRF组的平均探诊深度减少量（2.41±1.06）mm、（2.82±1.03）mm vs（1.65±1.02）mm、（2.05±0.77）mm和临床附着水平增加量（2.89±1.01）mm、（3.31±1.08）mm vs（1.43±1.08）mm、（1.84±0.81）mm均高于对照组。并且PRF组从基线到术后6个月的角化黏膜增加量具有统计学意义（$P < 0.001$）。因此，该研究的数据表明，PRF应用于种植体周骨吸收治疗的临床效果优于传统翻瓣手术[57]。

PRF/PRP概要

- PRF是一种采集外周血自体生长因子的天然方式
- 这是一种经济、可靠、易得的生长因子来源
- 其主要作用在于促进软组织创面愈合
- 其包含宿主的白细胞——已知白细胞能够抵抗感染

3. 重组人骨形态发生蛋白-2

BMPs是一组具有多效性的形态发生因子，能够促进间充质祖细胞的募集和增殖，并促进间充质祖细胞向成骨谱系分化[58]。BMPs的主要特征是从部分Marschall Urist发表的科学出版物中总结出来的，Marschall Urist早在20世纪60年代末至70年代初，就对脱矿骨基质诱导异位成骨的潜力进行了分析[59-60]。Marschall Urist证明了脱钙骨移植物是通过促进异位成骨实现骨诱导性能的，进而明确了影响骨形成的关键因子。20世纪70年代初，Marschall Urist第一篇描述BMP-2的文章表明，在骨中发现的BMP-2是发挥骨诱导作用的关键蛋白。近期的体内、体外研究证实，BMP-2仍然是目前诱导成骨分化[61-66]、促进骨缺损再生[58]的最佳生长因子。数年来，大量研究对BMP激活的细胞信号通路进行了分析。目前普遍认为BMP激活了SMAD蛋白[67-68]以及MAPK/ERK等其他成骨细胞分化通路[69]（图9）。

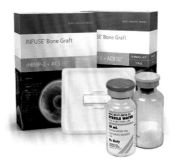

图9　市售rhBMP-2和可吸收胶原蛋白海绵（Infuse Bone Graft，Medtronic）。

rhBMP-2在硬组织重建治疗中的临床应用及有效性

经过严格的动物和临床试验，美国食品药品监督管理局（FDA）于2004年批准了负荷rhBMP-2牛可吸收胶原海绵（absorbable collagen sponge，ACS）的销售[70-73]（美国的商标名称：Infuse；英国的商标名称：InductOs）。在一项大型临床试验中，（研究者）在450名开放性胫骨骨折的患者中，对rhBMP-2的临床效果进行了测试，结果表明，rhBMP-2可显著提高骨折愈合率，促进伤口愈合，减少感染，一定程度避免二次侵入性手术[70]。此后，rhBMP-2被广泛应用于各类牙科手术中，包括上颌窦提升[74-75]、牙科骨内种植体植入[76-77]、拔牙窝保存[78]、牙槽嵴保存[79]、引导骨再生[80]等。此外，rhBMP-7也是一种临床常用的BMP蛋白，以美国商标名称"OP-1Putty"和英国商标名称"Osigraft"进行销售[81]。经证实，rhBMP-7也具备骨诱导潜能，将其应用于腓骨缺损和舟状骨不连，可促进新骨形成[82-83]。大量的对比研究比较了rhBMP-2和rhBMP-7的潜能，证明rhBMP-2的潜能优于rhBMP-7[58,84-85]。因此，大多数临床医生倾向于使用Infuse骨移植物（rhBMP-2）对复杂缺损进行再生治疗（图10）。

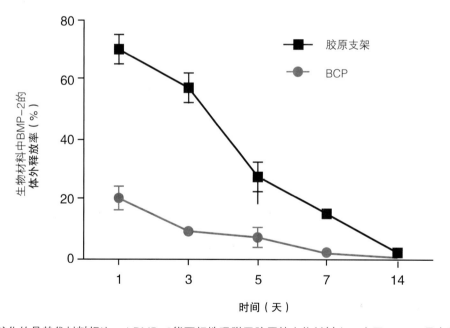

图10　与矿化的骨替代材料相比，rhBMP-2能更好地吸附于胶原基生物材料上。由于BMP-2具有骨诱导性，为了限制BMP-2向其他组织的非必要释放，应该遵循适当的方案。BCP（biphasic calcium phosphate）：双相磷酸钙。（经Miron和Zhang许可转载[86]）

在临床应用中，rhBMP-2的递送是至关重要的。BMPs具备骨诱导性，无论在任何组织中，BMPs几乎都可以发挥诱导骨形成的作用，其临床应用的关键在于生长因子的合理利用。大量研究表明，相比于具有矿化表面的骨替代材料，BMPs能更好地吸附在胶原材料上。临床上经常使用胶原蛋白递送系统以

携裹rhBMP-2。相比于骨替代材料，Infuse Bone中的ACS能更有效地吸收rhBMP-2。因此，在临床医生使用rhBMP-2时，必须将冻干蛋白溶解于无菌水中，并将ACS浸泡于生长因子溶液中至少15分钟，以确保ACS吸收了适当的rhBMP-2蛋白（图11）。

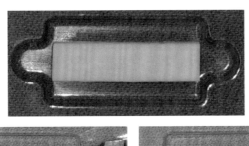

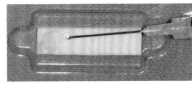 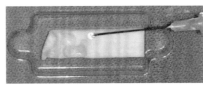

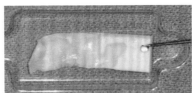 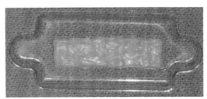

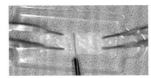 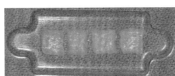 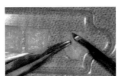 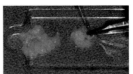

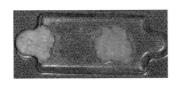 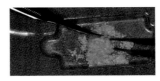 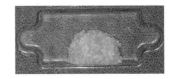

图11　rhBMP-2（Infuse Bone Graft）。将冻干BMP-2溶于无菌水中5分钟。然后，将胶原海绵浸泡于rhBMP-2溶液中15分钟至2小时。15分钟后，93%的蛋白吸附于胶原海绵上。最后，胶原海绵可切割为小碎块，必要时可与其他生物材料混合，如同种异体骨。（经Pikos和Miron许可转载[87]）

目前，rhBMP-2已成为牙科领域应用最广泛的用于复杂骨缺损再生的重组生长因子，它具备募集间充质祖细胞并诱导其向成骨细胞分化的能力[58]。尽管重组人生长因子在常规牙科治疗中的应用主要由外科专家完成，但由于rhBMP-2作用下快速的新骨形成，rhBMP-2仍作为一种骨再生替代方案被广泛关注。即使rhBMP-2产品价格昂贵，但是该重组蛋白可以替代自体骨应对各种临床情况。此外，在种植体周病相关的复杂骨缺损的再生治疗中，rhBMP-2是最优的生长因子之一。

鉴于rhBMP-2的成骨潜能，（研究者们）首次探究了rhBMP-2应用于上颌窦底提升术的安全性[75,88-90]。根据研究结果，目前对于骨增量手术、自体骨移植和骨替代生物材料移植，rhBMP-2作为替代方案有望成为治疗的金标准。初步的人类临床研究以负荷rhBMP-2的ACS为主，针对其在两阶段上颌窦提升术的应用[75]。该研究未报告与rhBMP-2/ACS联合应用相关的不良事件，结果显示，4个月的愈合期后，（rhBMP-2/ACS植入区域的）平均骨高度增加了8.51mm。这进一步提示，该复合移植物应用于患者牙槽骨治疗中具备相容性，包括正常和自体骨结构所预期的重塑与成熟过程。基于上述的研究发现，rhBMP-2/ACS作为一种可行的临床方案，在牙科领域广受推崇，最终FDA于2007年批准了rhBMP-2（Infuse Bone Graft，Medtronic）在上颌窦提升手术中的应用[91]。

大面积的水平、垂直骨增量手术较为复杂，其治疗效果往往是不可预期的，rhBMP-2/ACS在此类骨增量手术中的应用更为常见。因此，rhBMP-2作为萎缩牙槽骨的骨增量备选方案，大多数临床医生表明，在应对一些临床情况时，采用包括rhBMP-2在内的组织工程策略，则不再需要截取自体骨块[92]。

由于rhBMP-2的成本较高，其用于种植体周炎病例的治疗受到一定的限制（图12）。

rhBMP-2概要

- 普遍认为，rhBMP-2是当今市面上最具骨诱导性能的生长因子
- 几乎在所有组织中，rhBMP-2都可以发挥骨诱导作用（异位成骨）
- 在临床上，rhBMP-2用于大型和/或复杂骨缺损的骨增量手术

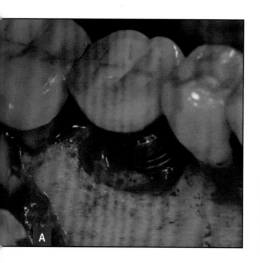
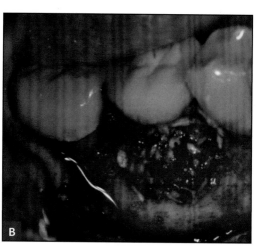

图12（A，B） rhBMP-2作为最具骨诱导性能的生长因子，已获得FDA批准，在种植体周骨缺损中，使用rhBMP-2可以提升新骨形成的速度及质量。（经Pikos和Miron许可转载[87]）

4. 重组人血小板衍生生长因子

在牙科领域，组织再生的第二大生物生长因子是rhPDGF（图13）。简言之，随着自体浓缩血小板的成功应用，PDGF从中被分离出来，作为重组生长因子，其以1000倍的生理剂量用于临床治疗[93-94]。经过严格的临床前研究，在重组蛋白组成的同类型生长因子中，rhPDGF是首个获得FDA批准的[95-96]（图14）。在组织损伤后，rhPDGF发挥的主要作用是促进细胞在缺损部位的快速迁移和增殖，基于上述的rhPDGF功能（与PRP和PRF非常相似），rhPDGF可用于多种组织的再生治疗[97]。

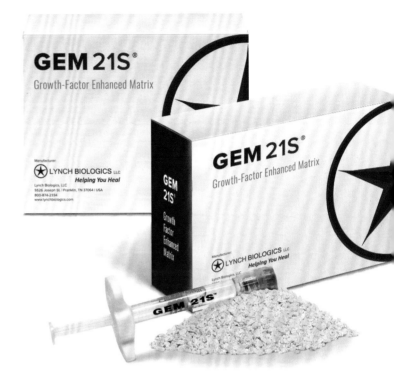

图13　市售rhPDGF产品（GEM21S）。

rhPDGF在硬组织重建治疗中的临床应用和效果

rhPDGF（商品名GEM21S）是一种液体蛋白，搭配人工合成的β-磷酸三钙（β-TCP）颗粒一起销售。经过一系列人体随机临床试验之后，美国食品药品监督管理局（FDA）在2005年批准了其以0.3mg/mL的浓度用于治疗晚期牙周骨缺损的再生[98-103]。除了几项对照的临床试验证实了其促进组织再生的能力外，还有许多个案报告和回顾性研究表明，rhPDGF-BB结合各种材料可用于多种硬组织和软组织增生手术[104-113]。一项原理性研究中证实，rhPDGF-BB与块状无机牛骨搭配使用，可在严重骨缺损的下颌增加新骨形成[114]。

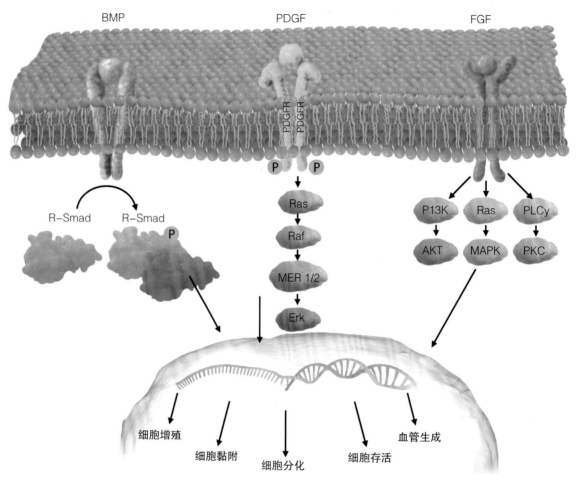

图14 多种生长因子在种植区域组织、种植体周组织和牙周组织再生的重建治疗中发挥作用的分子机制，其中包括BMP、PDGF和FGF（fibroblast growth factor；成纤维细胞生长因子）。

rhPDGF概要

■ rhPDGF或许是促进细胞募集和增殖最有效的生长因子

■ rhPDGF可用于软硬组织再生

■ rhPDGF不具备骨诱导潜能（即不具备形成异位骨的能力）

5. 釉基质衍生物

骨内缺损再生最常用的生物制剂无疑是EMD。正如1997年论著中所描述的[115-119]，EMD发展的主要原因在于其能够模拟牙周组织的正常发育[120]。在20世纪90年代中期，组织学研究发现，釉原蛋白沉积在牙骨质-牙本质交界处，此前该蛋白被认为是釉质特异性蛋白。由此可见，上皮根鞘（HERS）在牙骨质形成之前主要负责分泌釉原蛋白，随后（研究者）提出假说，即釉原蛋白可能是负责牙周组织分化的因子[120]。该假说为诸多体外研究和临床研究奠定了基础[115-116,118-122]，这些研究旨在探索EMD在细胞功能中的确切作用。目前已知，EMD在细胞分化的早期发挥作用[123]，其在体外牙周膜细胞的多谱系分化中扮演着不同的角色[124]。

EMD在硬组织重建治疗中的临床应用及有效性

根据临床研究报道，EMD具备促伤口愈合的特性[125-129]。关于骨内缺损的牙周再生，大量研究已证实了EMD能有效提高临床附着水平（clinical attachment level，CAL）[118,130-137]；此外，EMD也可以促进硬组织再生。历经20多年的发展，EMD［市售的Emdogain（Straumann）］治疗的病例已超过100万例。

EMD的主要成分是釉原蛋白，釉原蛋白是一个疏水性蛋白质家族，占来自不同剪接变体和分泌后调节的总蛋白质含量的90%以上，并全部由单个基因的表达控制。这些蛋白质自组装成超分子聚集体，形成不溶性的细胞外基质，调控发育中的釉质微晶的超微结构[138]。在牙釉质基质中发现的其他蛋白质，包括釉蛋白、成釉细胞蛋白（又称成釉蛋白或鞘蛋白）、釉成熟蛋白、成釉细胞相关蛋白及各种蛋白酶[139-140]。尽管上述蛋白的表达量较低，但深入的研究证实，在牙周再生的各个层面中，这些蛋白均发挥着极具意义的作用，本章节稍后将对其展开叙述。

近期一项系统综述就EMD的再生特性进行研究。经验证的EMD功能如下：
1. 促进细胞黏附、扩散和趋化。
2. 促进细胞增殖、存活。
3. 促进生长因子、细胞因子、细胞外基质成分及其他大分子的表达。
4. 促进成骨相关分子的表达。
5. 促进血管生成。
6. 促进创口愈合。
7. 杀菌。

EMD在种植体周炎和种植体周黏膜退缩治疗中的可能用途

　　EMD可促进伤口愈合的特性及其对新骨形成的影响是研究EMD治疗种植体周炎和种植体周黏膜退缩的基础。Froum等学者对51名患者进行了3～7.5年的随访，研究发现，PD≥6mm且骨量丢失≥4mm的种植体可以通过表面去污、EMD、PDGF与无机牛骨或矿化冻干骨混合物，并覆以胶原膜或上皮下结缔组织的方法实现成功的再生治疗。PDGF与EMD联合应用的依据源自Chong等学者的体外研究，该研究表明，与单独应用PDGF或EMD相比，联合应用PDGF与EMD可以促进细胞增殖，并提高体外伤口填充率[141]。该研究将患者分成两组：（1）最大深度的缺损可通过影像学检查显示；（2）最大深度的缺损发生在种植体的唇（颊）或舌（腭）侧。研究结果显示，第1组（有骨吸收的影像学表现）和第2组（无骨吸收的影像学表现）的探诊深度分别减少了5.4mm和5.1mm，骨水平分别增加了3.75mm和3.0mm。在研究期间，两组均未发生种植体脱落或骨高度降低。尽管该研究并未设置多个对照组，但不可否认的是，这些研究者所用的再生方案具有治疗种植体周炎的潜能[142]。由于这些研究者所用的再生方案存在差异，难以评估每种再生方案的具体作用，因此，需要进一步的研究来证实EMD在种植体周炎病变治疗中的积极作用（图15）。

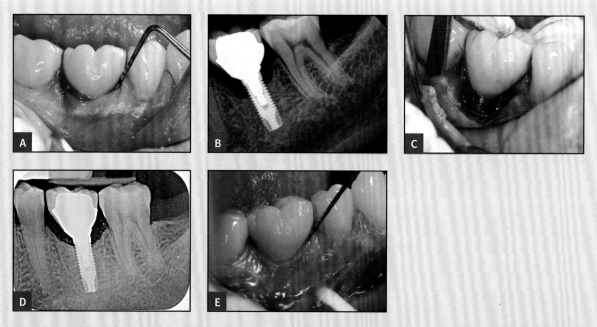

图15（A～E）　采用EMD联合治疗种植体周炎。A. 一名41岁的健康女性患者，因下颌第一磨牙区种植体周炎就诊，临床表现为探诊出血，探诊深度达8mm，伴有明显的骨吸收；B. 术前X线片显示骨吸收；C. 在表面清洁之前组织翻瓣显示，种植体近远中邻面均有7mm的骨吸收；D. 治疗4年后复查，X线片显示骨缺损的重建效果良好；E. 术后4年的临床照片显示，最深的探诊深度为3mm，不伴随探诊出血。（经Miron等许可转载[143]）

6. 结束语

生物制剂用于治疗种植体周病的相关研究较少。因此，关于生物制剂的附加效益，尚未有明确的结论。然而，鉴于生物制剂应用的生物合理性，随着更多科学证据的发现，将会有更多的临床医生了解生物材料的再生性能，并加以利用。

第21章

Giovanni Zucchelli, Martina Stefanini, Hom-Lay Wang

美学区种植体周软组织开裂的处理

MANAGEMENT OF PERI-IMPLANT SOFT TISSUE DEHISCENCES IN THE ESTHETIC ZONE

摘要

软组织开裂的定义是：以对侧同名天然牙理想的龈缘位置为参照，种植体支持式冠修复体的软组织边缘相对地向根尖方向偏移，这可能会影响患者的满意度。一旦种植体表面发生污染，软组织开裂就可能导致种植体周组织的感染。经证实，有两类因素与软组织开裂相关：（1）潜在因素，例如偏向颊侧的种植体平台位置、骨开裂或开窗、薄龈生物型、角化黏膜宽度不足、系带附着高和肌肉牵拉等；（2）病理/诱发因素，例如反复的炎症、过凸的修复体轮廓、自身创伤等。临床上，应该在评估种植体颊舌向位置和邻面骨水平的基础上，（拟订）临床决策方案以矫治软组织缺损并根除疾病。本章针对有/无种植体周炎的两种不同临床情况，为美学区种植体周软组织开裂的治疗提供了序列治疗方案。

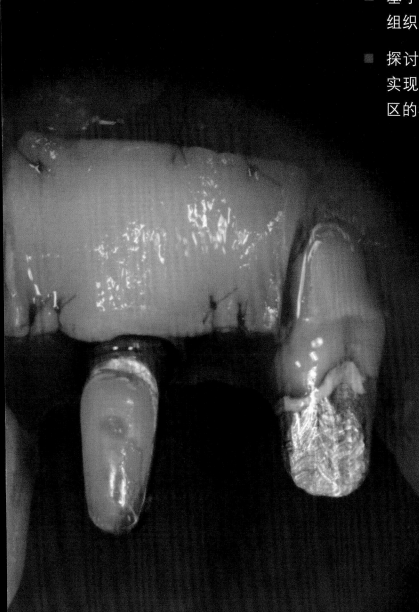

本章学习目标

- 明确种植体周软组织开裂的定义

- 评估种植体周软组织开裂相关的潜在因素和诱发因素

- 对种植体周软组织开裂进行分类

- 基于特定的表现，明确种植体周软组织开裂的治疗及预后

- 探讨阶梯式的修复和手术方案，以实现成功的治疗效果，并恢复前牙区的种植美学

1. 引言

　　根据Mazzotti等学者的研究，唇颊侧种植体周软组织开裂（peri-implant soft tissue dehiscence，PSTD）可以定义为种植体支持式冠修复体的软组织边缘相对于天然牙理想龈缘位置向根方偏移[1]。其临床表现为种植体支持式牙冠的长度增加，伴或不伴基台或种植体表面暴露的情况。基台或种植体表面暴露是最严重的临床情况，此时临床医生必须对暴露的种植体表面进行去污处理。首要的治疗目标是完整覆盖软组织开裂（即将软组织边缘重新定位于理想位置，与天然牙龈缘水平相对应）（图1）。此外，为了实现治疗效果的长期稳定性，防止复发，并遮盖暴露的种植体，唇颊侧软组织厚度不得小于2mm。

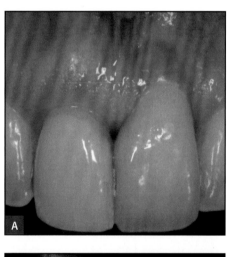
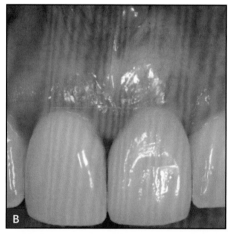
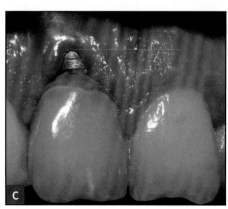
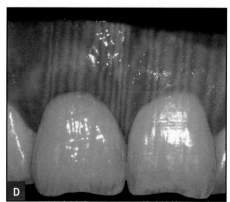

图1（A~D）　种植体周软组织开裂伴种植体螺纹暴露：A. 治疗前；B. 治疗后。种植体周软组织开裂，种植体螺纹暴露：C. 治疗前；D. 治疗后。

颊侧PSTD发生的原因目前仍存在争议。其中包括解剖因素、易感因素（偏向颊侧的种植体平台位置、骨开裂或开窗、薄龈生物型、角化黏膜宽度不足、系带附着高或者肌肉牵拉）和诱发因素［反复的炎症、凸出的修复体轮廓、自身创伤（如刷牙、使用牙线发生的损伤）］[2]。

近期，Zucchelli等学者提出一项新分类，（他们）根据种植体支持式牙冠（种植体肩台）的颊舌向位置和邻面软组织水平，将单颗种植体位点的PSTD分为4个大类和3个亚类，并且提供了相应的治疗建议。受种植体周炎影响的种植体未纳入于此分类中。拟订的治疗软组织开裂的手术方案包括[3]（表1）：

■ 在保留冠修复体的情况下，进行冠向复位瓣（coronally advanced flap，CAF）+结缔组织移植（connective tissue graft，CTG）

■ 修复–外科联合方案

■ 埋入式愈合的软组织增量手术

表1　总结各分类的特征以及推荐的治疗方案

类型	图示	种植体周软组织开裂/缺损的特征	推荐的手术治疗
I		■ 软组织边缘位于相应天然牙龈缘理想位置的同一水平，透过黏膜可见基台/种植体的颜色，和/或局部缺乏角化组织/软组织厚度不足	I a类：CAF或隧道瓣+CTG（或其他替代移植物） I b类：修复–外科联合方案
II		■ 软组织边缘位于相应天然牙龈缘理想位置的根方，种植体支持式牙冠轮廓位于假想线的内部（腭侧），该假想线为邻牙牙龈缘处轮廓连线	II a类：保留牙冠，CAF+CTG II b类：修复–外科联合方案 II c类：软组织增量术+埋入式愈合

（续表）

类型	图示	种植体周软组织 开裂/缺损的特征	推荐的手术治疗
Ⅲ	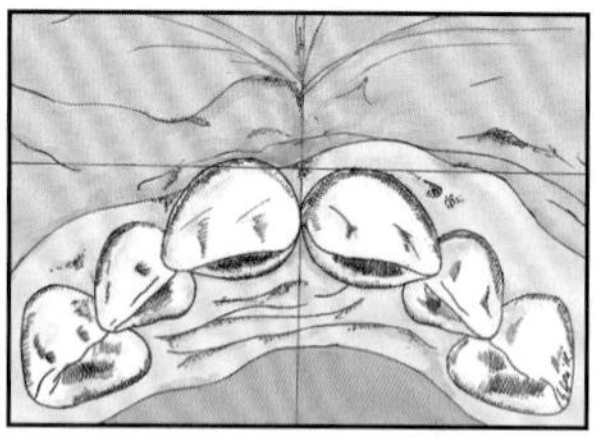 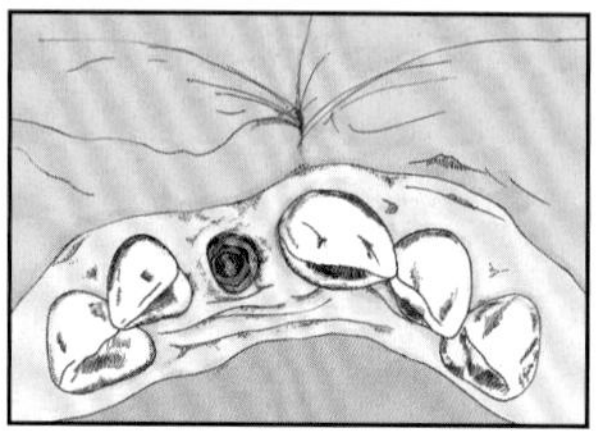	■ 软组织边缘位于相应天然牙龈缘理想位置的根方 ■ 种植体支持式牙冠轮廓位于假想线的外部（颊侧），该假想线在软组织边缘的水平上连接相邻牙齿的轮廓外形 ■ 种植体冠部（取下牙冠进行评估）位于假想线的内部（腭侧），该假想线为邻牙牙龈缘处轮廓连线	Ⅲa类：保留牙冠， CAF+CTG Ⅲb类：修复–外科联合方案 Ⅲc类：软组织增量术+埋入式愈合
Ⅳ	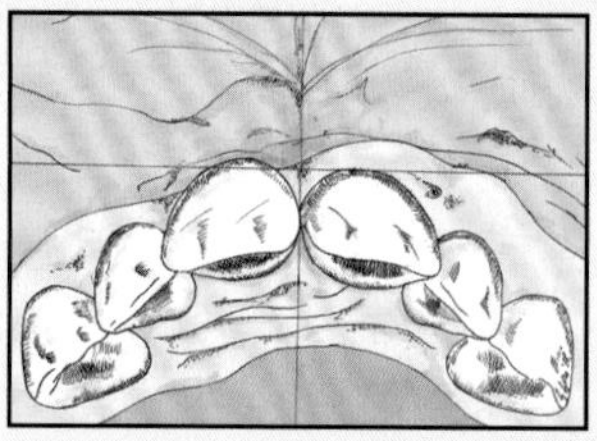 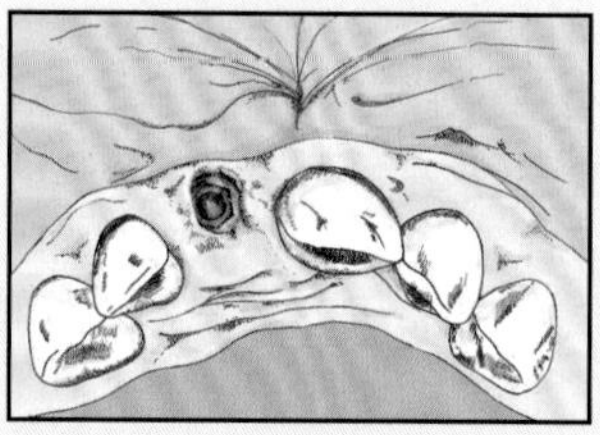	■ 软组织边缘位于相应天然牙龈缘理想位置的根方 ■ 种植体支持式牙冠轮廓位于假想线的外部（颊侧），该假想线为邻牙牙龈缘处轮廓连线 ■ 种植体冠部（取下牙冠进行评估）位于假想线的外侧（颊侧），该假想线为邻牙牙龈缘处轮廓连线	Ⅳa类：修复–外科联合方案 Ⅳb类：软组织增量术+埋入式愈合 Ⅳc类：拔除种植体

（续表）

亚类	图示	种植体周软组织 开裂/缺损的特征
a	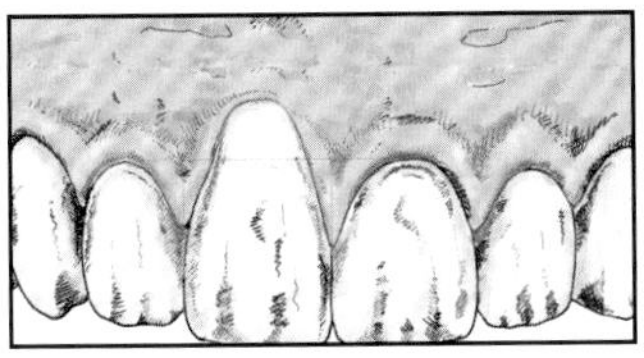	■ 以种植体支持式牙冠的软组织边缘的理想位置为参照，两侧龈乳头尖端位于理想位置的冠方，且距离≥3mm
b	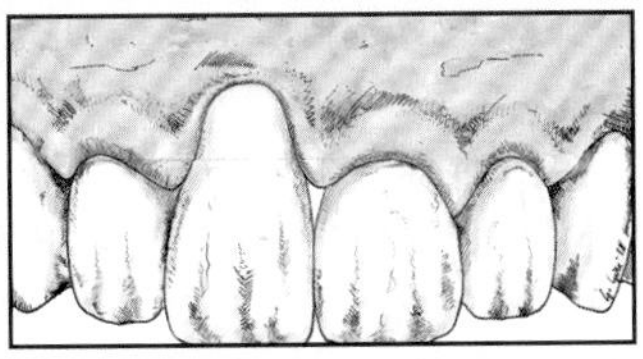	■ 以种植体支持式牙冠的软组织边缘的理想位置为参照，龈乳头尖端位于理想位置的冠方，至少有一侧的距离<3mm且≥1mm
c	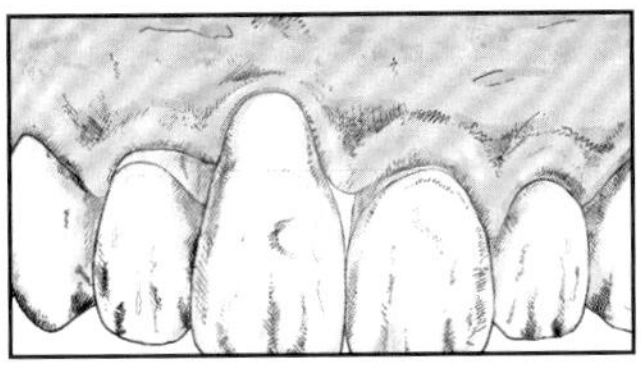	■ 以种植体支持式牙冠的软组织边缘的理想位置为参照，龈乳头尖端位于理想位置的冠方，至少有一侧的距离<1mm

2. 黏膜缺损的治疗病例：ⅢB类

　　合适的种植体三维位置是：种植体肩台的位置距离预期黏膜边缘3~3.5mm，种植体的唇颊侧骨厚度≥2mm，近远中间隙≥3mm（两颗相邻种植体之间）或≥2mm（种植体与相邻天然牙之间）。错误的种植体位置是导致PSTD和美学并发症的主要因素之一[4-5]。

与PSTD相关的种植体植入位置误差中，最常见的是种植体的颊舌向位置偏移。应对这种情况，可选择使用厚度小的角度基台，并采用修复-外科联合方案进行纠正[6-7]。以种植体支持式牙冠组织边缘的理想位置为参照，仅在基台螺丝的穿出位置与修复体理想边缘之间的距离＞1mm情况下，由种植体颊舌向错误定位引发的PSTD的治疗才会受到相应限制。由种植体冠根向（即种植体植入过度偏向牙冠方向）和近远中向的错误定位引发的PSTD，其治疗方案更为复杂，且治疗效果欠佳。在下文的病例中，由于在窝洞预备过程中触碰相邻侧切牙的牙根，导致种植体植入未到达合适的深度。因此，种植体植入的位置向冠方、远中过度偏移。种植体植入深度过浅将导致种植体平台在颊侧和远中的临床暴露，并且与种植体的最冠方螺纹缺乏骨结合相关。此外，种植体向远中偏移将导致远中端龈乳头的高度和厚度减小。必须强调的是，种植体最冠方骨结合的缺失与骨吸收或种植体周炎无关。在该病例中，种植体最冠方骨结合的缺失不存在炎症表现以及病理性的探诊深度（probing depths，PDs）。根据Zucchelli等学者近期提出的分类，上述的PSTD可归为Ⅲb类[3]。

种植体支持式牙冠的黏膜边缘位于对侧中切牙龈缘位置的根方，因此，将其诊断为PSTD。种植体支持式牙冠轮廓位于假想线的外部（唇侧），该假想线为邻牙牙龈缘处轮廓连线。因此，对于此类病例，必须取下牙冠并评估种植体平台的位置。此时可见种植体平台位于假想线的内部（腭侧），该假想线为邻牙牙龈缘处轮廓连线。

由于两侧龈乳头高度均小于3mm，PSTD分类为Ⅲb类，推荐采用修复-外科联合方案。

术前修复阶段

术前修复阶段包括牙冠/修复体的取下以及基台的修整，尽量修整为窄而薄的基台。并通过新的短临时冠修复间隙，从而避免软组织生长受到感染，便于菌斑清洁和刷牙。指导患者沿着根尖-牙冠方向行圆弧形刷牙法。

术前阶段的目的在于增加修复基台与邻牙之间的间隙，增加邻间隙的软组织宽度、厚度和体积。对于远中龈乳头高度不足的情况，这是尤为重要的环节。随着时间的推移，先前被冠修复体与修复基台占据的空间，将被龈乳头填充，龈乳头变宽、变厚，并形成具有冠方峡部的梯形，在CAF手术过程中，这种结构有利于实现去上皮化结缔组织瓣的腭向延展。

在此阶段，要求患者每月复诊，取下临时修复体，使用橡皮杯抛光修复基台，并修整牙冠的穿龈部分，以免干扰软组织生长。修复基台高度的降低和改进的刷牙方式均有利于PSTD根方的唇侧角化组织生长。如果前后复诊对比发现，修复基台根方和邻面的软组织不再继续生长，临床医生即可安排外科手术。在将基线图像与1个月、3个月图像进行对比时，邻间隙和根方软组织的生长具有临床意义。

外科手术过程

外科手术包括梯形设计的CAF和黏膜表层下的CTG[8]。通过对比对侧同名牙的龈缘水平，可见种植体相邻的侧切牙也有牙龈退缩的现象，因此手术的组织瓣设计需延伸至相邻侧切牙。

种植体冠部的近中、远中龈乳头在颊舌向上体积大且厚实，但其高度仍然不足。组织瓣设计的目的在于形成长梯形的龈乳头，只要唇侧瓣冠向复位，就可以实现解剖龈乳头最大限度的腭侧延展。

因此，在"假后退"技术中，在基台和相邻侧切牙的颊侧行保护龈乳头切口，原因在于颊侧角化组织量充足。随后，形成2个延伸至牙槽黏膜的斜行垂直松弛切口。近中的切口设计将唇系带包含在（组织瓣）内；否则，组织瓣面积不足以覆盖结缔组织移植物。

采用一种半厚-全厚-半厚组织瓣分离的方法，从牙冠至根尖方向分离黏膜并翻开组织瓣。对梯形的手术龈乳头进行分离并翻起半厚瓣，切开过程中维持刀片与外侧黏膜表面平行。对种植体与侧切牙之间的手术龈乳头进行分离翻瓣，此处组织瓣的厚度应大于其他部位。其设计理念为：将一定厚度的手术龈乳头覆盖于腭侧去上皮化的解剖龈乳头上方，从而在增加龈乳头高度的同时，还起到遮盖种植体肩台的作用。

将保护龈乳头切口根尖向的角化组织分离并翻起全厚瓣，直至种植体和侧切牙的唇侧骨嵴完整暴露。进一步对近根尖方向的组织进行半厚瓣剥离，以实现组织瓣的冠向复位。沿着垂直松弛切口倾斜刀片，形成一个长斜面，这样可以最大限度地减少瘢痕形成的风险。采用2个半厚切口实现黏膜瓣的冠向复位：1个深层切口，保持刀片平行于骨面（将肌纤维附着从骨膜上分离）；1个浅表切口，刀片平行于外侧黏膜表面（将肌纤维附着从牙槽黏膜上的结缔组织中分离）。正是上述的第二个切口实现了黏膜瓣的冠向复位。直至每个手术龈乳头在无张力下顺利延展至相应解剖龈乳头的腭侧，即可认为黏膜瓣的冠向复位是"充分的"。对解剖龈乳头进行去上皮化操作，保持刀片最大限度地水平并平行于外侧黏膜表面，去上皮化操作止于每个龈乳头的腭侧顶点。对腭侧龈乳头的咬合面进行去上皮化，可以增加CAF-手术龈乳头的血管床的组织面积。使用微型钛刷在低速下对暴露的/可探及的种植体表面进行机械去污，并联合生理盐水冲洗。在机械去污后，种植体表面颜色的差异是衡量机械去污效果的指标。对于暴露的侧切牙唇侧根面，使用小型刮治器进行治疗。

病例1（**图2A～U″**）　PSTD的基线临床（**A**）和影像学（**B，C**）检查。咬合面观显示种植体支持式牙冠的唇向偏移（**D**）和冠取下后种植体肩台的正确位置（**E**）。牙冠取下后（**F**）和基台修薄后（**G**）的术前唇面观。在术前修复阶段，邻面软组织的生长情况：对比基线（**H**）、术前修复后1个月（**I**）、术前修复后3个月（**J**）之间的差异。

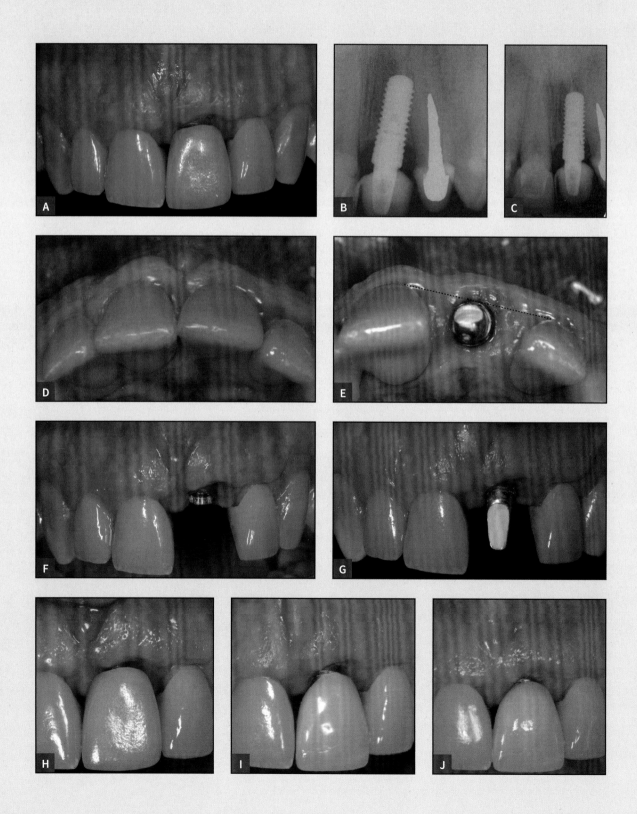

K. 手术当天软组织的唇面观。唇面（L）和咬合面（M）观结合示意图展示皮瓣的设计。N. 术区龈乳头的半厚瓣剥离。O，P. 保护龈乳头切口至颊侧骨嵴处行全厚瓣剥离。

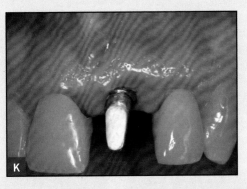

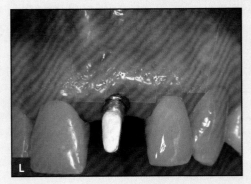

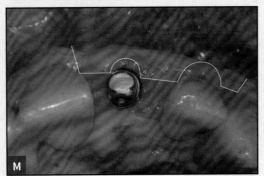

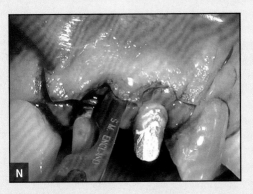

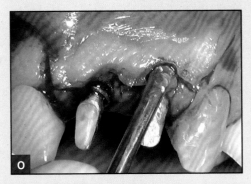

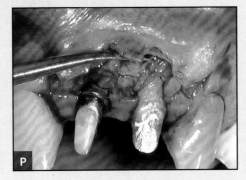

在近中（**Q**）和远中（**R**）垂直松弛切口的水平上进行半厚瓣剥离。采用深层（**S，T**）和浅表（**U**）的半厚瓣切口实现组织瓣的冠向复位。**V，W**. 解剖龈乳头的去上皮化。用微型钛刷对种植体螺纹进行机械去污前（**X**）和机械去污后（**Y**）。

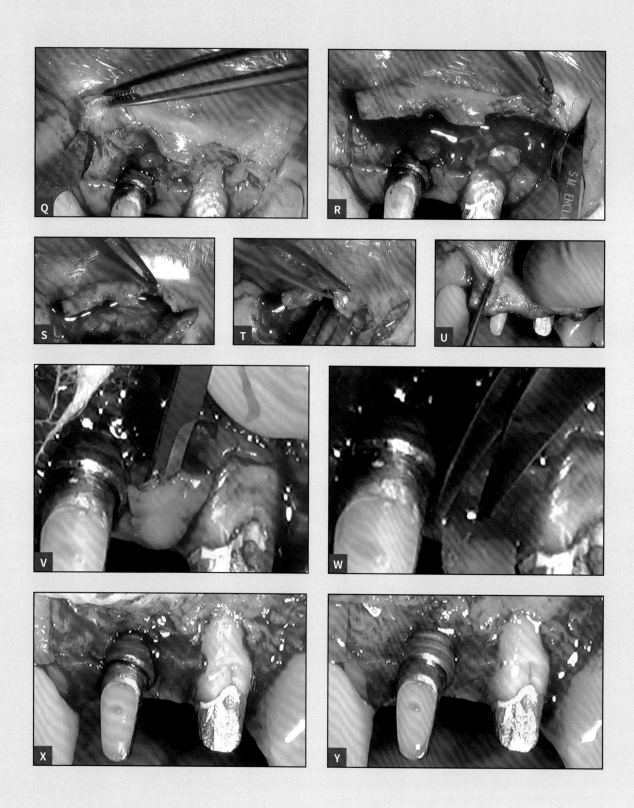

Z. 咬合面观。A'. 翻瓣和龈乳头的去上皮化。用24%的EDTA（B'）和1%的氯己定凝胶（C'）对种植体螺纹进行化学去污。从腭部获取游离牙龈移植物（D'），口外去上皮化（E'），获得1.5mm厚的CTG（F'）。正面（G'）和咬合面（H'）观显示CTG紧密、稳定地固定于基台表面。

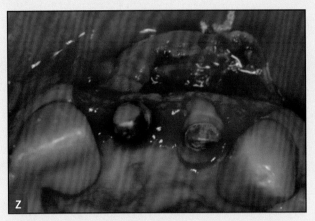

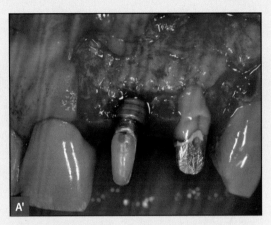

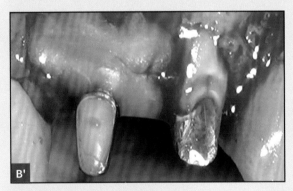

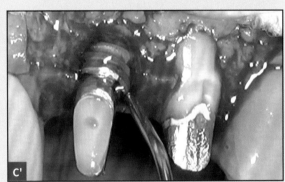

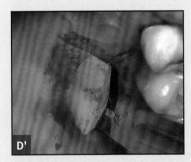

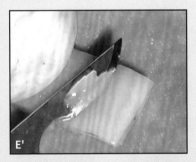

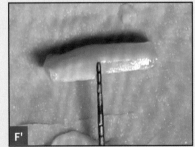

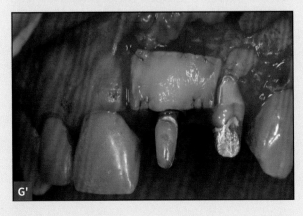

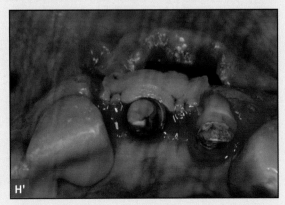

I′~L′. 示意图描述了固定移植物的内褥式缝合。**M′, N′**. 从垂直松弛切口水平开始缝合组织瓣。唇面（**O′**）和咬合面（**P′**）观显示软组织瓣关闭良好。**Q′, R′**. 侧面观显示软组织厚度增加。

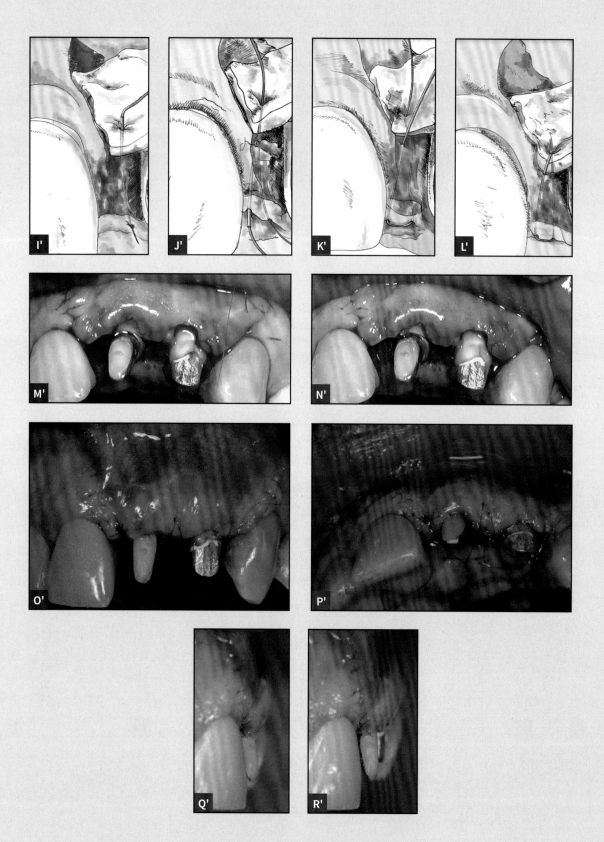

（**S′**）正面和（**T′**）咬合面观，术后即刻完成短临时冠配戴。术后1个月的正面（**U′**）和咬合面（**V′**）视图显示组织愈合良好。软组织塑形阶段：比较基线（**W′**）、手术前阶段（**X′**）、塑形开始阶段（**Y′**）、塑形结束阶段（**Z′**）之间的差异。

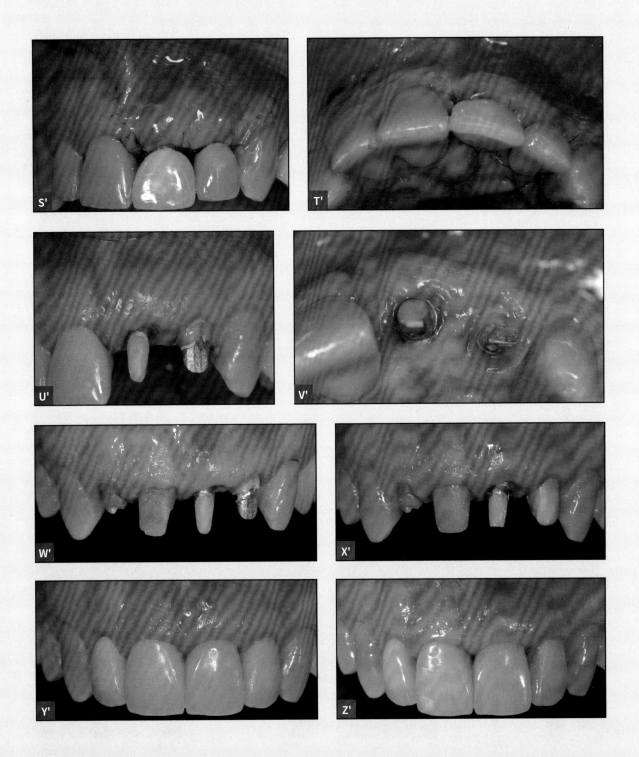

A''. 牙龈塑形阶段结束的软组织。比较基线（B''，C''）与塑形阶段结束（D''）的正面和咬合面观。基线（E''）和塑形阶段结束（F''）的侧面观。

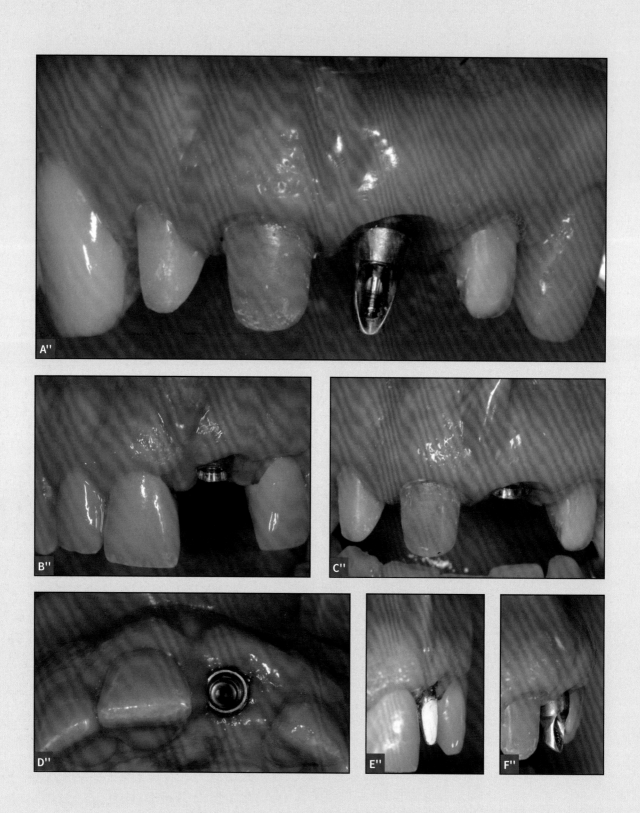

最终修复后的临床记录（**G′′~I′′**）以及基线（**J′′**）和治疗结束时（**K′′**）患者微笑的比较。随访1年时的临床（**L′′**）和影像学（**M′′**）图像。基线情况（**N′′**）与5年随访情况（**O′′**）的比较。

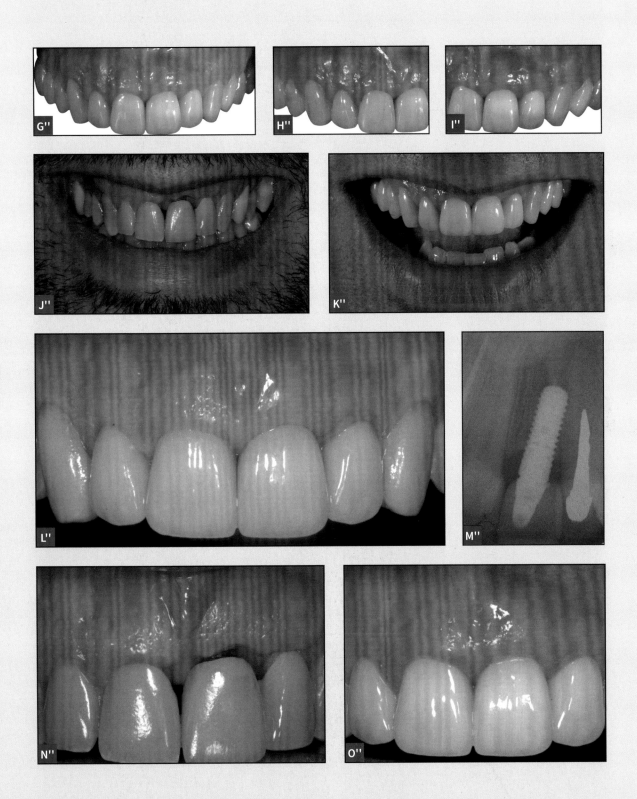

　　最终修复后5年的咬合面观（**P″**）和影　　（**S″**，**U″**）的侧面观比较。
像学检查（**Q″**）。基线（**R″**，**T″**）和5年

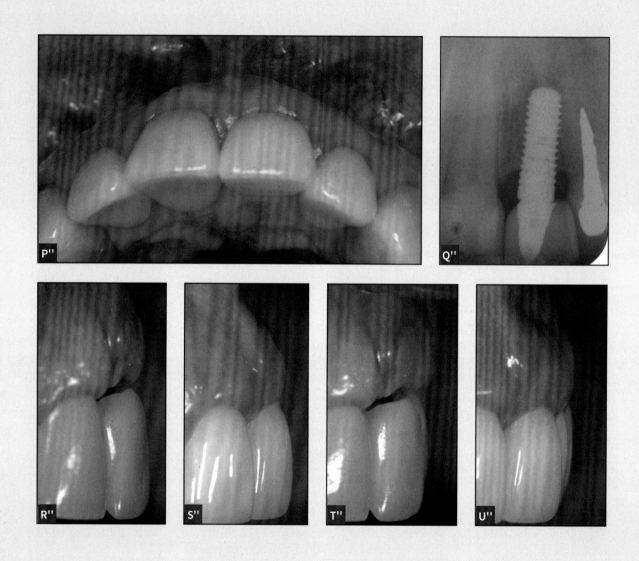

用乙二胺四乙酸（ethylenediaminetetra-acetic，EDTA，24%）对种植体表面进行化学处理，然后局部涂布氯己定凝胶（1%），各保持2分钟。

从腭部切取游离牙龈移植物，在口外去上皮化。该技术可获取良好质量的结缔组织：与单切口或其他CTG获取方法相比，该技术获取的结缔组织具有更高的胶原纤维密度，且胶原纤维含量更丰富[9]。此外经验证，随着时间的推移，去上皮化CTG的厚度将进一步增加[7]。在这一类型的病例中，必须将金属颜色的种植体/基台表面遮盖，因此牙龈组织必须具备两大特性，即高密度和稳定性。将CTG固定于相应天然牙的龈缘水平，并且完整地覆盖种植体肩台。为了完整覆盖去上皮化的解剖龈乳头的颊侧区域，应充分延展移植物的近远中径。CTG的目的是：通过增加结缔组织的厚度，进而增加龈乳头水平的软组织唇腭向厚度，并且随着时间的推移，促进龈乳头向冠方爬行生长。CTG冠根向应超过暴露的种植体表面4mm：1mm的CTG覆盖于种植体肩台冠方，3mm的CTG覆盖于暴露种植体根方的骨膜上。移植物的厚度约为1.5mm。

采用内褥式缝合方法，在解剖龈乳头的基底部固定移植物。缝合针头穿过移植物并滑行于去上皮化龈乳头的内侧，随后从去上皮化牙龈的腭侧软组织穿出。随后，针头再次水平地穿入腭侧软组织，滑行于去上皮化龈乳头的内侧，并在去上皮化龈乳头的基底部穿出，穿出的缝线正好位于移植物的冠方，随后在移植物冠方的顶部打结。相比于简单的间断缝合，这种缝合方式的目的是：避免位于去上皮化解剖龈乳头上的移植物发生冠方移位，稳定结缔组织，为CAF的手术龈乳头提供血供。在每个龈乳头的基底部进行两次内褥式缝合。采用简单的间断缝合将根方的移植物锚定于骨膜上［所有缝线均为7-0的聚乙醇酸（PGA），使用8mm长的缝针］。为了确保种植体表面覆盖的移植物与根方、近远中向的骨膜紧密贴合，联合应用上述两种不同的缝合方式是尤为关键的。先采用简单的间断缝合（7-0）固定组织瓣的垂直松弛切口。然后，在手术龈乳头和解剖龈乳头之间（6-0，11mm长的缝针），以及组织瓣的角化组织与牙、种植体基台的唇侧表面之间（7-0），采用悬吊缝合将唇侧组织瓣锚固于腭部软组织，以实现组织间的紧密贴合。采用简单的间断缝合（7-0）完成手术龈乳头和去上皮化解剖龈乳头之间的初期软组织封闭。

减小临时冠的体积，以避免牙冠与唇侧、邻面的软组织接触进而干扰软组织愈合。

术后修复阶段

愈合阶段顺利。患者在复诊拆线前，局部应用氯己定含漱液（0.12%）2周，每天3次，每次1分钟。在接下来的4周中，患者开始用超软毛牙刷刷牙，并且每天含漱氯己定溶液2次。复诊未发现组织瓣收缩以及移植物暴露。术后1个半月，种植体唇侧肩台被完整覆盖，但远中肩台仍然存在部分暴露。在接下来的2个月中，患者继续使用软毛牙刷刷牙，并且每天含漱氯己定溶液1次。

在无干扰下，等待软组织成熟4个月。在此期间，患者继续配戴临时冠（减小牙冠体积），以免干扰软组织成熟和生长。当软组织成熟期结束时，取下借邻牙固位的临时冠，装上修复基台，以新的临时修复体开启牙龈塑形阶段。牙龈塑形的主要目的是：将种植体支持式牙冠的软组织边缘调整为自然的扇形，并与相邻中切牙的龈缘平齐，同时，利用临时冠的外形轮廓挤压龈乳头，促进龈乳头的冠向生长。当软组织完整地填充邻间隙时，逐渐向冠向调整邻接点，通过此方法对龈乳头进行塑形。直至两次连续的临时冠修整期间，龈乳头没有进一步的生长，即牙龈塑形完成。此时，进行最终印模以制作最终修复体。上述牙龈塑形阶段的持续时间约5个月。

在牙龈塑形阶段结束时，种植体与侧切牙之间龈乳头的生长具有临床意义，该龈乳头可以完整覆盖暴露的远中种植体肩台。

治疗效果

治疗结果显示，与基线软组织水平相比，在牙龈塑形阶段结束后，软组织边缘的扇形轮廓和软组织的冠向生长，完整地覆盖了颊侧和邻面的PSTD。

与手术阶段的软组织相比，经过塑形阶段，软组织的唇腭向厚度显著增加。软组织厚度的增加完整地恢复了唇侧软组织的正常轮廓，并妥善解决了种植术区种植体的暴露以及邻牙唇侧骨壁的缺损。种植体与侧切牙邻接区软组织的唇腭向厚度增加使得龈乳头可通过爬行附着的方式向冠方生长。最终修复体满足了患者的预期。治疗后，患者无法区分种植体和天然牙支持式的冠修复体。

在最终修复1年后，可见唇侧、远中的PSTD被完整地覆盖，种植体支持式牙冠的近远中龈乳头完整地填充邻间隙。该病例采用修复-外科联合方案，获得了良好的临床疗效。手术将CAF完整地覆盖于CTG上，这种联合应用CAF和CTG的方式可以完整覆盖开裂的软组织，并增加软组织厚度。并且，软组织厚度的增加有效促进了软组织的冠方生长（爬行），在塑形阶段临时冠的引导下，软组织完整地填充邻间隙。影像学检查显示，种植体周骨水平稳定。

在最终修复5年后，软组织的临床表现似乎有了进一步的改善。种植体支持式牙冠的近远中龈乳头完整地充填邻间隙，软组织的边缘位置和唇侧软组织的厚度均保持稳定。随访影像学检查显示，种植体周骨水平保持稳定。加之种植体周不存在黏膜炎或种植体周炎的临床表现，这预示着种植体周软硬组织的健康状态。唇腭向软组织厚度的增加，形成了与相邻天然牙相协调的自然穿龈轮廓，方便口腔卫生维护，且有利于维持临床效果的长期稳定性。

3. 种植体周炎的治疗病例

上一个病例表明，通过软组织手术联合修复的方案，可以成功治疗唇颊侧的PSTD，并且在缺乏完整骨支持的情况下，完整覆盖种植体邻面的暴露。

下文的病例展示了如何通过软组织手术方案治疗种植体周炎。根据近期文献报道，明确种植体周炎导致的种植体周骨缺损的特征，有助于临床医生选择最合适的手术方案[10]。再生性手术应在发生种植体周骨缺损和骨内缺损的情况下使用[11]，其主要涉及骨填充材料的使用[12]。近期，在美学区天然牙的垂直骨缺损治疗方面，一项CTG"壁技术"成功实现了牙周再生[13]。该技术的目的在于：利用CTG作为屏障，为血凝块提供稳定性空间，防止骨缺损下方的软组织塌陷。同时，将CTG及其表面覆盖的CAF联合称作"角化龈根面覆盖术"，该术式通过结合牙周再生技术来改善软组织外观。同样的原理也可应用于种植体周炎相关骨下缺损的骨再生治疗。患者于3年前接受种植治疗，修复了因牙周病脱落的右侧上颌第一磨牙。上部修复体是一个由临时粘接剂固定的牙冠。笔者认为，在可能的情况下，种植体周炎的治疗不应在保留牙冠的情况下进行，因为保留牙冠将使得外科手术复杂化，并降低了伤口愈合的可能性，而伤口愈合正是成功骨再生的先决条件。因此，在该病例中，取下牙冠，并在种植体上安装愈合基台。

种植体颊侧的探诊深度为10mm，远中的探诊深度为12mm。这两个位点均存在溢脓、牙龈出血的现象。而在种植体的近中和腭侧未检出病理性探诊深度。影像学检查显示种植体远中骨下缺损的垂直高度为7mm。因此，该病例诊断为种植体周炎[14]。局部非手术治疗包括机械去污［聚四氟乙烯（polytetrafluoroethylene，PTFE）和超声橡胶尖］和局部抗生素治疗（4%多西环素）。患者在非手术治疗后2个月复诊，种植体周无溢脓，但病理性探诊深度（远中9mm，颊侧8mm）仍然存在，并且伴有探诊出血。

种植体周软组织无炎症表现，由于取下去除了牙冠和基台，种植体周软组织与种植体平台紧密接触，并且完整地充填了种植体肩台与相邻前磨牙之间的间隙。上述的临床情况为手术过程中的软组织处理提供了良好的条件。种植体植入的角度偏差过大，这导致种植体肩台过于颊倾。尽管在取下牙冠和基台后，患者更容易实现良好的口腔卫生清洁，颊侧软组织健康情况得到了改善，但颊侧软组织仍然缺乏角化黏膜。外科手术的目标是：种植体表面去污（利用外科手术可及性和可见性的优势），在种植体表面和组织瓣之间的界面形成足够的空间，以加强血凝块的稳定性，防止软组织长入骨缺损处，并在手术部位实现可预期的软组织一期封闭。与此同时，为了防止软组织收缩，并使患者在愈合和维持阶段能够更好地控制菌斑，临床医生应该改善颊侧角化组织的体积与质量。为了实现上述的目标，术者在手术阶段进行了硬组织和软组织的再生，并采用CTG壁技术。

外科手术过程

对种植体颊、腭侧黏膜进行翻瓣。颊侧黏膜瓣是一个伴远中垂直松弛切口的信封状冠向复位瓣。组织瓣包括2个半厚的手术龈乳头、第二前磨牙的近中和远中的龈沟内切口、种植体区域的龈沟内切口以及1个远中的嵴顶正中切口。远中垂直松弛切口距骨下缺损最远端至少4～5mm。术中翻起全厚瓣以充分暴露骨下缺损及骨下缺损根方至少3mm的健康骨壁，近牙槽黏膜区域改用半厚瓣翻瓣继续进行黏膜的剥离，以实现组织瓣的冠向复位。根方半厚瓣采用两种不同的切口：深层切口从骨膜上剥离肌肉纤维，浅表切口从牙槽黏膜内表面剥离肌肉纤维。组织瓣冠向复位的目的在于补偿CTG所占据的空间。将第二前磨牙远中嵴顶上的软组织向腭侧推压，与腭侧全厚瓣（简化的龈乳头保留）一起向腭侧剥离。腭侧组织瓣向近中延伸至第二前磨牙，并在远中形成一个与颊侧相对应的远中垂直松弛切口，以完整暴露骨缺损。腭侧全厚瓣被剥离翻起，其中包括种植体与第二前磨牙之间的嵴顶软组织。

刮除肉芽组织后，可以区分骨缺损与污染种植体表面。骨缺损的颊侧骨壁缺失，而腭侧骨壁完整。种植体远中缺损在骨下的宽度为6mm，深度为9mm。低速使用微型钛刷对种植体表面进行机械去污，同时使用大量生理盐水冲洗。

在机械去污后，种植体表面的亮度和光泽度差异是判断去污效果的指标。化学杀菌采用24%EDTA凝胶局部涂覆2分钟，用生理盐水充分冲洗后，再涂覆1%氯己定凝胶2分钟。

从垂直松弛切口远中的结节处获取一块游离龈。矩形区域由两个水平切口和两个垂直切口界定。移植物几乎是全厚的，仅保留具有骨保护作用的骨膜。随后，在体外对移植物进行去上皮化，即获得4mm厚的CTG，再用刀片将其一分为二，最后获得2个2mm厚的CTG。

将其中一个CTG移植物放置于颊侧，以补偿颊侧骨壁的缺失，而第二个CTG移植物植入于种植体肩台的远中，以形成骨下缺损的上壁。采用悬吊缝合方法将两个CTG移植物固定于种植体的骨上部分。首先缝线从外表面穿透移植物的一侧（相对于种植体平台），绕过种植体的穿龈部分，再次穿透种植体另一侧的（移植物）外表面，回折绕过种植体的骨上部分，最后在进针点打结。

病例2（**图3A ～ A′**）　**A**. 基线影像学检查显示种植体周骨吸收。在非手术治疗后，颊面（**B**）和咬合面（**C**）观显示取下牙冠后的术前情况。颊面（**D**）和咬合面（**E**）观结合示意图展示组织瓣的设计。

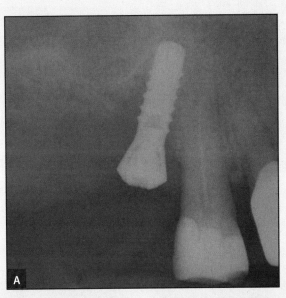

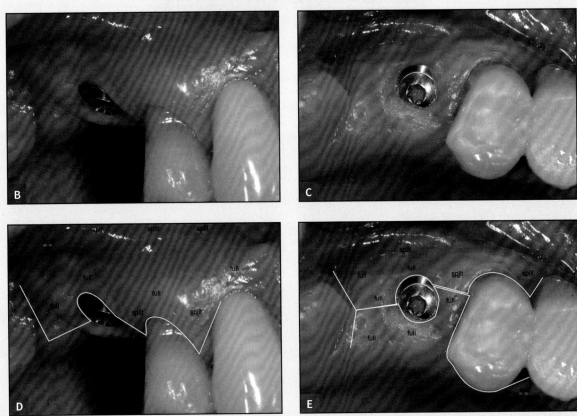

F. 翻瓣，刮除肉芽组织后的临床情况。

G. 使用微型钛刷进行机械去污。种植体表面

的机械去污（**H**）和化学去污（**I，J**）。

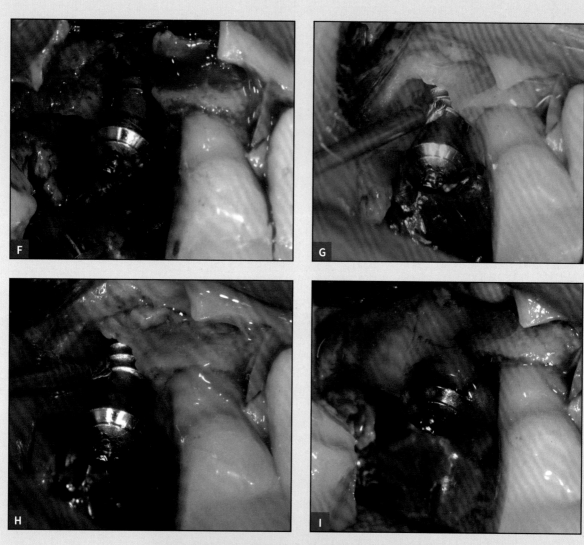

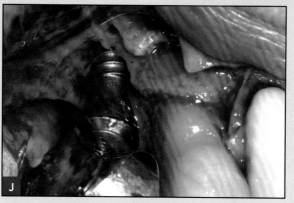

（远中）结节处移植物的获取流程。示意图显示移植物供区（**K**）以及移植物修整的步骤（**L~N**）。**O~Q**. 移植物的固定，临床照片和示意图。

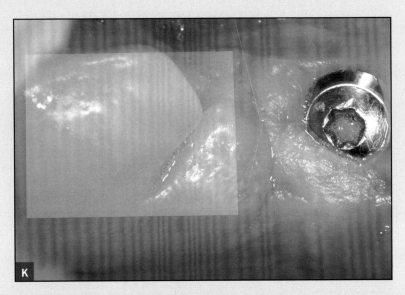

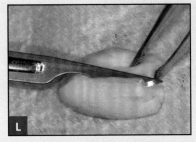
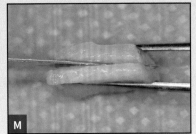
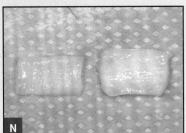

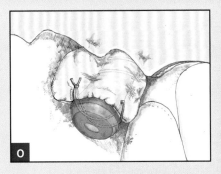

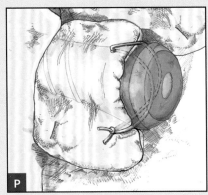

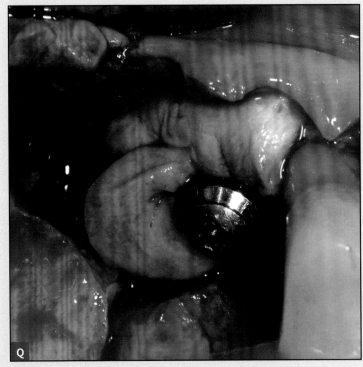

R. 骨缺损的图像与移植物位置的图像叠　情况。
加。S，T. 关闭组织瓣。U. 3个月后的愈合

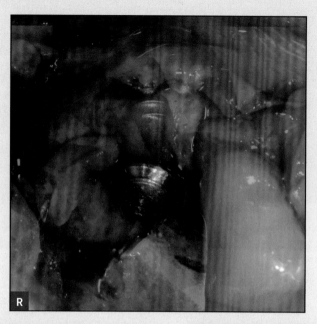

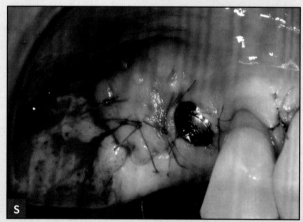

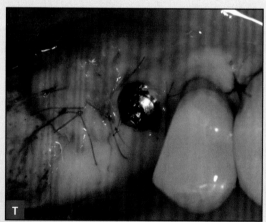

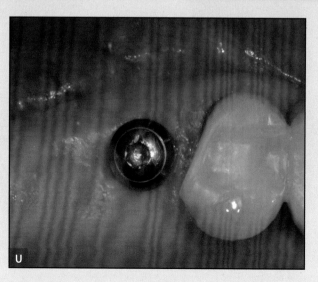

治疗1年后，颊面（**V**）、咬合面（**W**）观和影像学检查（**X**）显示骨缺损已治愈。治疗4年后，颊面（**Y**）、咬合面（**Z**）观和影像学检查（**A′**）显示治疗结果的稳定性。

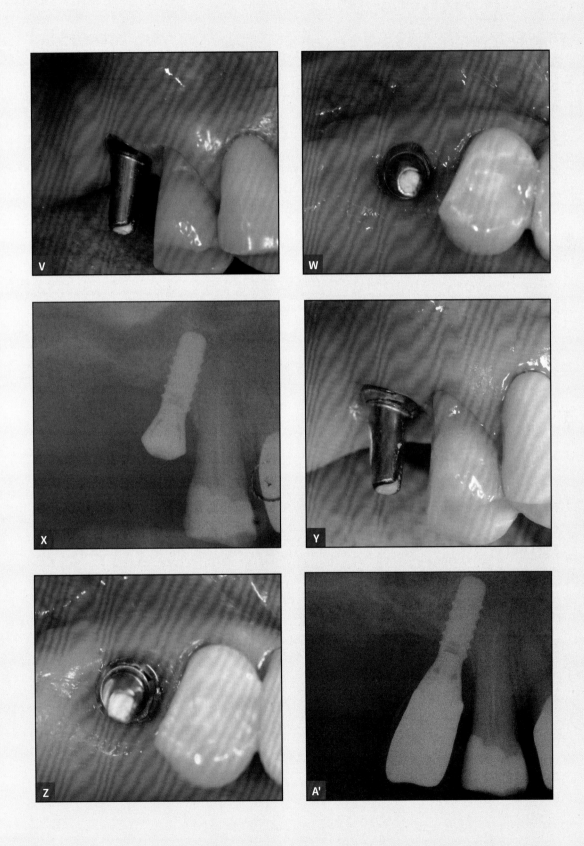

CTGs的作用在于形成生物屏障，以降低黏膜瓣塌陷至骨下缺损的风险。移植物的存在实现了血凝块形成和稳定空间的构建与维持。此外，在颊侧移植物中，胶原致密、稳固的结缔组织可以提高冠向复位瓣的稳定性，降低黏膜瓣收缩和创口闭合（一期愈合）失败的风险。最后，颊侧移植物可以增加颊侧角化组织的高度和厚度，利于患者的菌斑控制，并维持长期的疗效。

即便移植物占据了一定的空间，冠向复位的颊侧组织瓣也能够完全覆盖移植物，并通过与腭侧组织瓣以及种植体和第二前磨牙之间的嵴顶软组织的严密缝合，实现手术伤口的一期愈合。采用简单的间断缝合方法完成软组织边缘的一期缝合。

治疗结果

愈合过程是顺利的，在术后3个月，可以观察到颊侧软组织厚度的增加以及角化组织量的增加。并且未发现组织瓣收缩以及移植物暴露的情况。种植义齿支持式牙冠使用临时粘接剂进行粘接。

在术后1年，取下牙冠以更清楚地评估手术的临床结果。种植体周软组织外观健康，无任何炎症表现。种植体周PD均小于4mm，无探诊出血。颊侧角化组织具有足够的厚度和高度。治疗后1年影像学检查显示，骨下缺损几乎完全被新骨填充。4年的随访从临床和影像学角度均显示出稳定的治疗结果。与术后1年的临床结果相比，种植体周角化组织的高度和厚度进一步增加。影像学检查显示，骨下缺损被新骨填充，且种植体周的骨水平维持稳定。

最终，种植体支持的牙冠采用临时粘接剂进行粘接。笔者的观点认为，在种植治疗结束时，应始终考虑到进一步治疗的需求。无论出于何种原因进行再治疗（软组织或硬组织的处理），为了方便牙冠的取下，应该首选螺丝固位修复。如果牙冠是通过粘接固位的，则应该使用临时粘接剂，以便在需要时取下牙冠。

4. 结束语

种植体周软组织开裂可由潜在因素和诱发因素导致。临床医生应仔细评估颊舌侧种植体位置和邻面骨水平，以明确软组织开裂的治疗预后。本文所提倡的方法包括在术前修复阶段修整基台，以及在术后修复阶段对术后软组织进行塑形。

第22章

Fernando Suárez-López del Amo

种植体周炎认知的未来展望

FUTURE PERSPECTIVES IN THE UNDERSTANDING OF PERI-IMPLANTITIS

摘要

多年以来，种植体周病和种植体相关并发症的患病率呈指数级增长，故亟须遏制该炎性疾病。全面理解影响种植体周病发生和发展的因素及这些因素所发挥的作用是有效预防的关键要素之一。此外，种植体周炎的治疗经证明颇具挑战性，且治疗效果常常不可预测。故而，未来仍需持续研究影响该疾病的病因和风险因素，这将最终推动制订更加有效的治疗方案，也将推动建立更加有效的预防措施。

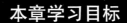

本章学习目标

- 讨论预防种植体周病的重要性

- 阐述通过减少/消除种植体边缘骨丧失以预防种植体周炎的相关性

- 分析种植体边缘骨丧失和种植体周炎的多因素病因

- 评价钛颗粒释放在种植体周病中发挥的作用

- 强调需聚焦于引起种植体周炎的可科学验证和可证实的因素，而不是对潜在因素进行推测性论证

1. 引言

问世于20世纪的种植牙代表着口腔医学历史上最伟大的技术革新之一。与其他方式相比，基于骨结合原理的种植牙在牙缺失修复治疗方面具有巨大的优势。意料之中，种植牙很快成为了最受欢迎的牙列缺损与牙列缺失患者的修复治疗方式之一。经数十年的研究，其临床应用和修复方案得以不断扩展。值得注意的是，改性种植体表面的引入显著增强了骨结合进程并提高了种植牙的整体成功率。

不幸的是，在过去的几十年中，随着种植牙的普及和使用持续不断扩大，临床遇到的问题经常超出了科学知识的界限。骨结合种植牙的过量使用，伴随其他各种因素，导致了种植治疗并发症的数量迅速增加。

近几十年来，种植体周炎和种植体相关并发症已成为种植牙领域重要的研究课题之一。虽然最初种植体周炎被简单地认为是菌斑生物膜诱导的发生在种植体周的近似牙周炎的病变，但现在人们认识到种植体周炎是一种复杂的和多因素的疾病。它涉及手术、修复和宿主相关的多种因素，这些因素在牙槽嵴顶高度的稳定及种植体周炎发生和进展过程中发挥关键作用[1-2]。全面了解这些因素是成功管理和预防种植体周炎的基石。因此，未来种植体周炎的控制和预防有赖于进一步研究与该疾病相关的风险因素，以便更有效地采取预防措施和开发新颖及更有效的治疗方法。

2. 认识到种植体早期边缘骨丧失是种植体周炎的诱发因素

- 2mm以内的边缘骨丧失被认为是种植体植入后的一种生理现象[3-4]
- 初期愈合后任何额外的骨吸收都应被视为是病理性的
- 这种现象被称为边缘骨丧失（MBL）、骨改建、骨重建和生理性骨吸收等术语（图1和图2）
- 早期愈合期间（6个月内），MBL＞0.4mm已被证明易导致病理性骨吸收[5]
- MBL受到多种局部和系统因素的影响[6-8]（图3）

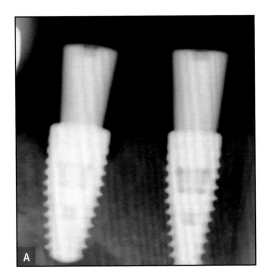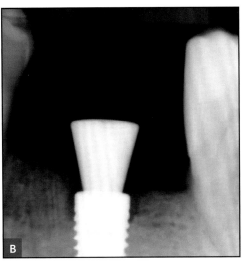

图1（A，B） 种植体植入后6个月内发生的早期骨吸收。

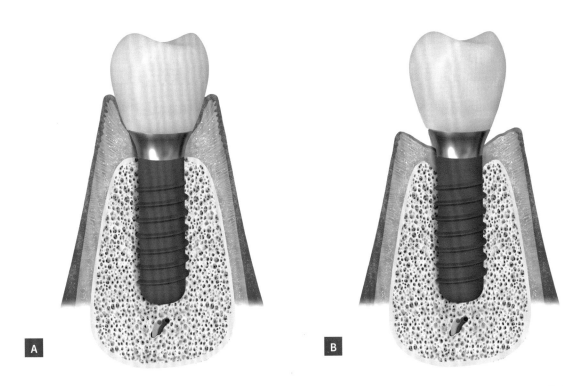

图2（A，B） 初始MBL最常发生在牙槽嵴顶的结缔组织附着的建立过程中，并可能导致硬组织和软组织的改变。

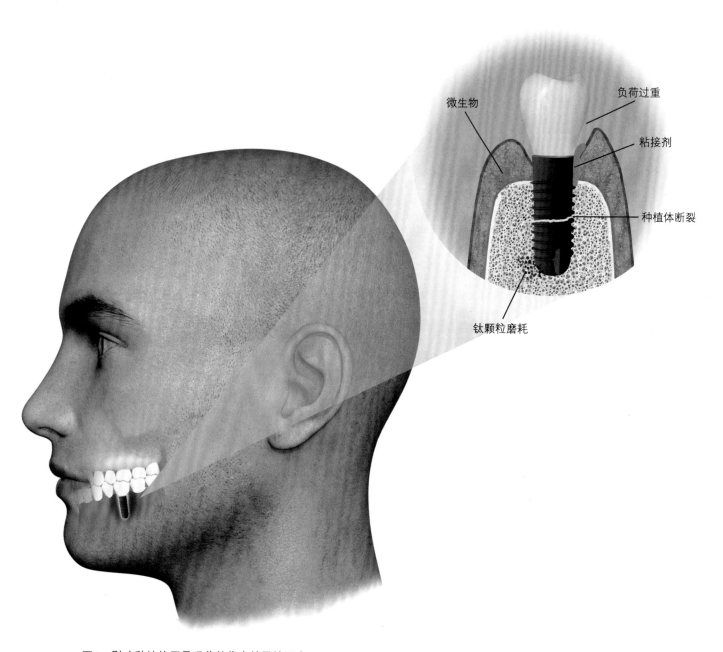

图3　影响种植体周骨吸收的位点特异性因素。

■ 虽然MBL的发生可被认为是一个生理过程，但根据口腔种植学中目前可用的证据和技术进步，有足够的手段和知识来有效消除或减少早期MBL

■ 减少或完全消除MBL是预防种植体周炎的关键因素之一，主要原因有两个：

1. 早期MBL的存在会诱导随后几个月的支持骨吸收更多[5]。

2. MBL不一定会发展为种植体周炎（图4）。然而，种植体周炎总是伴随或先于MBL。因此，MBL的预防将有利于种植体周炎的预防。

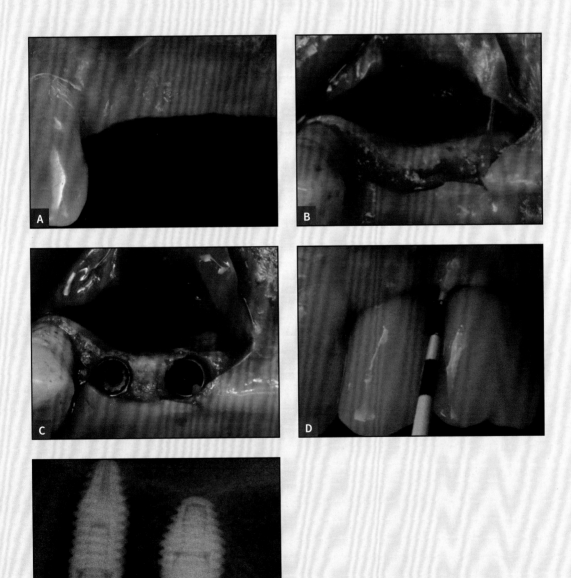

图4（A～E） 病例描述了在种植术后18个月评估时，由于生理性骨改建导致的轻微骨吸收。能观察到软组织是稳定和健康的。

- 无法定义一个"生理"和"病理"的MBL的准确阈值，它无法适用于所有情况、患者和种植体系统。因此，应将设定的MBL阈值视为次要于其他临床和影像学参数的指标
- 虽然早期MBL的发生不一定会导致种植体周炎，仍需谨慎评估并进行连续的监测
- 现有证据报告经常忽视影响MBL发生和发展的诸多可能因素。大多数研究未能意识到这个现象具有的多因素特征，并继续用有限的因素去评判MBL[9]
- 未被报告的上述混杂因素可能会导致推测和解释的不准确，因为研究结果可能会受到这些未被考虑的诸多因素的影响[9]
- 鉴于牙槽骨对种植牙长期稳定性的关键作用，并且MBL是种植体周炎的关键预测因素之一，未来的研究应该从多变量的角度评估MBL，将在此过程中发挥作用的、尽量多的已知变量纳入考虑
- 综合理解影响MBL的相关因素将有助于开发用于预防和治疗种植体周炎更有效的方案

3. 控制种植体周黏膜炎可预防种植体周炎

- 种植体周炎的发展总是继发于种植体周黏膜炎的发生。因此，种植体周黏膜炎的预防和早期治疗是预防种植体周炎的关键要素之一
- 至关重要的是，了解种植体周黏膜炎的病因和风险因素，以延缓炎症的发生，同时防止其进展为种植体周炎
- 预防和治疗种植体周黏膜炎的方法详见第10章和第11章

4. 认识种植体周炎的新视角：种植体材料和表面

自20世纪问世以来，种植牙在微观和宏观设计方面已有显著的改进与优化。目前应用的种植体具有不同的表面改性技术，旨在增强骨结合进程和提高存留率或成功率。因此，与第一代种植牙相比，目前使用的大多数种植体系统都显示出更优越的治疗结果[10]。值得注意的是，种植体的表面特性已被证明在骨结合过程中起着关键的作用（表1）。

表1　不同表面形貌种植体的表面粗糙度

表面粗糙度	Sa值（μm）
光滑	0~0.2
微粗糙（车削、机械加工）	0.2~0.9
中等粗糙	1.0~2.0
粗糙	>2.0

目前临床使用的种植体系统具有种类繁多的表面改性和宏观外形特征（图5）。与从前的表面设计相比，虽然种植体表面改性具有多种优势，但表面粗糙度的增加也被证明会影响种植体周炎的进展和消退[11]。

值得注意的是，与更为粗糙的种植体表面相比，车削表面种植体其种植体周炎进展相对更慢[11-12]。因此，未来的研究应继续阐明不同的种植体表面对骨结合和种植体周炎发展的影响。

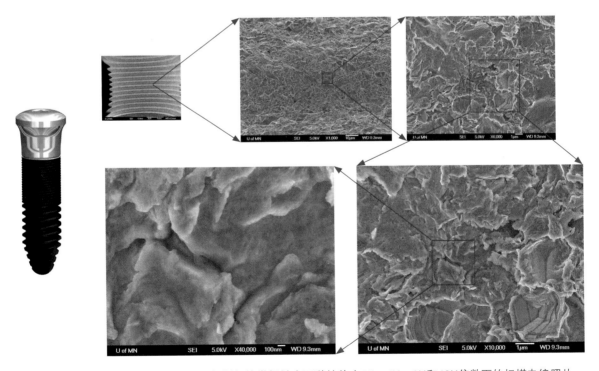

图5　采用可吸收喷砂介质（TC-RBM）制备的微粗糙表面种植体在25、1K、6K和40K倍数下的扫描电镜照片。（由西班牙巴塞罗那加泰罗尼亚国际大学的Conrado Aparicio提供）

从种植体设计角度探讨预防种植体周炎的未来趋势

开发具有微观和宏观特性的"理想"种植体取决于对骨结合过程的全面了解。同样，必须考虑不同种植体特性对种植体周骨吸收和种植体周炎始发或进展的影响。因此，未来几年需深入透彻地研究如下几项：

■ 种植体材料：有必要进一步研究可应用于种植体的不同表面改性技术，以及用于生产种植体和不同修复组件的钛金属替代材料

■ 基台材料：虽然最近的研究未能证明替代钛金属的其他基台材料在边缘骨稳定性方面具有优越性[13]，但继续研究在减少菌斑积聚和炎症方面具有潜在优势的其他基台材料有重要价值

■ 种植体表面特性：某些类型的微粗糙度已被证明可以提供更有效和更快速的骨结合过程。然而，在种植体周炎实验模型中以及种植体周炎治疗后，具有机械加工的光滑表面的种植体其边缘骨水平更加稳定[11-12]。因此，有必要进一步研究由根方的微粗糙度和冠部的机械抛光形貌组成的复合种植体设计[11-12]（图6）。这种设计的作用还有待探索，但这个概念很有前景（图7）

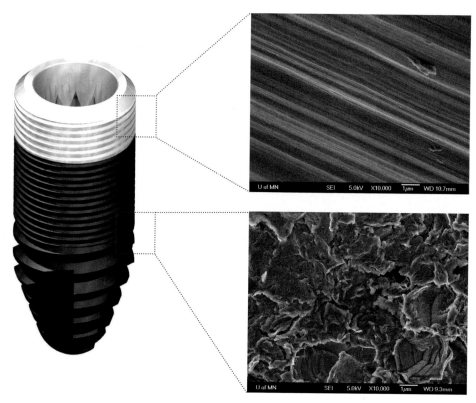

图6　复合种植体原型，由长度为1.5mm的冠方机械抛光表面和种植体中段和根方的粗糙表面组成。（由西班牙巴利亚多利德TICARE的Fernando Mozo提供）

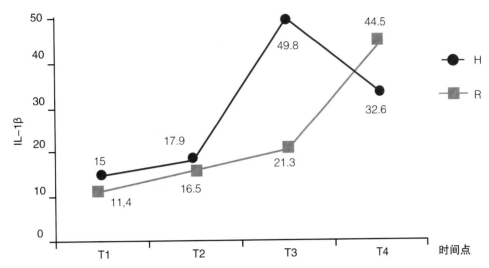

图7　实验性种植体周炎建模期间白介素-1β（IL-1β）的变化。请注意，与微粗糙表面（R）种植体相比，复合种植体（H）在T4时间点时，IL-1β水平显著下降（种植体周炎的自发消退）。（改编自Monje等[14]）

5. 种植体周炎的宿主因素

■ 宿主易感性以及不同的全身系统性疾病与牙周炎的关系方面已经开展了广泛的研究。然而，大多数上述疾病和身体条件与种植体周炎的关联有待进一步研究

■ 迄今为止，关于不同系统性疾病（如心血管和骨骼疾病、肝炎、肥胖等）对种植体周炎发生和发展的影响的相关研究证据很少

■ 了解宿主易感性以及研究诱发/促成因素（包括不同的系统性疾病），对于种植体周炎的预防和有效治疗来说至关重要

■ 进一步了解宿主易感性和全身风险因素可能有助于选择更合适的种植患者，并显著降低种植体周炎和其他种植体相关并发症的发生率

6. 金属颗粒在种植体周炎发生和进展中的潜在作用

据报道，种植牙周围存在着多种特性的离子和颗粒物，来源于4种主要机制：种植体植入、表面去污、腐蚀和种植体–基台界面处的微动[15-18]（图8和图9）。同样地，在种植体周也发现了来自其他材料的化学元素和颗粒物[17]。在口腔中检测到的金属颗粒和离子的潜在来源包括修复材料（如汞合金修复体、牙冠和可摘义齿）和其他几种（如口唇穿孔物、食物、水、化妆品和牙膏）。据报道，种植牙附近（即软组织和骨）和远端区域（如其他器官和淋巴结）会出现钛颗粒和

钛离子[19]。多项研究表明，钛颗粒的释放在患者种植牙周围十分常见，并且种植体周炎患者的钛颗粒浓度更高[14-15]。尽管如此，种植体周炎与钛和/或金属样颗粒/离子之间的关系需要进一步研究。虽然目前缺乏可靠的科学证据，但现有的研究表明，其存在双向关系，即更多的颗粒可能诱发种植体周炎的发生和发展，而种植体周炎也会引起颗粒和离子的进一步释放。然而，目前可获得的证据只能证明钛颗粒与种植体周炎之间有相关关系，而不是因果关系（表2）。因此，需要进一步研究种植牙引发的磨屑对于种植体周的细胞群体的相互作用，特别是其对骨结合和再生程序的影响。

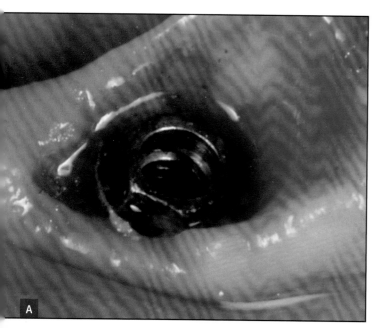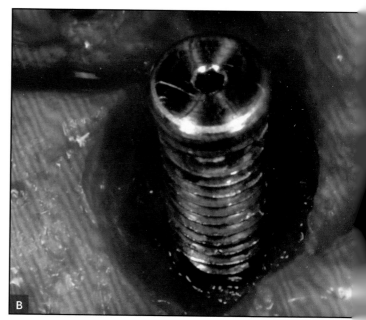

图8（A，B）　种植体周炎情况下，嵌入种植体周软组织中的金属样颗粒。尚不清楚这些颗粒物的来源。（照片由Alberto Monje提供）

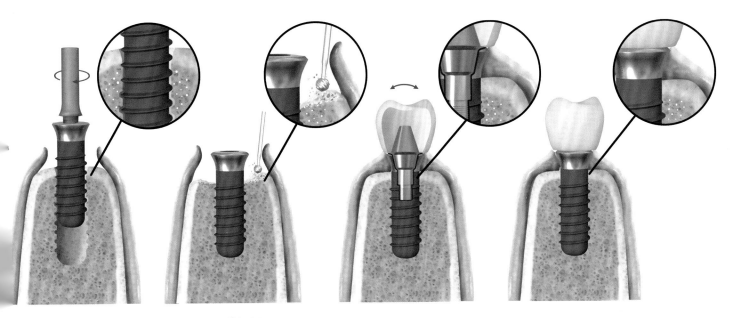

图9 种植体相关的钛颗粒释放机制。

钛金属与其他金属颗粒的作用和生物学影响已得到广泛研究[19]。重要的是，金属颗粒诱导的骨质溶解被报道是导致无菌性松动和全关节置换失败的主要现象之一[19]。这种现象是由植入体的磨屑引起的，并导致级联炎症事件，导致巨噬细胞和破骨细胞活化，最终引起骨质吸收[20-21]。此外，钛颗粒、钛离子和金属碎屑的出现与多种不良的生物学事件有关，它们包括但不限于：巨噬细胞活化即诱导巨噬细胞M1极化、种植体周微生物组的改变、炎症小体活化、促炎细胞因子的释放和DNA损伤等[1,19,21-23]（图10~图12和表2）。

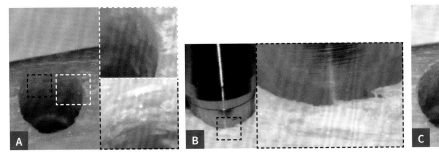

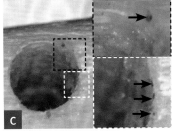

钻孔 植入种植体 骨切口内的金属碎片

图10（A~C） 种植体的植入会导致钛颗粒释放。注意在通过反向扭矩取出种植体后的离体实验中的钛颗粒。（经Suárez-López del Amo等许可转载[1]）

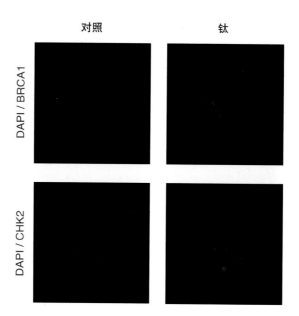

图11　钛颗粒激活DNA损伤反应。免疫荧光染色显示，与对照组相比，CHK2和BRCA1（红色荧光标记）在暴露于钛颗粒的上皮细胞中聚集。（经Suárez-López del Amo等许可转载[1]）

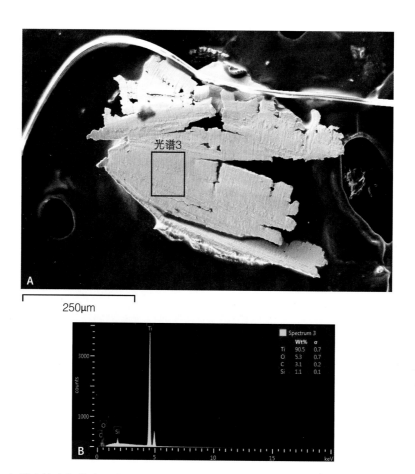

图12（A，B）　扫描电镜分析的种植体表面成形术后释放的大尺寸钛颗粒示例。A. 钛颗粒物；B. 元素分析。

表2 金属颗粒与种植体周炎相关性的临床和临床前研究

作者 （年份）	模型/研究类型	研究位点	结论/结果
Safioti等 （2017）[16]	患者/横断面研究	健康种植体与种植体周炎位点的龈下菌斑样本	在种植体周炎部位观察到更高浓度的钛
Wilson等 （2015）[17]	患者/回顾性研究	罹患种植体周炎部位的活组织检查	钛和牙科粘接剂是种植体周炎病损附近的主要异物
Olmedo等 （2003）[26]	患者/病例系列报告	对10颗失败的种植体进行10次活检	内含钛颗粒的巨噬细胞与失败的种植体有关
Franchi等 （2007）[27]	临床前实验	植入种植体后的胫骨骨干	种植体周骨中存在钛颗粒。在种植体表面附近能观察到更高的颗粒浓度
Franchi等 （2004）[28]	临床前实验	植入种植体后的股骨和胫骨骨干	种植体周骨中存在钛颗粒。钛颗粒向种植体周环境的释放情况与种植体表面特性有关
Senna等 （2015）[29]	体外实验	种植体植入牛肋骨骨块中	植入过程会改变种植体表面，金属颗粒会释放到邻近骨中
Mints等 （2014）[30]	体外实验	种植体植入聚氨酯泡沫块中	种植体植入会产生表面损伤，并促进钛颗粒的释放

值得注意的是，虽然磨损颗粒诱导的骨溶解可以在没有细菌的情况下发生，但脂多糖的存在会引发协同效应，显著增加骨吸收[25]。请切记，颗粒的毒性是一种受多个变量影响的复杂现象，包括颗粒大小、浓度、组成和形态。具体而言，颗粒的大小和浓度已被报道是其生物效应的主要决定因素。0.2~10μm粒径范围的颗粒有更大机会被巨噬细胞吞噬，从而引发后续的免疫反应并导致骨溶解和骨吸收[20-21]。有趣的是，该数值与种植牙产生的磨损碎屑的粒径范围相一致[15]（图13）。

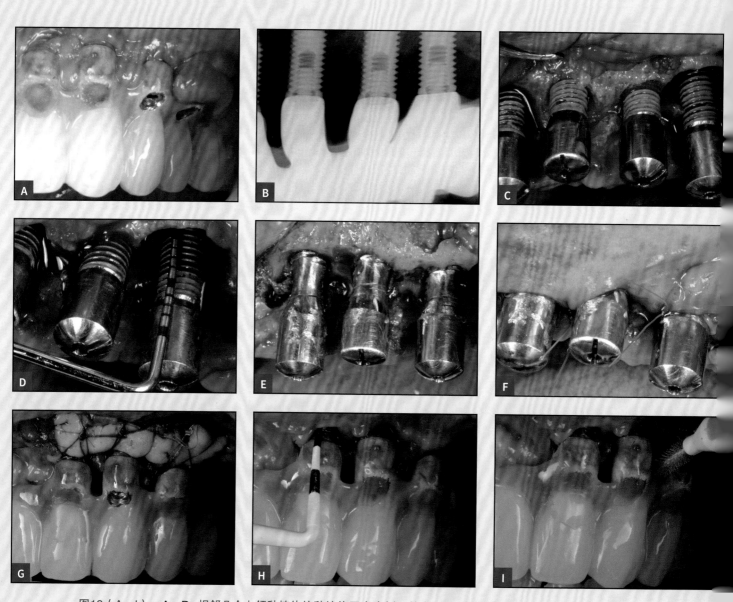

图13（A~I）   A~D. 相邻几个上颌种植体的种植体周炎病例，其中3颗显示牙槽骨骨上缺损类型（Ⅱ类），最远中的那颗呈现严重的骨内缺损；考虑到该远中种植体炎症的严重性，决定将其移除，并制作固定义齿仅由近中种植体支持；E，F. 具有牙槽骨骨上缺损的种植体的治疗模式是骨成形术和种植体表面成形术，在此手术阶段能观察到金属颗粒的释放；G. 在解决角化黏膜缺乏的第二阶段中，使用游离的自体上皮移植物进行软组织整塑；H，I. 术后15个月随访时的疾病消退情况。（病例由Alberto Monje提供）

未来的研究应进一步评估颗粒/离子释放的不同机制，以开发消除或减少磨损碎屑的方案。此外，应进一步阐明种植体不同表面的影响，因为其在颗粒释放方面已显示出差异[30]。这些发现可能有助于进一步改善种植体的表面特性，也包括改进钻孔方案。

此外，还应进一步研究磨损碎屑的特征。鉴于颗粒大小和浓度与潜在毒性的相关性，未来的研究应使用源自种植牙的颗粒或至少是具有相似特征的颗粒。虽然已经通过各种机制和细胞学途径证明了磨屑的有害生物学影响，但应进一步研究这些颗粒对种植体周环境的影响，特别是它们对骨结合和骨再生过程的影响。

7. 骨结合、种植体周炎和异物反应

Brånemark在20世纪60年代最早将"骨结合"描述为种植体表面和骨之间的直接接触[31]。从那以后，对于骨结合又有许多其他的定义被提出。最近，Albrektsson等将骨结合描述为"一种异物反应，界面骨的形成是作为一种防御反应，以将种植体与组织隔离开"[32]。该团队发表了一系列评论和观点，试图去证明骨结合是一种"异物平衡"。这种平衡将表现为慢性炎症，当出现不同刺激时会造成失衡和骨吸收[33-36]（图14）。

虽然这一"骨结合"的新定义获得越来越广泛的流行，但其实它是对种植牙周围正常细胞群的完全误解。并且，这个概念缺乏支持上述理论的可信理由或证据，它的唯一依据是几篇观点评述文章。

未来的研究应进一步研究骨结合的过程，尤其是早期愈合事件和种植体不同表面的影响。基于此可优化种植体微观和宏观设计，从而有望促进骨结合进程，并预防MBL及种植体周炎。持续研究与种植体周炎相关的多种病因和风险因素至关重要。同样，临床医生和研究人员必须专注于从多变量角度研究这种炎性疾病，同时避免创设和传播缺乏任何科学依据、没有证据支持的理论与替代假说。

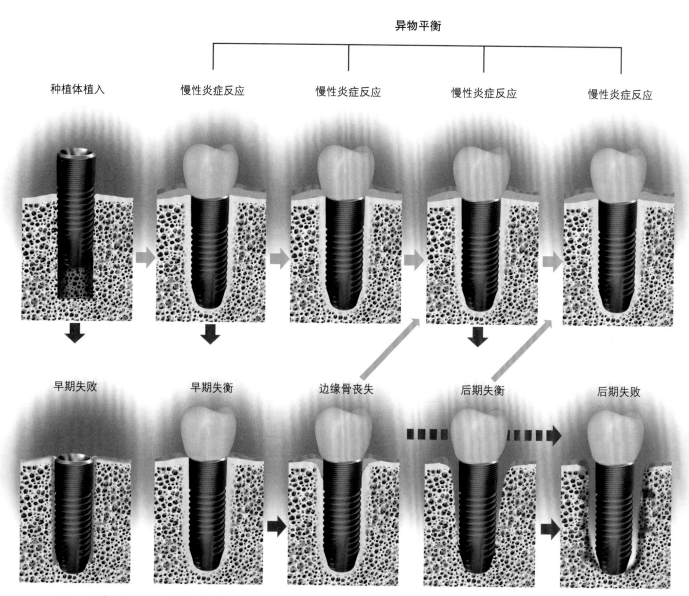

图14 根据异物反应理论的种植体植入后发生的生物学事件示意图。注意早期失衡可能由患者、种植体或手术相关因素引发，而牙科粘接剂颗粒、种植体负荷和全身状况等因素可能诱发后期失衡/失败。（改编自Albrektsson 等的示意图[37]）

8. 结束语

进一步认识种植体周炎的病因和风险因素将推动对该疾病的预防与治疗。应综合研究宿主的影响和易感性、钛颗粒的生物学效应，以及不同种植体表面特性和种植体材料对种植体周炎发生与进展的影响。最重要的是，应纳入考虑并适当评估导致早期MBL及种植体周炎的不同诱发因素，同时需要认识到这些过程受到多因素的影响。